Dr. Herbert Woschnagg
Dr. Wolfgang Exel

MEIN BEFUND

Laboruntersuchungen verständlich gemacht

UEBERREUTER

Hinweis

Die Autoren haben sich bemüht, den aktuellsten Stand der Forschung für dieses Buch zu berücksichtigen. Durch die raschen Fortschritte der medizinischen Wissenschaft können sich die vorgestellten Laborwerte jedoch verändern, weshalb weder die Autoren noch der Verlag eine Garantie für die Richtigkeit der angegebenen Werte übernehmen können.

In Zweifelsfällen wenden Sie sich bitte an Ihren Arzt.

Die Deutsche Bibliothek – CIP-Einheitsaufnahme

Mein Befund / Herbert Woschnagg/Wolfgang Exel. – Wien : Ueberreuter
Laboruntersuchungen verständlich gemacht. – 2., überarb. Aufl. – 2001
ISBN 3-8000-3812-9

AU 0578/1

Coverfoto: Contrast
Aktualisierte und erweiterte Neuausgabe

Druck: Ueberreuter Print
7 6 5 4 3 2 1

Ueberreuter im Internet: www.ueberreuter.de

Inhalt

Vorwort

Das Buch "Mein Befund" hat vor mehr als zehn Jahren eingeschlagen wie eine Bombe. Es wurde ein Bestseller mit weit mehr als 50.000 verkauften Exemplaren. Die Gründe: Überaus großer Informationsbedarf in der Bevölkerung, was Laborwerte betrifft, und: Es gab damals diese Informationen nicht.

Bis zu diesem Zeitpunkt standen die Patienten oft ratlos mit einer Hand voll Zettel da, sahen da und dort Sternchen oder Kreuzchen, waren beunruhigt, wagten es aber nicht, den Arzt zu fragen. Dieser brummte zwar: "Alles in Ordnung." Doch die Verunsicherung blieb.

Aber zehn Jahre sind eine lange Zeit. Da hat sich unglaublich viel verändert. Die geplante Ergänzung geriet deshalb praktisch zu einem völlig neuen Buch. Wir hatten ja auch den Eindruck, dass man das "Umfeld" der Laborwerte noch wesentlich genauer erklären müsste. Und das ist im vorliegenden Werk geschehen. In der Hoffnung, der interessierten Leserschaft damit alles bieten zu können, was notwendig ist, um "mündiger" Patient zu sein ...

Dr. Herbert Woschnagg *Dr. Wolfgang Exel*

Einleitung

In der ersten Ausgabe unseres Buches (geschrieben 1991) sprachen wir von 1000 Laboruntersuchungen, die dem Arzt zur Verfügung stehen. Jetzt, zehn Jahre später, kann die Zahl der möglichen Untersuchungen gar nicht mehr angeführt werden.
Dank der neuen gentechnologischen Methoden ist die Zahl der Untersuchungen theoretisch unbegrenzt und geht in die Zigtausende.

Was ist normal?

Kategorisieren ist ein menschliches Bedürfnis. Wir wünschen uns, dass etwas normal und damit gesund ist. Andernfalls ist es abnormal oder ungesund. So einfach sollte die Welt sein.
Doch die Natur spielt dabei nicht mit. Es gibt Situationen im Leben, die eindeutig mit Ja oder Nein beschrieben werden können. Man ist etwa schwanger oder nicht. Ein bisschen schwanger ist nicht möglich.

Vieles existiert in einem Graubereich

Die meisten Situationen erlauben keine eindeutige Einordnung zwischen "gut" und "schlecht", "Gesundheit" und "Krankheit", "Normalität" und "Abnormalität". Ja selbst diese Gleichstellung ist bereits falsch. Schon bei simplen Dingen wie dem Blutdruck sind die Dinge gar nicht mehr so einfach, wie sie auf den ersten Blick erscheinen.

Beispiel

Manche Patienten (hier bewusst als Leidender bezeichnet) haben "Kreislaufstörungen": Ihnen wird beim Aufstehen gelb vor den Augen und sie fühlen sich den ganzen Tag müde. Ihr Blutdruck ist sehr niedrig, ohne dass dieser Situation eine Erkrankung zu Grunde liegt. Sie sind ihrer Konstitution nach Hypotoniker (Menschen mit niedrigem Blutdruck).
Der Blutdruck ist abnorm tief und verursacht Beschwerden. Wir würden also annehmen, dass dies ein krankhafter Zustand ist. Schaut man sich hingegen Statistiken an, dann erfährt man, dass Menschen mit sehr niedrigem Blutdruck eine höhere Lebenserwartung als Menschen mit "normalem" Blutdruck haben.
Soll jetzt zur Verbesserung des momentanen Wohlgefühls der Blutdruck angehoben und damit vielleicht langfristig dem Menschen geschadet werden?

Idealisierte Verteilungskurve eines Laborwertes bei Gesunden

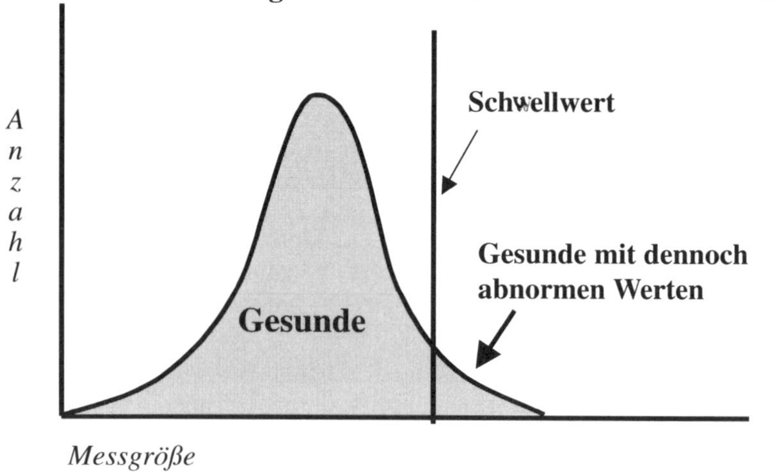

Hier sehen wir, dass "normal" nicht unbedingt das Gesündeste ist und dass ein Zustand, der Beschwerden verursacht, auch einen besonders gesunden Zustand signalisieren kann.

Gesund und normal sind zwei paar Schuhe

Gesund wird von einem vorgegebenen Ziel definiert, der längsten Lebenserwartung. Ein Patient mit Herzinfarkt soll ein LDL-Cholesterin unter 100 mg/dl erreichen. Bei einem Gesunden (Risikofreien) sind die Grenzen nicht mehr so streng. Hier ist man mit Werten um 135 mg/dl bereits zufrieden.
Normal hingegen ist ein statistisches Phänomen. Es wird definiert als Verteilung der Werte bei einer gesunden Bevölkerung.

Normal ist der Wertbereich, in dem 95 % aller Gesunden sind.

Wird bei tausenden gesunden Menschen eine Messgröße erhoben und grafisch aufgezeichnet, ergibt sich eine Verteilungskurve, die einer Glocke gleicht (Gaußsche Verteilungskurve).
Willkürlich wurde nun vereinbart, dass alle diejenigen Werte, die sich zwei Standardabweichungen vom Mittelwert entfernt befinden (das sind 95 % aller Werte), als normal gelten.
Das heißt aber, dass bei jedem 20. Wert der Schwellwert über- oder unterschritten wird, ohne dass der Untersuchte krank ist. Bei jedem 20. Laborergebnis sind falsch positive (krankhafte) Ergebnisse zu erwarten.

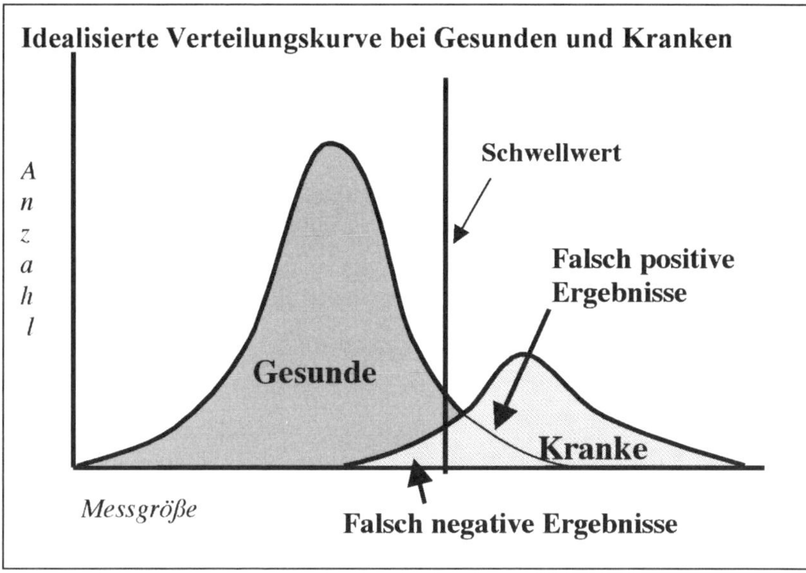

Die Sache wird noch etwas komplizierter, wenn wir bedenken, dass auch die Laborergebnisse Kranker glockenförmig verteilt sind und sich die Werte von Gesunden und Kranken überschneiden können.
In derselben Weise, wie Gesunde einen vorgegebenen Schwellwert überschreiten können, unterschreiten auch manche Kranke diesen Wert. Man spricht dann von falsch negativem Ergebnis.

Untersuchen Sie alles, was möglich ist!

Die Anspruchshaltung der Patienten hat in den letzten Jahren sehr zugenommen. Angespornt von den Medien und einer Blindgläubigkeit an die Medizin glauben viele Menschen, dass wenig Untersuchungen wenig, viele Untersuchungen viel und alle Untersuchungen alles bringen werden.

Dies ist jedoch ein großer Irrtum!

> ***Nur Untersuchungen, die gezielt durchgeführt werden, sind aussagekräftig!***

Um das zu verstehen, möchte ich zwei Beispiele anführen, die aus dem großartigen und unbedingt lesenswerten Buch "Der Hund, der Eier legt" von Hans-Peter Beck-Bornholdt und Hans-Hermann Dubben entlehnt sind.

Beispiel 1

Sie haben Angst, an einer eher seltenen Krankheit zu leiden. Nur jeder 1000. erkrankt daran. Sie haben zwar keinerlei Beschwerden, gehören auch nicht zu einer Risikogruppe und außerdem gibt es gegen diese Erkrankung auch kein Heilmittel.

Sie haben erfahren, dass es eine Laboruntersuchung zum Nachweis dieser Erkrankung gibt, und lassen den Test durchführen. Zu Ihrer Überraschung ist der Test positiv.

Nun sitzt Ihnen der Schreck in den Knochen und Sie wollen mehr über die Zuverlässigkeit dieses Tests erfahren. Die Nachforschung ergibt Folgendes: Bei 100 Patienten, die daran erkrankt sind, ist der Test bei 99 positiv. Bei 1 % wird die Erkrankung übersehen.

Andererseits ist der Test auch manchmal positiv, selbst wenn die Erkrankung nicht vorhanden ist. So werden von 100 Gesunden 98 richtig als gesund erkannt. Bei zwei ist der Test jedoch fälschlicherweise positiv.

Die Untersuchung ist somit, verglichen zu manchen "Rheumatests", recht aussagekräftig.

Nun raten Sie einmal, wie groß das Risiko ist, dass Sie wirklich an dieser seltsamen Erkrankung leiden? 1, 5, 50, 98 oder gar 99 %?

Ich bin überzeugt, dass Sie wie die meisten Menschen das tatsächliche Krankheitsrisiko nach positivem Test falsch einschätzen werden (selbst die meisten Mediziner verschätzen sich).

Das tatsächliche Risiko einer Erkrankung liegt nur bei 5 %! Und das bei einem Test, der nur bei 2 % falsch positiv ausfällt. Intuitiv schätzen die meisten Menschen das Risiko viel zu hoch ein.

Beispiel 2

Einer der zuverlässigsten Tests, die jemals entwickelt wurden, ist der HIV-Test. Falsch negative Tests sind extrem selten. Passiert dies einmal, berichten die Zeitungen darüber.

Nur in den ersten ein bis zwei Monaten nach der Infektion kann der Antikörper gegen HIV im Test noch nicht nachgewiesen werden. Ist in diesem Intervall der Test negativ, dann ist der Test auch richtig negativ.

Falsch positiv ist der Test ebenfalls extrem selten. **Nur bei 0,2 % zeigt der Test eine Infektion an, ohne dass eine solche wirklich vorliegt.** Wie gesagt: Kaum ein Test ist so gut wie dieser.

Das Überraschende und im ersten Moment schwer Verständliche ist nun Folgendes: Wenn Sie Blutspenden gehen und der Test fällt positiv aus, dann hat dies eine ganz andere Bedeutung als wenn Sie zum Arzt gehen und dieser empfiehlt Ihnen, den Test durchführen zu lassen.

Blutspender sind für gewöhnlich gesund. Die Wahrscheinlichkeit, dass dennoch eine HIV-Infektion vorliegt, demnach extrem gering: Nur einer von 20.000 Blutspendern hat, ohne es zu wissen, eine HIV-Infektion.

Wird unter Blutspendern beim HIV-Test ein positives Ergebnis festgestellt, dann stimmt dies wahrscheinlich nicht. Die Wahrscheinlichkeit, dass Sie als Blutspender sich angesteckt haben, liegt, trotz des äußerst zuverlässigen Tests, nur bei 2,4 %.

Ganz anders ist die Situation, wenn Sie vom Arzt in ein Labor geschickt werden. Der Arzt zieht nämlich dann bereits differentialdiagnostisch eine HIV-Infektion in Betracht und die Wahrscheinlichkeit, dass Sie wirklich krank sind, ist nicht mehr 1:20.000, sondern bereits 1:67, liegt also bei 1,5 %. (Die Zahl stammt von einem norddeutschen diagnostischen Labor und ist wie schon erwähnt dem Buch "Der Hund, der Eier legt" von Beck-Bornholdt und Dubben entnommen)

Diese Vortestwahrscheinlichkeit gibt dem Ergebnis eine andere Aussagekraft. Ist jetzt das Ergebnis positiv, dann besteht die HIV-Infektion zu 88,5 %.

Natürlich werden bei der HIV-Testung alle positiven Testergebnisse mehrfach und mit unterschiedlichen Methoden überprüft. Das Ergebnis, das der Patient in die Hand bekommt, ist dann verlässlich richtig.

> ***Je überlegter ein Test angewendet wird, desto höher ist die Aussagekraft des Ergebnisses.***

So bereiten Sie sich für Laboruntersuchungen vor

In der Ordination erleben wir Ärzte oft Ähnliches. Wir raten dem Patienten, eine Laborkontrolle (zum Beispiel Cholesterin) durchführen zu lassen. Der Patient beschwichtigt uns, es wäre ihm in ein paar Wochen lieber, da er in der letzten Zeit wegen Weihnachten, Ostern, Geburtstag, Betriebsfeiern ... sehr ungesund gegessen habe. Er müsse vorerst wieder einige Wochen Diät halten und will erst dann die Kontrollen durchführen.

Dies bringt nicht sehr viel. Wir wollen mit Laboruntersuchungen nicht nur den Effekt eines optimalen Lebensstiles erfassen, sondern das normale, durchschnittliche Risiko.

Es ist wichtiger, das durchschnittliche Risiko zu erfassen und darauf zu reagieren als Ausnahmesituationen, die nur selten zutreffen. Zwei Wochen vor der Blutabnahme vernünftig zu leben bewirkt lediglich eine Laborkosmetik.

Ulysses-Syndrom

Ein Patient, sonst gesund, sucht wegen einer minimalen Beschwerde einen Arzt auf. Dieser lässt Untersuchungen durchführen. Es findet sich ein Nebenbefund, der nichts mit der ursprünglichen Beschwerde zu tun hat. Dieses abnormale Ergebnis erfordert weitere Untersuchungen, die wieder Grenzbefunde ergeben. Das erfordert weitere Tests. Und so geht es weiter.

Nach vielen weiteren Untersuchungen, großem finanziellen Aufwand und psychischen Belastungen kommt der Patient wieder zum Ausgangspunkt. Man weiß genau so viel wie zuvor.

Dieses Syndrom erhielt seinen Namen in Anlehnung an Odysseus, der nach zehnjährigem Herumirren wieder an seinen Ausgangspunkt in Ithaka zurückkehrte.

Dieses Syndrom zeigt sehr schön die Folgen ungerechtfertigter Untersuchungen. Es kann erzeugt werden durch überängstliche Ärzte und Patienten und der übergroßen Erwartungshaltung an die Medizin. Ein Arzt, der nur wenige indizierte Untersuchungen anfordert, erscheint vielen als veraltert oder desinteressiert.

Bedingt durch die gesteigerte Erwartungshaltung hat es nun den Anschein, dass das Ulysses-Syndrom in unserer Gesellschaft fast endemische Ausmaße annimmt. Neben den Kosten verursacht es nicht wenige durch die Diagnostik verursachte Erkrankungen und Befindlichkeitsstörungen.

Einflussgrößen

> Neben den Abnahmebedingungen beeinflussen auch viele andere Faktoren das Ergebnis einer Laboruntersuchung

Im Folgenden werden kurz einige wesentliche Faktoren aufgezählt, die bei Blutuntersuchungen berücksichtigt werden sollten. Auch werden andere Einflussgrößen besprochen:

Blutentnahme

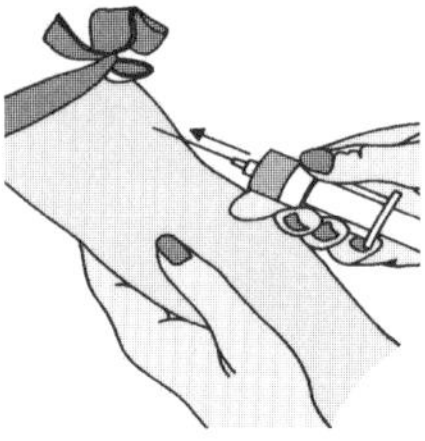

Meistens werden Blutuntersuchungen am Morgen durchgeführt. Es ist üblich, dass der Patient bei der Untersuchung liegt oder sitzt. Die Stauung des Armes vor der Blutabnahme soll möglichst kurz dauern. Bei manchen Tests wird Nüchternheit verlangt. Wasser darf vor der Blutabnahme jedenfalls getrunken werden. Dadurch wird das Ergebnis kaum negativ beeinflusst.

Medikamente sollen, so nicht unbedingt erforderlich, erst nachher eingenommen werden.

Unterschiedliche Ergebnisse bei Abnahme im Liegen oder Sitzen

Wenn ein Patient länger als 10 Minuten liegt, tritt, ganz besonders wenn Ödeme vorliegen, Flüssigkeit vom Raum zwischen den Zellen wieder in das Gefäßbett ein und verändert die Konzentration mancher Laborwerte.

So sind die Werte von Hämoglobin, allen Blutzellen, Eiweißkörpern im Blut und Cholesterin um 3–8 % höher, wenn im Sitzen oder Stehen die Blutentnahme erfolgt.

Da im Stehen andere Anforderungen an das Hormonsystem bestehen als beim Liegen, sind Adrenalin, Noradrenalin und Renin im Stehen hier über das Doppelte höher.

Unterschiedliche Ergebnisse bei langem Stauen

Wird über 10 Minuten gestaut, steigen vergleichbar beim Stehen die Werte von Hämoglobin, allen Blutzellen, Eiweißkörpern im Blut und Cholesterin um bis zu 20 % an. Da bei langem Stauen die Blutgerinnung schon aktiviert werden kann, sind die Ergebnisse von Gerinnungstests nicht mehr so exakt interpretierbar.

Bei langem Stauen und starkem Sog beim Absaugen von Blut können auch die roten Blutkörperchen zerfallen und dadurch einen Anstieg von LDH und Kalium bewirken.

Untersuchungen, bei denen der Patient nüchtern sein soll

Blutzucker (Glukose), Phosphor, Bilirubin, GPT (ALT), Kalium, Triglyceride, Harnsäure, Protein und Calcium sind nach großen Mahlzeiten höher. Cholesterin wird durch das Essen kurzfristig kaum verändert. Im Allgemeinen werden die Blutuntersuchungen durch ein leichtes fettarmes Frühstück kaum beeinflusst.

Vor einem Zuckerbelastungstest soll sich der Patient mehrere Tage hindurch glukosereich ernährt haben.

Unterschiedliche Ergebnisse nach Zeitpunkt der Blutabnahme

- Bei Eisen ist der Wert nachmittags am höchsten
- Bei Cortisol, Adrenalin, Noradrenalin morgens
- Bei Renin, Wachstumshormon, Aldosteron und Parathormon finden sich nachts die höchsten Werte

Unterschiedliche Ergebnisse nach körperlichen Belastungen

Starkes Schwitzen führt zu einer Eindickung des Blutes. Dadurch nimmt die Konzentration der meisten Parameter zu. Nach starken Belastungen steigt nach Stunden CPK, GOT (AST) und LDH an. Diese

Veränderungen sind bei Untrainierten viel stärker ausgeprägt. Ursache sind Zellschädigungen (Muskulatur, Erythrozyten), die zum Austritt von Enzymen führen.

Stürze, aber auch intramuskuläre Injektionen führen zu einem Anstieg der CPK.

Unterschiedliche Ergebnisse bei Mann und Frau

Da Männer meist schwerer und muskulöser sind, sind die Ergebnisse von Mann und Frau statistisch oft unterschiedlich. So sind folgende Laborwerte bei Männern oft höher:

Gamma-GT, Triglyceride, Harnsäure, Creatinin, Ammoniak, CPK, GOT (AST), alkalische Phosphatase, Eisen, Harnstoff, Cholesterin

Unterschiedliche Ergebnisse im Alter

Im Alter sind folgende Werte leicht höher: Blutzucker (Glukose), Harnstoff (BUN), Cholesterin, LDH. Niedriger sind oft Calcium, Phosphor, Gesamteiweiß und Albumin.

Unterschiedliche Ergebnisse während der Schwangerschaft

Häufig höhere Werte bei: alkalische Phosphatase, Cholesterin, Triglyceride, Kupfer, Coeruloplasmin, Transferrin, Leukozyten, Progesteron, Östrogene, Prolactin, α1-Fetoprotein

Häufig niedrigere Werte bei: Eisen, Magnesium, Calcium, Gesamteiweiß, Albumin, Cholinesterase, Hämoglobin, Erythrozytenzahl

Sorgen Sie vor!

Vorbeugen ist besser als Heilen. Diese einfache Regel wird in der Medizin in Zukunft der Schlüssel zu weniger Kranken und Kosten sein.

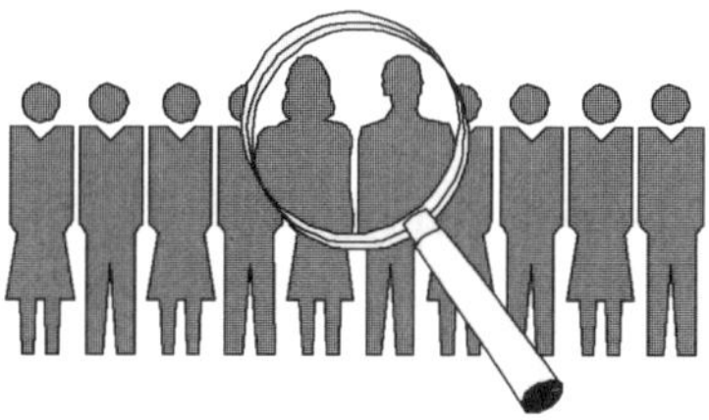

Noch vor wenigen Jahren litten viele Patienten an Krankheiten, die keine Genesung erlaubten. Operationen können heute manchen Menschen heilen oder zumindest seine Leiden lindern. Unter anderem werden immer raffiniertere Behandlungsmethoden entwickelt. Auch gentechnologisch sind bald weitere Durchbrüche zu erwarten.

Leider profitieren davon nur relativ wenige Patienten. Die durchschnittliche Lebensverlängerung, die durch diese Methoden erreicht wird, nimmt sich, verglichen mit dem geleisteten Aufwand, relativ bescheiden aus. Es scheint so, als ob eine durchschnittliche Lebensverlängerung des Menschen Aufgabe der Vorsorgemedizin ist.

Frühdiagnose, Vorsorge und prophylaktische Therapie stellen also die Hoffnungsgebiete der Medizin von morgen dar.

Man kann nun bei Patienten jährlich alle möglichen Endoskopien, Kernspintomographien, Computertomographien und hunderte von Laboruntersuchungen durchführen lassen. Und die Ärzte werden mit solchen Untersuchungen sicher einen großen Teil der Krankheiten aufspüren.

- Doch sind volkswirtschaftlich gesehen derartige Untersuchungen „nach der Schrotschussmethode“ keinesfalls finanzierbar.
- Zweitens werden, selbst bei sehr treffsicheren Untersuchungsmethoden, falsche Untersuchungsergebnisse auftreten. Das belastet den Patienten viel zu häufig unnötig.
  (Siehe Einleitungskapitel)
- Drittens ist großer diagnostischer Aufwand nur dann sinnvoll, wenn auch entsprechende therapeutische Möglichkeiten zur Verfügung stehen. Was nützt es, wenn eine unheilbare, kaum beeinflussbare Erkrankung Monate oder Jahre früher erkannt wird? Die Sorgen und Ängste der Patienten werden nur unnötig verlängert.

Empfehlungen für Vorsorgeuntersuchungen

Verschiedene amerikanische medizinische Gesellschaften* überarbeiten laufend Empfehlungen für Screening- und Vorsorgeuntersuchungen. Auch für Österreicher sind diese gültig.

Beschränken wir uns dabei allerdings auf Untersuchungen, die im Erwachsenenalter sinnvoll sind.

Beachten Sie bitte: Für alle Menschen gültige Empfehlungen können wir nicht geben, da sich die Risikoprofile Einzelner sehr unterscheiden.

> ***Die ideale Vorsorgeuntersuchung ist an die individuellen Risiken angepasst.***

Sind Sie übergewichtig oder haben Sie Eltern, die an Diabetes oder Bluthochdruck leiden, sind häufigere Blutzucker- und Blutdruckkontrollen sinnvoll.

Greifen Sie sehr oft zur Zigarette und leiden an chronischer Bronchitis, sind häufigere Röntgenkontrollen angezeigt. Trinken Sie mehr als 1–2 Drinks täglich, dann interessiert sich Ihr Arzt mehr für Ihre Gamma-GT.

Kommen in einer Familie sehr viele Krebserkrankungen vor, müssen die Vorsorgeuntersuchungen im Hinblick auf bösartige Wucherungen dementsprechend engmaschig erfolgen.

Die folgenden Empfehlungen lehnen sich großteils an die Empfehlungen der unten in der Fußnote erwähnten Gesellschaften an.

Cholesterin und Triglyceride

Ab dem 20. Lebensjahr sollten bei jedem Menschen zumindest einmal in fünf Jahren die Blutfette kontrolliert werden.

Zeigt das Cholesterin erhöhte Werte, sollte der Bluttest nochmals durchgeführt werden. Dann ist auch die teurere Kontrolle des HDL-Cholesterins sinnvoll. Eine medikamentöse Therapie wird kaum nach einem einmal erhöhten Wert begonnen.

Das LDL-Cholesterin wird in den meisten Fällen nicht direkt bestimmt, sondern aus HDL-Cholesterin, Cholesterin und Triglyceriden errechnet.

Ab dem 45. Lebensjahr ist es ratsam, die Kontrolle der Fette alle drei Jahre durchführen zu lassen. Sind auch noch andere Risikofaktoren für

---

* American Cancer Society, American Diabetes Association, U.S. Preventive Services Task Force, American College of Obstretricians and Gynecologist, American College of Physicians, Heart Association, American Urological Association, College of American Pathologists und andere.

Herz-Kreislauf-Erkrankungen vorhanden, ist eine jährliche Kontrolle besonders sinnvoll. Muss eine Behandlung der Krankheit erfolgen, werden Laborkontrollen erst alle drei, später alle sechs Monate empfohlen.

- **Wünschenswertes Cholesterin:**
  < 170 mg/dl bei Jugendlichen, 150–200 mg/dl bei Erwachsenen
- **Leicht erhöhtes Cholesterin:**
  170–200 mg/dl bei Jugendlichen, 200–240 mg/dl bei Erwachsenen
- **Deutlich erhöhtes Cholesterin:**
  > 200 mg/dl bei Jugendlichen, >240 mg/dl bei Erwachsenen

- **Wünschenswertes LDL-Cholesterin bei Erwachsenen:**
  < 100 mg/dl ohne sonstige Risikofaktoren
  < 130 mg/dl mit weiteren Risikofaktoren
- **Leicht erhöhtes LDL-Cholesterin:**
  130–160 mg/dl
- **Deutlich erhöhtes LDL-Cholesterin:**
  > 160 mg/dl

- **Wünschenswerte Triglyceride bei Erwachsenen:**
  50–200 mg/dl
- **Leicht erhöhte Triglyceride:**
  200–400 mg/dl
- **Deutlich erhöhte Triglyceride:**
  400–1000 mg/dl
- **Sehr stark erhöhte Triglyceride:**
  > 1000 mg/dl

Triglyceride sind speziell dann ein bedeutender Risikofaktor, wenn gleichzeitig eine bauchbetonte Fettsucht, schlecht eingestellter Diabetes Mellitus, Lebererkrankungen, Alkoholmissbrauch oder schwerere Nierenerkrankungen vorliegen.

Niedriges Cholesterin kann Ausdruck guter Gesundheit, ausreichender Bewegung und gesunder Kost sein. Andererseits gehen schwere Erkrankungen ebenfalls mit Cholesterinabfall einher.

Leber- und Nierenwerte, Elektrolyte, Harn

Sofern der Untersuchte gesund ist und keine krankhaften Vorbefunde vorliegen, ist eine Überprüfung alle 5–10 Jahre ratsam. Ab dem 60. Lebensjahr können kürzere Intervalle sinnvoll sein. Vermehrt kontrolliert muss auch werden, wenn weitere Erkrankungen bestehen oder Alkoholmissbrauch vorliegt.

Blutzucker

Wie auch bei den Blutfetten ist hier ab dem 20. Lebensjahr alle fünf Jahre eine Kontrolle angezeigt. Ab dem 45. Lebensjahr ist die Blutzuckerbestimmung alle drei Jahre notwendig. Entsprechend häufigere Kontrollen sind sinnvoll, wenn in der Familie Diabetes Mellitus vorkommt oder bereits andere Symptome eines „Metabolischen Syndroms" vorliegen.

Spezielle Vorsicht ist bei Schwangeren geboten. Besonders, wenn frühere Kinder übermäßig schwer waren. Liegen noch Fettstoffwechselstörungen und Hochdruck vor, muss eine genaue Kontrolle gegeben sein. Blutzuckerbelastungstests sind hier notwendig. Sie helfen dem Arzt, schon geringere Störungen des Kohlenhydratstoffwechsels zu erkennen.

Der Wert HbA1c eignet sich hervorragend zur Stoffwechselkontrolle von Diabetikern. Eine Frühdiagnostik ist damit jedoch nicht möglich.

Schilddrüsentestung (TSH)

Besteht nur ein entfernter Verdacht auf eine Schilddrüsenerkrankung oder kommen in der Familie Schilddrüsenerkrankungen häufiger vor, dann ist wenigstens einmalig ein TSH-Test (eventuell gemeinsam mit f-T4) sinnvoll.

Notwendig ist die Überprüfung des TSH zur Abklärung einer Fettstoffwechselstörung und bei über 50-Jährigen, die an einer Vielzahl von Erkrankungen leiden.

Ist S-TSH normal, erübrigt sich eine weitere Diagnostik.

Ferritin

Um eine Hämochromatose (Eisenspeichererkrankung) zu erkennen, macht zumindest einmal im Leben die Bestimmung auf Ferritin Sinn. Die Hämochromatose gehört nämlich zu den häufigsten Erberkrankungen. Bei Ferritinwerten von über 400 mg/l besteht der Krankheitsverdacht. Heute kann überdies mittels gentechnologischer Untersuchungen das Vorliegen des Erbmerkmales für Hämochromatose nachgewiesen werden.

Frauen im gebärfähigen Alter ist die Überprüfung alle fünf Jahre anzuraten. Öfter einer Kontrolle unterziehen müssen sich Frauen, die starke Regelblutungen haben oder bei denen andere Blutverluste vorliegen. Vegetarier, Menschen mit niedrigem sozioökonomischem Status, alte Menschen, Pflegeheimpatienten und Schwangere laufen schneller Gefahr, einen Eisenmangel zu erleiden.

Die Bestimmung von Eisen als Screeningtest für Störungen des Eisenstoffwechsels ist allerdings nicht mehr zeitgemäß.

Blutdruck

Diese einfache Untersuchung empfiehlt sich vor dem 40. Lebensjahr alle fünf Jahre, danach jährlich. Überschreitet der Blutdruck den Grenzwert von 120/80 mm Hg, unabhängig vom Lebensalter, sind häufige, vielleicht sogar tägliche Selbstkontrollen erforderlich.

EKG

Zumindest einmal sollten Sie ein EKG (Elektrokardiogramm) machen lassen. Treten in Zukunft Herzbeschwerden auf, ist für den Arzt nämlich der Vergleich mit einem Vorbefund wichtig. Bei beschwerdefreien und leistungsfähigen Patienten sind keine routinemäßigen EKG-Untersuchungen notwendig.

Krebsvorsorgeuntersuchungen

Die Tests und Untersuchungen müssen sich an zwei Fragen orientieren:

1. Welche Krebserkrankungen sind häufig und ab welchem Lebensalter sind sie zu erwarten?
2. Kann der Tumor im Falle einer früheren Diagnose auch geheilt werden oder ist zumindest durch eine Therapie eine nennenswerte Lebensverlängerung erreichbar?

Im Folgenden werden nur die Maßnahmen besprochen, die eine Frühdiagnose begünstigen und so für die Patienten ein Gewinn sein können.

Frühdiagnose ist nicht gleich frühere Diagnose. Beim Krebs der Bauchspeicheldrüse kann in den meisten Fällen der Tumor nicht rechtzeitig erkannt werden.

Hier führt eine frühere Diagnose zwar zu einem verlängerten Überleben. Allerdings nicht, weil der Tumor besser therapiert werden kann, sondern weil der Patient früher von seinem unvermeidbaren Schicksal erfährt.

Dieses eigenartige Phänomen soll an einem Beispiel kurz erläutert werden: Nehmen wir an, der Patient hat einen Tumor X. Da man zur Zeit für den Patienten nichts tun kann, wird er im Dezember sterben. Stellt der Arzt keine frühe Diagnose, entdeckt man den Tumor erst im September. Der Patient hat drei Monate mit dem Bewusstsein, an einem unheilbaren Tumor zu leiden, gelebt.

Wenn nun durch eine frühe Diagnose Tumor X bereits im März entdeckt worden wäre, hätte der Patient vom Zeitpunkt der Diagnose noch neun Monate gelebt. Die Überlebenszeit wäre dreimal solange gewesen. In den Statistiken würde stehen, dass die Überlebenszeit bei Tumor X auf das Dreifache gesteigert worden wäre.

Wie man sieht, muss man bei der Interpretation von Krankheitsstatistiken immer sehr vorsichtig sein. Eine Verlängerung der Überlebenszeit zeugt zwar vom Fortschritt der Medizin, muss aber nicht bedeuten, dass der Patient davon Nutzen hat.

Im Allgemeinen empfehlen wir ab dem 40. Lebensjahr eine jährliche klinische Untersuchung (inklusive Gynäkologen oder Urologen).

Test auf Blut im Stuhl

Ab dem 50. Lebensjahr ist es ratsam, jährlich einen Hämoccult-Test oder einen anderen Test auf Blutspuren im Stuhl durchführen zu lassen.

Manche Fachleute empfehlen, dass man sich zu diesem Zeitpunkt mindestens einmal im Leben einer Coloskopie (Dickdarmspiegelung) unterziehen sollte. Finden sich dabei Polypen, sind weitere Kontrollen erforderlich. Finden sich keine, kann der Patient zumindest in den nächsten 10 Jahren sicher sein, nicht an Dickdarmkrebs zu erkranken.

Die Irrigoskopie in Doppelkontrasttechnik ist die röntgenologische Alternative zur Coloskopie. Sie belastet den Patienten nur unbedeutend weniger. Sie bietet überdies nicht die Möglichkeit, Polypen zu entfernen und Gewebe zwecks histologischer (mikroskopischer) Untersuchung zu entnehmen.

In einigen Jahren werden für den Patienten möglicherweise virtuelle Coloskopien möglich sein. Dabei ist keinerlei Einlauf oder Eindringen in den Darm erforderlich. Leistungsstarke Geräte und Rechenprogramme ermöglichen dann aus den Bildern einer Computertomographie oder Kernspintomographie den Dickdarm herauszurechnen und dreidimensional darzustellen.

Abstrich von der Gebärmutter (PAP-Test)

Ab dem 18. Lebensjahr sollte bei jeder sexuell aktiven Frau jährlich ein Abstrich entnommen werden. Findet sich dreimal hintereinander keine Abnormität, kann die Untersuchungsfrequenz reduziert werden.
Keinesfalls seltener, gegebenenfalls sogar häufiger sollen Frauen untersucht werden, die

- häufig ihren Sexualpartner wechseln
- einen Partner haben, der viele vorhergehende Beziehungen hatte oder eine frühere Gefährtin unter Cervixkrebs litt
- unter einem Papillomavirus- oder einer Herpesvirusinfektion leiden oder litten
- sexuell übertragbare Erkrankungen inklusive HIV haben
- Nikotin, Alkohol oder Drogen missbrauchen
- Medikamente einnehmen, die das Immunsystem unterdrücken

Bei den gynäkologischen Untersuchungen werden meist auch Ultraschallkontrollen der Gebärmutterschleimhaut und der Eierstöcke durchgeführt.

Mammographie

Lernen Sie, sich selber an den Brüsten zu untersuchen! Im Monat führen Sie diese Kontrolle dann einmal durch.

Die Untersuchung durch einen Arzt sollte bis zum 39. Lebensjahr alle drei Jahre erfolgen. Ab dem 40. Lebensjahr wird eine jährliche Mammographie und gegebenenfalls eine Ultraschalluntersuchung angeraten.

Prostata-Untersuchungen

Männer sollten ihre Prostata untersuchen lassen. Ab dem 50. Lebensjahr jährlich. Bei Patienten mit hohem Risiko kann vorher kontrolliert werden. Ein höheres Risiko liegt vor, wenn nahe Blutsverwandte ein Prostatakarzinom hatten.

Rektale Untersuchung und PSA-Testung werden gemeinsam durchgeführt. Das geschieht jedoch nur, wenn der Patient noch eine Lebenserwartung von über zehn Jahren aufweist.

PSA gehört zu den wenigen Tumormarkern, die als Screeninguntersuchung in Frage kommen.

Risikofaktoren des Herz-Kreislauf-Systems

Weltweit sind Herz- und Kreislauferkrankungen breits die häufigste Todesursache.

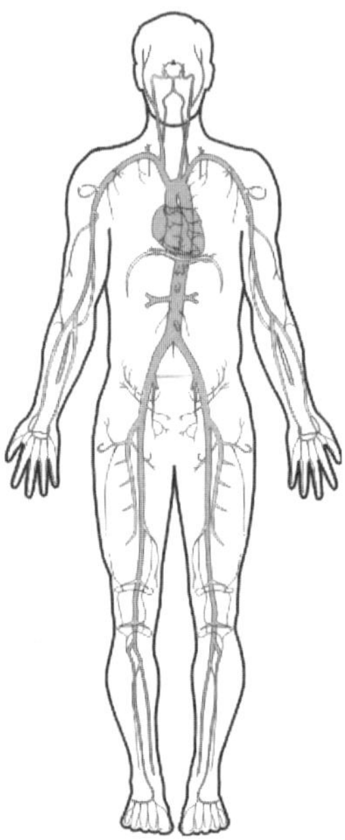

Um die Wichtigkeit dieses Kapitels zu unterstreichen, wollen wir ihm viel Platz einräumen. Wir nehmen natürlich an, dass dieses Thema für den Leser interessant ist. Stellt sich doch die Wahrscheinlichkeit, eine Erkrankung des Herz-Kreislauf-Systems zu erleiden, als sehr hoch dar.

Nach dem neuesten Bericht der Weltgesundheitsorganisation (World Health Report 1997) haben erstmals die nicht infektiösen Erkrankungen die infektiösen als Todesursache übertroffen.

Die Erkrankung "Arteriosklerose", die sich in Gefäßverengungen und Verschlüssen im Bereich des Herzens, Gehirns oder der Gliedmaßengefäße äußert, gehört somit zu den größten medizinischen Herausforderungen, denen wir nun im neuen Jahrtausend gegenüber stehen.

Glücklicherweise hat unser Wissen bezüglich des Krankheitsgeschehens und der Bedeutung und Beeinflussbarkeit der Risikofaktoren in den letzten Jahren stark zugenommen.

Während man vor zwei Jahrzehnten noch kein akzeptables Medikament zur Senkung des Cholesterinspiegels besaß, gehören heute die Statine (Cholesterinsenker) bereits zu den meistverordneten Medikamentengruppen.

Ablauf der Arteriosklerose

Die Atherosklerose oder Arteriosklerose wird von Nichtmedizinern als Gefäßverkalkung bezeichnet. Dieser Ausdruck ist in mancherlei Hinsicht falsch:

- Mit Kalk und dem Kalkstoffwechsel (bedeutungsgleich dem Kalziumstoffwechsel) hat die Arteriosklerose kaum etwas zu tun. Die Einlagerung von Kalk in die Gefäßwände in späten Phasen der Erkrankung ist eher ein Nebenphänomen.

- Dies führt zu einem häufigem Irrtum: Patienten meiden kalziumreiche Nahrung, in der Hoffnung dadurch die "Verkalkung" einzudämmen. Kalziumreiche Kost ist aber zur Vorbeugung und Therapie der Osteoporose sehr wichtig.
- Der Ausdruck Verkalkung weckt die Assoziation mit Wasserrohren, die durch Kalkablagerungen allmählich enger werden und schließlich verstopfen.

Arteriosklerose beginnt in der Kindheit

Die Arteriosklerose ist keine Alterserkrankung. Zwar erleben meist Patienten im vorgerückten Alter die Folgen der Arteriosklerose wie Herzinfarkt, Schlaganfall oder Gefäßverschluss. Das stellt aber bereits den Endpunkt eines langen Krankheitsprozesses dar.

Bereits bei Kleinkindern kann man an bestimmten Stellen des Gefäßsystems Lipideinlagerungen in den Gefäßwänden finden. In diesem Alter sind sie noch unbedeutend. Im Laufe des Lebens nehmen diese Einlagerungen allerdings sowohl an der Anzahl als auch in der Größe zu. Schließlich bilden sich sogenannte arteriosklerotische Plaques.

Die Gefahr ist nicht die allmähliche Gefäßverengung

Bis vor wenigen Jahren hat man gedacht, dass ein Infarkt durch ein allmählich enger werdendes Gefäß entsteht.

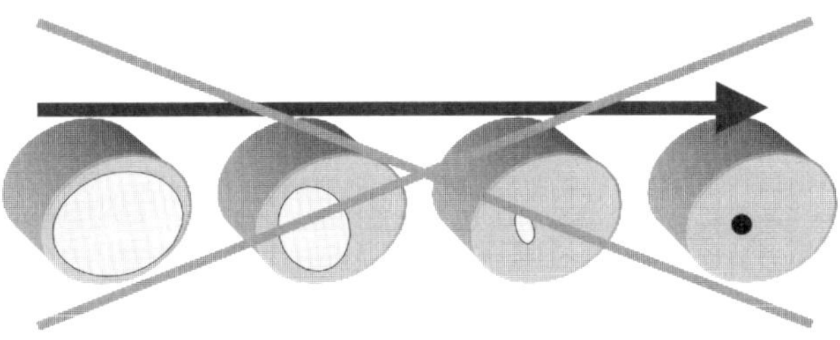

Gefäßverschlüsse entstehen nur selten durch langsamen Verschluss

Ein Gefäßverschluss, der "auf leisen Sohlen" kommt, ist allerdings eine Ausnahme.

Vielmehr entsteht er durch das Aufbrechen eines Plaque.

In der folgenden Abbildung soll schematisch dargestellt werden, wie es zu einem akuten Ereignis, wie zum Beispiel einem Herzinfarkt, kommt.

Die Arteriosklerose bildet sich nicht gleichmäßig im Gefäßinneren. Vielmehr formen sich an bestimmten Stellen Anreicherungen von Fettsubstanzen (Lipide), die sich polsterartig in die Gefäßlichtung vorwölben. Diese Pölster werden als Plaques bezeichnet.

Die Plaques wachsen langsam heran und bleiben, speziell wenn der Stoffwechsel keinen starken Umsatz zeigt, stabil. Durch Stress, eine minimale Verletzung oder übermäßiger Konsum von fetter Nahrung oder Zigaretten, vielleicht sogar eine Entzündung kann er irritiert und somit instabil werden.

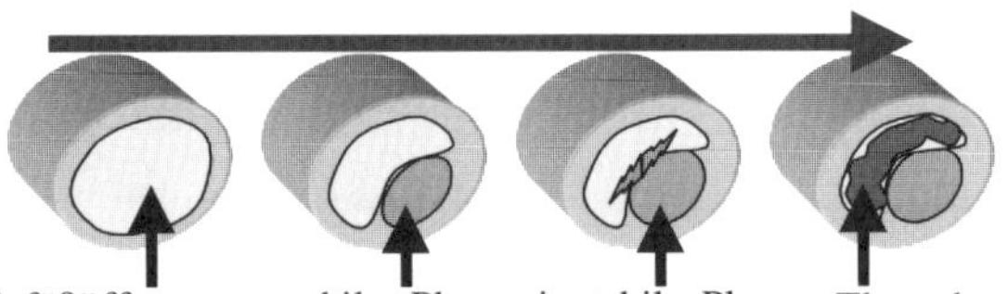

Meist werden Gefäßverschlüsse durch die Ruptur (Aufbrechen) von instabilen Plaques („Verkalkungsherde“) verursacht

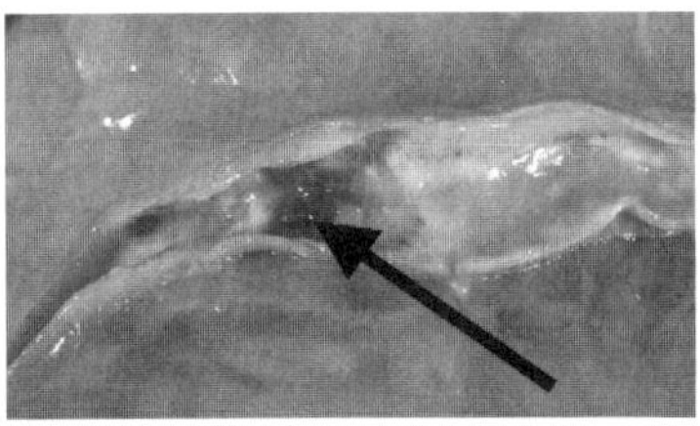

Foto eines aufgeschnittenen Herzkranzgefäßes mit einem aufgebrochenen Plaque ➜

Er bricht in die Gefäßöffnung auf. Das wird als Ruptur (Aufbrechen) des Plaques bezeichnet. Dadurch werden im Gefäßinneren Thrombozyten aktiviert, die der Auslöser für ein Blutgerinnsel sind. Es entsteht ein Thrombus. Das Gefäß wird verschlossen und Herzinfarkt, Gefäßverschluss oder Schlaganfall treten ein.

Arteriosklerose kann sich zurückbilden

Das eben geschilderte Geschehen ist zum Glück nicht unabänderlich. Mit Medikamenten kann die Bedrohung eingebremst werden. Geeignete Maßnahmen sind sogar in der Lage, die Entwicklung der Plaques zu verhindern, sie sogar zur Rückbildung zu bringen.

Die Arteriosklerose ist prinzipiell umkehrbar – und damit heilbar.

Damit das erreicht werden kann, müssen Sie die Ursache der Arteriosklerose ausschalten und für die Gefäße günstige Bedingungen schaffen.

Arteriosklerose hat keine einzelne Ursache. Eine Vielzahl von Faktoren sind die Voraussetzung für diese Erkrankung.

Welche Risikofaktoren bekannt sind und wie diese beeinflusst werden können, ist das Hauptthema dieses Kapitels.

Die Risikofaktoren der Arteriosklerose

Dieses relativ ausführliche Kapitel basiert auf derzeit (2001) gesichertem Wissen. Die Leser, die einen Internetzugang haben, können unter der Adresse: http://www.chd-taskforce.de/calculator/calculator.htm sofort ihr Risiko berechnen. Englischkenntnisse sind aber Voraussetzung.

Risikofaktoren, die unbeeinflussbar sind:

- **Erbliche Belastung**

Unbestritten ist der erbliche Einfluss bei arteriosklerotischen Gefäßveränderungen.

Menschen, bei denen ein Blutsverwandter (Vater, Mutter, Geschwister) vorzeitig an z.B. Herzinfarkt erkrankte oder verstarb, sind bedeutend stärker gefährdet. Als vorzeitig wird bei Männern ein Alter unter 55 Jahren und bei Frauen ein Alter unter 65 Jahren bezeichnet.

- **Alter**

Je älter jemand ist, desto höher ist seine Gefährdung. Bei Männern wird ein Alter ab 45 Jahren, bei Frauen ein Alter ab 55 Jahren als Risiko angesehen. Bei Frauen gilt das nur dann, wenn sie keine Hormonersatztherapie durchführen.

Auch bei älteren Menschen ist es wichtig, die Risikofaktoren zu behandeln. Sie profitieren von einer Therapie ebenso wie Jüngere.

- **Geschlecht**

Aus den beiden vorherigen Befunden ist klar zu sehen, dass Frauen begünstigt sind. Allein "Mann sein" ist schon ein Risikofaktor bezüglich Herz- Gefäßkrankheiten.

Dieser Vorteil gilt bei Frauen allerdings während der geschlechtsreifen Jahre. Nach der Menopause holen sie schnell auf. Im Alter von 70-79 gleicht sich deren Risiko sogar dem der Männer an.

Risikofaktoren, die beeinflussbar sind

1. Nikotinabusus (Rauchen)

(Zigaretten-)Rauchen ist der am einfachsten beeinflussbare Risikofaktor für Herz-Kreislauf-Erkrankungen. Durch das Rauchen wird die Gefahr, eine kardiovaskuläre Erkrankung zu erleiden, um das Zwei- bis Dreifache erhöht.

Die Nikotinbelastung kann aus dem Laborwert Cotinin abgeschätzt werden. (Siehe Parameterbeschreibung ➔ Cotinin)

Die Schadstoffe des Zigarettenrauches

Beim Verbrennen einer Zigarette entstehen etwa zwei Liter Rauch. Dieser enthält neben Nikotin, Kohlenmonoxid und Teer noch eine Vielzahl chemischer Verbindungen. Diese treten teils in fester Form, teils als Gas auf. Darunter befinden sich Stoffe wie Ammoniak, Blausäure, Stickoxide, Acrolein, Toluol, Pyridin, Blei und Zink.

Über 40 krebserzeugende Stoffe sind in einer Zigarette nachzuweisen!

Der Raucher selbst nimmt vom Rauch seiner Zigarette nur rund ein Viertel in die Lunge auf. Der größere Teil zieht zwischen den Zügen von der glimmenden Spitze in die Umgebung. Darin finden sich zahlreiche Schadstoffe in relativ hoher Konzentration. Raucher und Nichtraucher sind ihnen gleichermaßen ausgesetzt.

Nikotin

Nikotin ist ein hochwirksames Gefäßgift. Raucher überleben ihre Zigarette nur, weil es im Körper sehr rasch abgebaut wird.

Auf einmal schnell dem Körper zugeführt, würde das Nikotin einer einzigen Zigarette eine schwere Vergiftung verursachen.

Für ein Kleinkind könnte diese Dosis tödlich sein.

Raucher regulieren den Nikotingehalt in ihrem Blut durch die Häufigkeit und Tiefe des Inhalierens. Sinkt der Nikotinspiegel, wird erneut geraucht, um ihn wieder hochzutreiben.

Beim Übergang auf eine leichtere Zigarettenmarke inhalieren Raucher oft tiefer oder rauchen mehr, um den Nikotinspiegel in der gewohnten Höhe zu halten. Daher kommt der "Vorteil" der leichten Zigaretten nur bedingt zum Tragen.

Im Gehirn wirkt Nikotin in kleinen Mengen anregend, aber auch beruhigend. Es kann vorübergehend Müdigkeit, Unlust- und Hungergefühle beseitigen. Raucher empfinden Zigaretten in monotonen Situationen als hilfreich, da sie ein Absinken der Leistung verhindern können. Quält starke Anspannung den Raucher, wird der "blaue Dunst" als Beruhigung erlebt. Aus diesem Grund greifen "Stress-Raucher" zur Zigarette.

Teer

Teer ist im Rauch in winzigen Partikeln enthalten, die sich mit jedem Zug aus der Zigarette in den Atemwegen und der Lunge absetzen. Nur ein geringer Anteil wird wieder ausgeschieden.

> **Wer täglich ein Päckchen Zigaretten raucht, nimmt pro Jahr eine Tasse Teer auf.**

Luftröhre und Bronchien sind mit Flimmerhärchen ausgestattet, die verhindern, dass in der Atemluft vorhandene Staubteilchen in die Lunge gelangen. Man kann die Härchen mit einem Fließband vergleichen, das die eingedrungenen Schadstoffe wieder nach außen befördert.

Dieser Mechanismus wird durch den Tabakteer lahm gelegt. Die Flimmerhärchen werden bewegungsunfähig und später sogar zerstört. Teer schaltet die Selbstreinigung der Atemwege praktisch aus. Die Schmutzstoffe lagern sich ungehindert auf den Schleimhäuten ab. Da sie einen idealen Nährboden für Bakterien und Viren darstellen, kommt es leicht zu Entzündungen.

Durch Husten versucht der Körper die Schmutzstoffe loszuwerden. Jeder starke Raucher kennt den morgendlichen Reizhusten. Aus diesen Schädigungen entwickelt sich oft eine chronische Bronchitis.

Kohlenmonoxid

> **Raucher geraten bei körperlicher Anstrengung leichter außer Atem als Nichtraucher.**

Die Ursache hierfür ist vor allem das Kohlenmonoxid. Dieses giftige Gas gelangt zum größten Teil über die Lungenbläschen ins Blut. Dort wird es anstelle des Sauerstoffs an die roten Blutkörperchen gebunden. Dadurch kann das Blut weniger Sauerstoff transportieren. Das Einatmen größerer Mengen Kohlenmonoxid bei starkem Rauchen ruft deshalb Sauerstoffmangel in Geweben und Organen hervor. Dadurch entstehen Durchblutungsstörungen.

Die gesundheitlichen Folgen

Rauchen ist die bedeutendste vermeidbare Ursache für vorzeitiges und gehäuftes Auftreten von Krankheiten, Invalidität und Tod.

Die Zahl der durch Rauchen als Hauptursache hervorgerufenen Todesfälle liegt in Deutschland bei mindestens 90.000 pro Jahr.

Zum Vergleich: Die Zahl der Verkehrstoten liegt in der Bundesrepublik bei 11.000 pro Jahr.

Einige wichtige gesundheitliche Auswirkungen des Rauchens:

- allgemein erhöhte Krankheitshäufigkeit
- Bronchitis, Emphysem (Lungenblähung)
- Herz-Kreislauf-Krankheiten (Herzinfarkt, Gehirnschlag, Raucherbein)
- Lungenkrebs und verschiedene andere Krebsarten
- Magen-Schleimhaut-Entzündungen, Magen- und Zwölffingerdarmgeschwüre
- Rauchen steht bei einer Vielzahl anderer Krankheiten im Verdacht, sie zu verursachen oder an der Entstehung beteiligt zu sein.

Krebs

Lungen- und Bronchialkrebs gilt als die Raucherkrankheit schlechthin.

In Europa dominiert bei Männern das durch Rauchen verursachte Krebsleiden über andere Krebsformen. Seit Frauen mehr rauchen, nimmt die Lungenkrebshäufigkeit auch bei ihnen zu.

Nach internationalen Erfahrungen muss angenommen werden, dass 85 % der Lungenkrebskranken Raucher waren. Die Chance, Lungenkrebs fünf Jahre zu überleben, liegt nur bei etwa 10 %, weil Lungenkrebs in der Regel zu spät erkannt wird. Dann ist er nur noch schwer zu behandeln.

Das bedeutet, dass nur 10 von 100 Lungenkrebskranken die nächsten fünf Jahre überleben.

Auch das Risiko, an anderen Krebsformen zu erkranken, ist bei Rauchern höher als bei Nichtrauchern. Rauchen begünstigt die Entstehung von Mundhöhlen-, Kehlkopf- und Speiseröhrenkrebs, Bauchspeicheldrüsen-, Nieren- und Blasenkrebs. Gefährdet sind alle Teile des Körpers, die direkt oder indirekt mit den krebserzeugenden Stoffen im Tabakrauch in Berührung kommen.

Herz- und Kreislaufkrankheiten, Herzinfarkt

Rauchen ruft akut eine Verengung der Blutgefäße, ein Ansteigen des Blutdrucks und eine Erhöhung der Herztätigkeit hervor. Langfristig schädigt es das Gefäßsystem und fördert die Gefäßverkalkung (Arteriosklerose), die häufig Gefäßverschluss zur Folge hat. Betroffen sind die Arterien des Herzens, des Gehirns und der Gliedmaßen.

Das Risiko, eine Erkrankung der Herzgefäße zu erleiden, wird zu 25 % durch das Rauchen bedingt.

Die Gefahr, an einem Herzinfarkt zu sterben, liegt für Raucher etwa doppelt so hoch wie für Nichtraucher.

Weist ein Raucher weitere gesundheitsschädigende Zustände wie Bluthochdruck, Übergewicht, hohen Alkoholgenuss, Stress und Bewegungsmangel auf, können sich die Risikofaktoren gegenseitig verstärken. Bei Frauen steigt das Infarktrisiko durch die Einnahme der Pille nochmals stark an.

Herzinfarkte vor dem 40. Lebensjahr betreffen fast ausschließlich Raucher.

Raucherbein

Man versteht darunter Gefäßverengungen und -verschlüsse der Beinarterien, die zu Schmerzen, unter anderem beim Gehen, führen.

Die Erkrankung tritt nach dem 40. Lebensjahr wesentlich häufiger auf. Im Ruhezustand reicht die Durchblutung meist noch aus. Beim Gehen ist der Sauerstoffbedarf jedoch erhöht. Ein plötzlich auftretender Schmerz zwingt den Kranken zum Stehen bleiben.

Wer dieses Alarmzeichen nicht ernst nimmt und beim ersten Auftreten von Schmerz unterhalb der Kniekehlen nicht sofort das Rauchen einstellt, muss vermehrt mit Beschwerden und einer ernsthaften Bedrohung der Gesundheit rechnen.

Chronische Bronchitis, Emphysem

Raucher leiden häufig an Erkrankungen der Atemwege, verbunden mit Husten und Auswurf. Diese Symptome verschwinden jedoch oder nehmen ab, wenn das Rauchen aufgegeben wird.

Häufig kommt zu einer chronischen Raucherbronchitis eine Lungenblähung (Emphysem) hinzu. Bei dieser Krankheit wird im Spätstadium jeder Atemzug zur Qual, da beim Ausatmen, das nur mit Anstrengung möglich ist, nicht die gesamte verbrauchte Luft aus den Lungen ausgestoßen wird. Die Lungenbläschen leeren sich dadurch niemals ganz, vergrößern sich vielmehr und können sogar platzen. Ihre feine Außenhaut ist nicht mehr in der Lage, sich weiter zu dehnen.

Das engmaschige Netz des Lungengewebes wird immer gröber. Die Zahl der funktionsfähigen Lungenbläschen nimmt ab. Damit verringert sich die Lungenoberfläche und die Möglichkeit, Sauerstoff aufzunehmen.

Patienten müssen schneller atmen. In schweren Fällen können sie nur mit Sauerstoff aus Atemgeräten überleben.

Weitere gesundheitliche Folgen

- Raucher und insbesondere Raucherinnen sind anfälliger für Knochenschwund (Osteoporose)
- Während chirurgischer Eingriffe gibt es bei Rauchern mehr Komplikationen mit der Atmung
- Raucher haben häufiger Zahnfleischerkrankungen
- Die Haut leidet. Sie wird schlecht durchblutet, sieht grau und großporig aus und altert rascher.
- Es gibt Hinweise darauf, dass Raucherinnen früher ins Klimakterium kommen.
- Besonders gefährlich ist das Rauchen bei gleichzeitiger Einnahme der Pille: Durch diese Verbindung wird die Gefahr eines Herzinfarktes oder einer Thrombose um ein Mehrfaches erhöht.

Ein Teil des eben angeführten Textes stammt von der lesenswerten Homepage "Rauchfreie Zone":

http://www.hallertau.net/onlinenews/nosmoke/index.htm

Inhalatives Zigarettenrauchen ist die häufigste vermeidbare Ursache eines vorzeitigen Todes.

Es ist nie zu spät, mit dem Rauchen aufzuhören:

Herzerkrankungen:

Bereits nach einem Jahr halbiert sich das zusätzliche Risiko. Nach 15 Jahren ist es fast so hoch wie das eines Nichtrauchers.

Schlaganfälle:

Nach 5-15 Jahren ist das Risiko gleich hoch dem eines Nichtrauchers. Männer, die im Alter von 35-39 Jahren mit dem Rauchen aufhören, gewinnen eine zusätzliche Lebenserwartung von 5 Jahren, Frauen von 3 Jahren.

2. Fettstoffwechselstörungen

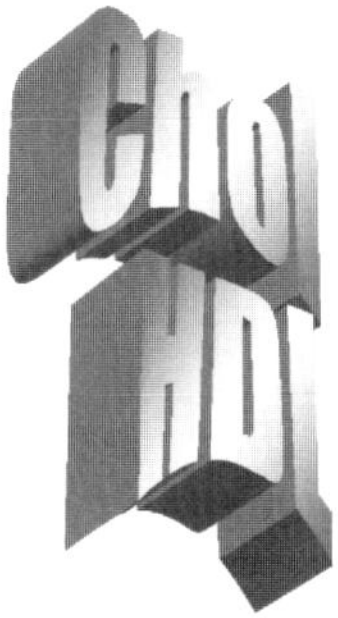

Auf die genaue Interpretation aller Fettstoffwechselwerte werden wir bei der Einzelbesprechung der Parameter: Cholesterin, Triglyceride, LDL, HDL und Lipoprotein(a) eingehen.

Um das Risiko abzuschätzen, reicht es, nach 14-stündigem Fasten Cholesterin, Triglyceride, HDL und LDL zu bestimmen.

Ist das nicht durchführbar, kann auch bei nicht nüchternen Patienten das Cholesterin bestimmt werden. Dieses wird kurzzeitig wenig durch Essen beeinflusst. Triglyceride dagegen schwanken von Tag zu Tag bedeutend stärker.

Nach dem 20. Lebensjahr sollte bei jedem Menschen einmal Cholesterin und Triglyceride (eventuell LDL und HDL) bestimmt werden. Sind die Werte in Ordnung, reicht es, alle fünf Jahre zu kontrollieren.

Der Patient sollte sich allerdings nicht auf eine einzige Messung verlassen. Erst nach der zweiten oder dritten Bestimmung der Fettwerte ist es gerechtfertigt, mit einer (eventuell medikamentösen) Therapie zu beginnen.

Cholesterin, LDL und Triglyceride von 200-400 mg/dl gehen mit erhöhter Anfälligkeit für Herz-Kreislauf-Erkrankungen einher. Das umso mehr, wenn diese Befunde mit niedrigem HDL kombiniert sind.

Je mehr Risikofaktoren bei einem Patienten bestehen, desto mehr Wert sollte auf die Therapie erhöhter Fettwerte gelegt werden. Mit Diät kann ein Abfall des LDL um 10-25% erreicht werden. Wenn auch eine Gewichtsreduktion nicht (mehr) möglich ist, ist der Einsatz von cholesterinsenkenden Medikamenten notwendig.

Wesentliches zur Diät bei erhöhten Blutfetten:

Gesättigte Fettsäuren und Cholesterin steigern den Cholesterinspiegel.

Gesättigte Fettsäuren sind in tierischen Fetten und Milchprodukten enthalten. Pflanzliche Fette mit hohem Anteil an gesättigten Fettsäuren (also ungünstig) sind: Kokosfett, tropische Öle und Kakaobutter.

Die tägliche Zufuhr an Cholesterin soll 300 mg/dl nicht übersteigen.

Ungesättigte und einfach ungesättigte Fettsäuren sind günstig. Sie stammen im Allgemeinen von Pflanzen und sind bei Raumtemperatur flüssig.

Leber, Zunge, Nieren, Herz und besonders Hirn sind sehr cholesterinreich.

Schalentiere aus dem Meer enthalten relativ viel Cholesterin.

Es sollten maximal 3 Eier pro Woche gegessen werden.

Bevorzugen Sie Gekochtes: Fisch, hautloses Geflügel, mageres Fleisch.

Cholesteringehalt wichtiger Nahrungsmittel in mg

Fleisch und Innereien 100 g		***Fett und Öl 100 g***	
Hammel- /Lammfleisch	65	Schweineschmalz	100
Kalbfleisch	90	Butter	280
Rindfleisch	70	Margarine	--
Schweinefleisch	70	Pflanzenöle	--
Herz, Zunge	140	***Eier. Milch, Käse 100 g***	
Hirn	3150!	1 Eigelb	280
Leber	250	1 Eiweiß	--
Nieren	350	Buttermilch	--
Blutwurst, Jagdwurst	85	Magermilch	3
Frankfurter, Debreziner	100	Vollmilch	12

Schweineschmalz	80	30% Obers	102
Leberkäse, Mettwurst	85	Camembert, Edamer	90
Salami	85	Topfen	15
Geflügel	75	***Sonstiges 100 g***	
Hühnerleber	185	Gemüse, Salat, Obst	--
Wild	110	Getreide, Kartoffel	--
Wildgeflügel	60	Speiseeis	15
Fisch, Schalentiere 100 g		Mayonnaise 80%	142
Seezunge, Steinbutt	30	Alle sonst. Getränke	--
Heilbutt	50		
Dorsch, Sardine	30		
Karpfen, Forelle	55		
Zander, Lachs, Aal	55		
Hummer, Austern	150		

3. Diabetes Mellitus (Zuckerkrankheit)

Diabetes ist die Hochrisikoerkrankung für Arteriosklerose. Vor allem der Typ II Diabetes leidet häufig unter Fettsucht, Bluthochdruck und erhöhten Blutfetten. Diese Kombination findet sich bei sehr vielen Patienten. Sie wird “Metabolisches Syndrom” genannt.

Liegt keine familiäre Belastung vor, sollte bei jedem Menschen über 45 alle 5 Jahre nach mindestens achtstündiger Fastenzeit ein Blutzucker-Screening durchgeführt werden.

Die Zuckerkrankheit wird in einem eigenen Kapitel besprochen.

4. Übergewicht

Sie finden diesen Risikofaktor zwar nicht in Ihrem Laborbefund. Dennoch wollen wir auf diese Problematik eingehen.

Errechnen Sie Ihr „erlaubtes Gewicht“

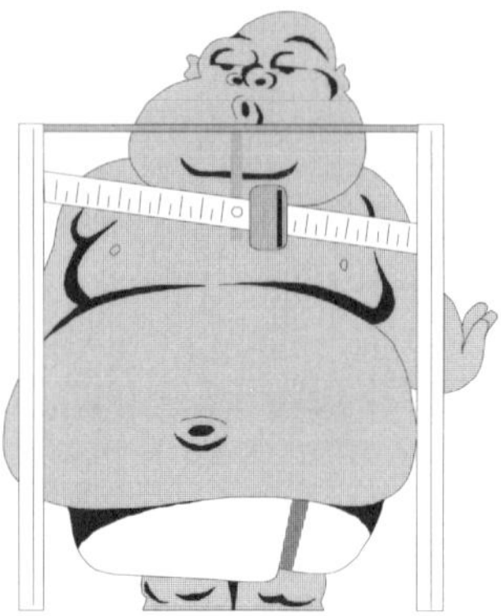

Unter Adipositas (Übergewicht oder Fettleibigkeit) versteht man eine über das Normale hinausgehende Körperfettmasse. Bis vor kurzem hat man das Normalgewicht noch nach einer Formel des französischen Arztes Dr. Broca berechnet:

Normalgewicht in kg = Körpergröße in cm minus 100

Das Idealgewicht betrug bei Männern:

Normalgewicht in kg minus 10 %

Frauen: Normalgewicht in kg minus 15 %

BMI

Der BMI** (body mass index) **ist derzeit das beste Maß zur Klassifizierung des Körpergewichts (Untergewicht - Normalgewicht - Übergewicht).

Heute wird zur Berechnung des normalen Körpergewichts der **BMI (body mass index)** bevorzugt, der Körpergewicht und Körperlänge in einer anderen Weise zueinander in Beziehung setzt. Das Körpergewicht (in kg) wird durch die ins Quadrat gesetzte Körpergröße (in Metern) geteilt.

Die Formel lautet: $\text{BMI} = \dfrac{\text{Körpergewicht in kg}}{(\text{Körperlänge in m})^2}$

Aus der folgenden Tabelle auf der nächsten Seite können Sie leicht Ihren BMI ablesen:

TABELLE ZUR ERMITTLUNG DES BMI (BODY MASS INDEX)

Gewicht kg	Größe in Metern																			
	1,50	1,52	1,54	1,56	1,58	1,60	1,62	1,64	1,66	1,68	1,70	1,72	1,74	1,76	1,78	1,80	1,82	1,84	1,86	1,88
125	56	54	53	51	50	49	48	46	45	44	43	42	41	40	39	39	38	37	36	35
124	55	54	52	51	50	48	47	46	45	44	43	42	41	40	39	38	37	37	36	35
123	55	53	52	51	49	48	47	46	45	44	43	42	41	40	39	38	37	36	36	35
122	54	53	51	50	49	48	46	45	44	43	42	41	40	39	38	38	37	36	35	35
121	54	52	51	50	48	47	46	45	44	43	42	41	40	39	38	37	37	36	35	34
120	53	52	51	49	48	47	46	45	44	43	42	41	40	39	38	37	36	35	35	34
119	53	51	50	49	48	46	45	44	43	42	41	40	39	38	38	37	36	35	34	34
118	52	51	50	48	47	46	45	44	43	42	41	40	39	38	37	36	36	35	34	33
117	52	51	49	48	47	46	45	43	42	41	40	40	39	38	37	36	35	35	34	33
116	52	50	49	48	46	45	44	43	42	41	40	39	38	37	37	36	35	34	34	33
115	51	50	48	47	46	45	44	43	42	41	40	39	38	37	36	35	35	34	33	33
114	51	49	48	47	46	45	43	42	41	40	39	39	38	37	36	35	34	34	33	32
113	50	49	48	46	45	44	43	42	41	40	39	38	37	36	36	35	34	33	33	32
112	50	48	47	46	45	44	43	42	41	40	39	38	37	36	35	35	34	33	32	32
111	49	48	47	46	44	43	42	41	40	39	38	38	37	36	35	34	34	33	32	31
110	49	48	46	45	44	43	42	41	40	39	38	37	36	36	35	34	33	32	32	31
109	48	47	46	45	44	43	42	41	40	39	38	37	36	35	34	34	33	32	31	31
108	48	47	46	44	43	42	41	40	39	38	37	36	36	35	34	33	33	32	31	31
107	48	46	45	44	43	42	41	40	39	38	37	36	35	35	34	33	32	32	31	30
106	47	46	45	44	42	41	40	39	38	38	37	36	35	34	33	33	32	31	31	30
105	47	45	44	43	42	41	40	39	38	37	36	35	35	34	33	32	32	31	30	30
104	46	45	44	43	42	41	40	39	38	37	36	35	34	34	33	32	31	31	30	29
103	46	45	43	42	41	40	39	38	37	36	36	35	34	33	32	32	31	30	30	29
102	45	44	43	42	41	40	39	38	37	36	35	34	34	33	32	31	31	30	29	29
101	45	44	43	41	40	39	38	38	37	36	35	34	33	33	32	31	30	30	29	29
100	44	43	42	41	40	39	38	37	36	35	35	34	33	32	32	31	30	30	29	28
99	44	43	42	41	40	39	38	37	36	35	34	33	33	32	31	31	30	29	29	28
98	44	42	41	40	39	38	37	36	36	35	34	33	32	32	31	30	30	29	28	28
97	43	42	41	40	39	38	37	36	35	34	34	33	32	31	31	30	29	29	28	27
96	43	42	40	39	38	37	37	36	35	34	33	32	32	31	30	30	29	28	28	27
95	42	41	40	39	38	37	36	35	34	34	33	32	31	31	30	29	29	28	27	27
94	42	41	40	39	38	37	36	35	34	33	33	32	31	30	30	29	28	28	27	27
93	41	40	39	38	37	36	35	35	34	33	32	31	31	30	29	29	28	27	27	26
92	41	40	39	38	37	36	35	34	33	33	32	31	30	30	29	28	28	27	27	26
91	40	39	38	37	36	36	35	34	33	32	31	31	30	29	29	28	27	27	26	26
90	40	39	38	37	36	35	34	33	33	32	31	30	30	29	28	28	27	27	26	25
89	40	39	38	37	36	35	34	33	32	32	31	30	29	29	28	27	27	26	26	25
88	39	38	37	36	35	34	34	33	32	31	30	30	29	28	28	27	27	26	25	25
87	39	38	37	36	35	34	33	32	32	31	30	29	29	28	27	27	26	26	25	25
86	38	37	36	35	34	34	33	32	31	30	30	29	28	28	27	27	26	25	25	24
85	38	37	36	35	34	33	32	32	31	30	29	29	28	27	27	26	26	25	25	24
84	37	36	35	35	34	33	32	31	30	30	29	28	28	27	27	26	25	25	24	24
83	37	36	35	34	33	32	32	31	30	29	29	28	27	27	26	26	25	25	24	23
82	36	35	35	34	33	32	31	30	30	29	28	28	27	26	26	25	25	24	24	23
81	36	35	34	33	32	32	31	30	29	29	28	27	27	26	26	25	24	24	23	23
80	36	35	34	33	32	31	30	30	29	28	28	27	26	26	25	25	24	24	23	23
79	35	34	33	32	32	31	30	29	29	28	27	27	26	25	25	24	24	23	23	22
78	35	34	33	32	31	30	30	29	28	28	27	26	26	25	25	24	24	23	23	22
77	34	33	32	32	31	30	29	29	28	27	27	26	25	25	24	24	23	23	22	22
76	34	33	32	31	30	30	29	28	28	27	26	26	25	25	24	23	23	22	22	21
75	33	32	32	31	30	29	29	28	27	27	26	25	25	24	24	23	23	22	22	21
74	33	32	31	30	30	29	28	28	27	26	26	25	24	24	23	23	22	22	21	21

73	32	32	31	30	29	29	28	27	26	26	25	25	24	24	23	23	22	22	21	21
72	32	31	30	30	29	28	27	27	26	26	25	24	24	23	23	22	22	21	21	20
71	32	31	30	29	28	28	27	26	26	25	25	24	23	23	22	22	21	21	21	20
70	31	30	30	29	28	27	27	26	25	25	24	24	23	23	22	22	21	21	20	20
69	31	30	29	28	28	27	26	26	25	24	24	23	23	22	22	21	21	20	20	20
68	30	29	29	28	27	27	26	25	25	24	24	23	22	22	21	21	21	20	20	19
67	30	29	28	28	27	26	26	25	24	24	23	23	22	22	21	21	20	20	19	19
66	29	29	28	27	26	26	25	25	24	23	23	22	22	21	21	20	20	19	19	19
65	29	28	27	27	26	25	25	24	24	23	22	22	21	21	21	20	20	19	19	18
64	28	28	27	26	26	25	24	24	23	23	22	22	21	21	20	20	19	19	18	18
63	28	27	27	26	25	25	24	23	23	22	22	21	21	20	20	19	19	19	18	18
62	28	27	26	25	25	24	24	23	22	22	21	21	20	20	20	19	19	18	18	18
61	27	26	26	25	24	24	23	23	22	22	21	21	20	20	19	19	18	18	18	17
60	27	26	25	25	24	23	23	22	22	21	21	20	20	19	19	19	18	18	17	17
59	26	26	25	24	24	23	22	22	21	21	20	20	19	19	19	18	18	17	17	17
58	26	25	24	24	23	23	22	22	21	21	20	20	19	19	18	18	17	17	17	16
57	25	25	24	23	23	22	22	21	21	20	20	19	19	18	18	18	17	17	16	16
56	25	24	24	23	22	22	21	21	20	20	19	19	18	18	18	17	17	17	16	16
55	24	24	23	23	22	21	21	20	20	19	19	19	18	18	17	17	17	16	16	16
54	24	23	23	22	22	21	21	20	20	19	19	18	18	17	17	17	16	16	16	15
53	24	23	22	22	21	21	20	20	19	19	18	18	17	17	17	16	16	16	15	15
52	23	22	22	21	21	20	20	19	19	18	18	18	17	17	16	16	16	15	15	15
51	23	22	21	21	20	20	19	19	18	18	18	17	17	16	16	16	15	15	15	14
50	22	22	21	21	20	20	19	19	18	18	17	17	17	16	16	15	15	15	14	14
Gewicht kg	1,50	1,52	1,54	1,56	1,58	1,60	1,62	1,64	1,66	1,68	1,70	1,72	1,74	1,76	1,78	1,80	1,82	1,84	1,86	1,88
	Größe in Metern																			

TABELLE ZUR INTERPRETATION DES BMI		
BMI (kg/m²)	**Körpergewicht**	
20-(<19)	Untergewicht	
20-(24) 25	Normalgewicht	Gewichtsabnahme aus medizinscher Sicht nicht sinnvoll
(24) 25-30	Übergewicht	Gewichtsabnahme bei Vorliegen von Risikofaktoren: Diabetes Mellitus, Bluthochdruck, Fettstoffwechselstörungen, Erkrankungen des Bewegungsapparates
30-34	Leichtere Adipositas	Gewichtsreduktion erforderlich
35-39	Mittelgradige Adipositas	Gewichtsreduktion erforderlich
> 40	Extreme Adipositas (Obesitas)	Gewichtsreduktion erforderlich

Es wird viel diskutiert, wie sehr der BMI im Alter ansteigen darf.

In der unteren Tabelle sind für Deutsche und Österreicher realistische Grenzen für das Normalgewicht angeführt. Bezüglich des Körperbaus bestehen nämlich deutliche Unterschiede zwischen den Einwohnern von Ländern und Kontinenten.

Altersangepasste Grenzen für das Normalgewicht	
Altersgruppe	**BMI**
19-24 Jahre	19-24
25-34 Jahre	20-25
35-44 Jahre	21-26
45-54 Jahre	22-27
55-64 Jahre	23-28
über 65 Jahre	24-29

Die Waist/Hip Ratio = WHR = Taillenumfang / Hüftumfang

Neben dem Ausmaß des Übergewichtes zeigt auch die Fettverteilung das Risiko an. Es spielt nämlich der Körperbau eine wichtige Rolle. Dick ist nicht gleich dick.

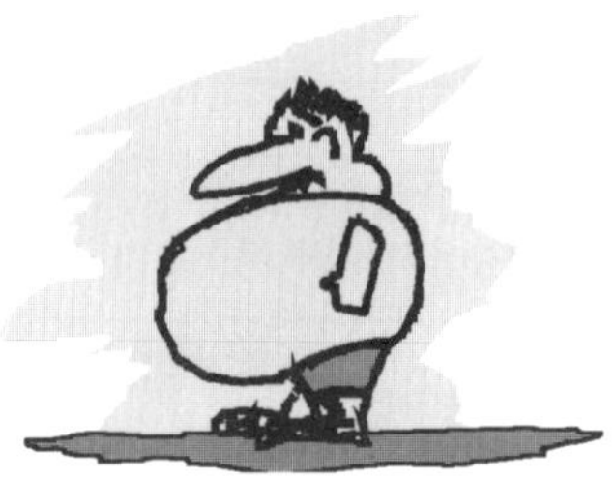

Dicker Bauch und relativ kleiner Po kennzeichnen die androide Adipositas

Gefährdet, an Herz und Kreislauf zu erkranken, sind Patienten mit stammbetonter Fettsucht. Diese Patienten haben einen mächtigen Bauch und relativ schlanke Arme und Beine und einen relativ kleinen Po. Diese abdominale (bauchbetonte) Adipositas wird auch als androide (männliche) bezeichnet. Neben den Herz-Kreislauf-Erkrankungen leiden diese Patienten oft auch an Hochdruck, Fettstoffwechselstörungen, erhöhter Harnsäure und Diabetes Mellitus (Metabolisches Syndrom).

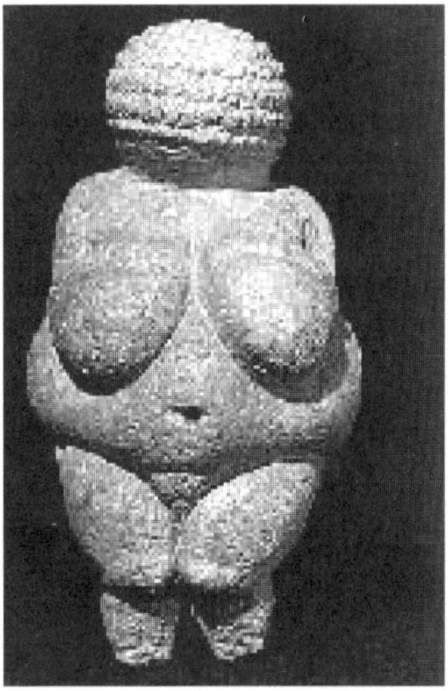

Die Venus von Willendorf hat eine typische gynoide Adipositas

Die gynoide (weibliche) Adipositas ist der zweite Fettsuchttyp. Dicker Po und Oberschenkel sind dafür charakteristisch. Manchmal (nicht bei der Venus von Willendorf, links im Bild) bleibt die Hüfte sogar auffallend schlank. Menschen mit dieser Fettverteilung sind nicht stärker gefährdet, Arteriose zu bekommen als Schlanke. Andererseits leiden gynoid Adipöse häufiger unter Bindegewebsschwäche (Rücken-/Gelenksschmerzen), haben eher Spreizfüße, Leistenbruch, Krampfadern oder Orangenhaut.

Offenbar verfügen Fettzellen in Abhängigkeit von ihrer Lokalisation über eine unterschiedliche Stoffwechselaktivität. Fettzellen im Bauchbereich nehmen Zucker und Fette besonders aktiv auf. Nachweislich ist auch die Durchblutung des Fettgewebes der Eingeweide höher.

Je größer die Fettdepots am Bauchraum sind, desto mehr Fettsubstanzen fluten die Leber an. Sie stören den Insulinstoffwechsel und verstärken die Triglyzeridbildung.

Gerade bei mäßigem Übergewicht muss die Fettverteilung, die nicht mit dem BMI erfasst wird, bei der Beurteilung des Patienten mitberücksichtigt werden. Für die tägliche Praxis eignet sich dafür die Bestimmung des Taillen-Hüftumfang-Quotienten, der Waist/Hip Ratio (WHR). Der

Taillenumfangs (T) wird durch Hüftumfang (Höhe des seitlichen Knochenhügels am Oberschenkel (H)) dividiert. **WHR = T/H**

Patienten mit einer WHR von über 0,95 (bei Männern) bzw. über 0,8 (bei Frauen) weisen ein deutlich erhöhtes kardiovaskuläres Risiko auf. Sie laufen Gefahr, Bluthochdruck, Fettstoffwechselstörungen und Typ 2-Diabetes zu erleiden.

Tipps zum Abnehmen

Wenn Sie abnehmen wollen, gehen Sie es langsam an. Gewaltkuren sind nicht ratsam. Nicht jeder kann gertenschlank sein. Wichtig und gesund ist es, Ihr Wohlfühlgewicht zu erreichen. Folgende Tipps helfen Ihnen dabei:

- Lernen Sie, zwischen Hunger und Appetit zu unterscheiden
- Hören Sie auf zu essen, wenn Sie keinen Hunger mehr haben
- Essen Sie langsamer und mit Genuss. Es dauert 15-20 Minuten, bis ein Sättigungsgefühl eintritt
- Versuchen Sie nicht den Teller ganz leer zu essen
- Hungern Sie sich nicht aus. Sie verlieren sonst die Kontrolle
- Essen Sie öfter kleine Portionen und am Abend wenig (Das Abendessen schenke Deinen Feinden)
- Essen Sie nicht die Reste anderer. Sie sind ja kein Abfalleimer
- Planen Sie Ihren Speiseplan im Vorhinein und gehen Sie nicht hungrig einkaufen
- Salzen Sie wenig
- Meiden Sie alle kalorienhaltigen Getränke
- Kaufen Sie nur ein, was Sie zum Essen planen. Horten Sie nichts im Kühlschrank
- Schneiden Sie vom Fleisch das Fett weg. Streichen Sie nur wenig fetten Aufstrich auf Ihr Brot
- Eine tägliche Aufnahme von 1200-1500 Kcal bei Frauen und 1500-1800 Kcal bei Männern führt zu einem wöchentlichen Gewichtsverlust von ½ -1 kg
- Steigern Sie Ihren Kalorienverbrauch durch vermehrte Bewegung
- Am Buffet: Überlegen Sie vorher, was Sie essen, kontrollieren Sie Ihre Portionen
- Vermeiden Sie jede Süßigkeit oder Knabberei bei der Arbeit oder beim Fernsehen
- Kaufen Sie kein Fleisch mit sichtbarem Fett
- Meiden Sie Frittiertes. Besser ist es, die Nahrung zu kochen
- Bedenken Sie: Würste enthalten viel verstecktes Fett
- Huhn, Truthahn und Fisch bevorzugen. Entfernen Sie allerdings die Haut
- Bevorzugen Sie Obst, Gemüse und Getreideprodukte
- Trinken Sie vor dem Essen ein Glas Wasser. Das dämpft den Hunger

- Kultivieren Sie die Freude an gutem Essen und zelebrieren Sie die Mahlzeit!

5. Bewegungsarmut

Körperliche Aktivität

Bewegungsarmut ist ein Risikofaktor für Herz- und Kreislauferkrankungen.

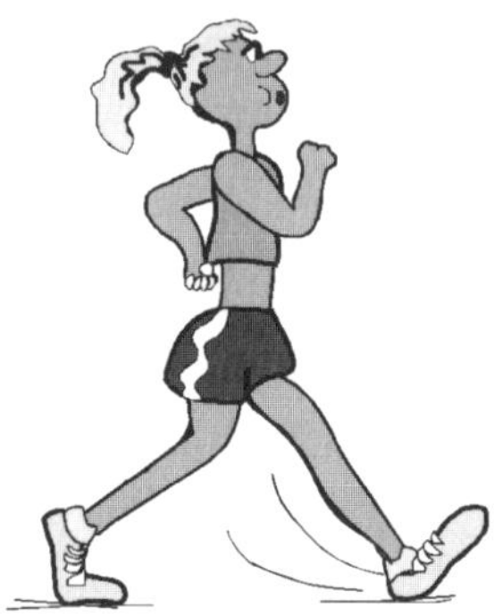

Bewegung beugt Herz- Kreislauf-Erkrankungen vor. Sportliche Betätigung allein reduziert zwar nicht Ihr Übergewicht, unterstützt Sie aber bei der Kontrolle Ihres Körpergewichts, der Senkung des Cholesterinspiegels und reduziert das Risiko des Diabetes.

Auch Osteoporose und vorzeitigem Altern kann mit körperlicher Aktivität vorgebeugt werden. Bewegung steigert Ihr Wohlgefühl und hält Sie fit!

Machen Sie es wie die Sportler! Diese halten leichter ihr Körpergewicht, haben niedrigeres LDL, niedrigere Triglyceridspiegel und ein höheres HDL. Auch ihr Blutdruck, Blutzucker und die Insulinempfindlichkeit des Gewebes weicht selten von den Idealwerten ab.

Alle länger dauernden (mindestens 20- bis 30-minütigen), gleichmäßigen Belastungen sind günstig für Ihre Gesundheit und Ihr Wohlbefinden.

Empfehlenswerte Aktivitäten sind:

- Flottes Wandern
- Bergsteigen
- Joggen
- Fahrradfahren
- Skilanglauf
- Schwimmen
- Rudern
- Gartenarbeit

Einige Empfehlungen

Körperliche Aktivität soll Fitness und Wohlbefinden bewirken. Es ist nicht sinnvoll, wettkampfmäßige Höchstleistungen anzustreben. Bei einem Training ist es ratsam, mehrere Muskelgruppen gleichmäßig zu beanspruchen.

- Trainieren Sie mindestens 2- bis 3-mal wöchentlich
- Schwitzen Sie leicht? Dann stimmt die Intensität (Grad der Anstrengung)
- Beim Joggen sollten Sie sich noch mit Ihrem Begleiter Unterhalten können
- Die Pulsfrequenz liegt etwa bei 200-Alter im richtigen Bereich
- Wenn es nur wenige Stockwerke sind: Brauchen Sie wirklich einen Lift?
- Steigen Sie ein bis zwei Stationen früher aus dem Autobus, U-Bahn und Straßenbahn aus und gehen Sie den Rest flott zu Fuß
- Erledigen Sie einige Wege mit dem Fahrrad
- Bewegen Sie sich bei der Gartenarbeit
- Übertreiben Sie nicht, wenn Sie mit einem Bewegungsprogramm beginnen. Es dauert etwa sechs Wochen, bis ein spürbarer Konditionssprung auftritt. Das ist die Zeit, die Gefäße zu einer Neubildung brauchen.

Wer pro Woche etwa 2000-3000 Kcal bei Sport verbraucht, hat gegenüber wenig Sportlichen ein 2- bis 3- mal niedrigeres Infarktrisiko.

Kalorienverbrauch in 30 Minuten

in etwa bei Körpergewicht:	55 kg	80 kg	100 kg
Spazieren	100	150	170
Gehen, Wandern	130	190	220
Bergwandern	200	290	330
Laufen 6,0 min/km	320	460	530
Laufen 5,0 min/km	350	500	560
Laufen 4,5 min/km	400	540	600
Skilanglauf mittel/eben	200	280	320
Skilanglauf schnell	460	650	750
Radfahren 10 km/h	100	150	180
Radfahren 20 km/h	180	250	280
Schwimmen langsam	130	190	220
Schwimmen mittel	210	300	350
Schwimmen schnell	260	375	430
Tennis	180	260	300
Squash	360	510	585
Golf, Hausarbeit, Tanzen	100	150	180
intensive Gartenarbeit	230	330	380

6. Ernährung / Alkohol

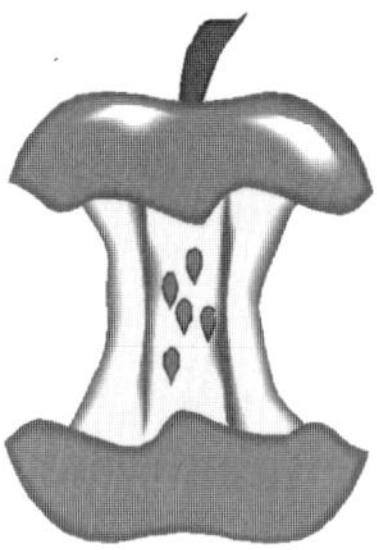

Es kommt nicht nur darauf an, wie viel jemand isst, sondern auch was er isst. Die Zusammensetzung der Ernährung hat großen Einfluss auf das Krankheitsgeschehen der Arteriosklerose.

In einer großen Studie konnte gezeigt werden, dass die Umstellung der Ernährung auf gesunde Kost gemeinsam mit einem Nichtraucherprogramm die Infarktgefährdung um 47%, die Sterblichkeit um 30% reduziert.

Wie sollen die Nährstoffe aufgeteilt werden?

- **Fett:** Der Gesamtfettverbrauch pro Tag sollte Ihr Normalgewicht in Gramm sein: (60 kg = 60 g Fett pro Tag). Bevorzugen Sie pflanzliche Öle und Fette (Ausnahme: Kokosfett). Meiden Sie tierische Fette aufgrund der ungünstigen Fettsäurezusammensetzung und ihrem hohen Cholesterinanteil. Nehmen Sie nur magere tierische Produkte zu sich. Verzichten Sie auf Innereien und mehr als zwei Eigelb pro Woche.
- **Eiweiß:** Reduzieren Sie Fleischprodukte! Die Portion soll nicht größer sein als der eigene Handteller. Pro Woche sind 2- bis 3-mal Fleisch und 2-mal Fisch (nicht nur gebacken) ausreichend. Verwenden Sie Wurst, Schinken und Käse nur als dünnen Brotbelag!
- **Kohlenhydrate:** Diese sättigen Sie besser als Fette! Kohlenhydrate sind keine "Dickmacher"! Vollkornprodukte, Gemüse, Salate und Hülsenfrüchte besitzen einen hohen Ballaststoffanteil und sollten deshalb bei keiner Mahlzeit fehlen.
- **Getränke:** Trinken sollten Sie nicht erst, wenn Sie Durst verspüren! Sinnvoller ist es, zuckerfreie und kalorienarme (-freie) Getränke in kleinen Mengen über den Tag verteilt einzunehmen, um den Durchschnittsbedarf von 2–2,5 Litern Flüssigkeit zu decken. Geeignet sind Wasser, Mineralwasser, Tee (mit Süßstoff), Kaffee (ohne Milch, mit Süßstoff) und kalorienfreie Light-Getränke mit Süßstoff.

Alkohol

Alkohol in moderaten Mengen (etwa $^1/_4$ Wein täglich) zeigt keine negativen Auswirkungen. In größeren Mengen verschlechtert er jedoch die Risikokonstellation des Menschen. Der Blutdruck- und die Schlaganfallhäufigkeit steigen eindeutig an.

7. Stress und psychosoziale Faktoren

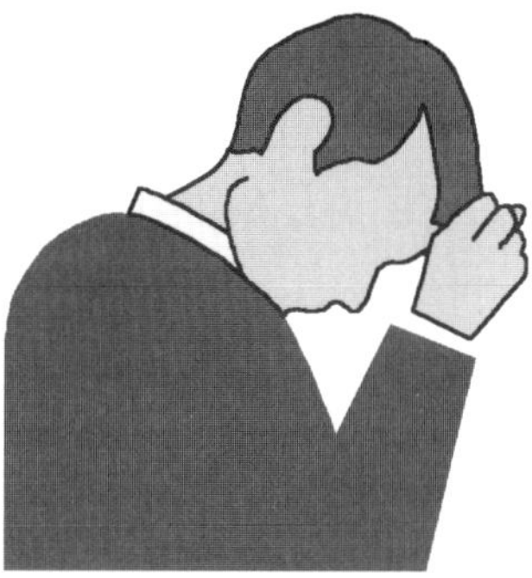

Stress ist nicht messbar.

Dennoch gibt es viele Hinweise dafür, dass negative psychische Belastungen vermehrt das sympathische Nervensystems aktivieren. So begünstigen sie die Arteriosklerose und damit einen Infarkt.

Als starke negative Belastungen gelten:

- Stress

Stressreaktionen sind sehr komplex. Neben dem Nervensystem reagieren verschiedene Hormonsysteme und das Herz-Kreislauf-System. Akuter Stress kann das Auftreten von Herzinfarkt und Herzrhythmusstörungen begünstigen.

- Fehlender sozialer Rückhalt

Einsamkeit und fehlende soziale Kontakte sind wahrscheinlich der größte Risikofaktor überhaupt.

Menschen in derartigen Situationen sind weniger resistent gegenüber einer Vielzahl von Erkrankungen. Sie weisen die höchste Sterblichkeit auf.

- Depression

Menschen mit Depressionen haben ein höheres Risiko, an Herz oder Kreislauf zu erkranken. Ärzte stellen bei 20% aller Patienten mit Herzinfarkt eine Depression fest. Tritt diese nach einem Infarkt auf, läuft der Patient Gefahr, einen weiteren Infarkt zu erleiden.

- Niederer sozioökonomischer Status

In den meisten Ländern erkranken Menschen aus niederen Gesellschaftsschichten schneller an Herz und Kreislauf.

8. Bluthochdruck

Siehe Kapitel Bluthochdruck

9. Fibrinogen, PAI, Faktor VII

Siehe Kapitel Blutgerinnung. PAI (Plasminogenaktivator Inhibitor I) ist kein Routinelaborwert, ebenso wie Faktor VII

10. Geringes Antioxidantienpotenzial

Antioxidantien sind Substanzen, die häufig in der Lebensmittelindustrie verwendet werden, um den Verderb von Lebensmittelbestandteilen durch Luftsauerstoff zu verhindern oder zu verzögern.

Man unterscheidet dabei natürliche (Vitamin C, Vitamin E) und künstlich hergestellte (Ameisensäure, Benzoesäure).

Sowohl zur Vorbeugung als auch zur Therapie von Herz-Kreislauf-Erkrankungen wird über die Antioxidantien als Mittel der Wahl derzeit viel diskutiert.

Man hat nämlich in Laboruntersuchungen beobachtet, dass zwischen der Oxidation (Sauerstoffbeladung) von LDL-Cholesterin und der Entstehung der Arteriosklerose ein Zusammenhang besteht.

Verschiedene Untersuchungen sprechen überdies für eine herzschützende Wirkung der Antioxidantien in der Nahrung. Diese können allerdings lediglich eine Ergänzung, keinesfalls aber Ersatz einer klassischen Prävention (Vorbeugung) und Therapie der Risikofaktoren sein.

11. Erhöhtes Homocystein

Siehe weiter unten, Seite 63.

12. Entzündungen

Bei Patienten mit einer starken Verkalkung der Herzkranzgefäße finden sich deutlich höhere Entzündungsparameter (CRP !) als bei Gesunden. Die Werte sind zwar noch nicht so hoch wie bei akuten Infektionen, doch mit sensiblen Methoden gut bestimmbar.

Auch hat man beobachtet, dass die Patienten mit einer koronaren Herzkrankheit, die ein höheres CRP aufwiesen, gefährdeter waren, einen Herzinfarkt zu erleiden.

Viele Untersuchungen unterstützen die Hypothese, dass bei der Ateriosklerose ein Entzündungsprozess mitläuft. Manche Spezialisten empfehlen deshalb bereits den Einsatz hochempfindlicher CRP-Tests als ergänzende Screening-Methode. Möglicherweise kann hierdurch die Erkennung von Risikopatienten erheblich erleichtert werden.

13. Chlamydia pneumoniae (Chlamydieninfektion)

In Fachkreisen wird über die Bedeutung der Chlamydien (siehe Kapitel Infektionskrankheiten) als Begünstiger von Arteriosklerose heftig gestritten.

Während es eine Gruppe von Kardiologen gibt, die fest von der Infektionshypothese überzeugt sind, halten andere nichts von dieser Meinung.

Auslösend waren Beobachtungen, die zeigten, dass in den Gefäßwandzellen koronarkranker Menschen Chlamydien gefunden wurden. Überdies konnte eine Studie den Erfolg einer antibiotischen Therapie nachweisen. Folgestudien brachten jedoch unterschiedliche Resultate. Es wird wohl noch einige Jahre brauchen, bis in dieser Streitfrage Klarheit besteht.

14. Harnsäure

Siehe weiter unten, Seite 58.

Cholesterin

Cholesterin ist der bekannteste Risikofaktor für Erkrankungen des Herz- Kreislauf-Systems

Normalwert:

150-200 mg/dl
Die Bestimmung erfolgt aus dem Blut

Was ist Cholesterin?

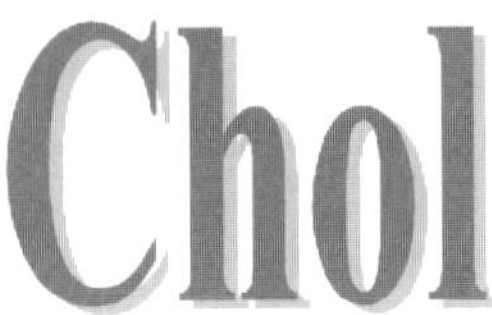

Cholesterin ist eine Substanz, die überall im Körper vorkommt. Es ist Bestandteil aller Zellmembranen und das Grundgerüst für manche Hormone (Sexualhormone, Kortison) sowie für Gallensäuren.

Ein vollständiger Cholesterinmangel würde also zum unweigerlichen Tode führen. Andererseits ist ein Zuviel auch schädlich, wie in diesem Kapitel schon mehrfach erwähnt wurde.

Mit "Cholesterin" wird bei Laboruntersuchungen das Gesamtcholesterin gemeint. Seine Untergliederungen LDL-Cholesterin und HDL-Cholesterin werden später besprochen.

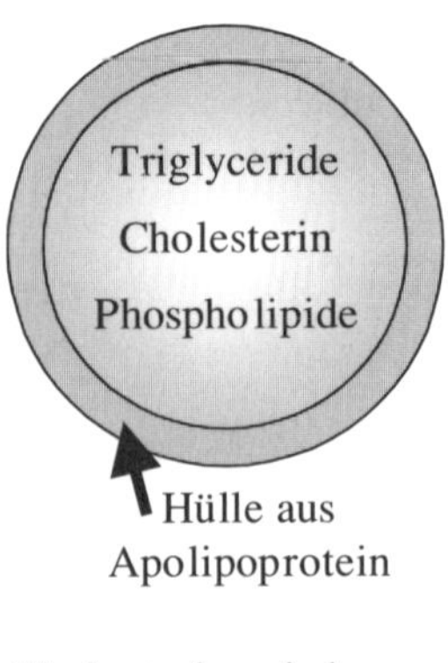

Cholesterin kommt im Blut in Form von Lipoproteinen vor. Das sind Fettkügelchen, deren Hüllen aus Eiweißmolekülen bestehen. Diese Moleküle werden Apolipoproteine genannt und kennzeichnen die verschiedenen Teile der Lipoproteine (LDL, HDL, VLDL, Chylomikronen ...).

Aufgabe der Apolipoproteine ist es, Fette (Cholesterin, Triglyceride, Phospholipide) in Lösung zu halten. Außerdem sind sie Andockstellen für diverse Enzyme und regeln dadurch den Fettstoffwechsel.

Cholesterin wird vorwiegend in den LDL, in geringerem Maß auch in den VLDL und HDL transportiert. In den größten Fettkügelchen, den Chylomikronen, kommt nur sehr wenig Cholesterin vor.

Im Gegensatz zu vielen anderen Stoffwechselprodukten kann das Grundgerüst des Cholesterins (der Sterolring) nicht vom Körper abgebaut werden. Es muss also auf dem Blutweg zur Leber transportiert werden. Dort wird es in Gallensäuren umgewandelt oder aber unverändert ebenfalls über die Gallenflüssigkeit ausgeschieden. Somit erfüllt das Cholesterin, bevor es den Körper verlässt, nochmals eine wichtige Aufgabe. Es dient in Form der Gallensäuren oder als Cholesterin selbst als Emulgator. Das bedeutet: Fett aus der Nahrung wird dadurch in Lösung gebracht, die Resorption, also die Aufnahme in den Körper, ermöglicht.

Wenn aus der Nahrung zu viel Cholesterin aufgenommen, in den Zellen zu viel synthetisiert und/oder zu wenig Cholesterin ausgeschieden wird, steigt die Konzentration von Cholesterin im Blut. Wir sprechen dann von einer Hypercholesterinämie.

Was bedeutet erhöhtes Cholesterin?

Verdacht auf erhöhtes Arterioskleroserisiko

Ist Cholesterin erhöht, muss eine weitere Aufschlüsselung in die Untergliederungen LDL-Cholesterin (Low-Density-Lipoprotein) und HDL-Cholesterin (High-Density-Lipoprotein) erfolgen.

Gerade bei leichtgradig erhöhtem Cholesterin interessiert den Arzt diese Aufschlüsselung besonders. Es ist nämlich durchaus möglich, dass ein sehr sportlicher und gesund lebender Mensch so viel "gutes" HDL-Cholesterin aufweist, dass die Gesamtcholesterinmenge mäßig erhöht erscheint.

> ***Bei Gesamtcholesterin < 160 mg/dl tritt nur selten ein Herzinfarkt auf***

- **Cholesterin < 160 mg/dl ➜ extrem niedrig (ideal)**
- **Cholesterin 160 – 180 mg/dl ➜ sehr niedrig (ausgezeichnet)**
- **Cholesterin 181 – 200 mg/dl ➜ normal (sehr gut)**
- **Cholesterin 201 – 220 mg/dl ➜ leicht erhöht (gut)**
- **Cholesterin 221 – 250 mg/dl ➜ mäßig erhöht**
- **Cholesterin 251 – 320 mg/dl ➜ stark erhöht (ungenügend)**
- **Cholesterin > 320 mg/dl ➜ extrem erhöht (schlecht)**

KHK-Sterblichkeit und Cholesterin

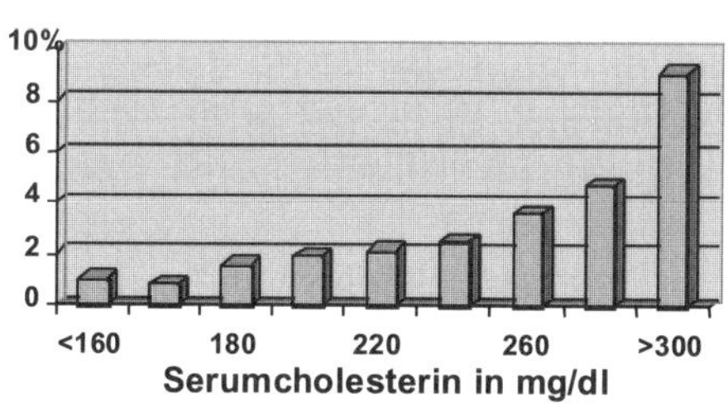

Das Diagramm links zeigt die 10-Jahres-Sterblichkeit (angegeben in Prozent) an Herzinfarkt und Herzversagen in Abhängigkeit zum Cholesterinwert. Bei Cholesterin von über 300 mg/dl sterben in den folgenden 10 Jahren 9,1%, bei Cholesterin von 160 mg/dl nur 0,8% der Menschen daran.

> ***Eine Erhöhung des Cholesterins um 1% erhöht das Risiko für eine Koronare Herzkrankheit (Angina pectoris, Herzinfarkt) um rund 1%.***

Erkrankungen, die mit einer Erhöhung des Cholesterins einhergehen

Familiäre Hypercholesterinämie

Das ist eine schwere Stoffwechselerkrankung, die gemischterbig bei einem von 500 Menschen auftritt. Reinerbig liegt die Rate etwa bei 1:250.000. Ursache ist eine Fehlbildung des LDL-Rezeptors (Aufnahmemechanismus für LDL an der Zellwand). Diese führt dazu, dass die Fettkügelchen nicht in die Zellen aufgenommen werden. Die natürliche Bremse für die Neubildung von Cholesterin versagt und der Spiegel steigt auf Werte von 350–600 mg/dl an. Das LDL-Cholesterin ist überdies stark erhöht. Menschen mit dieser Erberkrankung haben ein sehr hohes Arteriosklerose-Risiko. Sie erleiden oft schon im jungen Erwachsenenalter einen Herzinfarkt oder Schlaganfall.

Reinerbige Patienten haben Cholesterinwerte über 600 mg/dl. Hier weisen bereits Kinder im Alter von 10-15 Jahren eine schwere Verkalkung der Herzkranzgefäße auf. Bisweilen erleiden sie bereits im Kleinkindesalter einen Herzinfarkt.

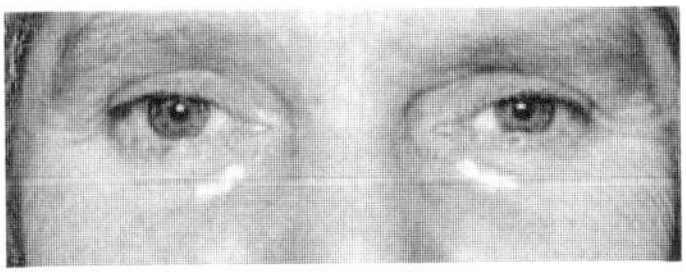

Xanthelasmen

Äußerlich erkennt man Patienten typischerweise an gelblichen Fettablagerungen (Xanthome) über Sehnen und an Hautfalten (Hände, Kniekehle). Auch an den Augenlidern können gelbliche Veränderungen (Xanthelasmen) sichtbar werden.

Familiäre kombinierte Hyperlipidämie

Eine Hyperlipidämie bedeutet eine Erhöhung der Fette. Bei dieser häufigen erblichen Fettstoffwechselstörung sind vorwiegend Cholesterin und Triglyceride erhöht. Die Lipoproteine LDL und VLDL werden vermehrt gebildet.

Typischerweise entwickeln Männer im Alter von 40-50 Jahren und Frauen von 55-65 Jahren Herzprobleme. Etwa bei jedem dritten Blutsverwandten eines Infarktpatienten findet sich diese Fettstoffwechselstörung.

Im Laborbefund bewegen sich die Cholesterinspiegel zwischen 250-400 mg/dl und die Triglyceridspiegel zwischen 100-600 mg/dl.

Polygene Hypercholesterinämie

Polygen bedeutet, dass kein einzelnes Gen für diese Störung verantwortlich gemacht werden kann. Die eigentliche Ursache ist noch nicht bekannt. Das Cholesterin zeigt etwas erhöhte Werte.

Cholesterinerhöhung infolge anderer Erkrankungen

Diabetes Mellitus

Hier ist neben den Triglyceriden nicht selten auch das Cholesterin zu hoch.

Schilddrüsenunterfunktion

Der Cholesterin-Wert kann bis auf 600 mg/dl ansteigen. Die Triglyceride sind nicht so regelmäßig erhöht. Werden im Zuge einer Therapie Schilddrüsenhormone verabreicht, normalisieren sich die Werte binnen 1-2 Monaten.

Chronische Nierenerkrankungen

Sowohl bei eingeschränkter Nierenfunktion als auch beim nierenbedingten Eiweißverlustsyndrom (Nephrotisches Syndrom) sind oft Cholesterin und Triglyceride in unterschiedlicher Ausprägung erhöht. Diese Erhöhung bemerkt man auch bei Einnahme von Immun-Suppressiva (sollen eine Abstoßung des neuen Organs verhindern) nach einer Nierentransplantation.

Schwangerschaft

Die Lipide steigen oft mäßig an.

Chronische Lebererkrankungen

Speziell bei Lebererkrankungen, die mit einer Störung der Gallenbildung und des Gallenabflusses einher gehen, ist Cholesterin bisweilen stark erhöht (>1000 mg/dl).

Störfaktoren

> ***Bei der Bestimmung des Gesamtcholesterins muss der Patient nicht unbedingt nüchtern sein. Das Ergebnis wird jedoch durch sehr cholesterinreiche Nahrung der vergangenen Tage beeinflusst.***

Der Cholesterinwert schwankt - auch bei gleichbleibender Lebensweise - von Blutabnahme zu Blutabnahme um bis zu 10%.

Wenn das Blut bei der Abnahme länger als drei Minuten gestaut wird oder der Patient dabei steht (anstatt sitzt oder liegt), können die Werte um bis zu 10% erhöht sein.

Bemerkungen zur medikamentösen Cholesterinsenkung

Die Einführung der Statine (HMG CoA Reduktasehemmer) in der Behandlung erhöhter Cholesterinwerte kann als großer medizinischer Fortschritt bezeichnet werden. Diese Medikamente sind an den letzten zwei Silben der chemischen Bezeichnung (-statin) leicht erkennbar und unter den Firmennamen z.B. Lipobay®, Sortis®, Pravachol®, Mevacor®... erhältlich.

In vielen klinischen Untersuchungen haben diese Medikamente ihre Wirksamkeit bewiesen.

> ***Bei angezeigter Anwendung der Statine können je nach Risikosituation 30%-60% der Infarkte oder Schlaganfälle ver hindert werden.***

Schwerwiegende Nebenwirkungen sind nun nicht mehr zu erwarten. Schließlich verabreichen diese Substanzen Ärzte bereits seit Jahren mehreren Millionen Menschen.

Lediglich bei schwer Leberkranken sollten Statine nicht verwendet werden. Wechselwirkungen mit anderen Medikamenten sind nämlich möglich.

Triglyceride

In geringerem Maß als mit Cholesterin und dessen Unterteilungen kann mit den Triglyceriden das Risiko für Arteriosklerose abgeschätzt werden.

Normalwert:

unter 200 mg/dl
Die Bestimmung erfolgt aus dem Blut

Was sind Triglyceride?

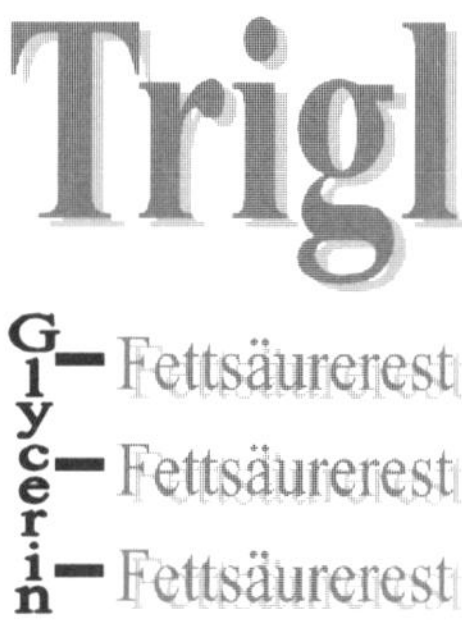

Triglyceride werden auch Neutralfett genannt. Sie sind das Depotfett im Körper; die Energiereserve. Sie bestehen aus einem Molekül Glycerin, an dem in Esterbindung drei Fettsäurereste gebunden sind.

Diese Moleküle sind nicht fettlöslich und werden daher in eine Eiweißhülle gepackt als Fettkügelchen transportiert. Diese Hülle besteht aus Apolipoproteinen. Die Fettkügelchen (Lipoproteine) kommen in unterschiedlicher Größe und mit unterschiedlicher Funktion vor:

Chylomikronen

Chylomikron zum Größenvergleich

Sie sind die größten Lipoproteine und enthalten fast nur Triglyceride. Chylomikronen werden in der Darmwand gebildet und transportieren das Fett der Nahrung vom Darm zur Leber.
War der Patient zum Zeitpunkt der Blutabnahme nüchtern, dürften im Blut keine Chylomikronen nachweisbar sein. Nach fettreicher Kost kommen sie allerdings reichlich vor. Die Triglyceride sind erhöht.

Chylomikronen trüben das Serum ebenso wie die VLDL ein. Lässt man es längere Zeit stehen, rahmen sie, vergleichbar fetter Milch, ab. Durch diesen einfachen Test können extrem hohe Triglyceride abgeklärt werden.

VLDL

VLDL zum Größenvergleich

VLDL steht für Very-Low-Density-Lipoproteine, also Lipoproteine mit sehr niedriger Dichte. Sie sind zwar bedeutend kleiner als die Chylomikronen, zählen aber noch immer zu den großen Lipoproteinen. Sie enthalten vorzugsweise Triglyceride, daneben auch Cholesterin.
Ihre Funktion ist der Abtransport der Fette von der Leber ins Gewebe. Im Serum bewirken sie eine Trübung, wenn sie vermehrt sind.

Was bedeutet eine Vermehrung der Triglyceride? (Hypertriglyceridämie)

Ob Triglyceride allein ein Risikofaktor für Herz-Kreislauf-Erkrankungen darstellen, war lange Zeit Thema heftiger Diskussionen. Viele meinten, dass nicht die Triglyceride an sich gefährlich sind. Sie weisen nur indirekt darauf hin, dass der Stoffwechsel eine Gefährdung für Arteriosklerose aufweist.

Die Kombination von hohem LDL-Cholesterin und erhöhten Triglyceriden sind ein hohes Risiko für Herz-Kreislauf-Erkrankungen.

Sehr hohe Triglyceridwerte (>1000 mg/dl) verschlechtern die Mikrozirkulation und können die Sauerstoffversorgung des Gewebes reduzieren.

Bei extremen Werten (ich habe schon Patienten mit über 6000 mg/dl gesehen, Anm. Dr. Woschnagg) kann auch eine Entzündung der Bauchspeicheldrüse (Pankreatitis) auftreten. Im Zuge einer Pankreatitis ist es möglich, dass die Triglyceride sehr hoch sind.

Erkrankungen, die mit einer Erhöhung der Triglyceride einhergehen

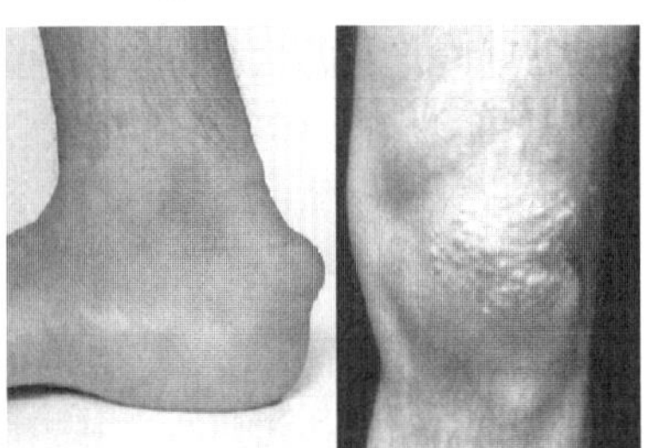

Xanthome an Knie und Fersen

Genetisch bedingte Hypertriglyceridämien

Diese erblichen Stoffwechselstörungen sind an extrem erhöhten Triglyceridwerten erkennbar (1000 bis 6000 mg/dl).

Patienten mit dieser Erkrankung weisen häufig an Ellbogen, Knie und Gesäß gelbliche, zum Teil halbkugelige Vorwölbungen (Xanthome) auf. Diese Hautveränderungen können, falls eine optimale Therapie erfolgt, wieder verschwinden.

Kombinierte Hyperlipidämie

Hier zeigen sich sowohl die Triglycerid-Werte als auch das Cholesterin bisweilen sehr stark erhöht.

Schlecht eingestellter Diabetes mellitus Typ II

Diese Form der Zuckerkrankheit geht meist mit Bluthochdruck, stammbetonter Fettsucht und erhöhten Blutfetten einher. Die Triglyceride können auch hier über 1000 mg/dl ansteigen.

Typisch dabei ist neben den erhöhten Triglyceriden auch ein auffallend niedriger HDL-Wert.

Wird der Diabetes (z.B. mit Insulin und Diät) gut eingestellt, dann bessert sich auch die Störung des Fettstoffwechsels.

Chronische Nierenerkrankungen

LDL-Cholesterin

LDL werden oft als die "bösen Lipoproteine" bezeichnet. Deren Vermehrung geht nämlich mit einem deutlich erhöhten Infarktrisiko einher.

Normalwert:

Idealwert: unter 100 mg/dl
Wünschenswert: unter 130 mg/dl
Akzeptabel bei wenigen Risikofaktoren: unter 160 mg/dl
Wird meist aus Cholesterin, Triglyceride und HDL errechnet
Wird bei Triglyceriden über 400 mg/dl auch direkt bestimmt

Was ist LDL?

LDL steht für Low-Density-Lipoproteine. Der LDL-Wert sollte exakt immer als LDL-C (LDL-Cholesterin) bezeichnet werden. Bei dieser Untersuchung wird nämlich das in den LDL enthaltene Cholesterin angegeben.

Wenn die Triglyceride nicht über 400 mg/dl erhöht sind, wird in den meisten Laboratorien LDL-C aus Triglyceridwert, Cholesterinwert und HDL-Cholesterin nach dieser Formel (Friedewald-Formel) errechnet:

☞ **LDL-Cholesterin = Cholesterin – Triglyceride/5 – HDL**

LDL sind Lipoproteine, Fettkügelchen, die aus dem Abbau der VLDL (siehe Unterkapitel Triglyceride) entstehen. LDL haben, wie der Name andeutet, eine niedere Dichte.

LDL zum Größenvergleich

LDL sind halb bis ein Drittel so groß wie die VLDL. Sie transportieren vorwiegend Cholesterin zu Körperzellen, die einen speziellen LDL-Rezeptor besitzen. Wie alle anderen Lipoproteine wird der fett- bzw. cholesterinreiche Kern von einer Eiweißhülle umgeben (Apolipoprotein B100).

Funktioniert dieser Andockmechanismus, kann LDL in die Zellen eingeschleust werden. Dadurch wird die Neubildung von LDL gehemmt.

Ist zum Beispiel der LDL-Rezeptor schadhaft, produzieren Zellen selbst Cholesterin. Eine Erhöhung ist die Folge.

Ist diese zu groß, können LDL über einen weiteren Mechanismus (Scavanger-Weg) abgebaut werden. Dabei werden sie in Fresszellen (Makrophagen, Monozyten) aufgenommen. Diese verfetten und es entstehen Schaumzellen, der Keim arteriosklerotisch veränderter Gefäßwände.

Was bedeuten erhöhte LDL?

LDL-Cholesterin ist einer der größten, wenn nicht der größte Risikofaktor für KHK (koronare Herzkrankheit – Herzinfarkt). Das Risiko für Verschlüsse an den Gefäßen der Gliedmaßen wird durch ihn allerdings kaum beeinflusst.

Wird bei gesunden 40- bis 60-jährigen Männern LDL bestimmt, ist in den nächsten 5 Jahren bei 1000 Männern folgende Anzahl von Herzinfarkten zu erwarten		
LDL-Cholesterin	**Anzahl der Infarkte**	**Relatives Risiko**
< 120 mg/dl	0,8	1,0
120-149 mg/dl	9,5	11,9
150-169 mg/dl	19,1	23,8
170-189 mg/dl	38,7	48,4
> 190 mg/dl	9,4	117,3

GRIPS-Studie 1991: Cremer P et al. Berlin: Springer Verlag

Der erwünschte Bereich des LDL richtet sich nach dem Vorliegen von Risikofaktoren oder bereits bestehender Erkrankungen (KHK).

Bei einem bereits erkrankten Patienten oder jemandem, der mehrere Risikofaktoren aufweist, sind strengere Maßstäbe zu setzen als bei einem jungen, schlanken Menschen.

Bedenken Sie: Risikofaktoren neigen dazu, sich zu multiplizieren, nicht, sich zu addieren.

Als Risikofaktoren zählen:

- Familiäre Belastung (wenigstens ein Elternteil oder Geschwister hatte einen Herzinfarkt vor dem 55. Lebensjahr.)
- Alter und Geschlecht (Frauen über 50 und Männer)
- Bluthochdruck
- Nikotin
- Diabetes Mellitus
- Niedriges HDL

Erwünschtes LDL-Cholesterin bei bestehenden Risiken	
LDL-Zielwert	**Risiko**
< 100 mg/dl	**Sehr hohes Risiko:** Bestehende Herzerkrankung und/oder viele Risikofaktoren
< 130 mg/dl	**Hohes Risiko:** Hohes Cholesterin und mindestens 2 Risikofaktoren
< 160 mg/dl	**Mäßig erhöhtes Risiko:** Hohes Cholesterin und 1 Risikofaktor
< 190 mg/dl	**Leicht erhöhtes Risiko:** Hohes Cholesterin und kein Risikofaktor
Nach Krone W. und Müller-Wieland D. in Thiemes Innere Medizin 1999, S. 323	

HDL-Cholesterin

HDL-C wird gerne als gutes Cholesterin bezeichnet. Man sieht darin auch einen Schutzfaktor vor Arteriosklerose.

Normalwert:

Wünschenswert bei Frauen: > 45 mg/dl
Wünschenswert bei Männern: > 35 mg/dl
Grenzbereich: 35-45 mg/dl
Die Bestimmung erfolgt aus dem Serum

Was ist HDL?

HDL steht für High-Density-Lipoproteine, Lipoproteinen mit hoher Dichte. Wie bei LDL-C sollte man hier von HDL-C, dem HDL-Cholesterin, sprechen. Mit HDL wird nämlich nur der Cholesterinanteil in den HDL-Partikeln angegeben.

Das sind Fettkügelchen von hoher Dichte und mit relativ hohem Eiweißgehalt. Wie bei allen anderen Lipoproteinen umgibt auch hier ein Mantel von Eiweißmolekülen einen Fettkern, der bei den HDL aus Cholesterin und Phospholipiden besteht.

HDL zum Größenvergleich

HDL sind noch kleiner als die LDL (nicht einmal halb so groß). Sie stellen gewissermaßen die Gegenspieler der LDL dar. Während LDL Cholesterin zu den Gefäßwänden hintransportiert, ermöglicht und erleichtert HDL (besonders die Unterfraktion HDL2) seinen Transport von den Gefäßen zur Leber zurück. Es wirkt also der Arteriosklerose entgegen.

Daher wird HDL-C auch als "gutes Cholesterin" bezeichnet.

Die Höhe des HDL-C ist nur zum Teil genetisch vorgegeben. Eine Reihe von Faktoren wirken sich auf das HDL-C aus:

- Rauchen senkt den HDL-C Spiegel
- Körperliche Inaktivität
- Anabolika, β-Blocker

Andererseits wird HDL-C durch

- Bewegung
- Östrogene
- Mäßigen Alkoholgenuss (maximal $^1/_4$ l Wein pro Tag) angehoben.

Was bedeutet erniedrigtes HDL?

Ein niedriger HDL-C-Wert bewirkt ein erhöhtes Risiko für Arteriosklerose. Selbst wenn das Gesamtcholesterin nicht erhöht ist, ist ein tiefer Wert als Risikofaktor anzusehen.

Eine auffallende und gefährliche Kombination sind hohe Triglyceride gemeinsam mit niedrigem HDL: Sie findet sich beim Metabolischen Syndrom (unzureichend eingestellter Diabetes Mellitus).

Ein relativ guter Maßstab für die Arteriosklerose-Gefährdung ist der Quotient: LDL/HDL: Das Ergebnis lesen Sie dem Schulnotensystem (in Österreich ist 1= sehr gut, 5= nicht genügend) ab:

- LDL/HDL = 1 sehr gut (kein Arteriosklerose-Risiko)
- LDL/HDL = 2 gut (geringes Risiko)
- LDL/HDL = 3 mäßiges Risiko
- LDL/HDL = 4 höheres Risiko
- LDL/HDL = 5 hohes Risiko (nicht genügend)

Lipoprotein(a)

Lipoprotein(a) ist ein weiterer unabhängiger Risikofaktor für Herz-Kreislauf-Erkrankungen

Normalwerte:

< 20 mg/dl niedriges Risiko
20-40 mg/dl mittleres Risiko
> 40 mg/dl hohes Risiko
Die Bestimmung erfolgt aus dem Blut

Was ist Lipoprotein(a)?

Lp(a)

Als Lipoprotein(a) (ausgesprochen: Lipoprotein-klein-a) bezeichnet man ein sehr kleines Fett-Eiweiß-Kügelchen wie das oben erwähnte LDL. Lipoprotein(a) ist auch dem LDL-Partikel sehr ähnlich. In seiner Hülle kommt zusätzliches Eiweiß vor, das Apoprotein(a) oder kurz Apo(a). Dieses weist in seinem Aufbau große Ähnlichkeit mit dem Plasminogen auf. Das ist ein Enzym, das bei der Gerinnung eine wichtige Rolle spielt. Es aktiviert den Abbau von Fibrin, von Blutgerinnseln. Man nimmt an, dass durch die Ähnlichkeit mit Plasminogen Lp(a) den Vorgang der Gerinnsellösung hemmt und somit Thrombosen im Körper fördert.

Lipoprotein(a)-Spiegel sind in erster Linie genetisch festgelegt.

Was bedeutet erhöhtes Lipoprotein(a)?

Lp(a) ist ein unabhängiger Risikofaktor für die Entstehung der Arteriosklerose und deren häufigsten Komplikationen:

- Verengung und Verschluss der Herzkranzgefäße (Herzinfarkt)
- Gehirnschlag (apoplektischer Insult)

Patienten mit koronarer Herzkrankheit weisen deutlich erhöhte Lp(a)-Konzentrationen auf. Sind diese höher als 30 mg/dl, steigt das Infarktrisiko auf das 2,5 fache.

Liegt gleichzeitig eine LDL-Konzentration von über 150 mg/dl vor, ist das Risiko sogar um das 6fache erhöht.

Lp(a) sollte speziell bei Patienten bestimmt werden, die aufgrund erhöhter LDL-Werte (> 150 mg/dl) als besonders arteriosklerosegefährdet gelten. Andererseits kann man bei jenen mittels Lp(a)-Bestimmung das Herzinfarktrisiko abschätzen, die erhöhte Triglyceride bei niedrigen

HDL-Werten aufweisen. Wie schon oben erwähnt, findet sich dieses Phänomen häufig bei schlecht eingestellten Diabetikern.

Krankheiten, die mit erhöhtem Lipoprotein(a) einhergehen können:

- Nephrotisches Syndrom (Nierenerkrankung mit Eiweißverlust)
- Nierenversagen mit Hämodialyse (Reinigung des Blutes von krankhaften Bestandteilen)
- Schlecht eingestellte Diabetiker
- Schilddrüsenunterfunktion
- Bei akutem Herzinfarkt

Welche Therapie ist bei hohen Lp(a)-Werten möglich?

Genetisch festgelegt bleibt die Lp(a)-Konzentration - mit Ausnahme eines postmenopausalen Anstiegs bei Frauen - lebenslang konstant. Sie kann weder mit Diät noch durch Lipidsenker beeinflusst werden.

Diskutiert wird derzeit noch eine Behandlung mit N-Acetyl-Cystein bzw. hochdosierte Nicotinsäure-Derivate.

Die Therapie konzentrierte sich bisher darauf, durch Beeinflussung anderer Risikofaktoren für die KHK (Fettstoffwechselstörungen, Bluthochdruck, Übergewicht, Diabetes mellitus und Nikotinmissbrauch) sowie über die Hemmung der Thrombozyten-Aggregation das Gesamtrisiko für Arteriosklerose zu senken.

Cotinin

Mit Cotinin kann die Nikotinbelastung durch Zigarettenrauch nachgewiesen werden.

Normalwert:

Nichtraucher < 20 µg/l, Raucher > 200 µg/l
Die Bestimmung erfolgt aus dem Harn (Speziallaboratorien)

Was ist Cotinin?

Cotinin ist eines der Hauptstoffwechselprodukte des Nikotin. Es wird durch die Nieren ausgeschieden und lässt sich daher im Harn nachweisen. Da das keine Routineuntersuchung ist, muss der Test in Speziallaboratorien durchgeführt werden.

Wann ist Cotinin erhöht?

Beim aktiven und passiven Rauchen

Es besteht ein enger Zusammenhang zwischen der Cotininausscheidung im Harn und der Anzahl gerauchter Zigaretten.

Bei Rauchern ist der Cotiningehalt deutlich erhöht. Im Durchschnitt beträgt er 710 µg/l (meist in einem Bereich von 580 µg/l und 840 µg/l). Bereits Passivrauchen führt zur Nikotinaufnahme und somit zu gesteigerter Cotinin-Ausscheidung. Dabei werden in der Regel allerdings Cotininwerte von 100 µg/l nicht überschritten.

Da auch eine Beziehung zwischen dem Cotininspiegel (im Speichel) und dem Blutdruck besteht, wird vermutet, dass langdauernder Nikotinmissbrauch zu einem leichten Blutdruckanstieg führen kann.

Harnsäure (HS)

Erhöhte Harnsäure im Blut und erhöhte Ausscheidung im 24-Stunden-Harn sind Zeichen dafür, dass eine Gefährdung für Gicht und Nierensteine (Uratsteine) besteht. In letzter Zeit mehren sich überdies die Hinweise, dass Harnsäure ein Risikofaktor für Herz-Kreislauf-Erkrankungen ist.

Normalwerte:

Im Blut: Frauen 2,5 bis 6,0 mg/dl
Männer 3,5 bis 7,0 mg/dl
Im 24-Stunden-Harn 300 bis 800 mg.

Was ist Harnsäure?

HS

Harnsäure ist das Endprodukt des Purinstoffwechsels. Sie entsteht durch den Abbau von Purinkörpern. Das sind Substanzen, die in der Erbsubstanz RNS und DNS sowie in Verbindungen vorkommen, die als direkte Energieübermittler (ATP, AMP, GMP) wirken.

Ein Teil der Harnsäure, etwa die Hälfte, stammt aus der Nahrung. Dabei werden Purinkörper im Darm zu Harnsäure abgebaut und in das Blut eingeschleust. Purinreiche Lebensmittel sind z.B. Fleischprodukte und Innereien. Der Rest wird in der Leber und im Dünndarm gebildet.

Ein Erwachsener scheidet pro Tag 400 bis 800 mg Harnsäure aus. Zwei Drittel davon über die Nieren, ein Drittel durch den Stuhl.

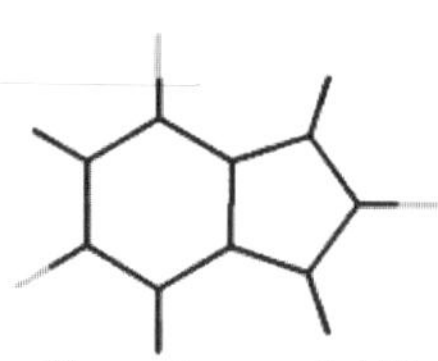

Harnsäuremolekül

Im Gegensatz zu den meisten Tieren, welche Harnsäure mittels bestimmter Enzyme abbauen, kann der Mensch nur einen kleinen Teil der Harnsäure verstoffwechseln. Die normale Harnsäurekonzentration im Blut liegt nahe der Löslichkeitsgrenze. Erhöhungen können leicht zu Ausfällen und Symptomen führen. Etwa 25% der Bevölkerung weist erhöhte Harnsäure im Blut auf. Diesen Zustand nennt man **Hyperurikämie.** Allerdings zeigen nur etwa 1-2% der Betroffenen Erkrankungszeichen wie Gicht, Hautablagerungen, Harnsteinleiden oder Nierenschäden.

Was bedeutet erhöhte Harnsäure?

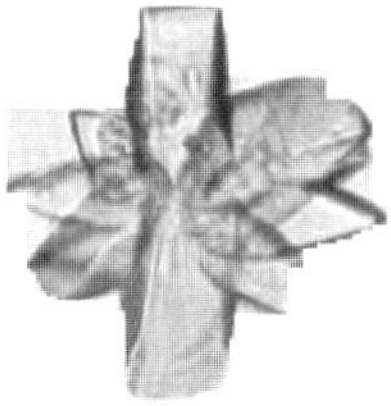

Harnsäurekristall im Harn

Harnsäureerhöhungen (Hyperurikämie) können auf einer Mehrbildung (Steigerung der Synthese) beruhen. Das ist bei Gicht der Fall und wird primäre Hyperurikämie genannt. Es ist auch möglich, dass im Gefolge anderer Krankheiten entweder zuwenig ausgeschieden oder zuviel davon freigesetzt wird.

Der übermäßige Genuss von purinreichen Nahrungsmitteln (Fleisch, besonders Innereien) fördert den Anstieg der Harnsäure (Hyperurikämie). Bei dem Großteil der Patienten scheint eine verminderte Ausscheidung die Ursache der Störung zu sein. Die Harnsäure wird nämlich in den Nierenkanälchen abgesondert. Nierenkrankheiten mit Beteiligung der Nierenkanälchen (Tubuli) führen demnach unweigerlich zum Anstieg der Harnsäure, weil diese nicht mehr ausreichend aus dem Körper gelangen kann.

Folgende Zustände führen zu vermehrter Harnsäure in Blut und 24-Stunden-Harn:

- Erkrankungen mit erhöhtem Umsatz von Blutzellen, zum Beispiel Leukämie oder Polyglobulie. Bei diesen Leiden kann der Harnsäurewert im Blut auf mehr als 20 mg/dl ansteigen.
- Nach Chemotherapie bei Krebs. Es kommt dabei zur massiven Einschmelzung von Krebsgewebe und damit zum Zellabbau. Daher kann die Harnsäure bis zu 50 mg/dl ansteigen.
- Alkoholiker leiden weit häufiger unter zu viel Harnsäure im Blut als Antialkoholiker. Alkohol steigert nämlich die Produktion der Harnsäure. Erster Diätratschlag für Gichtpatienten muss daher lauten, größere Alkoholmengen zu meiden.
- Bei radikalen Abmagerungskuren sind Harnsäureerhöhungen über 10 mg/dl nicht ungewöhnlich. Daher sollte im Zuge von Hungerkuren unbedingt der Harnsäurespiegel bestimmt werden. Bei Erhöhung ist es notwendig, ihn mit entsprechenden Medikamenten zu senken.
- Verminderte Ausscheidung wird als Nebenwirkung mancher Medikamente beobachtet: Das kommt speziell bei harntreibenden Mitteln (Diuretika) vor! (siehe Tabelle)
- Auch andere Krankheiten vermindern die Harnsäureausscheidung: Etwa eine Überfunktion der Nebenschilddrüsen und der Schilddrüse, aber auch Glykogenspeicherkrankheiten.

Einfluss von Medikamenten auf den Harnsäurespiegel (Auswahl)	
Anheben des Harnsäurewertes	***Senken des Harnsäurewertes***
Diuretika (Entwässerungsmittel)	Allopurinol (Zyluric®, Urosin®)
L-Dopa (Madopar®)	Antirheumatika
Omeprazol (Losec®)	Cortison
Cyclosporin (Sandimmun®)	Kumarine (Marcoumar®)
Zytostatika	

Was bedeutet eine erniedrigte Harnsäure?

- Medikamentenwirkung: Auch die Einnahme von Antirheumatika, Aspirin und bestimmten Hustenmitteln kann den Harnsäurewert senken, weil dadurch seine Ausscheidung gefördert wird.
- Andere Erkrankungen: Bei schweren Leberleiden und Krebs werden bisweilen abnorm tiefe Harnsäurewerte festgestellt. Ebenso bei Schwermetallvergiftungen und manchen Nierenleiden. Bei der Xanthurie, einer sehr seltenen Erkrankung, ist die Harnsäure meist unter 1 mg/dl vermindert.

Was besagt die Harnsäuremessung im 24-Stunden-Harn?

Die absolute Ausscheidung der Harnsäure während 24 Stunden spielt eine Rolle, wenn abgeklärt werden soll, ob eine Neigung zu kalzium- und harnsäurehaltigen Nierensteinen vorliegt.

- **Die Blutharnsäure ist erhöht, die Harn-Tagesausscheidung aber zeigt sich vermindert.**

Davon ist ein Teil der Gichtpatienten betroffen (primäre Hyperurikämie). Aber auch Nierenschwäche (Niereninsuffizienz), Flüssigkeitsmangel, Einnahme von Diuretika (harntreibende Mittel), Bleivergiftung oder Schilddrüsenleiden können daran schuld sein.

- **Blutharnsäure und Harnsäureausscheidung sind erhöht**

In diesem Fall ist die Produktion der Harnsäure gesteigert oder es wird durch krankhafte Prozesse verstärkt Gewebe eingeschmolzen. Betroffen ist ein Teil der Gichtkranken wie auch manche Patienten mit Nierensteinen (aus Kalzium und Harnsäurekristallen zusammengesetzt). Gewisse Enzymmangelkrankheiten und Chemotherapie bei Krebs rufen diese Erscheinung ebenfalls hervor.

- **Blutharnsäure und Tagesausscheidung im Harn sind erniedrigt**

Diese Kombination findet sich bei der seltenen Krankheit Xanthurie (mit Neigung zu Nierensteinen), schweren Leberleiden sowie bei Behandlung mit der Substanz Allopurinol (ein Gichtmittel).

Gicht – Arthritis Urica

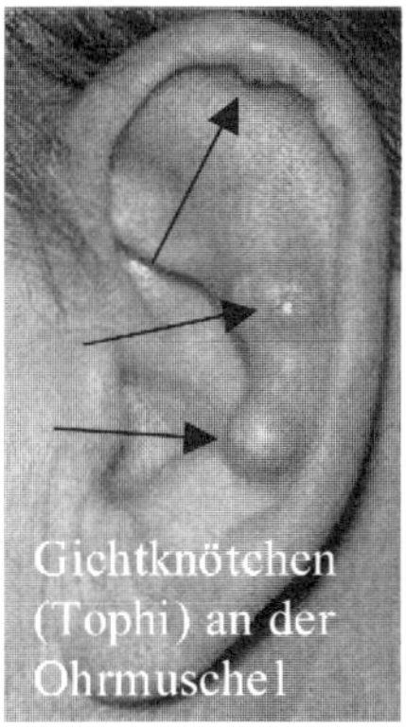
Gichtknötchen (Tophi) an der Ohrmuschel

Gicht ist eine Erkrankung des Purinstoffwechsels. Purine sind das Ausgangsmaterial für die Nukleinsäuren RNS und DNS, die Träger der Erbinformation in den Zellen. Sie werden im Körper zu Harnsäure abgebaut.

Klappt in diesem Mechanismus irgend etwas nicht, kommt es zum Anstieg von Harnsäure im Blut und in weiterer Folge zur Ablagerung von Harnsäurekristallen im Gewebe (Gelenke, Haut, Niere).

Gicht bezeichnet man auch als primäre Hyperurikämie (Harnsäureerhöhung im Blut). Die eigentliche Ursache für diese Stoffwechselstörung ist nicht bekannt. In den meisten Fällen ist bei dieser Erkrankung die Ausscheidung der Harnsäure durch die Nieren vermindert.

Je stärker die Harnsäure erhöht ist, desto eher muss mit dem Auftreten von Gicht gerechnet werden. Es erleidet allerdings nur jeder zwanzigste Patient mit erhöhten Harnsäurewerten auch einen Gichtanfall.

Gicht wird im Labor durch Erhöhung der Harnsäure im Blut und im 24-Stunden-Harn festgestellt.

- Unter einem Harnsäurespiegel von 7 mg/dl müssen nur sehr wenige Menschen mit einen Gichtanfall (~1%) rechnen.
- Bei Harnsäurewerten zwischen 7 und 7,9 mg/dl ist eine Gichtrate von rund 15 Prozent zu erwarten.
- Bei dauernden Anstiegen über 8 mg/dl erleidet jeder dritte,
- bei Werten über 9 mg/dl allerdings fast jeder Patient im Laufe seines Lebens einen Anfall.

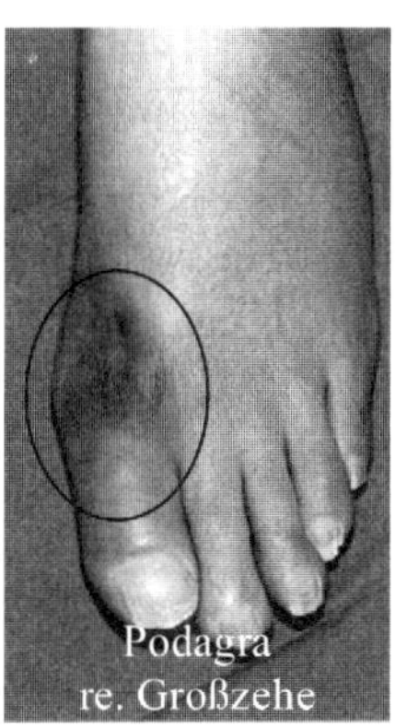
Podagra re. Großzehe

Hauptsächlich betroffene Organe sind Gelenke und Nieren. Die Gelenke werden durch die Krankheit systematisch zerstört. Im Akutzustand treten Schwellung, oft Rötung, in jedem Fall aber starke Schmerzen auf. Am häufigsten beginnt die Gicht mit starken Schmerzen im Bereich der großen Zehe (Podagra). Andere Gelenke, die öfter befallen werden, sind Daumengrundgelenk (Chiragra), Ellenbogengelenk (Omagra) und Knie (Gonagra).

Bestehen bei einem Gichtanfall diagnostische Zweifel, kann eine Gelenkspunktion durchgeführt werden. Uratkristalle in der Gelenksflüssigkeit beweisen dann die Krankheit.

Während eines akuten Gichtanfalles muss die Harnsäure nicht unbedingt erhöht sein.

Wird Gicht längere Zeit nicht behandelt, zerstört sie nach und nach auch die Nieren. Diese Erkrankung tritt oft in Kombination mit anderen Risikofaktoren auf. So ist die überwiegende Zahl der Patienten stark übergewichtig, leidet unter Bluthochdruck, hat eine Fettstoffwechselstörung, eine Fettleber oder ist auch zuckerkrank.

Hohe Harnsäure und Herz-Kreislauf-Erkrankungen

Vor zwanzig Jahren vermuteten Ärzte, dass zwischen Harnsäureerhöhung und arteriosklerotischen Erkrankungen ein ursächlicher Zusammenhang besteht. Später wurde Hyperurikämie lediglich als Risikoindikator (Hinweis auf ein Risiko) für Herz-Kreislauf-Erkrankungen angesehen. Im Jahr 2000 behaupteten Ärzte, dass zwischen den koronaren Herzerkrankungen und der Harnsäure doch engere Zusammenhänge bestehen. Die amerikanische Studie NHANES behauptet nun wieder fast das Gegenteil.

Je höher in dieser Untersuchung die Harnsäure-Spiegel der Patienten lagen, desto höher trat die kardiovaskuläre Sterblichkeit auf. Ebenfalls war mit erhöhten Harnsäure-Spiegeln der Blutdruck, der Cholesterin-Spiegel und das Übergewicht verknüpft.

Im Vergleich zu der Gruppe mit den niedrigsten Harnsäure-Spiegeln stieg die Herzinfarkt-Herzversagen-Sterblichkeit in der Gruppe mit den höchsten Harnsäure-Spiegeln bei Männern um 77%, bei Frauen sogar um 200% an. Die Harnsäure war in den letzten Jahren ein unterschätzter unabhängiger Risiko- und Prognosefaktor für den Verlauf kardiovaskulärer Erkrankungen.

Aus epidemiologischen Untersuchungen lässt sich überdies ablesen, dass KHK-Patienten von einer Senkung überhöhter Harnsäurespiegel profitieren.

Harnsäure-Werte über 10 mg/dl werden außerdem mit einer schlechten Prognose (Heilungsaussichten) bei Herzschwäche (Insuffizienz) in Verbindung gebracht.

Homocystein

Homocystein ist ein neu entdeckter unabhängiger Risikofaktor für arterielle als auch venöse Gefäßleiden. Auch Schwangerschaftskomplikationen, Missbildungen und neurologische Erkrankungen treten bei stark erhöhten Werten häufiger auf.

Normalwerte:

< 30 Jahre:	**Männer: 5-10 mmol/l**	**Frauen: 5-10 mmol/l**
30-60 Jahre:	**Männer: 6-16 mmol/l**	**Frauen: 5-12 mmol/l**
> 60 Jahre:	**Männer: 6-17 mmol/l**	**Frauen: 7-14 mmol/l**

Wünschenswerter Bereich: unter 10 mmol/l

Die Bestimmung erfolgt aus dem Blut. Der Patient muss mindestens 12 Stunden nüchtern sein. Das Blut muss binnen 45 Minuten verarbeitet werden, sonst sind die Werte zu hoch.

Was ist Homocystein?

HCY

Homocystein ist eine schwefelhaltige Aminosäure. Sie spielt im Stoffwechsel speziell bei der Synthese (Bildung) von Eiweiß, Nukleinsäuren und Kreatinin eine wichtige Rolle.

Bei den Stoffwechselvorgängen ist Folsäure, Vitamin B6 und Vitamin B12 eingeschaltet. Fehlen Folsäure oder auch die anderen beiden Vitamine, steigt der Serumspiegel für Homocystein an. Andererseits fällt bei hohen Folsäurespiegeln Homocystein ab.

Was bedeutet erhöhter Homocysteinspiegel?

- **Risiko für Herz-Kreislauf-Erkrankungen**

In einer Vielzahl von experimentellen und epidemiologischen Studien hat sich gezeigt, dass hohe Homocysteinwerte im Blut mit einer erhöhten Sterblichkeit von Seiten des Gefäßsystems (arteriell: z.B. Herzinfarkt, venös: Thrombosen) einhergehen. Man nimmt an, dass durch die hohen Werte sowohl die Gefäßwände geschädigt als auch das Gerinnungssystem ungünstig beeinflusst wird.

Formen der Homocysteinerhöhung im Blut	
Homocystein im Blut	***Bewertung***
10–30 mmol/l	Mäßige Erhöhung
31–100 mmol/l	Deutliche Erhöhung
> 100 mmol/l	Schwere Erhöhung
20–40 mmol/l	*Heterozygote (gemischterbige) Homocysteinämie*
Bis 400 mmol/l	*Homozygote (reinerbige) Homocysteinämie*

Während in der gesunden Bevölkerung weniger als 5% erhöhte Werte aufweisen, ist Homocystein bei bis zu 50% der Patienten mit Herz-Kreislauf-Erkrankungen erhöht. Bei Niereninsuffizienz findet sich bei 50 bis 100% eine Hyperhomocysteinämie (Homocystein im Blut ist vermehrt).

Homocystein-Werte bei verschiedenen Erkrankungen	
Normal (wünschenswert unter 10 mmol/l)	5-15 mmol/l
Koronare Herzkrankheit	8-20 mmol/l
Nierenversagen	18-40 mmol/l
Herztransplantation	20-30 mmol/l
Angeborene Hyperhomocysteinämie	> 500 mmol/l

Risikofaktoren für erhöhte Homocysteinspiegel:

- Männliches Geschlecht
- Fortgeschrittenes Alter
- Jahre nach Menopause
- Lebensstil (z.B. Rauchen, zu viel Kaffee, Alkoholmissbrauch)
- Genetik (angeborene Hyperhomocysteinämie)
- Fehlernährung (zuviel Fleisch, zuwenig Gemüse, Vitaminmangel)
- Systemerkrankungen
- Nierenversagen
- Tumorerkrankungen
- Psoriasis (Schuppenflechte)
- Schilddrüsenunterfunktion
- Medikamente: Methotrexat, Phenytoin, Carbamazepin, Nikotinsäure, Theophyllin, Androgene

Patienten mit einem HCY über 20 mmol/l haben im Gegensatz zu Menschen, die weniger als 9 mmol/l aufweisen, ein fünffach erhöhtes Erkrankungsrisiko.

Homocystein sollte einmal im Leben bestimmt werden, speziell bei Menschen, die unter arteriosklerotischen Erkrankungen leiden.

Auch bei den folgenden Erkrankungen besteht eine Beziehung zum Homocysteinspiegel:

- **Schwangerschaftskomplikationen**
- **Morbus Alzheimer**
- **Depressionen und psychiatrische Erkrankungen**
- **Chronisches Müdigkeitssyndrom**

Effekt einer Behandlung mit Folsäure

Folsäure ist die Therapie der Wahl zur Verminderung erhöhter Homocysteinwerte. Fettarme und vitaminreiche Diät ist effektiv. Zusätzlich achten Sie auf ausreichende Zufuhr von Obst und Gemüse. Der Tagesbedarf eines gesunden Erwachsenen an Folsäure beträgt 0,4 mg pro Tag.

Auch die Zufuhr von folsäurehaltigen Vitaminkapseln ist effektiv und relativ preiswert.

In den nächsten Jahren werden aussagekräftige Studien darüber Auskunft geben, inwieweit Folsäure in der Lage ist, das Risiko für Herz-Kreislauf-Erkrankungen zu senken.

Folsäuregehalt (in mg pro 100 g) einiger Nahrungsmittel	
Kohlsprossen	0,11
Frühstücksflocken	0,10
Kleie	0,10
Spinat	0,09
Broccoli	0,07
Fisolen	0,06
grüner Salat	0,06
Karfiol	0,05

Bluthochdruck

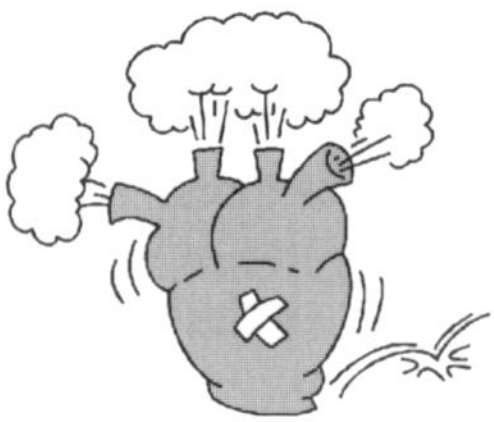

Nach den Richtlinien der Weltgesundheitsorganisation wird Bluthochdruck (Hypertonie) als wiederholt gemessener Blutdruckanstieg über 139/89 mm Hg festgelegt.

Die Normwerte des Blutdrucks wurden in den letzten Jahren wiederholt nach unten korrigiert. Während man noch vor einigen Jahren meinte, der erlaubte Druck dürfe 100 plus Lebensjahre ausmachen, weiß man jetzt, dass

- der Blutdruck auch mit zunehmendem Lebensalter nicht ansteigen soll
- Selbst die vereinbarte Grenze von 139/89 mm Hg stellt bereits einen Kompromiss dar.

Der ideale Blutdruck, speziell bei Patienten mit erhöhtem Risiko, liegt wahrscheinlich noch tiefer, und zwar unter 120/80 mm Hg

Blutdruckdefinition (mm Hg) nach Einzelwert		
	Systolischer Druck	Diastolischer Druck
Ideal	< 120	< 80
Normal	< 130	< 85
Hochnormal	135–139	85–89
Leichter Hochdruck	140–159	90–99
Mittelschwerer Hochdruck	160–179	100–109
Schwerer Hochdruck	180–209	110–119
Sehr schwerer Hochdruck	> 210	> 120

Einige Fachausdrücke:

- Systolischer Blutdruck: Das ist der obere Wert bei der Blutdruckmessung. Er wird erreicht, wenn sich das Herz kontrahiert (zusammenzieht). Zwischen diesem und dem
- Diastolischen Blutdruck schwankt die Druckkurve beim Blutdruckmessen.

BLUTDRUCKTABELLE FÜR 30 MESSUNGEN							
Werte bis inklusive 130/85 mm Hg				Werte über 130/85 mm Hg			
Tag/Mo/Zeit	Syst.	Diast.	Puls	Tag/Mo/Zeit	Syst.	Diast.	Puls

1 = normal, 2 = leichter, 3 = mittelschwerer, 4 = schwerer Hochdruck

Die Tabelle (kann und soll kopiert und verwendet werden) richtet sich nach den Empfehlungen der Österreichischen Hochdruckliga.

Der Durchschnittswert wird berücksichtigt. Es schädigt ja nicht der einzelne Blutdruckwert, sondern der langjährige Durchschnitt.

Eine Tabelle reicht für 30 Messungen. Werte bis 130/85 werden links eingetragen. Liegt auch nur einer darüber, erfolgt der Eintrag auf der rechten Hälfte unmittelbar untereinander.

BLUTDRUCKTABELLE FÜR 30 MESSUNGEN							
Werte bis inklusive 130/85 mm Hg				Werte über 130/85 mm Hg			
Tag/Mo/Zeit	Syst.	Diast.	Puls	Tag/Mo/Zeit	Syst.	Diast.	Puls
12.5. 8h	130	80	75	17.5. 16h	135	95	80
12.5. 17h	125	80	75	20.5. 7h	155	100	95
14.5. 8h	135	85	75				
15.5. 7h	125	80	65				
15.5. 12h	130	70	75				

Beispielstabelle, um das Prinzip des Eintragens der Werte verständlich zu machen. Hier sind von den 7 gemessenen Werten zwei über dem Normbereich von 135/85 mm Hg

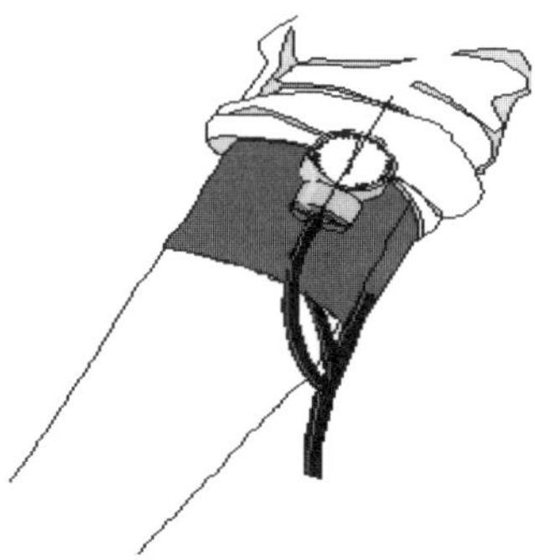

- Wenn nach 30 Messungen nicht mehr als 7 über dem Grenzwert liegen, besteht kein Hochdruck (Schulnote 1)
- 8–14 Werte darüber zeigen eine leichte Hypertonie vor (Schulnote 2)
- 15–21 erhöhte Werte entsprechen einem mittelschweren Hochdruck (Schulnote = 3) (Weißkittelhypertonie)
- Über 21 ist bereits ein schwerer Hypertonus vorhanden (Schulnote 4–5).

Die Blutdruckselbstmessung ist aussagekräftiger als die Messung beim Arzt, da dieser infolge der Aufregung meist ungewöhnlich hohe Werte misst.

Zum Blutdruckmessen setzen Sie sich für mindestens fünf Minuten ruhig hin. Erst dann wird kontrolliert. Messen Sie nicht am Handgelenk, sollte die Manschette direkt am Oberarm und nicht über der Kleidung angelegt werden. Weiters empfiehlt es sich, immer den gleichen Arm zur Selbstmessung zu verwenden. Sollten außergewöhnlich hohe oder niedrige Werte gemessen werden, ohne dabei Beschwerden zu verspüren, ist die Messung nach einigen Minuten zu wiederholen. Bestehen nach wiederholtem Messen weiterhin zu hohe oder zu niedrige Werte, ist es ratsam, den Arzt zu informieren.

Erhöhte Blutdruckwerte stellen einen Risikofaktor für Herzkrankheiten (Angina pectoris, Herzschwäche und Herzinfarkt), für Gehirnschlag und Nierenversagen dar.

Was verursacht den Hochdruck?

In 95 Prozent aller Fälle liegt eine sogenannte primäre Hypertonie vor (der Bluthochdruck ist dabei die Krankheit an sich). Die Ursachen dafür sind nicht bekannt, wohl aber die Risikofaktoren: Vererbung, Übergewicht, Fehlernährung, Stress, Rauchen, Alkoholmissbrauch usw.

Selbst bei jüngeren Patienten sollte mindestens einmal im Leben eine so genannte sekundäre Hypertonie ausgeschlossen werden. Der medizinische Ausdruck besagt, dass der Bluthochdruck durch irgendeine bestimmte Grundkrankheit bewirkt wird.

Werte, die bei Hochdruckkranken kontrolliert werden sollten

Bei der Erstdiagnose einer Hypertonie ist die Kontrolle folgender Laborwerte sinnvoll:

Komplettes Blutbild

Eine Anämie (Blutarmut) könnte für das Herz eine zusätzliche Belastung darstellen. Auch Nierenkrankheiten sind in der Lage, eine Anämie zu verursachen (Ausfall des blutbildenden Hormons Erythropoetin). Die Zahl der weißen Blutkörperchen (Leukozyten) sollte ebenfalls bekannt sein, da manche Medikamente gegen Bluthochdruck zu einem Abfall der Leukozytenzahl führen können.

Nüchternblutzucker

Mit diesem Wert wird ein gleichzeitig bestehender Diabetes mellitus (Zuckerkrankheit) erkannt. Diese Kombination tritt erstens häufig auf, zweitens ist die Zuckerkrankheit ein wichtiger Risikofaktor für Blutgefäße und Nieren, also gleichsam "strafverschärfend".

BUN und Kreatinin

Mit diesen Werten ist es möglich, einen Nierenschaden zu erkennen. Nierenerkrankungen können Ursache, aber auch Folge von Bluthochdruck sein.

Natrium und Kalium

Besteht eine Überfunktion der Nebenniere (Mineralkortikoidüberproduktion = Conn-Syndrom), ist typischerweise das Kalium vermindert. Außerdem können einige Hochdruckmedikamente diesen Wert beeinflussen. (Einige Entwässerungsmittel senken das Kalium ab, andere heben die Werte an. Beides sind Auswirkungen, die nicht erwünscht sind.)

Cholesterin und Triglyceride

Hochdruck ist nicht selten Teil des so genannten "Metabolischen Syndroms". Darunter versteht man das gleichzeitige Auftreten von Hochdruck, Übergewicht, erhöhten Blutfettwerten (Cholesterin und Triglyceride), zu hoher Harnsäure und hohem Blutzucker.

Weiters rufen manche blutdrucksenkende Medikamente einen leichten Anstieg der Blutfettwerte hervor. Das sind bestimmte Entwässerungsmittel in höherer Dosierung oder Beta-Blocker.

Harnanalyse

Eine Nierenschädigung (erhöhte Eiweißausscheidung, Blut im Harn), erhöhter Blutzucker (ab rund 180 mg% Blutzucker tritt der Zucker auch im Harn auf), Infektionen der Nieren, aber auch Leberstörungen können mit diesem Test erkannt werden.

Befindet sich kein Eiweiß im Harn, ist eine Nierenerkrankung unwahrscheinlich.

> *Bei den meisten Hypertonikern (Menschen, die unter zu hohem Blutdruck leiden) sind diese Untersuchungen ausreichend.*

Nur wenn

- der Patient jung ist (unter 30 Jahren)
- andere wegweisende Symptome vorliegen
- die Hypertonie sehr schwer ist
- bei dem Patienten ein hoher diastolischer Wert (über 120) vorliegt
- der Kranke auf Medikamente kaum anspricht
- und in den erwähnten Laborergebnissen auffallende Abweichungen feststellbar sind,

stellt sich die Frage nach einem sekundären Hochdruck. Das bedeutet, dass die Ursache des hohen Blutdrucks eine andere Erkrankung ist:

Als Ursachen einer sekundären Hypertonie kommen in Frage:

Schilddrüsenüberfunktion

Mit einer Bestimmung von TSH (eventuell des T3 und fT4) kann der Arzt diese Hochdruckform erkennen. (Siehe Kapitel Schilddrüse)

Nierenerkrankungen

Durch eine Erhöhung des Plasmareninspiegels ist es möglich, diese Form der Hypertonie zu entlarven. (Renin ist ein in den Nieren gebildetes Enzym.)

Hormonüberproduktion in den Nebennieren

Diese führt zu erhöhten Blutspiegeln von Aldosteron, Kortison oder adrenalinähnlichen Substanzen. Gleichzeitig können Sie einen Bluthochdruck bewirken. Der Arzt misst die Werte in Blut und Harn. Und zwar direkt, falls Verdacht auf eine entsprechende hormonelle Störung besteht.

Wenn Aldosteron in Harn und Blut vermehrt ist, liegen zusätzlich zu niedrige Kaliumwerte im Blut vor (diese Erkrankung wird auch Conn-Syndrom genannt).

Eine krankhafte Vermehrung von Kortison ruft das Cushing-Syndrom hervor. Dabei zeigt der Patient ein Vollmondgesicht und Fettsucht des Rumpfes bei schlanken Gliedmaßen.

Das Blutkortison wird zu verschiedenen Tageszeiten gemessen.

Eine Vermehrung der Katecholamine (Adrenalin, Noradrenalin) deutet auf einen bestimmten Tumor der Nebennieren hin (Phäochromozytom). Erhöhte Werte werden im Blut gemessen, Abbauprodukte (zum Beispiel die Vanillinmandelsäure) treten vermehrt im Harn auf.

Hyperparathyreoidismus

Diese Erkrankung tritt durch die Überfunktion der Nebenschilddrüse auf. Sie sondert vermehrt das Parathormon ab. Weiters treten bei der Überfunktion der Nebenschilddrüse erhöhte Kalzium- und erniedrigte Phosphatwerte auf. Die Patienten leiden häufig an Nierensteinen.

Medikamente

Gewisse Medikamente wie Aufputschmittel, Antibabypille, Östrogen, Antirheumatika und Schmerzmittel, Kortison und Alkohol können zu Blutdruckanstieg führen.

Manchmal besteht die Möglichkeit, dass Hormone bei der Abklärung des Bluthochdrucks eine Rolle spielen können:

Cortisol

Bei Verdacht auf Überproduktion (Cushing-Syndrom) oder auf einen Mangel ist seine Bestimmung sinnvoll.

Normalwert:

Cortisol im Blut
Erwachsene: 8 h morgens: 5-25 µg/dl (138-690 nmol/l)
24 h nachts < 5 µg/dl (<138 nmol/l)

Cortisol im 24-Stunden-Harn
Erwachsene: 20-90 µg/24 h (55-248 nmol/24 h)

Was ist Cortisol?

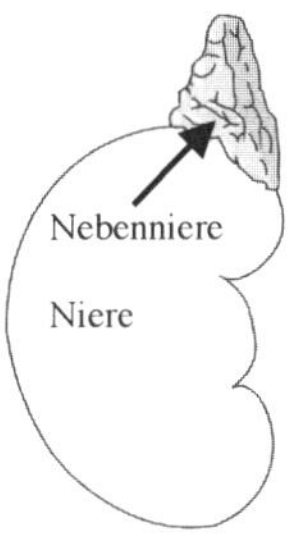

Cortisol ist das wichtigste Glukokortikoidhormon. Es wird in den Nebennieren gebildet und ins Blut ausgeschüttet.

Die Nebennieren sind kleine dreieckige Organe, die auf den Nieren "sitzen" und verschiedene Hormone produzieren: Glukokortikoide (Cortisol!), Mineralocortikoide (Aldosteron) und die Geschlechtshormone Östrogen und Testosteron.

Sowohl Produktion wie Freisetzung des Cortisols wird von der Hypophyse (Hirnanhangsdrüse) gesteuert. Diese schüttet dazu das Hormon ACTH aus. Zwischen Cortisol und ACTH besteht eine negative Rückkoppelung: Cortisol hemmt die ACTH-Freisetzung.

Das Hormon wird nämlich morgens in den größten Mengen, nachts am wenigsten ausgeschüttet. Stress, Hitze, Kälte, psychische wie körperliche Belastungen oder Infektionen führen zur Abgabe.

Hauptsächlich wirkt Cortisol auf den Stoffwechsel, die Stressverarbeitung und das Immunsystem.

Die Cushing´sche Erkrankung ist Folge der Überfunktion, die Addison´sche Erkrankung Folge der Unterfunktion der Nebennieren.

Was bewirkt Cortisol?

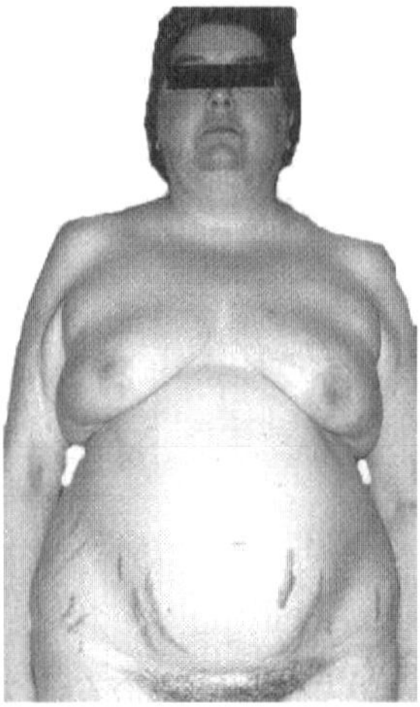

Morbus Cushing

Cortisol wirkt in vielerlei Hinsicht. Wird das Hormon überproduziert (**Morbus Cushing**), treten entsprechende Veränderungen auf:

- Cortisol bildet aus Eiweiß Zucker und verhindert dessen Abbau. Eine Überfunktion erhöht den Blutzucker.
- Durch Cortisol wird Eiweiß abgebaut. Bei einer Überfunktion kommt es zum Muskelabbau. Die Haut wird dünn und die Knochen brüchig (Osteoporose).
- Cortisol ist für die Fettneubildung in Gesicht, Nacken und Bauchraum verantwortlich. Eine Überfunktion verursacht das Vollmondgesicht.
- Der Blutdruck wird erhöht
- Cortisol regt die Blutbildung an. Bei einer Überfunktion vermehren sich Erythrozyten, Leukozyten und Thrombozyten.
- Cortisol hemmt die Kollagenbildung und Bindegewebsreparatur. Eine Überfunktion verursacht rote Streifen am Bauch und Osteoporose.
- Cortisol beeinflusst die Psyche. Überfunktion resultiert in Depressionen, Leistungsschwäche und Libidoverlust.

Bei Verdacht auf Überfunktion führen folgende Maßnahmen zur Diagnose:

☞ Dreimalige Messung des Cortisols im 24-Stunden-Harn.

Gesunde scheiden innerhalb von 24 Stunden weniger als 100 µg Cortisol aus. Liegt der Wert darüber, besteht der Verdacht auf einen Morbus Cushing. Werte über 250 µg/24 h sichern die Diagnose. Oft ordnet der Mediziner zusätzlich eine Kreatinin-Bestimmung an. Dadurch können Fehler im Harnsammeln erkannt werden.

☞ Cortisol Tagesprofil

Es wird eine Blutabnahme um 8 h, 12 h, 18 h und 24 h durchgeführt. Gesunde weisen morgens die höchsten und spätabends die niedrigsten Werte auf. Bei der Überfunktion ist dieser Tagesrhythmus nicht vorhanden.

☞ 1 mg Dexamthasonhemmtest

Um 22 h schluckt der Patient 1 mg Dexamethason. Am Morgen um 8 h wird dann das Cortisol im Blut bestimmt. Liegt der Wert unter 5 µg/dl, ist also unterdrückt, besteht keine Cortisolüberproduktion. Ist der Wert darüber, wird folgender Test angeschlossen:

☞ 2 mg Dexamthasonhemmtest

Alle sechs Stunden schluckt der Patient 0,5 mg Dexamethason (4-mal). Dabei wird der 24-Stunden-Harn gesammelt. Sechs Stunden nach der letzten Tablette bestimmt der Arzt erneut Cortisol. Ist dann der Wert noch immer nicht unter 5 µg/dl gefallen, ist ein Morbus Cushing wahrscheinlich. Eine Abklärung durch einen Spezialisten sollte erfolgen.

Er führt weitere Funktionstests durch und bestimmt zusätzlich das ACTH. Damit kann erfasst werden, ob ein Schaden in der/den Nebenniere/n oder im Gehirn vorliegt.

Ausfall der Nebennieren: Addinson´sche Erkrankung

Der Morbus Addison ist eine relativ seltene, doch sehr ernste Erkrankung. Meist als Folge einer Autoimmunerkrankung, seltener als Folge von Infektionen (Tuberkulose) oder Tumoren kommt es zum Ausfall der Nebennieren. Alle dort produzierten Hormone (Cortisol, Aldosteron) fallen aus und es tritt eine typische Symptomatologie auf:

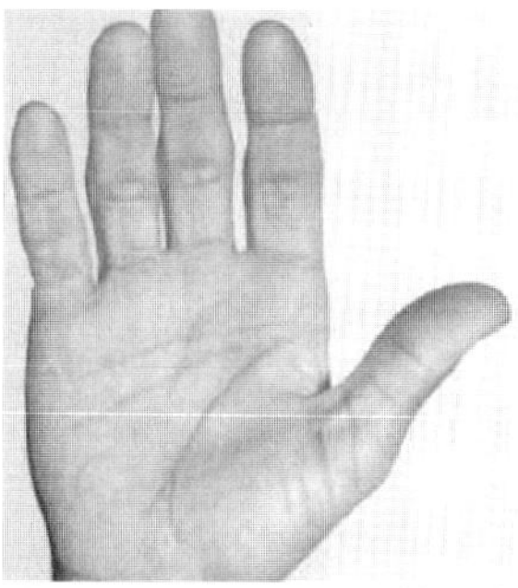

Pigmentierte Handfurchen bei Morbus Addison

- Schwäche, Müdigkeit
- Niederer Blutdruck (<100/70)
- Kollapsneigung
- Gewichtsverlust, Appetitmangel
- Verstärkte Pigmentierung der Haut und Schleimhäute (Brustwarzen)
- Pigmentierte Handlinien
- Übelkeit, Erbrechen, Verstopfung
- Niedriges Natrium, erhöhtes Kalium
- Niedriger Blutzucker
- Anämie, Eosinophile sind relativ hoch
- Muskel-, Gelenk-, Bauchschmerzen

Bestätigung durch Labortests:

➜ Im 24-Stunden-Harn zeigen sich folgende Hormone erniedrigt: Freies Cortisol, die Abbauprodukte des Cortisols (17-Hydroxysteroide) und der Androgene (17-Ketosteroide)

- ➜ Das Cortisol im Morgenharn liegt unter dem Normalwert. Falls das Ergebnis nahe einem Grenzwert liegt, wird ein ACTH-Kurztest angeschlossen.
- ➜ ACTH-Kurztest: Cortisol wird vor und 30 Minuten nach Gabe von 0,25 ACTH bestimmt. Ein normaler Anstieg (>10 µg/dl, > 280 nmol/l) schließt einen Morbus Addison aus.
- ➜ Der ACTH-Wert im Blut liegt hoch bei Nebennierenversagen, tief bei Funktionsstörung im Gehirn.

Katecholamine
Adrenalin, Noradrenalin, Dopamin, Vanillinmandelsäure

Bei schwerer, bisweilen krisenhafter Hypertonie kann ein Phäochromozytom ausgeschlossen werden.

Normalwerte:

Bestimmung im 24-Stunden-Harn:

Noradrenalin:	**< 100 µg/24 h**	**(118-1360 nmol/24 h)**
Adrenalin:	**< 20 µg/24 h**	**(5,4-190 nmol/24 h)**
Dopamin:	**< 250 µg/24 h**	**(5-375 nmol/24 h)**
Normetanephrin:	**< 440 µg/24 h**	**(546-1970 nmol/24 h)**
Metanephrin:	**< 350 µg/24 h**	**(355-1520 nmol/24 h)**
Vanillinmandelsäure:	**< 10 mg/24h**	**(5-35 mmol/24 h)**

Die Bestimmung erfolgt aus angesäuertem Harn (Dadurch bleiben die Substanzen stabiler)

Was sind Katecholamine

Adrenalin und Noradrenalin sind die wichtigsten Hormone des Nebennierenmarks. Das Dopamin wird dort ebenfalls - in geringerem Ausmaß - gebildet.

Wirkung der Katecholamine:

- Sie steigern die Herz- und Muskelleistung
- Sie erweitern Gefäße der Muskel und verengen die Gefäße im Bauchraum
- Sie erweitern die Bronchien (Atmung wird freier)
- Sie stellen den Darm ruhig
- Sie führen zu Blässe und Schweißausbrüchen

Phäochromozytom

Obwohl sie sehr selten vorkommt, ist das Phäochromozytom die wichtigste Erkrankung des Nebennierenmarks. Es handelt sich dabei um eine meist gutartige Geschwulst (Adenom). In 10% der Fälle kann dieser Tumor auch bösartig werden. Da es durch eine Entfernung der Geschwulst möglich ist, Hochdruck zu heilen, muss der Arzt auch diese Krankheit in Betracht ziehen.

Die folgenden Symptome resultieren daraus, dass diese Tumoren Katecholamine produzieren können:

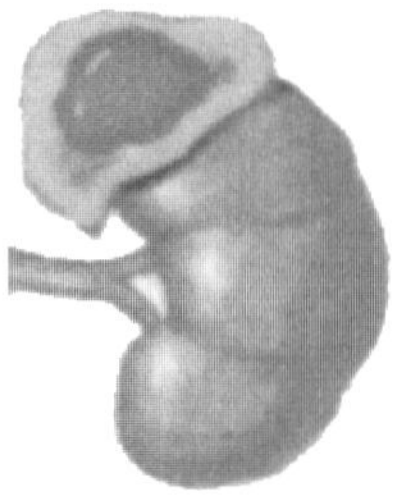

Phäochromozytom

- Bluthochdruck. Dieser kann krisenhaft auftreten oder auch konstant sein
- Schweißausbrüche
- Unruhe, Zittern, Hautblässe
- Blutzuckeranstieg, Zucker im Harn
- Herzjagen, Herzrhythmusstörungen
- Erbrechen
- Gewichtsabnahme
- Leukozytenanstieg
- Benommenheit, Kollapsneigung
- Kopfschmerzattacken

Treten Bluthochdruck und mehrere dieser Symptome zeitgleich auf, ist die Wahrscheinlichkeit eines Phäochromozytoms gegeben.

Diagnose des Phäochromozytoms

Im angesäuerten 24-Stunden-Harn werden die Katecholamine und deren Abbauprodukte bestimmt. Die Bestimmung im Blut (Plasma) wird von manchen Ärzten als weniger verlässlich bezeichnet.

Die Treffsicherheit dieser Diagnostik nimmt zu, wenn unmittelbar nach einem krisenhaften Blutdruckanstieg mit dem Sammeln des Harnes begonnen wird.

Ist der Wert im Plasma nur leicht erhöht, kann seine Bestimmung nach der Verabreichung von 300 mcg Clonidin (Catapresan®) wiederholt werden. Danach müsste der Spiegel der Katecholamine abfallen.

In Zweifelsfällen können auch Provokationstests durchgeführt werden. Dabei wird z.B. durch Verabreichung von Glukagon die Ausschüttung von Katecholaminen provoziert.

Aldosteron

Aldosteron ist das wichtigste Hormon für die Regulation des Natrium-, Kalium- und Wasserhaushaltes.

Normalwerte: (bei 6-8 g NaCl/d)

Erwachsene im Liegen: 29-145 ng/l (80-400 pmol/l)
Erwachsene im Stehen: 65-285 ng/l (180-790 pmol/l)
Die Bestimmung erfolgt aus dem Blut.
Eine Bestimmung aus dem 24-Stunden-Harn ist ebenfalls möglich.
Aldosteron im 24-Stunden-Harn: 2-20 µg/l (5,5-30 nmol/24h)

Was ist Aldosteron?

Aldosteron ist ein Hormon, das wichtigste Mineralcorticoid. Es wird in der Nebenniere produziert.

In den Nieren hält Aldosteron Natrium- und Chlorid-Ionen zurück und fördert die Ausscheidung von Kalium- und Wasserstoffionen. Damit stabilisiert es den Blutdruck und verhindert Flüssigkeitsverlust.

Eine Erhöhung des Aldosteron nennt man Hyperaldosteronismus, eine Verminderung Hypoaldosteronismus.

Aldosteron erhöht

Wird Aldosteron vermehrt gebildet, bewirkt das:

- Erhöhtes Natrium
- Erniedrigtes Kalium
- Alkalose (Blut – basisch)
- Wasser wird zurückgehalten
- Blutdruck erhöht sich

Primärer Hyperaldosteronismus (Conn-Syndrom)

Hier wird als Folge eines gut- oder bösartigen Nierentumors zuviel Aldosteron gebildet.

Zeigt ein Patient mit Bluthochdruck wiederholt niedrige Kaliumwerte, soll die Möglichkeit berücksichtigt werden, dass er an dieser Krankheit leidet. Das Blut ist dann meist alkalisch.

Labordiagnose:

Besteht bei einem Hochdruckpatienten ein niedriger Kalium-Wert im Blut, wird der Tagesharn gesammelt und die Kaliumausscheidung in 24 h gemessen. Liegt diese (bei normaler Kost, nach Absetzen von Entwässerungstabletten) über 30 µg/24 h, ist die Diagnose wahrscheinlich.

Danach werden die Aldosteron- und Renin-Werte im Blut bestimmt. Ist das Renin tief und Aldosteron hoch, liegt ein primärer Aldosteronismus vor. Der Aldosteronspiegel liegt meist über 30-mal höher als der des Renin.

Auch im 24-Stunden-Harn können erhöhte Aldosteronwerte nachgewiesen werden.

Sekundärer Hyperaldosteronismus

Hier ist die Aldosteronerhöhung Folge einer anderen Störung.

➜ Eine Schädigung (z.B. Gefäßverengung) oder Erkrankung der Niere ist die Ursache. Die Niere meldet dem Organismus durch Ausschüttung des Hormons Renin, dass sie mehr Blut und Druck braucht. Renin stimuliert ein weiteres Hormonsystem, Angiotensin. Es führt zur verstärkten Ausschüttung von Aldosteron.

➜ Bei jedem starkem Wasserverlust (Diabetes insipidus, Anorexia nervosa, Durchfälle, Entwässerungsmittel) kommt es über den selben Mechanismus zur vermehrten Aldosteronproduktion.

➜ Durch Kaliumüberschuss, vermehrte Bildung des Hormons ACTH im Gehirn, verminderten Abbau des Aldosterons in Leber, Nieren oder nach Medikamenteneinnahme kann der Aldosteronspiegel ansteigen.

➜ Bei Ödemen jeglicher Ursache, schwerer Schilddrüsenüberfunktion und in der Schwangerschaft ist ebenfalls eine Aldosteronerhöhung möglich.

Vermindertes Aldosteron

Wasserverlust, niedriges Natrium und hohes Kalium sind die Zeichen eines Aldosteronmangels.

Mögliche Ursachen dafür sind:

Nebennierenausfall (Tumore, Entzündungen ...)

Stoffwechseldefekte, bei denen Aldosteron fehlerhaft gebildet wird oder zu schwach wirkt

Lakritzengenuss

Diabetes Mellitus (Zuckerkrankheit)

Erhöhte Blutzuckerwerte sind der gemeinsame Nenner verschiedener Stoffwechselerkrankungen, die als "Diabetes Mellitus" bezeichnet werden.

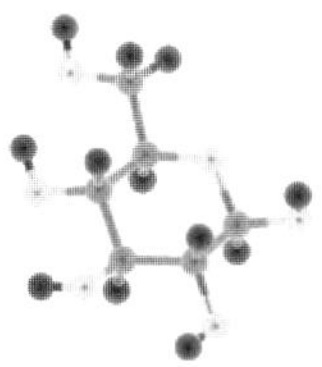

Glukosemolekül

Das Wort "Diabetes Mellitus" kommt aus dem Griechischen und bedeutet "honigsüßer Durchfluss". Erstmals 100 n. Chr. beschreibt Aretaios diese rätselhafte Erkrankung, bei der Harn einen süßen Geschmack aufweist. Noch bis zum 17. Jahrhundert war das "Schmecken" des Urins die einzige Möglichkeit, den Diabetes zu diagnostizieren. In unserer Zeit verfügen wir glücklicherweise über angenehmere Diagnosemöglichkeiten.

Diabetes Mellitus ist heute eine Volkskrankheit, die zu schwerwiegenden gesundheitlichen Komplikationen führt.

Gefordert ist deswegen in erster Linie eine umfangreiche Aufklärung der Bevölkerung. Die Ziele einer Therapie sind die Verringerung der Häufigkeit der diabetischen Spätkomplikationen. Dazu zählen:

- Diabetische Augenerkrankung (diabetische Retinopathie - führt nicht selten zur Blindheit)
- Nierenversagen (diabetische Nephropathie – häufigste Erkrankung, die zur Dialyse führt)
- Diabetischer Fuß (erfordert nicht selten eine Amputation von Zehen oder Fuß)
- und Diabetes-bedingten Herz-Kreislauf-Erkrankungen (Herzinfarkt, Schlaganfall, Gefäßverschlüsse)
- Nervenstörungen (diabetische Polyneuropathie – häufigstes Symptom sind kribbelnde Missempfindungen, Taubheitsgefühl oder ein Brennen in beiden Beinen)

Umfangreiche Untersuchungen haben gezeigt, dass Diabetiker, verglichen mit Nichtdiabetikern, mehr als das Dreifache an Kosten verursachen. Diese könnten durch eine effiziente Stoffwechselkontrolle erheblich reduziert werden.

Weltweit leiden mehr als 150 Millionen Menschen an einer Zuckerkrankheit. Die Zahl wird sich auf Grund steigenden Wohlstandes und der Zunahme der Lebenserwartung innerhalb der nächsten 15 Jahre verdoppeln. In Deutschland leben derzeit über 4 Millionen Diabetiker, von denen etwa 800.000 mit Insulin behandelt werden. In Österreich sind bereits über eine halbe Million Menschen erkrankt. Ende dieses Jahrzehntes wird die Zahl bereits 800.000 überschreiten.

Charakteristische Symptome

Eine Frühdiagnose erfordert Laboruntersuchungen. Treten Symptome des Diabetes auf, sind diese entweder durch hohe Blutzuckerwerte bedingt oder bereits ein Ausdruck der Folgeerkrankungen.

Leitsymptome der Krankheit

- Für den Kranken unbemerkt bleibende Erhöhung des Blutzuckerspiegels (Zufallsbefund)
- Polyurie (vermehrte Harnausscheidung, häufiges Urinieren. Dieses wird durch die harntreibende Wirkung hoher Blutzuckerwerte verursacht). Wird nicht ausreichend nachgetrunken, besteht ein deutlicher Flüssigkeitsmangel (Exsiccose)
- Polydipsie (infolge des starken Flüssigkeitsverlustes durch den Harn hat der Erkrankte starken Durst und trinkt viel)
- Allgemeine Schwäche, Müdigkeit, Leistungsminderung
- Gewichtsabnahme (besonders bei Typ-1-Diabetes, aber auch bei entgleistem Typ-2-Diabetes). Der Blutzucker kann nicht mehr verwertet werden. Durch den Harn gehen mit der Glukose auch viele Nährstoffe verloren.
- Verminderte Infektionsabwehr, Anfälligkeit für Hautinfekte und Ekzeme, schlecht heilende Wunden, verstärkter Juckreiz der Haut auch am After und Scheideneingang
- Sehstörungen
- Sensibilitätsstörungen in Form von Taubheitsgefühlen und Missempfindungen
- Nierenleiden
- Wadenkrämpfe
- Azetongeruch der Ausatemluft (vorwiegend beim Typ-1-Diabetes)

Legen klinische Symptomatik, Klagen des Patienten und typische Untersuchungsbefunde einen Diabetes Mellitus nahe, bestätigen Blutzucker- und Harnzuckerbestimmungen die Diagnose.

Der Nachweis von Azeton im Urin ("Ketonurie") weist auf eine beginnende Stoffwechselentgleisung hin.

Der Blutzucker eines Stoffwechselgesunden liegt nüchtern unter 110 mg/dl (= Milligramm pro Deziliter) und steigt nach dem Essen auf maximal 140 mg/dl an.

Oberhalb eines Nüchternblutzuckers von 126 mg/dl spricht man von einer diabetischen Stoffwechsellage.

Ab einem Blutzucker von 160-180 mg/dl kann die Niere die Glucose nicht mehr vollständig aus dem Urin zurückholen. Mit dem Harn wird mehr Glucose ausgeschieden. Dieser übermäßig ausgeschiedene Zucker kann mit Hilfe von Teststreifen, die auf Glucose reagieren, nachgewiesen werden.

90% der Diabetiker leiden an einem Diabetes Mellitus Typ 2 und 10% an Diabetes Typ 1.

Ursache der Zuckererhöhung (Hyperglykämie) ist ein relativer und absoluter Mangel an dem blutzuckersenkenden Hormon Insulin.

Diabetes Mellitus Typ-2 (Altersdiabetes, NIDDM = nicht insulinbedürftiger Diabetes Mellitus)

Das ist die häufigste Form der Zuckerkrankheit. Sie tritt meist erst nach dem 35. Lebensjahr auf. Von den über 60-Jährigen bildet etwa jeder Fünfte diese Form des Diabetes aus.

Die meisten Erkrankten haben unter Eltern, Großeltern und Geschwistern einen Diabetiker. Das bedeutet, dass die Erblichkeit eine große Rolle spielt. Leidet ein eineiiger Zwilling unter Typ-2-Diabetes, wird wahrscheinlich auch der andere Zwilling erkranken. 30-40% der Nachkommen erkranken ebenfalls.

Die Entstehung von Typ-2-Diabetes erklärt man sich folgendermaßen:

Ein vermindertes Ansprechen der Körperzellen auf Insulin (Insulinresistenz) ist angeboren. Umwelteinflüsse wie fettreiches Essen und Bewegungsmangel führen zu einer chronischen Überlastung des Kohlenhydratstoffwechsels.

Lange Zeit kann die Bauchspeicheldrüse durch vermehrte Ausscheidung von Insulin den Blutzucker auf normalen Werten halten. Erst wenn das nicht mehr möglich ist, steigt der Blutzucker an. Zuerst nach den Mahlzeiten (gestörte Glukosetoleranz), später auch im nüchternen Zustand.

Der Altersdiabetes betrifft nicht nur den Zuckerstoffwechsel. Meist liegen zugleich eine Reihe anderer Stoffwechselstörungen und Erkrankungen vor.

- Gewichtszunahme - Fettsucht
- Hypertonie
- Störungen des Fettstoffwechsels
- eventuell Erhöhung der Harnsäure
- Hyperglykämie (hoher Blutzucker)

Metabolisches Syndrom

Die Kombination von Fettsucht, Hypertonie, Fettstoffwechselstörung und Hyperglykämie (hoher Blutzucker) wird auch "Syndrom XXXX" oder "tödliches Quartett" genannt. Die häufigste Bezeichnung für dieses Krankheitsbündel ist jedoch "Metabolisches Syndrom".

1. Fettsucht

Dieses Problem wurde schon im Kapitel "Hypertonie" besprochen. Wichtig ist die Fettverteilung im Körper.

- Gynoide Adipositas: Während Menschen mit einer starken Fettansammlung um die Hüften, an Armen und Beinen (Birnenverteilung) vorwiegend für Bindegewebserkrankungen, Senk- und Spreizfüße, Krampfadern, Orangenhaut, Kreuzschmerzen und Neigung zu Hernien anfällig sind, zeigt die zweite Form der Fettsucht ein ganz anderes Risikoprofil.
- Androide Adipositas: Menschen mit androider Adipositas (Apfelverteilung) haben eine vorwiegend Bauch-betonte Fettverteilung. Arme, Beine und Hüften sind relativ schlank. Patienten, die diese Fettverteilung aufweisen, sind sogenannte Stoffwechselschwächlinge. Sie tendieren (wie beim Metabolischen Syndrom) zu Hypertonie, Fettstoffwechselstörungen und Diabetes. Aber auch bei Hormonstörungen wie dem Morbus Cushing (vermehrte Cortisonproduktion in den Nebennieren) ist die bauchbetonte Fettverteilung auffallend. Menschen mit androider Adipositas sind bedeutend stärker gefährdet, Gefäßerkrankungen (Herzinfarkt, Schlaganfälle) zu erleiden.

2. Hypertonie

Dieses Problem wurde bereits in einem eigenen Kapitel besprochen. Jeder Patient mit Bluthochdruck und Neigung zu bauchbetonter Fettsucht ist stärker gefährdet, in späteren Jahren einen Diabetes zu entwickeln.

3. Fettstoffwechselstörung

Dass erhöhtes Cholesterin ein Risiko für Gefäßverkalkung darstellt, wissen Sie bereits. Hier liegt jedoch eine andere Störung vor;

Die Triglyceride sind erhöht, das HDL-Cholesterin gleichzeitig vermindert. So sieht die typische Konstellation im Metabolischen Syndrom und bei schlecht eingestellten Typ-2-Diabetikern aus.

Hält der Patient Diät und wird mit Medikamenten und/oder Insulin die Blutzuckereinstellung verbessert, normalisiert sich für gewöhnlich auch die Fettstoffwechselstörung.

4. Diabetes Mellitus

Das ist das Thema dieses Kapitels

5. Harnsäure

Manche Stoffwechselspezialisten zählen genauso die Erhöhung der Harnsäure zu den Kennzeichen eines Metabolischen Syndroms. Auch hier kann durch eine verbesserte Stoffwechseleinstellung eine Normalisierung zu hoher Harnsäurewerte erreicht werden.

Diabetes Mellitus Typ 1 (jugendlicher Diabetes) IDDM = Insulinabhängiger Diabetes Mellitus

Um eine ganz andere Erkrankung handelt es sich beim Typ-1-Diabetes. Während der Typ-2-Diabetes durch eine Unempfindlichkeit gegenüber Insulin charakterisiert wird, besteht beim Typ-1-Diabetes von vornherein ein echter Insulinmangel. Durch eine Schädigung der Inselzellen (Autoimmunprozess, Infektion durch Viren, Eisenablagerung bei der Hämochromatose ...) wird zu wenig Insulin gebildet. Die Glukose im Blut kann so nicht vom Gewebe verwertet werden. Die Patienten magern ab. Der Körper stellt durch Fettverbrennung genügend Energie für das Gehirn bereit (Fettsäuren). Die gesteigerte Fettverbrennung führt zum Auftreten einer Azidose (Blutübersäuerung). Wird der Diabetes nicht rechtzeitig erkannt, fallen die Patienten in ein Koma.

Auch beim Typ-2-Diabetes stellen sich übermäßiger Durst und das häufige Urinieren als wegweisende Symptome ein.

Diabetes Mellitus wurde früher auch als Zuckerharnruhr bezeichnet. Steigt nämlich der Blutzucker über ein gewisses Maß an (150-200 mg %), tritt die Glukose in den Harn über und verursacht eine Harnflut.

Die meisten Typ-1-Patienten erkranken im Kindes- und Jugendlichenalter, zumeist vor dem 35. Lebensjahr. Aber auch danach kann diese Diabetesform selten auftreten.

LADA - Der latent insulinpflichtige Diabetes Mellitus im Erwachsenenalter

Der LADA ist eine neu erkannte Kategorie des Diabetes Mellitus. Sie wird der Gruppe des Typ-1-Diabetes zugeordnet.

Immer öfter bemerken Ärzte, dass es eine Gruppe von zunächst nicht insulinbedürftigen Diabetikern gibt, die die Merkmale eines Typ-1-Diabetes aufweisen.

- Bei der Blutuntersuchung finden sich, ähnlich wie beim Typ-1-Diabetes, Antikörper (ICA, GAD) im Serum.
- Die Insulinproduktion durch die Bauchspeicheldrüse ist eingeschränkt. Bei diesen Patienten sprechen häufig Diät und Tabletten nach wenigen Monaten nicht mehr an (Sekundärversagen), so dass eine Insulinbehandlung erforderlich wird.

Je jünger und schlanker ein Patient mit einem zunächst nicht insulinpflichtigen Diabetes ist, desto höher ist die Wahrscheinlichkeit, dass es sich dabei um einen LADA handelt.

Wird bei Patienten mit LADA versucht, die Insulinausschüttung (z. B. durch eine Spritze mit Glucagon) zu stimulieren, kann der an sich schon niedrige Insulinspiegel kaum angehoben werden.

Dadurch unterscheidet sich der Typ-2-Diabetes, bei dem zu Beginn der Erkrankung hohe Insulinspiegel vorliegen.

MODY – Der in früheren Jahren beginnende Altersdiabetes

Diese Sonderform des Typ-2-Diabetes bildet sich im jungen Erwachsenen- oder spätem Kindesalter (vor dem 25. Lebensjahr) aus. Es liegt ein genetischer Defekt in den Insulinproduzierenden ß-Zellen des Pankreas (Bauchspeicheldrüse) vor.

Gestationsdiabetes (Schwangerschaftsdiabetes)

Gestationsdiabetes ist eine besondere Form des Diabetes, die während der Schwangerschaft zum ersten Mal auftritt. (Gestatio lat. = Schwangerschaft) Kann die Bauchspeicheldrüse den in der Schwangerschaft erhöhten Bedarf an Insulin nicht liefern, entsteht ein Diabetes.

Nach der Geburt braucht die Mutter wieder weniger Insulin. Deswegen verschwindet der Diabetes in fast allen Fällen wieder. Nur ungefähr vier Prozent der Betroffenen leiden auch nach der Schwangerschaft weiter an Zuckerkrankheit. Das Risiko, später an Diabetes zu erkranken, bleibt aber erhöht.

Besonders gefährdet sind schwangere Frauen, wenn folgenden Risikofaktoren vorliegen:

- Die Frau brachte bereits ein Kind mit einem Geburtsgewicht von über 4000 Gramm zur Welt.
- Sie hatte schon bei einer vorherigen Schwangerschaft einen Gestationsdiabetes.
- Sie ist übergewichtig.
- In der Familie gibt es Diabetiker.
- Sie ist über 35 Jahre alt.
- Bei ihr wird Zucker im Urin festgestellt.

Folgen für Mutter und Kind

- Die Kinder sind oft viel zu groß und zu schwer.
- Nach der Geburt können Atemprobleme beim Kind auftreten.
- Infektionen, Bluthochdruck und Schwangerschaftskomplikationen.

Zur Entdeckung des Gestationsdiabetes reicht ein einfacher oGTT (orale Blutzuckerbelastung). Er muss mit Insulin behandelt werden. Die Gesundheit des Kindes und der Mutter werden dadurch gewährleistet.

Komplikationen des Diabetes Mellitus

Die wesentlichen Spätkomplikationen des Diabetes wurden anfangs erwähnt. Sie sind anhand begleitender Gefäßerkrankungen erklärbar.

- Mikroangiopathie

Darunter versteht man die Schädigung kleinster und kleiner Gefäße. Bekannte Folgen sind u.a. die Schädigung der Nieren und der Netzhautgefäße.

Auch bei der Entstehung des diabetischen Fußes (Absterben von Zehen und Auftreten von Geschwüren im Bereiche des Fußes) ist die diabetische Mikroangiopathie von wesentlicher Bedeutung.

Ein Befall der kleinen Nervengefäße führt zur diabetischen Polyneuropathie. Die Patienten entwickeln Störungen der Sensibilität in beiden Füßen. Ameisenkribbeln, Gefühlsstörung, Brennen in den Füßen und das Gefühl eingeschlafener Füße sind die dafür typischen Beschwerden.

Die Mikroangiopathie wird durch gute Blutzuckereinstellung und auch Kontrolle der anderen Risikofaktoren positiv beeinflusst.

- Makroangiopathie

Die Schädigung der größeren Gefäße - Arteriosklerose - stellt die häufigste Todesursache von Diabeteskranken dar. Herzinfarkt, Angina pectoris und Schlaganfälle kommen bei ihnen bedeutend häufiger vor.

Auch hier ist eine gute Stoffwechseleinstellung wichtig. Überdies soll der Patient natürlich auch sein Übergewicht, den Bluthochdruck und die Fettstoffwechselstörung vermindern.

Therapieüberwachung

Um eine möglichst gute Blutzucker-Einstellung zu erzielen und Komplikationen zu vermeiden bzw. frühzeitig zu erkennen, sollten folgende Untersuchungen regelmäßig durchgeführt werden:

- BZ-Kontrollen vom Arzt bzw. vom Patienten selbst (Selbstkontrolle)
- Urinuntersuchungen
- Blutuntersuchungen (HbA1c, Leberwerte, Nierenwerte, Fettstoffwechsel)
- Augenärztliche Untersuchungen
- Blutdruckkontrollen
- Untersuchungen der Füße auf Durchblutungsstörungen, Druckstellen und Verletzungen

Antikörper bei Typ-1-Diabetes

Bei Diabetes Mellitus Typ 1 lassen sich (als Folge eines Autoimmungeschehens) Autoantikörper nachweisen.

Normalwert:

Inselzell-Antikörper (ICA): < 5 JDF-Units
Insulin-Autoantikörper (IAA): negativ
Glutaminsäure-Decarboxylase-Antikörper (GAD): negativ
Tyrosinphosphatase-Autoantikörper: negativ
Die Bestimmung erfolgt aus dem Blut

Was bedeuten Autoantikörper beim Typ-1-Diabetes?

Typ-1-Diabetes ist eine Autoimmunerkrankung. Das bedeutet, dass sich das Immunsystem gleichsam irrt und mit Antikörpern gegen körpereigenes Gewebe oder körpereigene Substanzen wehrt. Gewisse Zellen gehen dabei zugrunde. Trifft es Inselzellen, erkrankt der Mensch an Diabetes.

Inselzell-Antikörper (ICA): Bereits Jahre bevor der (meist jugendliche) Patient den Typ-1-Diabetes bemerkt, treten in seinem Blut Antikörper gegen die Inselzellen der Bauchspeicheldrüse auf. Das weist auf deren Entzündung hin.

Die Bestimmung von Inselzell-Antikörpern im Blut ermöglicht somit, die Autoimmunkrankheit Diabetes noch vor dem Auftreten von Beschwerden und den klinischen Symptomen einer Hyperglykämie zu erkennen.

70-80% aller gerade diagnostizierten Typ-1-Diabetiker weisen die ICA auf. Nach 10 Jahren ist der Wert allerdings nur noch bei 10% der Patienten positiv. Ist bei einem gesunden jungen Menschen ICA erhöht, besteht ein hohes Risiko, dass sich Diabetes Mellitus entwickelt.

Insulin-Autoantikörper (IAA): Bei etwa 30-100% der neu entdeckten Typ-1-Diabetiker finden sich Insulin-Autoantikörper. Im Gegensatz zu den Inselzell-Antikörpern ist ihr Auftreten altersabhängig: Alle diabetischen Kinder unter 5 Jahren, aber nur etwa 20% der Erwachsenen mit Typ-1-Diabetes zeigen bei Erkrankungsbeginn einen positiven IAA-Wert. In mehreren Studien konnte gezeigt werden, dass das Auftreten von IAA das Diabetesrisiko bei Verwandten 1. Grades deutlich erhöht.

Bis vor wenigen Jahren schätzte man mit der Bestimmung der Inselzell-Antikörper (ICA) und Insulin-Autoantikörper (IAA) vor allem das Risiko bei Verwandten von Patienten mit Typ-1-Diabetes ab, ebenfalls an Typ-1-Diabetes zu erkranken.

Seit der Entdeckung zweier neuer Inselantigene, der Glutaminsäure-Decarboxylase-Antikörper (GAD) und der Tyrosinphosphatase-Autoantikörper (IA-2), hat sich allerdings die Strategie der Diabetesfrüherkennung verändert und weiterentwickelt.

GAD

Glutaminsäure-Decarboxylase-Antikörper (GAD): Sie richten sich gegen ein Enzym in den Inselzellen. Bei 70-80% aller neudiagnostizierten Typ-1-Diabetiker finden sich GAD-Antikörper gegenüber.

Patienten mit Typ-2-Diabetes und positivem GAD-Antikörper müssen später häufiger Insulin spritzen als GAD-negative Patienten.

IA-2

Antikörper gegen Tyrosinphosphatase: (anti-IA-2) Diese Antikörper greifen einen Eiweißkörper der Zellmembran an. Anti-IA-2-Autoantikörper werden bei 40–80% der neu aufgetretenen Typ-1-Diabetiker nachgewiesen.

Wann ist die Testung sinnvoll?

Eine Untersuchung zur Früherkennung von Personen mit erhöhtem Diabetesrisiko ist bei jungen Verwandten ersten Grades von Typ-1-Diabetikern sinnvoll. Eine genaue Risikoeinschätzung sollte durch die Bestimmung von mindestens drei der vier etablierten Marker IAA, ICA, GADA, und IA-2A erfolgen. Mit dieser kombinierten Testung der Antikörper können in über 85% der Fälle die zukünftige Patienten erkannt werden.

Nur Personen mit erhöhten Werten von zwei oder mehr Antikörpern weisen ein hohes Diabetesrisiko auf.

Es wird diskutiert, ob eine Antikörpertestung bei allen Kindern eingeführt werden sollte. Da es aber im Moment keine gesicherte Therapie zur Verhinderung des Ausbruchs eines Typ-1-Diabetes gibt, würden diese von einer derartigen Vorsorgeuntersuchung gegenwärtig noch wenig profitieren.

Blutzucker (BZ)

Erhöhte Blutzuckerwerte kennzeichnen den Diabetes Mellitus. Während einer Behandlung müssen die Blutzuckerspiegel in engen Abständen kontrolliert werden.

Normalwert:

Nüchternwert: 50 bis 110 mg/dl
Die Bestimmung erfolgt aus dem Blut

Was ist Blutzucker?

Der Zucker, über den wir hier sprechen, heißt Glukose, besser bekannt unter dem Namen Traubenzucker. Glukose ist einer der wichtigsten Energieträger im Blut. Manche Organe, darunter das Gehirn, brauchen einen Mindestgehalt an Zucker im Blut. Andernfalls versagen sie ihren Dienst.

Für die Verwertung des Blutzuckers in den meisten Organen ist Insulin erforderlich. Es fördert die Aufnahme und Verwertung der Glukose. Ein Mangel an Insulin bzw. Unempfindlichkeit darauf sind die Hauptursachen der Zuckerkrankheit.

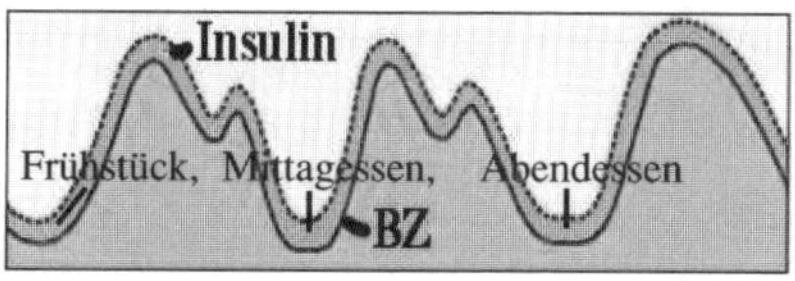

Insulin und BZ-Spiegeln verlaufen beim Gesunden parallel

Höherer Blutzucker fördert die Insulinausschüttung. Bei niedrigem Blutzucker fällt auch der Spiegel ab. Im Normalzustand bewegen sich daher die Insulinwerte parallel zu den BZ-Spiegeln. Diese Situation versucht man bei der Therapie mit diesem Hormon nachzuahmen.

Insulin ist das einzige blutzuckersenkende Hormon im Organismus. Eine Vielzahl anderer Hormone wie Glucagon, Adrenalin oder Kortison dienen als seine Gegenspieler und erhöhen den Blutzucker. So wird auch nachvollziehbar, dass unter seelischer Belastung (Stress) der Blutzuckerspiegel steigt ("Stresszucker"). Grund dafür ist eine erhöhte Ausschüttung von Adrenalin.

Was bedeutet erhöhter Nüchternblutzucker?

Diabetes Mellitus

Kennzeichnend für die Zuckerkrankheit sind wiederholt über der Norm liegende Werte. Um festzustellen, ob die Therapie erfolgreich verläuft, sind oftmalige Bestimmungen nötig. Die beste Vorbeugung gegen Spätschäden stellen nämlich Zuckerwerte dar, die an jene gesunder Menschen heranreichen.

Diagnosekriterien des Diabetes Mellitus

Es liegt ein BZ über 200 mg/dl, unabhängig zu den Mahlzeiten, vor. Die Symptome eines Diabetes Mellitus (Durst, Harnflut, Gewichtsverlust) treten auf.

Wiederholte Messungen des Nüchtern-BZ ergeben über 125 mg/dl (Nüchternheit für mindestens 8 h)

Bei der Blutzuckerbelastung liegt der 2 h-Wert über 200 mg/dl.

Ob es sich um einen Typ 1 oder Typ 2 handelt, kann durch die Bestimmung der Blutzuckerwerte nicht festgestellt werden.

Therapieziel beim Diabetes Mellitus

Einstellungsqualität	gut	mäßig	ungenügend
BZ – nüchtern (mg/dl)	80-124	125-140	>140
BZ – nach dem Essen (mg/dl)	80-150	150-170	>190

Andere Erkrankungen

Nach schweren Entzündungen der Bauchspeicheldrüse, bei Krebs dieses Organs, bei Hämochromatose (Eisenspeicherkrankheit) oder nach Operationen, bei denen über 90 Prozent der Bauchspeicheldrüse entfernt wurde, kann man einen Blutzuckeranstieg feststellen.

Weitere Krankheitssituationen, in denen es zu einem erhöhten Blutzuckerspiegel kommt: Morbus Cushing (vermehrte Produktion von Kortison durch die Nebennieren), chronische Einnahme von Kortison, Überfunktion der Schilddrüse und eine Überfunktion der Hypophyse (Hirnanhangsdrüse).

Nach den Empfehlungen des "Expert Committee on the Diagnosis and Classification of Diabetes Mellitus" 2000

Für Arzt und Patient ist die genaue Kenntnis der Blutzuckerwerte (mehrmalige Messung täglich, über einen bestimmten Zeitraum hinweg, um ein sogenanntes "Blutzuckerprofil" zu erhalten) unerlässlich. Vor allem sollten Patienten durch gezielte Schulung zu "Experten" werden.

Was bedeuten erniedrigte Blutzuckerwerte?

Unterzucker (Hypoglykämie) verursacht meist dramatische Symptome. Die Betroffenen empfinden Unruhe, leiden unter Herzjagen, Angstzuständen, Heißhunger und Muskelschwäche. Weiters kommen Schweißausbrüche, Magenkrämpfe und schließlich Schwindelgefühle bis hin zur Ohnmacht vor.

Wann ein sogenannter "Hypo" auftritt, hängt nicht nur vom momentanen Wert ab, sondern auch von den Blutzuckerspiegeln in der vergangenen Zeit. So kann ein plötzlicher Abfall von 500 mg/dl auf 90 mg/dl (also auf den eigentlichen Normalwert) Anzeichen einer Unterzuckerung verursachen.

Meist ist allerdings erst ab einem Blutzuckerspiegel von unter 40 mg/dl mit Beschwerden zu rechnen.

- ➜ Häufigste Ursache einer Hypoglykämie ist Überdosierung blutzuckersenkender Medikamente (Insulin, manche Tabletten).
- ➜ Auch Alkoholgenuss bei fehlernährten Menschen und zu starke körperliche Belastung können Unterzucker hervorrufen.
- ➜ Selten kommt als Auslöser ein Tumor (Insulinom) in Frage, dessen Zellen vermehrt Insulin produzieren. Mit Fastentests und gleichzeitiger Bestimmung von Blutzucker und Insulin (evtl. C-Peptid) kann er nachgewiesen werden.
- ➜ Ebenfalls sehr selten tritt eine Unterzuckerung im Rahmen erblicher Stoffwechseldefekte auf (Galaktose- oder Fructoseintoleranz).

Oraler Glukose-Toleranz-Test (oGTT)

Mit Hilfe dieses Zuckerbelastungstests können grenzwertige Blutzuckerspiegel abgeklärt werden. Fällt der Test normal aus und findet sich dennoch Glukose im Harn, liegt ein Nierenschaden vor.

Normalwerte:

Nüchtern: 76-110 mg/dl
110-126 mg/dl = Grenzwert
Nach 1 Stunde unter 180 mg/dl
Nach 2 Stunden unter 140 mg/dl
140-199 mg/dl = Grenzwert
Die Bestimmung erfolgt aus dem Blut

Was ist der oGTT?

Mit diesem Belastungstest wird die Reaktion des Kohlenhydratstoffwechsels auf eine plötzliche Zuckerzufuhr getestet. Durch diesen Test kann bereits frühzeitig die Anlage zum Diabetes Mellitus erfasst werden.

Mit dem oGTT überprüft und beurteilt man:

- die Geschwindigkeit der Magenentleerung,
- der Zuckeraufnahme,
- die Funktion der Leber,
- die Ausschüttung von Insulin aus den Inselzellen,
- das Ansprechen der Zellen auf Insulin.

Zur genauen Durchführung des Tests müssen folgende Bedingungen erfüllt sein:

Die untersuchte Person sollte sich drei Tage vor dem Test völlig normal ernährt haben. Auch dürfen keine Änderungen der psychischen oder körperlichen Belastung vorgefallen sein.

Bei Frauen sollte die letzte Menstruation wenigstens drei Tage zu Ende gegangen sein. Es dürfen keine Medikamente eingenommen werden, die den Kohlenhydratstoffwechsel beeinflussen.

Der Blutzucker wird nüchtern gemessen. Dann nimmt der Untersuchte eine Lösung ein, die 75 g Glukose enthält.

Der Blutzucker wird anschließend nach einer (bei Schwangeren), nach zwei und manchmal auch nach drei Stunden kontrolliert.

Was bedeutet ein krankhafter oGTT?

Diabetes Mellitus

Um diese Diagnose erstellen zu können, müssen folgende Voraussetzungen passen: Der Nüchternwert muss über 120 mg/dl (Fingerbeere) bzw. 140 mg/dl (Venenblut) ausfallen.

Liegt bei Schwangeren der Wert nach einer Stunde über 190 mg/dl und der Wert nach zwei Stunden über 160 mg/dl, liegt ein Gestationsdiabetes vor.

Ein Zweistundenwert von über 140 mg/dl ist grenzwertig, von über 200 mg/dl eindeutig krankhaft.

Auch bei einem 3-Stunden-Wert über 130 mg/dl liegt die Krankheit vor.

Gestörte Glukosetoleranz

Patienten, die ein ungünstiges Testergebnis erfahren haben, müssen damit rechnen, dass die Zuckerkrankheit nach einer gewissen Zeit zur Gänze eintritt. Sie sollten sofort versuchen, ihr Körpergewicht mit gesunder und ausgewogener Ernährung zu normalisieren.

Auf gestörte Glukosetoleranz weisen folgende Werte hin:

Nüchternwert 110 bis 126 mg/dl (Fingerbeere) bzw. 120 bis 140 mg/dl (Venenblut). Genauso zeigt es eine gestörte Glukosetoleranz, wenn der Wert nach einer Stunde zwischen 160 und 220 mg/dl liegt.

Erhöhte Werte ohne Störung des Kohlenhydratstoffwechsels

Bei Patienten, denen ein Teil des Magens entfernt wurde, kann der oGTT nicht durchgeführt werden. Die Glukose gelangt dann nämlich zu schnell in den Darm. Die Werte sind daher nach einer Stunde zu hoch. Weiters können erniedrigte Kalium- und Magnesiumwerte einen krankhaften oGTT bewirken.

Es ist auch möglich, zu einem pathologischem (krankhaftem) Ergebnis zu kommen, wenn der Patient vor der Untersuchung längere Zeit nüchtern war.

Schließlich verfälschen Medikamente manchmal das Testergebnis. Darunter fallen unter anderem Antibabypillen, Abführmittel, Entwässerungsmittel, Kortison, Antibiotika, Hormonpräparate, große Koffeinmengen, Beta-Blocker, MAO-Hemmer und Reserpin.

Harnzucker (HZ)

Die Untersuchung des Harns auf Glukose ist eine oftmals verwendete Methode bei Diabetes-Screeninguntersuchungen.

Normalwert:

Spontanharn: < 15 mg/dl

Was bedeutet Harnzucker?

Die Niere ist in der Lage, die Glukose bis zu Blutzuckerwerten von 160-180 mg/dl aus dem Urharn, dem gefilterten Harn in den Nierenbällchen, rückzufiltrieren. Diese Werte werden auch als "Nierenschwelle" bezeichnet. Erst wenn sich der Blutzucker darüber befindet oder die Nierenkanälchen gestört sind, funktioniert dieser Mechanismus nicht mehr vollständig. Glukose ist im Harn (= Harnzucker) nachweisbar.

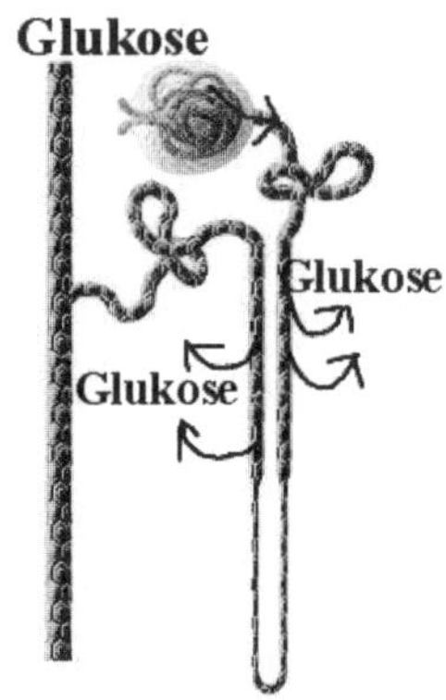

Glukose wird aus dem Primärharn rückfiltriert

Wann ist der Harnzucker positiv?

- Bei schlecht eingestelltem **Diabetes Mellitus.** Haben Arzt und Patient die Zuckerkrankheit gut im Griff, sollte keine Glukose mehr im Harn sein. Bei länger dauerndem Diabetes und im Alter kann die Nierenschwelle auch über 200-220 mg/dl ansteigen.

- **Renaler Diabetes:** Auch hier tritt, bedingt durch eine Störung der Nierenkanälchen, Glukose bei nicht erhöhtem Blutzucker in den Harn über. Diese Störung kann ererbt oder auch als erworbene Funktionsstörung auftreten.

- **Schwangerschaftsglukosurie:** In der Schwangerschaft ist die Nierenschwelle für Glukose erniedrigt. Bereits nach dem dritten Schwangerschaftsmonat kann der Harnzucker auch bei normalem Blutzucker nachgewiesen werden. Das muss nicht unbedingt krankhaft sein, sollte aber Anlass zu einem Blutzuckerbelastungstest geben.

Insulin und C-Peptid

Treten unklare Blutzuckerabfälle auf, kann durch die Bestimmung des Insulinspiegels der Nachweis für einen Tumor erbracht werden. Dieser erzeugt Insulin. C-Peptid stellt den Gradmesser der körpereigenen Insulinproduktion dar.

Normalwerte:

Insulin: Nüchtern 6 bis 25 mU/l
C-Peptid: Nüchtern 0,7 bis 1,8 ng/ml
Die Bestimmung erfolgt aus dem Serum

Was ist Insulin?

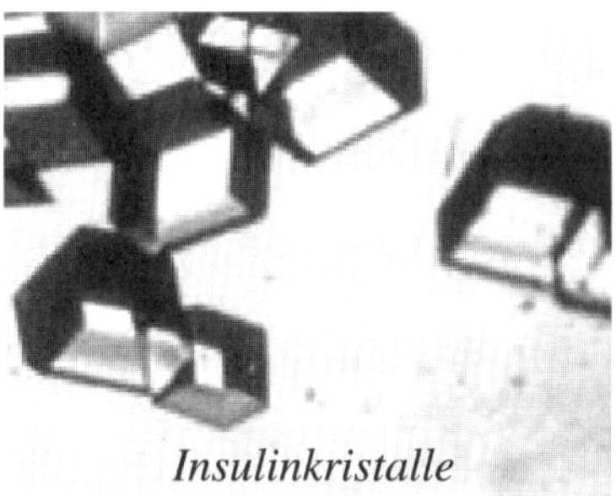

Insulinkristalle

Insulin ist das blutzuckersenkende Hormon des Organismus. Es fördert die Speicherung von Glukose (in Leber und Muskeln) sowie die Aufnahme durch die Zellwände. In den Zellen wird Glukose abgebaut (Energiegewinnung) oder zur Speicherform Glykogen zusammengefügt.

Zusätzlich beeinflusst Insulin die Kaliumverteilung im Körper. So fördert das Hormon den Einstrom von Kalium in die Zellen und senkt dadurch seine Werte im Blut. Insulin ist außerdem eines der stärksten eiweißaufbauenden Hormone.

Ein Mangel an Insulin führt zu Diabetes Mellitus, Überschuss zum Unterzucker mit schweren Auswirkungen auf das Gehirn.

Was ist C-Peptid?

Insulin wird in den Inselzellen der Bauchspeicheldrüse als sogenanntes Proinsulin erzeugt. Bei der Ausschüttung in die Blutbahn wird von ihm eine kurze Eiweißkette abgespalten. Diese Kette ist das C-Peptid.

Mit jedem Molekülinsulin wird also auch ein Molekül C-Peptid gebildet. Ein dem Körper zugeführtes Insulin bewirkt nämlich keine Erhöhung des C-Peptidspiegels. Deshalb kann mit Hilfe dieser Eiweißkette auch während der Behandlung mit Insulin die körpereigene Produktion desselben beurteilt werden. Für die routinemäßige Bestimmung von Insulin und C-Peptid bei Diabeteskranken besteht allerdings kein Grund.

Wann sind Insulin und C-Peptid erniedrigt?

Beim Typ-1-Diabetes wird zu wenig Insulin ausgeschüttet. Hingegen finden sich bei Übergewichtigen und Typ-2-Diabetikern mit Übergewicht häufig sogar erhöhte Insulinwerte. Die Spiegel des C-Peptides gehen mit dem Insulinspiegel parallel.

Wann sind Insulin und C-Peptid erhöht?

Insulinerzeugende Tumoren (Insulinom)

Um das Vorliegen eines derartigen Tumors abzuklären, wird üblicherweise ein Hungerversuch über rund drei Tage durchgeführt. In dieser Zeit misst man in regelmäßigen Abständen Insulin und Glukose im Serum. Ein gesunder Mensch weist bei diesem Versuch ständig niedrige Insulin- und Zuckerwerte auf. Im Falle eines Tumors aber sinkt der Blutzuckerspiegel noch weiter ab (unter 40 mg/dl). Die Insulinwerte fallen unterschiedlich, aber meistens erhöht aus.

Insulinvergiftung

Es gibt Menschen, die sich unerklärlicherweise Insulin spritzen, um damit eine Unterzuckerung hervorzurufen. Diese "Hypoglykämia factitia" kann durch die gleichzeitige Bestimmung von Glukose, Insulin und C-Peptid nachgewiesen werden. Fallen die Glukose- und Insulin-Werte, nicht aber das C-Peptid erhöht aus, wurde die Unterzuckerung wahrscheinlich durch die Zufuhr von Insulin verursacht.

Hämoglobin A_{1c} (HbA_{1c})

HbA_{1c} hat in der Therapieüberwachung des Diabetes mellitus eine überragende Bedeutung. Unter diesem Wert versteht man gleichsam das "Blutzuckergedächtnis" der vergangenen 4-6 Wochen.

Normalwert:

unter 6,0%
Die Bestimmung erfolgt aus dem Blut

Was ist HbA_{1c}?

HbA_{1c}

Seit mehreren Jahren hat das glykierte Hämoglobin A_{1c} einen festen Platz in der Therapieüberwachung des Diabetes Mellitus.

Es handelt sich dabei um ein durch Blutzucker verändertes Hämoglobin (roter Blutfarbstoff). Wahrscheinlich werden einige der gefürchteten Spätfolgen von Diabetes durch krankhaft veränderte Eiweißkörper ausgelöst. Je höher der Blutzucker, desto mehr verändert sich auch der Eiweißkörper.

HbA_{1c} und mittlerer BZ in den letzten 4 Wochen			
HbA_{1c}	Ø BZ (mg/dl)	HbA_{1c}	Ø BZ (mg/dl)
4,1	51	9,5	230
5,0	81	10,0	247
5,5	97	10,5	264
6,0	114	11,0	280
6,5	130	11,5	297
7,0	147	12,0	314
7,5	164	12,5	330
8,0	180	13,0	347
8,5	197	13,5	364
9,0	214	14,0	380

HbA_{1c} entsteht bereits in den roten Blutkörperchen. Erst im Zuge der natürlichen Zellmauserung der Erythrozyten (rote Blutkörperchen) können sich die Werte normalisieren. Das bedeutet, dass wir mit der Bestimmung von HbA_{1c} Auskunft über die Stoffwechselsituation der letzten vier bis sechs Wochen erhalten.

Was bedeuten erhöhte HbA_{1c}-Werte?

- Liegt HbA_{1c} unter 6 Prozent, bedeutet das, dass der Untersuchte gesund oder als Diabetiker hervorragend eingestellt ist.
- Bis 7 Prozent: gut eingestellter Diabetiker
- Bis 8 Prozent: mäßig eingestellter Diabetiker
- Über 10 Prozent: sehr schlecht eingestellter Diabetiker

HbA_{1c} ist bei der Diabeteseinstellung unverzichtbar. Während der Blutzucker starken Schwankungen unterliegt, erlaubt die Bestimmung dieses Langzeitwertes eine sehr gute Stoffwechseleinschätzung des vergangenen Monats.

Alle drei Monate ausgeführte Kontrollen reichen aus. (Öfter werden sie auch von den Krankenkassen nicht bezahlt)

Fehlbestimmungen sind nur bei extrem hohen Blutfettwerten (Trübung der Probe), bei genetisch verändertem Hämoglobin und bei Erkrankungen, die mit Hämolyse (Blutzerfall) einhergehen, möglich.

Alkoholismus

Nach Erkrankungen des Herz-Kreislauf-Systems und Krebserkrankungen verursacht übermäßiger Alkoholkonsum die größten gesundheitlichen und medizinischen Probleme.

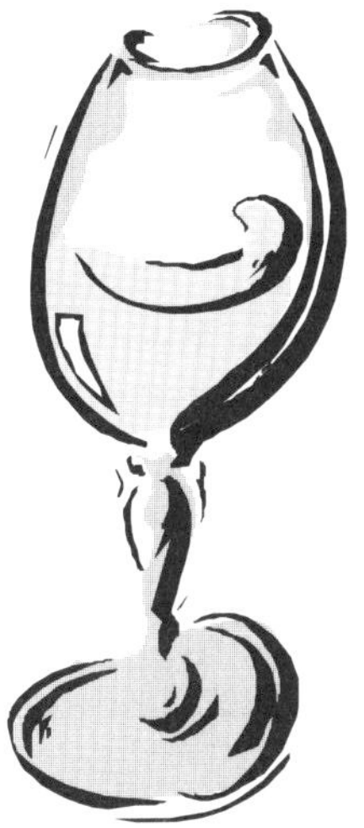

Bei etwa einem Viertel aller Arbeitsunfälle ist Alkohol im Spiel. Etwa jede sechste Kündigung erfolgt aufgrund von Alkoholmissbrauch. Hunderte von Opfern im Straßenverkehr und zahllose zerstörte Familien sind Folge des Alkoholismus.

Etwa 3% aller Österreicher sind alkoholabhängig. 30% davon sind Frauen, 70% Männer.

Chronischer Missbrauch führt für die Betroffenen (zu denen natürlich auch die Angehörigen von Alkoholkranken zu rechnen sind) nicht nur in gesundheitliche, sondern auch soziale und wirtschaftliche Schwierigkeiten.

Zu den Schäden an Leber, Bauchspeicheldrüse, Hirn, Herz-Kreislauf- und Blutsystem kommt ein privater und beruflicher Abstieg. Eine Entwöhnung gestaltet sich meist sehr schwierig, wenngleich es nicht an guten Therapieansätzen mangelt. Selbst unter Mitwirkung von Spezialisten gelingt es allerdings kaum, mehr als 30 Prozent der Kranken von der Droge zu befreien.

Sehr viele Alkoholiker leugnen auf direkte Befragung ihre Abhängigkeit. Mitunter tun sie das sogar vor sich selbst! Der Arzt muss daher fast kriminalistische Fähigkeiten entwickeln, um ein Alkoholproblem tatsächlich zu erkennen. Denn im Frühstadium sind Abhängige völlig unauffällig.

Verdachtsmomente sind häufig auftretende Unfälle (zum Beispiel mit Rippenbrüchen), blaue Flecken, vermehrter Gebrauch von Medikamenten, die die Magensäure ausgleichen (Antazida). Weiters zeigen morgendliche Übelkeit, gleichzeitig bestehender Nikotinmissbrauch (Alkoholiker sind oft zusätzlich exzessive Raucher) und leichtes Zittern oder der typische Geruch ein Alkoholproblem an.
Es gibt keine allgemeingültige Definition des Alkoholismus. Schließlich spielt nicht nur die täglich eingenommene Alkoholmenge eine Rolle. Allerdings dient ein regelmäßiger Genuss von mehr als einen halben Liter Wein pro Tag als starker Hinweis.

Sind Sie alkoholgefährdet?

Mit Hilfe verschiedener Laborbefunde sind die Schädigungen des Körpers durch den Alkohol zu erkennen. Diese Untersuchungen zeigen jedoch nicht die Gefährdung einzelner.

Ob man bereits gefährdet, vielleicht sogar psychisch alkoholkrank ist, kann bereits mit wenigen Fragen abgeklärt werden:

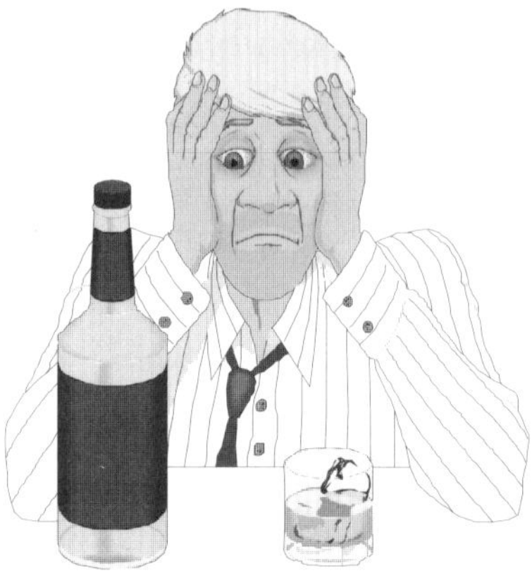

- Haben Sie je daran gedacht, dass Sie Ihren Alkoholkonsum einschränken sollten?
- Wurden Sie bereits von Angehörigen oder Freunden aufgrund Ihres Alkoholkonsums kritisiert? Tendieren Sie dann dazu, die Trinkmengen vor anderen herabzuspielen?
- Haben Sie sich aufgrund Ihres Alkoholkonsums schon Selbstvorwürfe gemacht?
- Haben Sie bereits einmal morgens Alkohol getrunken, um Ihre Nerven zu beruhigen oder einen "Kater" zu beseitigen?

Eindeutige Beweise für eine Alkoholkrankheit liegen vor, wenn folgende Fragen positiv beantwortet werden:

- Haben Sie oft einen starken Wunsch oder Zwang, Alkohol zu konsumieren?
- Sind Sie manchmal nicht mehr fähig, den Alkoholkonsum vernünftig zu steuern? (Kontrollverlust)
- Treten bei Ihnen körperliche Entzugserscheinungen bei Beendigung oder Reduktion des Alkoholkonsums auf?
- Brauchen Sie immer mehr Alkohol, um die ursprüngliche Wirkung zu erreichen?

Ein Mann, der wöchentlich mehr als 14 und eine Frau, die mehr als 7 Drinks einnimmt, ist nach amerikanischen Richtlinien (National Institute of Alcohol and Drug Abuse) alkoholgefährdet. (Drink = 10-15 g Alkohol)

Alkoholfolgekrankheiten	
Magen	akute Gastritis mit Erosionen (nach hochprozentigem Alkohol), Blutungen sind möglich, chronische Gastritis, Magengeschwür
	Bei wiederholtem Erbrechen kann es zu Schleimhauteinrissen am Mageneingang und zu schweren Magenblutungen kommen
Leber	Fettleber-Hepatitis, Alkoholhepatitis, feinknotige Leberzirrhose (Leberverhärtung)
Bauchspeicheldrüse	akute und chronische Entzündung (Pankreatitis)
Herz	Herzerweiterung und Herzschwäche als eine Herzmuskelschädigung (Kardiomyopathie), Herzrhythmusstörungen, Bluthochdruck
Blutzellen	Blutarmut (Anämie), Schädigung und Verminderung der weißen Blutkörperchen und Thrombozyten
Fettstoffwechselstörungen	Triglyceride sind erhöht
Hormonstörungen	Abfall der Sexualhormonspiegel mit Verweiblichung der Männer und sexuellen Funktionsstörungen
Neurologische Störungen	Gehirndegeneration mit Gedächtnis-, Bewegungs- und Wahrnehmungsstörungen. Wesensveränderungen, Wahnideen, Ausfall langer Nerven (Neuropathie), Muskelschwäche

Laboruntersuchungen können dazu beitragen, den Verdacht auf Alkoholismus zu erhärten oder zu entkräften.

Keine einzelne Untersuchung jedoch beweist chronischen Alkoholmissbrauch. Sind allerdings gleichzeitig mehrere Tests abnorm, kann man davon ausgehen, dass die Diagnose richtig ist.

Es gibt keinen einzelnen Labortest, der bestehenden Alkoholmissbrauch beweist.

Folgende Laborwerte können auf erhöhten Alkoholkonsum hinweisen:

- Blutbild (Erythrozytengröße (MCV > 96))
- Gamma-GT, GOT, GPT (also die Leberenzyme)
- Triglyceride
- Harnsäure: Alkohol hemmt die Harnsäureausscheidung. Bier enthält reichlich Purine, die zu Harnsäure umgebaut werden.
- Alkoholbestimmung aus Harn und Blut (Abfall des Blutalkoholspiegels: 0,02% pro Stunde), Nach 24 Stunden ist in der Regel kein Alkohol mehr nachweisbar. Interessanterweise erreichen Personen, die Säureblocker einnehmen, höhere Alkoholspiegel im Blut.
- Erniedrigter Folsäurespiegel
- CDT

Weitere Laborveränderungen bei überhöhtem Alkoholkonsum:

- Es zeigt sich erniedrigter Blutzucker, besonders wenn Alkohol auf leeren Magen getrunken wurde. Es kommt dann zur Hemmung der Glukose-Neubildung
- Verringerung von Kalium und Kalzium. Kalziumerhöhung nach einem Rausch
- Phosphaterhöhung nach einem Rausch
- Niedriges Phosphat beim chronischen Alkoholiker bedingt durch Mangelernährung
- Niedriges Magnesium, ebenfalls durch mangelnde Zufuhr durch die Nahrung
- Erhöhte CPK durch Muskelschäden
- Erhöhung von Amylase und Lipase als Zeichen einer Schädigung der Bauchspeicheldrüse (Pankreatitis). Nach einem Rausch finden sich bei 10% der Patienten erhöhte Amylasewerte
- Gerinnung: Bei Leberzirrhose können Gerinnungsparameter infolge gestörter Bildung der Gerinnungsfaktoren in der Leber gestört sein

Was besagt das Blutbild? (Siehe auch Kapitel Blutbild)

Bei chronischem Alkoholismus sind die roten Blutkörperchen in typischer Weise vergrößert (Makrozytose). Sie enthalten auch mehr Blutfarbstoff, also Hämoglobin (hyperchrom). Mit den heute üblichen computerisierten Blutbilduntersuchungen sind diese Veränderungen durch eine Erhöhung des MCV über 96 fl und MCH über 35 pg erkennbar.

Erst bei schwerstem Missbrauch kommt es zu weiteren Blutbildveränderungen. Durch Knochenmarkschädigung sinkt die Zahl der Leukozyten, der Erythrozyten und der Thrombozyten, der Blutzellen.

Was besagt das Gamma-GT? (Siehe auch Kapitel Leber)

Gamma-GT ist ein Leberenzym, das bei schwerem Alkoholismus fast immer erhöht ist. Der Wert kann auf einige hundert U II, selten auch über 1000 ansteigen. Bei gelegentlichem Rausch verändert sich die Gamma-GT nicht. Bleibt der Patient abstinent, kann sie sich innerhalb weniger Wochen normalisieren. Ein Wiederanstieg des Wertes zeigt einen Rückfall an.

Allerdings kann man einem Patienten mit dem Gamma-GT-Wert gehörig unrecht tun. Nämlich dann, wenn jeder erhöhte Wert automatisch mit Alkoholmissbrauch gleichgesetzt wird. Tatsächlich steigern bestimmte Medikamente (Schlafmittel, Antiepileptika, manche Antibiotika) Gamma-GT. Ebenso eine längst überstandene Hepatitis.

Werden im Blut die Werte bestimmt, sollte auch immer eine Überprüfung der Alkalischen Phosphatase (AP) und der beiden anderen Leberenzyme GOT und GPT angeordnet werden. Fallen nämlich auch diese Werte zu hoch aus, muss eine Schädigung der Leberzellen in Betracht gezogen werden. Gleichzeitige AP-Erhöhung deutet auf eine Störung im Bereich der Gallenwege hin. Bei Leberzelldefekt ist meistens die GPT höher als die GOT. Eine der Ausnahmen der Regel stellt jedoch die durch Alkohol verursachte Leberentzündung (Fettleberhepatitis) dar: In diesem Fall ist GOT höher als GPT.

CDT
Carbohydrate-Deficient-Transferrin

CDT ist zur Zeit der zuverlässigste Marker länger dauernden (chronischen) Alkoholmissbrauchs.

Normalwert:

Abhängig von der Methode
Grenzwerte: Männer: 18-20 U CDT/l
Frauen: 26-28 U CDT/l
Die Bestimmung erfolgt aus dem Blut

Was ist CDT?

CDT ist ein verändertes Serum-Transferrin. Dieses Eiweiß wird hauptsächlich in der Leber gebildet. Die wichtigste Funktion von Transferrin ist der Transport und die Übertragung von Eisen.

Die biologische Halbwertszeit des Transferrin beträgt, ähnlich wie die des CDT, 6-12 Tage. Es wird überwiegend über die Leber ausgeschieden, wo es auch abgebaut wird.

Chronischer Alkoholkonsum beeinträchtigt den Stoffwechsel (Metabolismus) mehrerer Zucker-Eiweiß-Komplexe. Am besten erforscht ist der des Transferrin.

Bei regelmäßigem hohen Alkoholkonsum tritt die Transferrin-Isoform (CDT) auf. Sie ist durch einen Mangel an Kohlenhydraten gekennzeichnet. Man kann dieses abartige Transferrin aufgrund einer veränderten isoelektrischen Ladung durch entsprechende Trennverfahren nachweisen.

Fälschlicherweise positive Befunde treten in äußerst seltenen Fällen bei Patienten mit schweren Lebererkrankungen und bei Vorliegen des nicht so seltenen (1:600) Carbohydrate-Deficient-Glykoprotein-(CDG)-Syndrom auf. Die Abartigkeit des Proteins verursacht sonst keine nachteilige Auswirkung. Ebenfalls erhöht zeigt sich der Wert bei Patienten mit angeborenen Transferrin-Varianten.

Eine Beeinflussung der Serum-CDT-Konzentration durch Medikamente, die z.B. hohe γ-GT- und Transaminasen-Serumaktivitäten auslösen, wurde nicht beobachtet.

Wann ist CDT erhöht?

Alkoholkonsum (-missbrauch)

Eine erhöhte CDT-Konzentration ist typisch für Patienten, die Alkoholmissbrauch betreiben. Mehr als 50-80 g Äthanol werden täglich für mindestens sieben aufeinanderfolgende Tage konsumiert.

Da die Halbwertszeit (Zeit, in der die Hälfte eines Stoffes aus dem Blut verschwindet) des CDT 14 Tage beträgt, eignet sich dieser Wert zur Diagnose und Kontrolle der Alkoholkrankheit.

Mit dem Laborwert unterscheidet der Arzt eine alkoholische von einer nichtalkoholischen Erkrankung.

Bei Personen, die Alkohol in moderaten Mengen genießen (<40 g Alkohol/Tag), werden normale CDT-Serumkonzentrationen gemessen. Nach mindestens 14-tägiger Abstinenz ist es möglich, wieder Werte unterhalb des Grenzwertes festzustellen.

Alkoholgehalt in verschiedenen Getränken

Getränk	Alkoholgehalt	Menge	reiner Alkohol
	(circa Angaben)		(circa Angaben)
Bier	5 Vol. %	1 l	40 g
Wein	10 Vol. %	1 l	80 g
Sekt	10 Vol. %	1 l	80 g
Wermut	18 Vol. %	1 l	144 g
Korn, Obstler	30-35 Vol. %	1 l	240-280 g
Weinbrand, Whisky	40-45 Vol. %	1 l	320-360 g
Traubensaft ungegoren		1 l	4 g
Kefir, Sauerkraut		1 l	5 g

Blutalkoholbestimmung

Bestimmung des aktuellen Blutspiegels von Alkohol

Normalwert:

0,0 g/l - kein Alkohol nachweisbar
Die Untersuchung erfolgt aus dem Blut

Bei der Blutabnahme muss darauf geachtet werden, dass zur Desinfektion kein Alkohol verwendet wird.

Wie ist der Alkoholspiegel im Blut zu beurteilen?

Um den Grad einer Alkoholisierung zu bestimmen, wird die Alkoholmenge im Blut gemessen. Während einige Menschen bereits nach einem Viertel Wein beschwipst sind, hat die selbe Menge Alkohol auf andere noch keine merklichen Auswirkungen. Die Alkoholverträglichkeit ist individuell verschieden.

Bei jeglicher Kombination von Alkohol und Psychopharmaka (Beruhigungsmittel, Neuroleptika und viele Antidepressiva) wird die Alkoholwirkung gesteigert. Sie kann sogar unberechenbar sein.

Medikamente dürfen keinesfalls mit Alkohol kombiniert werden (z.B. das Antibiotikum Metronidazol – enthalten in Anaerobex®), da starke körperliche Unverträglichkeitssymptome (Übelkeit, Erbrechen, Kopfschmerzen ...) auftreten können.

Frauen vertragen Alkohol schlechter als Männer. Wahrscheinlich bietet das männliche Sexualhormon Testosteron einen gewissen schützenden Effekt. So erleiden Männer mit starker Brustbehaarung weniger leicht eine Leberzirrhose.

Durch manche Harnwegsinfekte (Candida albicans) kann es vorkommen, dass bei der Bestimmung des Alkohols aus dem Harn fälschlich hohe Werte gemessen werden.

Auswirkungen von Alkohol im Blut	
Promille	**Auswirkungen auf den Menschen**
0,0-0,5	Das hat noch kaum Auswirkungen auf den Menschen, außer es liegt eine Alkoholunverträglichkeit vor. Wärmegefühl tritt auf
0,5-1,5	**leichte Trunkenheit:** Es besteht eine leichte Enthemmung, Stimmungslabilität, Gefühl der Entspanntheit, Aufmerksamkeit und Konzentrationsfähigkeit sind reduziert, leichte Gleichgewichtsstörungen
1,5-2,5	**mittlere Trunkenheit:** Zunahme der Enthemmung, Gleichgewichtsstörungen, Distanzlosigkeit, geringe Selbstkritik, Schlafbedürfnis
2,5-3,5	**Rausch:** Sprechstörungen (Lallen), Gehstörungen (Torkeln), Merkstörungen, starkes Schlafbedürfnis, Sinnestäuschungen
>3,5	**bedrohlicher Rausch:** Atemstörungen, Übergang in Narkose, Gefahr der Unterkühlung, Lebensgefahr

DAS BLUTBILD
Die Zellen des Blutes

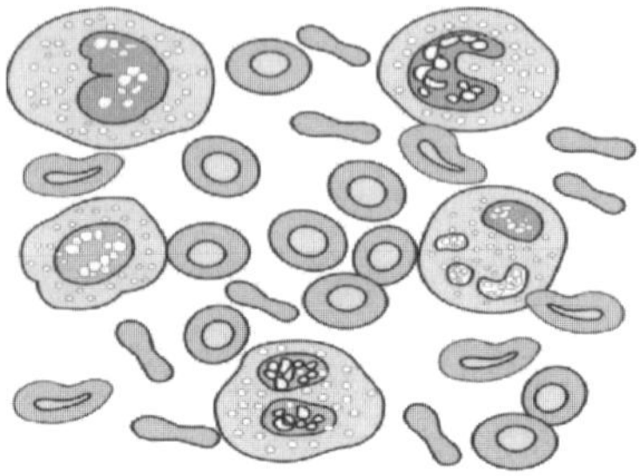

Unser Blut ist ein höchst vielseitiges und kompliziert aufgebautes Gemisch. Es macht etwa 6% bis 8% unseres Körpergewichts aus. Das bedeutet, dass ein 70 kg schwerer Mensch etwa 5 Liter Blut hat.

Funktionen des Blutes

Blut durchströmt ununterbrochen alle Gewebe und versorgt diese mit Sauerstoff, Nährstoffen, Salzen und Regulatoren (Hormone). Andererseits werden vom Blut die verschiedensten Abbauprodukte und Kohlendioxid zu den Ausscheidungsorganen (Niere, Leber, Lungen ...) transportiert und dort aus dem Körper entfernt.

Blut hat eine Temperatur knapp unter 37 Grad Celsius. Bei dieser Temperatur funktionieren viele Zellsysteme optimal. Bei Überhitzung oder Abkühlung erfolgt der Wärmeaustausch über das Blut.

Zusätzlich patroulliert im Blut kontinuierlich eine Art Polizei (Immunsystem). Sie sorgt dafür, dass keine störenden Elemente (z.B. Erreger) ihr Unwesen treiben.
Bei Verletzungen sorgt ein kompliziertes System für die Gerinnung des Blutes und die Abdichtung der Blutgefäße.

Bestandteile des Blutes

Blut besteht aus Blutflüssigkeit (Plasma) mit Eiweiß, Salzen, Nährstoffen und Stoffwechselprodukten sowie aus den Blutzellen.

Die wichtigsten Zellen:

Weiße Blutkörperchen (Leukozyten)

Sie sind für die Körperabwehr zuständig. Die Leukozyten können Fremdstoffe oder Erreger erkennen, in die Zellen aufnehmen (Phagozytose), abbauen und weiterverarbeiten. Sie liefern anderen Zellen des Immunsystems wichtige Informationen über die Struktur eines Erregers und vermitteln die Immunabwehr, indem sie die Produktion von Antikörpern ermöglichen.

Rote Blutkörperchen (Erythrozyten)

Sie sehen aus wie in der Mitte eingedellte Scheibchen. Erythrozyten enthalten einen roten eisenhaltigen Eiweißkörper, der Sauerstoff und Kohlendioxid binden kann. Damit übernehmen sie den Sauerstofftransport zum Gewebe und den Kohlensäureabtransport vom Gewebe. Erythrozyten sind die einzigen Zellen des Körpers, die keinen Zellkern besitzen. Aus diesem Grund können sie sich nicht teilen. Nach einer Lebensdauer von etwa vier Monaten sterben sie ab und werden vorwiegend in der Milz abgebaut.

Blutplättchen (Thrombozyten)

Sie dienen der Blutstillung. Thrombozyten werden wie die meisten Blutzellen im Knochenmark gebildet. Sie rollen an den Gefäßwänden entlang und leiten die Reparatur defekter Stellen ein. Bei übermäßiger Aktivität können sie Thrombosen verursachen.

> ***Die Lehre vom Blut wird Hämatologie genannt.***
> ***Die Lehre von der Blutgerinnung ist die Hämostaseologie.***

Lunge, Nieren, Leber und das blutbildende Knochenmark sorgen für die richtige Zusammensetzung des Blutes. Zusätzlich werden verschiedene Wachstumsfaktoren (hormonähnliche Substanzen) gebildet. Weil so viele Organe beteiligt sind, ist das Blut entsprechend störungsanfällig.

In den kommenden Abschnitten werden die einzelnen Blutzellen mit ihren wichtigsten Störungen und Veränderungen besprochen. Anschließend erfahren Sie mehr über die Blutgruppen. Danach wird auf die Gerinnung und den Zusammenhang mit Entzündungen und Immunsystem eingegangen.

Erythrozyten (rote Blutkörperchen)

Mit der Zählung und Vermessung der roten Blutkörperchen kann das Vorhandensein einer Anämie (Blutarmut) oder Polyglobulie (Vollblütigkeit) festgestellt werden. Mit Hilfe der sogenannten Erythrozyten-Indizes können Abweichungen sowohl der Größe als auch des Hämoglobingehaltes (roter Blutfarbstoff, der Sauerstofftransporteur) erkannt werden. Die Retikulozyten (unreife Erythrozyten) informieren über die Blutneubildung.

Normalwerte:

Erythrozyten allgemein: 4,2 bis 5,8 T/l

Frauen Erythrozyten: 3,8 bis 5,2 Millionen pro mm^3

Hämoglobin (Hb):	**11,7 bis 15,7 g/dl**
Hämatokrit (Hkt):	**34% bis 46,9%**
Mittl. Zellvolumen (MCV):	**80-100 fl**
Mittl. Hb-Gehalt (MCH):	**26,4-34 pg**
Mittl. Hb-Konzentration (MCHC):	**31,4-35,8 g/dl**
Breite der Verteilungskurve (RDW):	**13%-19,5%**

Männer Erythrozyten: 4,4 bis 5,9 Millionen pro mm^3

Hämoglobin (Hb):	**15,5 bis 17,7 g/dl**
Hämatokrit (Hkt):	**36% bis 48%**
Mittl. Zellvolumen (MCV):	**80,5-99,7 fl**
Mittl. Hb-Gehalt (MCH):	**26,6-33,8 pg**
Mittl. Hb-Konzentration (MCHC):	**33,9-36,3 g/dl**
Breite der Verteilungskurve (RDW):	**13%-19,5%**

Retikulozyten: 0,5-2%

**Die Untersuchung erfolgt aus EDTA-Blutröhrchen.
Diese sind in der Regel rosa.**

Was sind Erythrozyten (rote Blutkörperchen)?

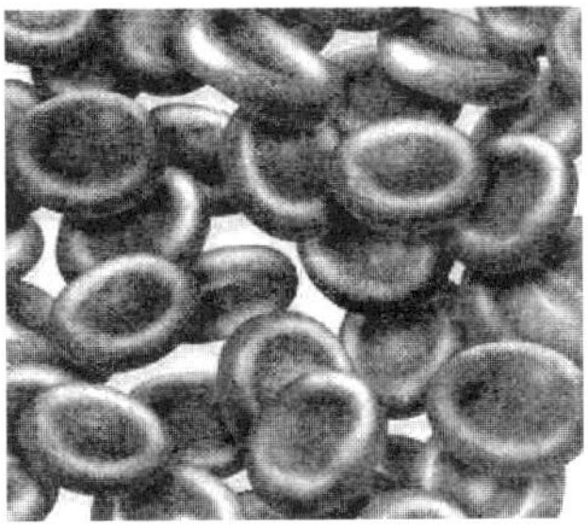

Die roten Blutkörperchen sind scheibenförmige, in der Mitte eingedellte Zellen. Ihre Gestalt ist gut formbar. Sie passen sich damit auch kleinsten Blutgefässen an. Anders als die meisten Zellen im Körper, besitzen sie keinen Zellkern und können sich daher auch nicht teilen.

Erythrozyten werden bei Kleinkindern in Leber und Milz, im Kindes- und Jugendalter zunehmend in den langen Röhrenknochen gebildet. Bei älteren Menschen findet die Blutbildung vorwiegend in Wirbelkörpern, Brustbein, Rippen und Beckenknochen statt. Für ausreichende Neubildung sind zum Beispiel Eisen, Vitamin B12 und Folsäure notwendig. Ein Mangel an diesen Stoffen verursacht Produktionsprobleme und somit Anämie (Blutarmut).

Die Erythrozyten haben eine Lebensdauer von etwa 120 Tagen. Ist diese Zeit stark verkürzt, entsteht ebenfalls eine Anämie (Hämolyse).Während ihrer Lebenszeit kreisen rote Blutkörperchen fortwährend im Blut. Sie legen dabei eine Wegstrecke von etwa 300 bis 500 Kilometer zurück. Danach werden diese in der Milz (Grab der Erythrozyten) abgebaut. Freiwerdendes Hämoglobin transportieren Haptoglobin und Hämopexin aus den Blutgefäßen.

Erythrozyten arbeiten als Transporteure des Sauerstoffes. Sie enthalten das Hämoglobin, das den Sauerstoff bindet. Bei Blutarmut wird in den Nieren ein Hormon ausgeschüttet, das das Knochenmark zur verstärkten Blutbildung anregt. Dieses Hormon heißt Erythropoetin. Es kann heute bereits gentechnologisch hergestellt werden und findet bei verschiedenen Krankheiten Anwendung.

Noch bevor sie in den Blutkreislauf abgegeben werden, verlieren die Erythrozyten ihren Zellkern. Junge, eben erst in den Blutkreislauf gelangte Erythrozyten (Retikulozyten) enthalten zwar keinen Kern mehr, aber noch Reste der Erbsubstanz (Nukleinsäuren).

Bei Verdacht auf Anämie werden die Retikulozyten ebenfalls bestimmt. Ihr Anteil an der Gesamtzahl der roten Blutkörperchen ist ein Maß für die Blutneubildung.

In modernen Laboratorien erfolgt die Zählung und Messung der Erythrozyten fast ausschließlich durch vollautomatische Geräte. Im Rahmen unserer Krankenhausausbildung zählten wir die Erythrozyten noch unter dem Mikroskop. (Eine sehr langweilige und ermüdende Arbeit.) Die neuen Geräte können in kürzester Zeit nicht nur viele

Millionen Blutkörperchen zählen, sie messen dabei auch zugleich das Volumen (MCV) und den Gehalt an Hämoglobin. Aus diesen Ergebnissen ist es möglich, die anderen Werte zu errechnen.

Erythrozyten, Hämoglobin und Hämatokrit

Im Laborbefund wird unter "Erythrozyten" die Zahl der roten Blutkörperchen in einem Kubikmillimeter Blut angegeben. **Hämoglobin,** den roten Farbstoff und eigentlichen Sauerstoffträger, misst man in Gramm pro Deziliter Blut.

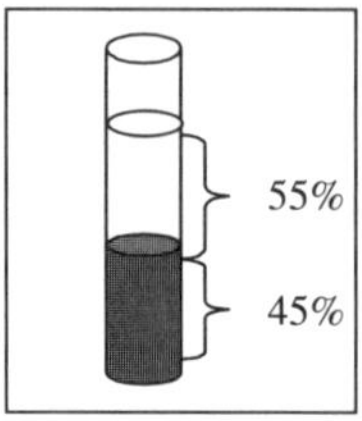

Der **Hämatokrit** ist eine Prozentzahl. Ursprünglich wurde Blut zentrifugiert und der Sud (die ausgeschleuderten roten Blutkörperchen) abgemessen. Der Hämatokrit gibt an, wie viel Prozent der Blutsäule die Erythrozyten ausmachen. In der Abbildung sind das 45%, ein Normwert.

Bei der Befundung werden erst Hämoglobin, dann der Hämatokrit und schließlich die Erythrozytenzahl bewertet. Fallen alle Ergebnisse normal aus, liegt kein Mangel oder Überschuss an roten Blutkörperchen vor.

MCV
(Mittleres Corpusculäres Volumen)

Die Berechnung des MCV, also der mittleren Größe der einzelnen roten Blutkörperchen, erlaubt die Unterscheidung zwischen Blutbildveränderungen mit

- kleinen Erythrozyten (Mikrozytose),
- normal großen Erythrozyten (Normozytose) und
- zu großen Erythrozyten (Makrozytose).

MCH
(Mittleres Corpusculäres Hämoglobin)

Dieser Laborwert wird auch manchmal HBE (Hämoglobin der Einzelerythrozyten) genannt. Der Wert gibt an, wieviel Hämoglobin in einem einzelnen Erythrozyten im Durchschnitt enthalten ist.

- Ist das MCH zu niedrig, enthalten die einzelnen roten Blutkörperchen zuwenig Hämoglobin. Man spricht von einem hypochromen (zu wenig Blutfarbstoff) Blutbild.

- Bei normalem MCH ist das Blutbild normochrom (normaler Blutfarbstoff).
- Bei erhöhtem MCH besteht eine hyperchrome (zuviel Blutfarbstoff) Blutbildveränderung.

MCHC
(Mittlere Corpusculäre Hämoglobin-Konzentration)

Die MCHC erlaubt die Feststellung, ob Hämoglobin in den roten Blutkörperchen, relativ zu ihrer Größe, vermehrt oder vermindert vorkommt. Liegt die MCHC hoch, enthält der Erythrozyt relativ viel, ist sie tief, relativ wenig roten Blutfarbstoff.

Erhöhte MCHC findet sich bei Kugelzellenanämie, erniedrigtes manchmal bei Eisenmangel und bei chronischen Erkrankungen. Ein stark abweichender Wert lässt einen Laborfehler vermuten.

RDW
(Breite der Verteilungskurve der Erythrozyten)

Neuere automatische Laborgeräte sind in der Lage, nicht nur die Erythrozyten zu zählen, sondern aus ihrer Größe ein Histogramm zu zeichnen.

Hätten alle Blutkörperchen dieselbe Größe, wäre z.B. bei 85 fl ein Strich zu sehen. Da aber nur ein Teil der Erythrozyten genau 85 fl misst, entsteht im Diagramm eine glockenförmige Kurve (in der Abbildung als gepunktete Linie sichtbar). Die RDW bewegt sich im Normbereich von 13 bis 19,5.

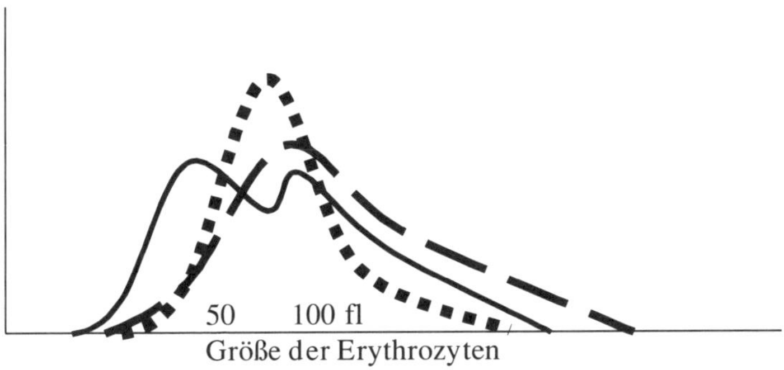

Bei manchen Veränderungen ist die Kurve jedoch breiter und die Maßzahl der RDW entsprechend größer (strichlierte Linie).
Liegt z.B. eine Eisenmangelanämie vor und hat der Patient Blutkonserven mit größeren Erythrozyten erhalten, kann eine doppelgipfelige Kurve erkennbar sein (durchgezogene Linie).

In manchen Fällen findet sich (wie bei Eisenmangel) bereits eine verbreitete Kurve, bevor aus den anderen Werten eine Anämie erkennbar wird. Diese vergrößerte RDW zeigt sich bei

- Eisenmangel
- Perniciosa
- Hämoglobinerkrankungen
- Hämolytische Anämien
- Vermehrung der Retikulozyten

Retikulozyten (junge Erythrozyten)

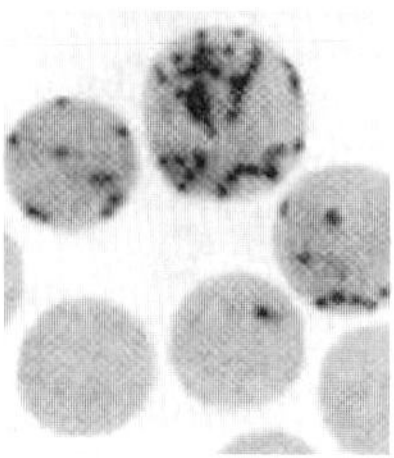

Die Zahl der Retikulozyten liefert bei der Abklärung einer Anämie wichtige Informationen. Retikulozyten sind junge, etwa 1 bis 2 Tage alte Erythrozyten. Sie kommen beim gesunden Menschen als 0,5% bis 1,5% (=15 Promille) der Erythrozyten vor. Retikulozyten zeigen sich unter dem Mikroskop etwas größer als die Erythrozyten. Sie enthalten noch Reste des Zellkerns. Findet eine gesteigerte Neubildung der Erythrozyten statt, ist ihre Zahl erhöht. Dann kann man annehmen, dass ein beschleunigter Abbau (Hämolyse) oder ein chronischer Blutverlust vorliegt. Nach einer schweren Blutung dauert es mindestens 48-96 Stunden, bis die Zahl der Retikulozyten ansteigt.

Eine erhöhte Retikulozytenzahl zeigt eine vermehrte Blutneubildung an. Entweder ging Blut verloren oder es gab einen Blutzerfall (Hämolyse). Grund kann auch ein vorübergehend gestörtes Knochenmark sein, das (z.B. nach einer effektiven Therapie) seine Arbeit wieder aufnimmt.

Woran erkenne ich eine Anämie (Blutarmut)?

Besteht eine Anämie (Blutarmut), sinken Hämoglobin und Hämatokrit. Hämoglobin fällt unter 12, der Hämatokrit unter 35 Prozent. In den meisten Fällen ist dann auch die Anzahl der Erythrozyten erniedrigt.

Nehmen wir an, die roten Blutkörperchen eines Patienten sind sehr klein. Ein typischer Zustand, der bei einer Eisenmangelanämie auftritt. Bei einem verminderten Hämoglobin und Hämatokrit kann die Zahl der Erythrozyten allerdings noch durchaus normal sein. (100 Erbsen haben weniger Volumen als 10 Tennisbälle).

Nur ein erniedrigtes Hämoglobin und Hämatokrit, nicht aber eine verminderte Anzahl an Erythrozyten beweisen Blutarmut (Anämie).

Pseudoanämie

"Pseudo" bedeutet immer, dass etwas zwar so aussieht, nicht aber der Wirklichkeit entspricht. So kann bei einem Bluttest der Befund „Anämie" erhoben werden, doch leidet der Patient nicht daran. Das ist in der Regel der Fall, wenn im Blut zu viel Plasma oder freie Flüssigkeit vorliegt und die Gesamtblutmenge des Patienten trotzdem nicht erniedrigt ist. Wir beobachten das bei

- Überwässerung eines Patienten (er hat sehr viel getrunken oder infundiert (per Infusion) bekommen)
- Patienten mit schweren Ödembildungen z.B. bei Nierenschwäche oder Herzschwäche
- Schwangeren im letzten Drittel der Schwangerschaft
- vermindertem Albumin im Blut

Symptome einer Anämie

Das Auftreten von Symptomen hängt davon ab, wie schnell sich eine Anämie entwickelt. Beginnt die Erscheinung langsam, können Patienten selbst bei einem Wert von zwei Millionen noch wenig Beschwerden verspüren. Ein rascher Beginn (akuter Blutverlust) führt jedoch schnell zu dramatischen Folgen (Kollaps).

Patienten mit Anämie erscheinen blass. Haben sie ursprünglich eine dunkle Hautfarbe oder sind sie braun gebrannt, erkennt der geschulte Arzt den blutarmen Patienten an einer Abblassung der Augenbindehaut. Betroffene sind leistungsschwach, werden rasch müde, leiden bei geringer Belastung unter Atemnot und haben oft auch erhöhten Herzschlag (Herzjagen).

- **Leichte Anämie:** Hämoglobin zwischen 12 g/dl und 10 g/dl
- **Mittelschwere Anämie:** Hämoglobin fällt unter 10 g/dl ab.
- **Sehr schwere Anämie:** Hier fällt das Hämoglobin unter 8 g/dl oder sogar 7 g/dl ab. In diesen Fällen wird sich der Arzt zu einer Bluttransfusion entschließen. Bei darüber liegenden Werten ist man heute allerdings mit der Zufuhr von fremdem Blut - nicht zuletzt wegen nicht mit absoluter Gewissheit auszuschließender Infektionen - wesentlich zurückhaltender als früher.

Das rote Blutbild unterliegt tageszeitlichen Schwankungen. Die höchsten Werte werden um 9 h gemessen, die niedrigsten um 20 h. Die Schwankungsbreite beträgt beim Hämoglobin 1 g und beim Hämatokrit 3%.

Bei schweren Rauchern ist das Hämoglobin im Durchschnitt um 0,5 bis 2,2 g/dl höher, bei Schwangeren infolge vermehrten Plasmas um 1 bis 2 g/dl erniedrigt. Das tritt vor allem im letzten Schwangerschaftsdrittel auf.

Ursachen der Anämien

Als Ursache einer Anämie kommen vier grundlegende Mechanismen in Frage:

- ***Akuter Blutverlust***

Bei akuten Blutungen (Verletzungen, Blutsturz, blutende Geschwüre ....) kann es oft viele Stunden dauern, bis ein Abfall im Blutbild feststellbar ist. Daher ist das rote Blutbild zur Diagnose einer akuten Blutung nur bedingt verwertbar.

Die ersten Laborveränderung, die sich zeigen, sind ein Anstieg der Leukozytenzahl und der Thrombozytenzahl.

Die Zahl der Retikulozyten erhöht sich erst nach rund drei Tagen. Der Körper versucht durch eilige Nachproduktion, den Mangel an roten Blutkörperchen zu beheben. Sind die Eisenspeicher erschöpft, kommt es zu denselben Blutbildveränderungen wie bei der Eisenmangelanämie.

- ***Verkürzte Überlebenszeit der Erythrozyten (Hämolyse)***

Bei den so genannten hämolytischen Anämien werden die roten Blutkörperchen nicht so alt, wie sie sollten (rund 120 Tage). Als Ursachen kommen abnorme Erythrozyten, Autoimmunerkrankungen, mechanische Schädigung (etwa durch künstliche Herzklappen) oder Milzvergrößerung (vermehrter Abbau der Erythrozyten) in Frage.

- ***Gestörte Reifung der Erythrozyten***

Bei diesen Formen der Anämie überleben bereits die Erythroblasten, die Vorstufen der roten Blutkörperchen, nicht. Im Knochenmark bestimmt eine rege Neubildung von roten Blutkörperchen das Bild. Die Anzahl der Jungformen (Retikulozyten) ist jedoch vermindert. Die Erythrozyten im Blut sind unterschiedlich groß. Bei Verdacht wird neben dem Blut auch das Knochenmark im Bereich des Brustbeines untersucht. Der Arzt saugt ein wenig davon mit einer starken Nadel ab (Sternalpunktat). Er untersucht die Probe nach entsprechenden Färbungen unter dem Mikroskop.

• ***Verminderte Zellneubildung***

Bei dieser Anämieform ist die Blutbildung im Knochenmark vermindert. Auf die einzelnen Formen wird in den kommenden Seiten eingegangen.

Chronische Anämien

Jeder hundertste Mann und jede zehnte Frau leidet unter Blutarmut. Dass Frauen häufiger betroffen sind, liegt nicht zuletzt auch daran, dass sie während der Menstruation oft ziemlich viel Blut verlieren.

Eine Anämie verschlechtert sich häufig mit zunehmendem Alter. Erst in fortgeschrittenem Stadium beginnen die Beschwerden. Die Patienten werden leistungsschwächer, bekommen leicht Atemnot, die Herzfrequenz nimmt zu. Bei älteren Menschen kann eine Herzschwäche auftreten.

> ***Zur ersten Zuordnung einer Anämie sind zwei Zusatzinformationen notwendig: die Größe der roten Blutkörperchen und die Retikulozytenzahl.***

Die Größe der Erythrozyten lässt sich aus den bereits beschriebenen Erythrozyten-Indizes ablesen. Diese werden heutzutage praktisch immer automatisch berechnet und ausgedruckt. Was passiert bei Veränderungen der genannten Größen?

Kleine Erythrozyten (Mikrozytose) und wenige Retikulozyten

Besteht diese Kombination, sollte ein Blutausstrich unter dem Mikroskop untersucht werden.

Weitere Blutbestimmungen: Serumeisen, Transferrin und Ferritin. Der Häufigkeit nach kommen für die beschriebene Abweichung des Laborbefundes vorwiegend folgende drei Krankheitsbilder in Frage:

- Eisenmangelanämie
- Anämie im Zuge chronischer Krankheiten
- Beta-Thalassämie

Ist das Serumeisen erniedrigt, kann Eisenmangel oder auch eine chronische (etwa entzündlich bedingte) Anämie vorliegen.

> ***Eine sonst gesunde gebärfähige Frau mit einer mikrozytären Anämie leidet aller Wahrscheinlichkeit nach (>90%) unter Eisenmangel.***

Hier hilft die Bestimmung von Transferrin weiter. Sein Wert ist bei Eisenmangel erhöht, nicht aber bei chronischen Erkrankungen trotz niedrigen Serumeisens. Eine sehr gute Unterscheidungsmöglichkeit besteht auch in der Bestimmung des Ferritins. (Siehe Eisenstoffwechsel)

Liegt sein Wert unter der Norm, beweist das den Eisenmangel praktisch. Bei Tumoren und schweren Entzündungen kann Ferritin erhöht sein.

Thalassämie

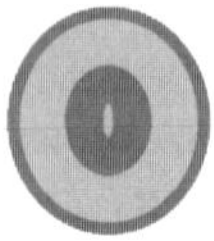

Im Blutausstrich zeigen die roten Blutkörperchen bei der Thalassämie eine Besonderheit: Sie sehen aus wie kleine Schießscheiben und werden deswegen Target-Zellen genannt. Durch eine Spezialuntersuchung (Hämoglobinelektrophorese) kann diese Erbkrankheit bewiesen werden.

Etwa 150 Millionen Menschen leiden unter β-Thalassämie. Ursache ist eine genetische Veränderung des Hämoglobins. Je nach genetischer Reinerbigkeit kann die Erkrankung harmlos bis tödlich verlaufen. In Süditalien und einigen Mittelmeerländern ist jeder 1000. Mensch betroffen. Die Erkrankung kommt auch bei Zentralafrikanern und Asiaten vor.

Anämie bei chronischen Erkrankungen

Obwohl sie meist in normaler Größe vorkommen, können die roten Blutkörperchen bei jedem vierten schwer chronisch Kranken auffallend klein sein.

Große Erythrozyten (Makrozytose) und wenig Retikulozyten

Wie bei den vorigen Anämieformen weist auch hier die niedrige Zahl der Retikulozyten auf eine gestörte Bildung der roten Blutkörperchen im Knochenmark hin. Eine Beurteilung der Erkrankung ist immer nur im Zusammenhang mit den Beschwerden und dem Wissen über andere Erkrankungen des Patienten möglich.

Weitere erforderliche Befunde: Vitamin B12 und Folsäurespiegel, TSH, Lebertests und eventuell eine Knochenmarkspunktion.

Als Ursache für dieses Erscheinungsbild einer Anämie kommen in Frage:

- Perniziöse Anämie
- Anämien bei Alkoholismus **(häufigste Ursache!)**
- Anämien bei Leberkrankheiten
- Anämie bei Unterfunktion der Schilddrüse
- Anämie bei einer Vorstufe der Leukämie
- Anämie nach Einnahme von einigen Medikamenten, die bei der Behandlung von Tumorerkrankungen Anwendung finden

Die bekannteste Form ist die Perniciosa.

Die Ursache liegt in einem Mangel an Vitamin B12 oder Folsäure.

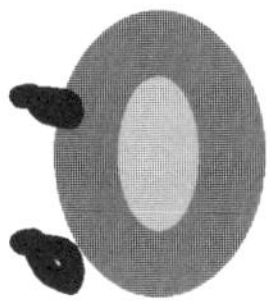

Bei dieser Erkrankung sehen die Erythrozyten auffallend vergrößert und eiförmig aus. Das MCV (mittlere Größe der einzelnen Blutkörperchen) ist häufig über 120 fl erhöht. Zusätzlich vermindert sich bei der Mehrzahl der Patienten die Zahl der Leukozyten und der Thrombozyten. Auch die Blutplättchen (Thrombozyten) sind ungewöhnlich groß. Im Knochenmark finden sich enorme Vorläuferzellen der Erythrozyten (Megaloblasten).

Erhöht ist zusätzlich auch LDH. Ein normaler LDH-Wert schließt Perniziöse Anämie praktisch aus. Das Serumeisen kann ebenfalls steigen.

Durch den Vitaminmangel werden bei Perniciosa die roten Blutkörperchen schon im Knochenmark vermehrt abgebaut. Das erhöht auch das Bilirubin im Blut. Die Patienten zeigen dadurch eine charakteristisch strohgelbfarbene Haut. Daneben können eine Vielzahl von neurologischen Störungen auftreten. Sogar Wesensveränderungen im Sinne von Desorientiertheit, Verfolgungsideen, Angstzuständen können auftreten. Manchmal geschieht das sogar, bevor noch der Arzt eine Anämie diagnostizieren kann.

Da die Darmschleimhaut Vitamin B12 und Folsäure nicht mehr aufnehmen kann, entsteht ein Mangel. Zur Kontrolle kann der Gehalt der Vitamine direkt im Blut gemessen werden. Bei Mangel ist er natürlich erniedrigt.

Eine weitere Kontrolle stellt der Schillingtest dar:

Der Patient schluckt dabei radioaktiv markiertes Vitamin B12. Nach zwei Stunden injiziert der Arzt größere Mengen eines nicht markierten Pendants. Das Vorhandensein des radioaktiven Vitamins wird im 24-Stunden-Harn gemessen. Scheidet der Körper in dieser Zeit davon weniger als sieben Prozent aus, liegt eine Aufnahmestörung vor.

> ***Der Unterschied zwischen Folsäure- und Vitamin-B12-Mangel: Folsäure behebt die Nervenstörungen durch Vitamin-B12-Mangel nicht. Dieser braucht eine lebenslange Therapie mit Injektionen.***

Besteht ein Vitamin-B12-Mangel, vermehren sich wenige Tage nach einer Vitamin-B12-Injektion die Retikulozyten (Jungformen) als Ausdruck einer heftigen Neubildung der roten Blutkörperchen.

Normal große Erythrozyten und wenig Retikulozyten

Dieses Blutbild kommt vor bei:

- Anämie im Zusammenhang mit chronischen Krankheiten
- Anämien bei Nierenschwäche (Insuffizienz)
- Anämien bei allen Schädigungen des Knochenmarks

Fast jede Anämie zeigt anfangs Erythrozyten (Normozytose) von normalem Ausmaß. Die Zellen ändern erst im weiteren Verlauf ihre Größe.

Anämie bei chronisch Kranken

Wie bei fast jeder entzündlichen Erkrankungen tritt ein niedriger Eisenwert auf. Ferritin ist erhöht, sein Wert liegt zumindest über 100 ng/dl. Auch das geschieht nahezu immer bei chronischen Erkrankungen.

Blutarmut mit vielen Retikulozyten

Eine Erhöhung der Retikulozytenzahl bedeutet eine gesteigerte Neubildung von roten Blutkörperchen. Dafür kommen als Ursachen in Frage:

- Zustand nach akutem Blutverlust
- Chronische Blutungen
- Anbehandelte Anämien
- Hämolytische Anämien

Hämolytische Anämie (Anämie infolge Blutzerfalls)

Verkürzte Lebenszeit der Erythrozyten mit deren vorzeitigem Zellzerfall nennt man Hämolyse.

Diese Anämieform tritt unter den vier eben genannten am seltensten auf und ist am schwersten nachzuweisen. Meist weisen die Patienten eine vergrößerte Milz auf (Friedhof der Erythrozyten).

Übliche Untersuchungen zum Nachweis einer Hämolyse sind:

1) **Haptoglobin:** So nennt man ein Eiweiß, das im normalen Blut vorkommt. Es bindet sich beim Abbau oder Zerfall der Erythrozyten an den freiwerdenden Blutfarbstoff (Hämoglobin). Unmittelbar danach verschwindet es ins Gewebe. Daher ist Haptoglobin bei einer Hämolyse vermindert.
   Normwert: etwa 35–200 mg/dl.
   Erniedrigung kommt auch bei Lebererkrankungen, Nahrungsmittelresorptionsstörungen und als angeborene Krankheit vor.
2) **Hämopexin:** Vergleichbar dem Haptoglobin transportiert Hämopexin den im Hämoglobin (Blutfarbstoff) eingeschlossenen eisenhaltigen Komplex vom Blut weg. Es sinkt erst bei stärkerer Hämolyse ab.
3) **Bilirubin:** (ist nicht an Glukuronsäure gebunden) Der Wert zeigt sich erhöht, aber nie über 6 mg/dl.
4) **LDH**: Der Wert steigt. Dieses Enzym ist in den Erythrozyten konzentriert vorhanden.
5) **Hämosiderin:** Wird nach Anfärbung mit Berliner-Blau im Harn nachgewiesen. Diese blau gefärbten Schollen sind unter dem Mikroskop noch nach bis zu 5 Tagen im Harn erkennbar. Bei einer sehr schweren Hämolyse tritt auch Hämoglobin vermehrt in den Harn über.

Wir wollen im Folgenden dem interessierten Leser einen kurzen Überblick über die verschiedenen Formen der hämolytischen Anämie geben:

Glukose-6-Phosphat-Dehydrogenasemangel (G6PD)

Hinter diesem uneleganten Namen verbirgt sich, weltweit gesehen, die wahrscheinlich häufigste Erberkrankung. Jeder 10. Mensch ist von diesem Defekt eines Erythrozyten-Enzyms betroffen. Patienten erkranken weniger schwer an Malaria. Daher ist der G6PD-Mangel in allen in Frage kommenden Gebieten verbreitet.

Je nach Schwere des Enzymmangels kommt es bei den Betroffenen bei schweren Infekten oder Genuss bestimmter Obst- oder Gemüsesorten (Favabohnen, grüne Bohnen, Johannisbeeren) zur Hämolyse. Auch manche Medikamente sind mögliche Auslöser: Antimalariamittel, einige Antibiotika, Aspirin, Phenacetin und Vitamin K.

Eine Therapie ist nicht bekannt. Betroffene Menschen müssen entsprechende Nahrungsmittel oder Medikamente meiden.

Kugelzellanämie

Die Krankheit (im Medizinerjargon als Sphärozytose bekannt) ist erblich bedingt. Sie kommt in Mittel- und Nordeuropa vor. Dabei ist der Aufbau der Zellwand der Erythrozyten gestört. Die roten Blutkörperchen nehmen eine kugelige Form (Name!) an, die Milz ist vergrößert. Beschwerden treten meist schon im Kindesalter auf. Es besteht erhöhte Neigung zu Gallensteinbildung. Manchmal finden sich auch Skelettveränderungen.

Kugelzellen (Sphärozyten) erkennt der Arzt am genauesten unter dem Mikroskop. Sie treten auch nach Bluttransfusionen AB0-unverträglichen oder überlang gelagerten Blutes und bei Hämolytischen Anämien auf.

Elliptozytose

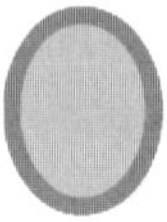

Die Erythrozyten erscheinen oval oder enthalten in der Mitte eine quer verlaufende Delle. Es kommt zu einer abnormen Enzymausstattung der roten Blutkörperchen. Diese Störung ist bei der Mehrzahl der Patienten harmlos. Sie tritt auch zum Beispiel bei Mangel an Glukose-6-Phosphat-Dehydrogenase auf. Es handelt sich dabei um das häufigste Erbleiden der Menschheit.

Krankhaftes Hämoglobin

Ein Beispiel stellt die schon erwähnte Thalassämie dar. Diese Erscheinung kommt nicht selten in Mittelmeerländern vor. Dabei sind die Erythrozyten auffallend klein (niedriges MCV) und sehen wie Schießscheiben aus. Die Nachweismethode der Wahl ist die Hämoglobinelektrophorese.

Autoimmunleiden

Das Abwehrsystem produziert in diesem Fall Antikörper gegen die eigenen Erythrozyten. Diese gehen daraufhin beschleunigt zugrunde. Zum Nachweis dieser Antikörper wird der Coombs-Test eingesetzt. Er zeigt an, ob sich Antikörper an den Wänden der roten Blutkörperchen befinden. Bei einem Teil der Erkrankten treten sogenannte Kälteagglutinine auf. Die Hämolyse macht sich bei ihnen im Winter bemerkbar.

Infektionen

Bei Infektionen mit Mykoplasmen (Kleinstlebewesen, die sich von Bakterien unterscheiden, da sie nicht von festen Zellwänden begrenzt sind, sondern eine dreischichtige Membran aufweisen), Pfeifferschen Drüsenfieber (Mononukleose), infektiöser Hepatitis (Leberentzündung), Malaria und Blutvergiftungen (Sepsis) werden ebenfalls hämolytische Krisen beobachtet.

Medikamente

Phenacetin (Schmerzstiller, schädigt auch die Nieren), Penicilline, Chinin, Sulfonamide und noch einige andere Medikamente können mitunter eine Hämolyse auslösen. Daher sind bei längerer Behandlung immer Blutbildkontrollen angezeigt.

Andere Anämieformen

Die Perniziöse Anämie und die Eisenmangelanämie wurden bereits besprochen.

Aplastische Anämien: Die Ursache ist unbekannt. Diese Anämie kann als Folge einer Medikamenteneinnahme oder Strahlenschädigung auftreten. Bisweilen ist sie eine Vorstufe einer Leukämie.

Tumorerkrankungen: Alle Krebsarten mit Metastasen in den Knochen oder Leukämien können zu schwerer Anämie führen, weil einerseits durch die Krebsprozesse eine Verdrängung der blutbildenden Zellen in den Knochen stattfindet. Andererseits ist es möglich, dass die Blutneubildung sowohl durch den Tumor als auch durch eine eventuelle Chemotherapie gestört ist.

Nieren- und Leberleiden: Schwere Erkrankungen dieser Organe können zu deutlicher Verkürzung der Lebenszeit der Erythrozyten führen.

Milzvergrößerung: Ist die Milz vergrößert, erfolgt ein beschleunigter Abbau reifer Blutkörperchen in diesem Organ.

Was bedeutet die Erhöhung der Erythrozytenzahl, von Hämoglobin und Hämatokrit?

Sind Hämoglobin, Hämatokrit und die Erythrozytenzahl erhöht, besteht eine Polyglobulie (Vollblütigkeit).

Da die einzelnen roten Blutkörperchen unterschiedlich groß sein können und die Menge des Hämoglobins in den einzelnen Blutzellen stark schwanken kann, müssen diese drei Werte allerdings nicht im selben Ausmaß verändert sein.

Polyglobulie (Vollblütigkeit)

Hier besteht eine echte Vermehrung von roten Blutkörperchen. Dabei findet man auch stets das blutbildende Hormon Erythropoetin vermehrt. Eine typische Erscheinung, die bei Menschen vorkommt, die im Hochgebirge leben. Allerdings tritt Polyglobulie auch bei chronischen Lungenleiden auf, bei manchen Herzerkrankungen und manchmal auch bei Tumoren, die in der Lage sind, Erythropoetin zu bilden (Niere).

Pseudoglobulie

Kommt es infolge hohen Flüssigkeitsverlustes (Schwitzen, Durchfall, Erbrechen) zur Eindickung des Blutes, ist die Zahl der Erythrozyten relativ erhöht. Das heißt, sie wäre bei ausreichendem Flüssigkeitsgehalt völlig normal.

Polyzythämia vera

Bei dieser Form der übermäßigen Blutneubildung vermehren sich die Erythrozyten ungehemmt. Oft ist auch die Thrombozyten- und Leukozyten-Zahl erhöht. Eine Erkrankung ungeklärter Ursache.

Deformierte Erythrozyten

Neben den Kugelzellen und den Elliptozyten, die bereits oben beschriebenen wurden, zeigen sich unter dem Mikroskop noch andere Formveränderungen der roten Blutkörperchen:

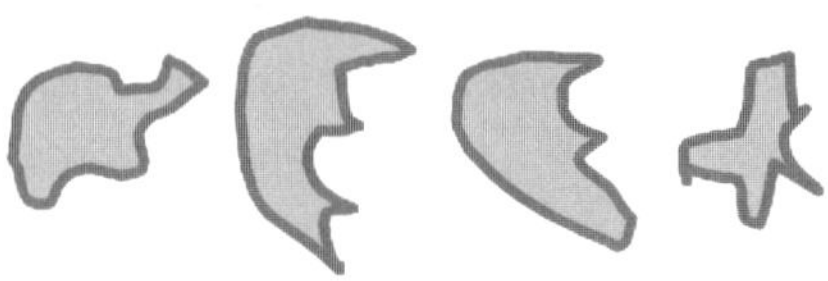

So treten die **Schistozyten,** also "gebrochene" und stark verformte Erythrozyten auf, die im allgemeinen kleiner sind. Sie werden beobachtet bei:

- Hämolytische Anämien (Blutzerfall)
- Urämie (Harnvergiftung)
- Nach Herzklappenersatz
- Starke Verbrennungen
- Abetalipoproteinämie (Störung im Fettstoffwechsel)
- Sepsis (Blutvergiftung)
- Tumorerkrankungen
- Alkoholismus
- Leberzirrhose
- Schilddrüsenunterfunktion

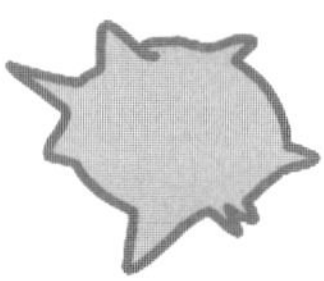

Als Stachelzellen haben die **Akanthozyten** die selbe Ursache wie die Schistozyten. Sie werden neben Lebererkrankungen auch bisweilen bei Anorexia nervosa (Magersucht) beobachtet.

Bei der **Sichelzellanämie** sind, wie der Name sagt, viele Erythrozyten sichelförmig verformt. Dieser bei Arabern, Afrikanern, Indern und Südamerikanern vorkommenden Anämie liegt ein abnormes Hämoglobin (HbS) zugrunde. Der Nachweis erfolgt mittels Hämoglobinelektrophorese. Nur die reinerbig Erkrankten leiden unter schweren Gesundheitsstörungen mit Milzvergrößerung und Schmerzattacken. Viele Patienten sterben nach 15-20 Jahren.

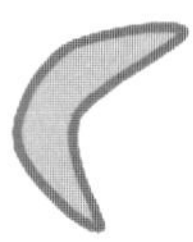

Blutgruppen

Vor Bluttransfusionen ist die Bestimmung der Blutgruppen AB0, des Kell-Faktors und des Rhesusfaktors notwendig.

Nur Blut mit den passenden Eigenschaften darf transfundiert (mittels Infusion verabreicht) werden.

Zusätzlich wird heute ein Antikörpertest durchgeführt, um das Risiko für Transfusionszwischenfälle möglichst gering zu halten.

Blutgruppenbestimmung

Der Österreicher Karl Landsteiner erhielt 1930 für seine Entdeckung der Blutgruppen A, B und 0 (Null) den Nobelpreis.

Landsteiner erkannte, dass auf der Oberfläche von roten Blutkörperchen bestimmte Merkmale vorhanden oder nicht vorhanden sind, die bei Kontakt mit Fremdblut die Verträglichkeit beeinflussen.

Erhält ein Mensch eine unpassende Blutkonserve, können schwerste Schockzustände, oft mit tödlichem Ausgang, auftreten. Es kommt zur Zusammenballung (Agglutination) der roten Blutkörperchen und in weiterer Folge zur Zersetzung derselben (Hämolyse). Die zerstörten roten Blutkörperchen (Erythrozyten) verstopfen Blutgefäße. Das bringt den Kreislauf zum Erlahmen. Darüber hinaus werden große Mengen des roten Blutfarbstoffes Hämoglobin frei und schädigen die Nieren. Im Extremfall stirbt der Betroffene an Nierenversagen.

Das AB0-System

Erythrozyten weisen an der Oberfläche zwei Merkmale auf: Das Merkmal A, das Merkmal B oder keines davon. In diesem Fall spricht man von Blutgruppe 0. Da ein Mensch von jedem Elternteil ein Merkmal erhält und ein Elternteil immer zwei Erbmerkmale besitzt, sind folgende Kombinationen möglich:

Die Eltern können als Erbmerkmal haben: 00, 0A, 0B, AA, BB, AB

- A und A sowie A und 0 ergeben Blutgruppe A,
- B und B sowie B und 0 ergeben Blutgruppe B,
- A und AB ergeben Blutgruppe AB,
- B und AB ergeben Blutgruppe AB,
- 0 und 0 natürlich Blutgruppe 0.

Ein Mensch, der keine A- oder B-Merkmale im Blut hat, verträgt grundsätzlich kein Blut von Menschen, die eines dieser Merkmale oder beide haben. Das bedeutet, dass ein Mensch mit Blutgruppe 0 nur Konserven mit Gruppe 0 erhalten darf. Sein Blut allerdings wird in begrenzten Mengen von Menschen mit den Blutgruppen A, B oder AB vertragen. Er gilt somit als Universalspender.

Patienten mit Blutgruppe AB können notfalls Blutkonserven von allen Menschen erhalten. Sie sind Allesempfänger. Als Spender hingegen kommen nur andere mit Blutgruppe AB in Frage.

Blutgruppe AB ist Allesempfänger, Blutgruppe 0 ist Allesspender

Patienten mit der Blutgruppe A oder B können von anderen Menschen mit einer dieser Blutgruppen, aber auch solchen mit Blutgruppe 0 Blut bekommen. Ihr Blut darf jedoch keinesfalls an Patienten mit der Blutgruppe 0 abgegeben werden.

Verteilung der AB0-Blutgruppe

0	39 %
A	43 %
B	13 %
AB	5 %

Rhesus-Verteilung

Rh-positiv	83 %
Rh-negativ	17 %

Kell-Verteilung

Kell-negativ	91 %
Kell-positiv	9 %

Unterscheiden sich Menschen bezüglich der AB0-Blutgruppen?

Die in den letzten Jahren in "Bestsellern" vermuteten Unterschiede zwischen Menschen unterschiedlicher AB0-Blutgruppen sind rein spekulativ und entbehren jeder Grundlage. Auch die davon hergeleiteten Diätempfehlungen sind nicht seriös.

Dennoch gibt es gewisse, wenn auch keine großen Unterschiede:

- Menschen mit Blutgruppe A weisen gegenüber solchen mit Blutgruppe 0 ein 20% höheres Magenkrebsrisiko auf. Sie erkranken auch etwas häufiger an Darm- und Bauchspeicheldrüsen-Krebs.
- Hingegen treten bei Blutgruppe 0 um 20% mehr Geschwüre im Magen- und Zwölffingerdarm auf.
- Bei Blutgruppe A kommen Venenentzündungen etwas häufiger vor.

Blutgruppen

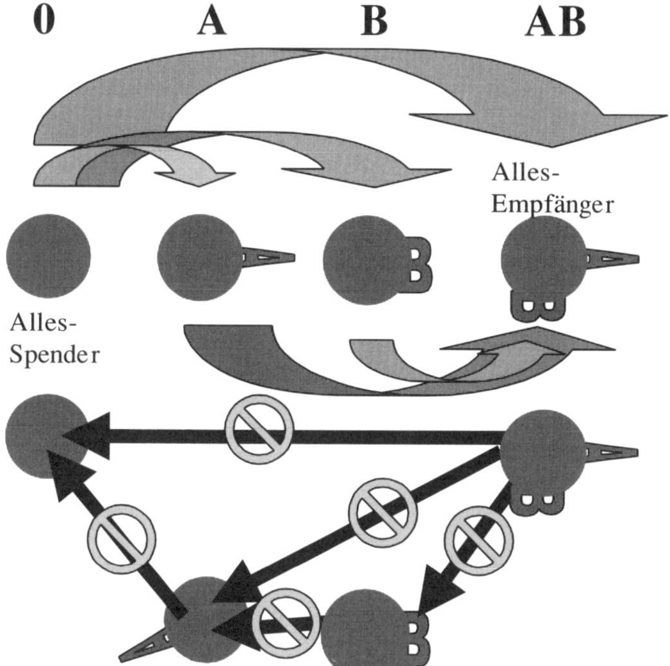

Bluttransfusionen
Mögliche und nicht mögliche Bluttransfusionen

Das Rhesus-System

1940 wurde ein weiteres Blutgruppensystem entdeckt.

Auf den roten Blutkörperchen von Rhesusaffen fand sich ein Antigen, das man auch bei den meisten Menschen (85 Prozent der Mitteleuropäer) nachweisen konnte. Dieser Faktor wurde - nach den Affen - einfach Rhesusfaktor genannt.

Seine Entdeckung war ein ähnlich großer Durchbruch wie die Entdeckung des AB0-Systems. Damit konnte erstmals eine Erklärung für eine manchmal auftretende Blutzerstörung (Hämolyse) bei nicht erstgeborenen Neugeborenen gefunden werden. Plötzlich schien es überdies logisch, warum viele Menschen Unverträglichkeitsreaktionen aufwiesen, die schon mehrmals Blutkonserven erhalten hatten. Menschen, die keinen Rhesusfaktor im Blut haben, entwickeln nämlich, wenn sie Rhesus-positives Blut erhalten, Abwehrstoffe (Antikörper) gegen dasselbe.

Bei der Geburt eines Kindes, dessen Vater Rhesus-positiv ist, tritt meist etwas Blut vom Kind in den Kreislauf der Mutter über. Diese entwickelt in ihrem Blut Antikörper gegen den Rhesusfaktor. Das erste Kind kommt völlig normal und ohne Komplikationen auf die Welt. Gefahr besteht erst für das zweite. Dann nämlich wirken die Antikörper der Mutter im kindlichen Blutkreislauf und zerstören die roten Blutkörperchen des Ungeborenen. Das Kind kommt entweder tot zur Welt oder entwickelt eine schwere Störung, die man in der Fachsprache Morbus hämolytikus neonatorum nennt. Deutlichstes Anzeichen ist schwere Gelbsucht.

Man weiß heute, dass das Rhesus-System aus mehreren unterschiedlichen Antigenen besteht. Diese werden als Merkmal D, C und E bezeichnet. Ist Merkmal D nicht nachweisbar, ist der Mensch Rhesus-negativ, sonst Rhesus-positiv. Die Bestimmung der Faktoren C und E ist weniger wichtig, da sie nur selten zur Bildung nennenswerter Konzentrationen an Antikörpern Anlass geben. Ihre Bestimmung wird dann notwendig, wenn bei einem Patienten unerklärliche Blutgruppenunverträglichkeit auftritt.

Die Untergruppenbestimmungen sind bei einem Vaterschaftsnachweis von Bedeutung.

Kell-System

Neben dem AB0 und dem Rhesus-System werden noch andere Blutgruppen-Antigene nachgewiesen. Das wichtigste zusätzliche Antigen ist das sogenannte K-Antigen des Kell-Systems. Vergleichbar mit den Untergruppen C und E des Rhesus-Systems sind diese K-Antigene bei Vaterschaftstests von Bedeutung. In letzter Zeit werden sie auch bei Blutgruppenbestimmungen berücksichtigt.

Andere Blutgruppen

Neben den eben angeführten kennt man noch mindestens 15 weitere Blutgruppeneigenschaften, die aber in der Routine der Transfusionsmedizin keine wesentliche Rolle spielen.
Statistisch gesehen unterscheiden sich die Träger der Eigenschaft mancher anderer Blutgruppen im Risiko, gewisse Erkrankungen zu erleiden. Das spielt jedoch für den Einzelnen keine Rolle.

Die Kreuzprobe

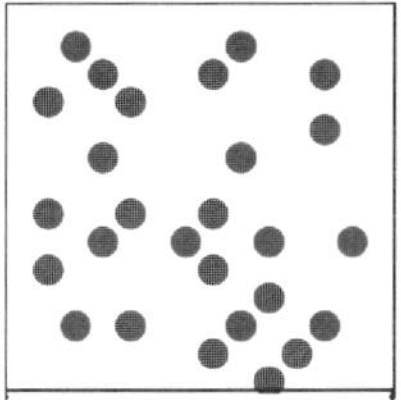

Erythrozyten verträglich

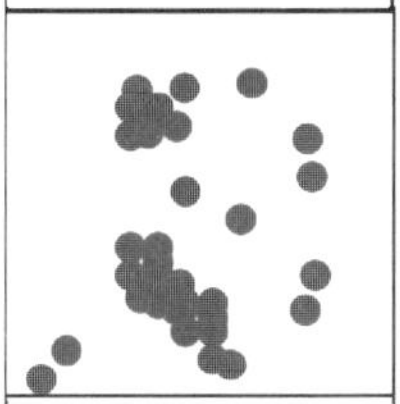

Erythrozyten unverträglich

Vor jeder Bluttransfusion muss eine Kreuzprobe durchgeführt werden. Dabei wird die Verträglichkeit von Spenderblut und Empfängerblut überprüft. Gefährliche Reaktionen durch Unverträglichkeit kann der Arzt damit weitgehend vermeiden.

Bei der Kreuzprobe wird das Serum des Empfängers mit den Erythrozyten des Spenders vermischt. Dabei kann man mit freiem Auge erkennen, ob im Spenderserum Antikörper gegen den Empfänger vorliegen. Es klumpen sich nämlich dann die roten Blutkörperchen des Empfängers deutlich sichtbar zusammen.

Auch der umgekehrte Test kann durchgeführt werden: Das Serum des Spenders wird mit Erythrozyten des Empfängers vermischt (daher der Name Kreuzprobe). Auch hier wird Unverträglichkeit durch Zusammenballen (Agglutination) von roten Blutkörperchen sichtbar.

Antikörpersuchtest

Es ist heute vor größeren Operationen oder geplanter Bluttransfusion üblich, einen Suchtest auf nicht regulär vorkommende Antikörper durchzuführen:

☞ Antikörpersuchtest negativ

Bei Bluttransfusion sind, wenn AB0 und Kreuzprobe stimmt, keine Komplikationen zu befürchten.

☞ Antikörpersuchtest positiv

Das Risiko für Unverträglichkeitsreaktionen ist erhöht. Mit weiteren Untersuchungen kann das in Frage kommende Antigen ausgeforscht werden. Ebenso bestimmt der Arzt die Heftigkeit der Antigen-Antikörper-Reaktion.

Thrombozyten (Blutplättchen)

Bei unklaren Blutungen, punktförmigen Blutungen unter der Haut und bei Verdacht auf Schädigung des Knochenmarks ist die Bestimmung der Thrombozyten sinnvoll.

Normalwert:

Thrombozytenzahl: 150.000 bis 350.000/Mikroliter
Die Bestimmung erfolgt aus dem Vollblut (EDTA-Röhrchen)

Was sind Thrombozyten?

Blutplättchen sind sehr kleine und (ebenso wie die Erythrozyten) kernlose Zellen. Sie entstehen im Knochenmark aus dem Zerfall von sogenannten Megakaryozyten und gelangen dann in die Blutbahn. Junge Blutplättchen sind größer und leistungsfähiger als alte. Mit der Reifung verlieren sie an Größe.

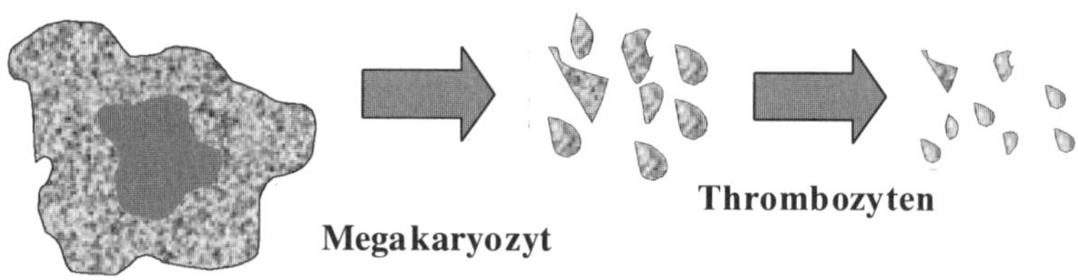

Im Blut üben die Thrombozyten zwei unterschiedliche Funktionen aus.

- Sie schützen die Innenauskleidung der Gefäße und sie
- setzen die Reparatur in Gang, wenn die Zellwände geschädigt worden sind.

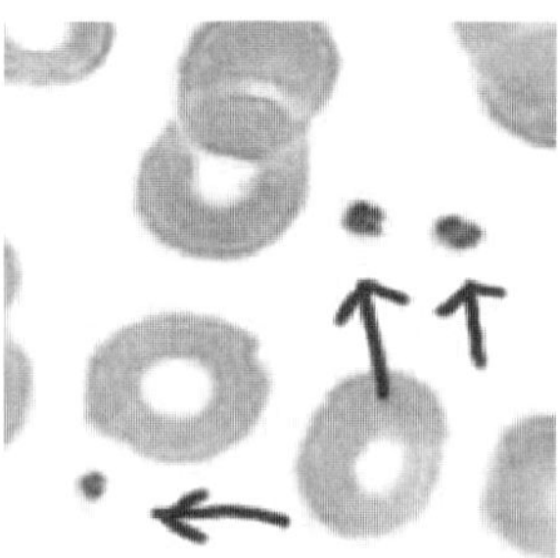

Thrombozyten haben eine Lebensdauer von rund zehn Tagen. Ein Drittel der Blutplättchen wird in der Milz gespeichert und kann bei Bedarf sehr rasch freigesetzt werden.

Wir haben Thrombozyten bereits als Blutplättchen bezeichnet. Wenn in der Innenschicht der Blutgefäße irgendein Defekt entsteht, wird der Stoff Kollagen frei (ein spezieller Eiweißkörper, der gleichsam Gerüstfunktion in vielen Körpergeweben hat). Thrombozyten haften sich daran fest und bilden bei Blutungen einen Pfropfen. Sie geben darüber hinaus auch Botenstoffe ab. Diese Stoffe wiederum setzen die Blutgerinnung in Gang und locken andere Blutzellen an.

Für die Überprüfung der Thrombozytenfunktion gibt es mehrere Methoden. Auf eine genaue Beschreibung wollen wir aber hier verzichten. Ein Anstieg der Thrombozytenzahl über 350.000/mikrol wird Thrombozytose genannt, eine Verminderung unter 150.000/mikrol nennt man Thrombopenie. Bei Werten unter 60.000 ist das Blutungsrisiko bei Operationen und Verletzungen erhöht. Unter 10.000 ist mit plötzlichen Blutungen zu rechnen. Die Blutungen können als Zahnfleischbluten, Nasenbluten oder Blutungen aus dem Magen-Darm-Trakt in Erscheinung treten. Typisch sind jedoch punktförmige "Blutergüsse" der Haut (Petechien). Sind diese in größerer Zahl vorhanden, spricht man von Purpura. Diese Erscheinung kann z.B. durch längeres Stauen mit der Blutdruckmanschette provoziert werden. Eine Erhöhung der Thrombozytenzahl über 1.000.000 geht mit einer verstärkten Thromboseneigung einher.

Bei den Thrombozyten sind drei Arten von Störungen möglich:

- Verminderung der Thrombozyten = Thrombozytopenie
- Vermehrung der Thrombozyten = Thrombozytose
- Gestörte Thrombozytenfunktion = Thrombozytopathie

Wann sind die Thrombozyten vermindert (Thrombozytopenie)?

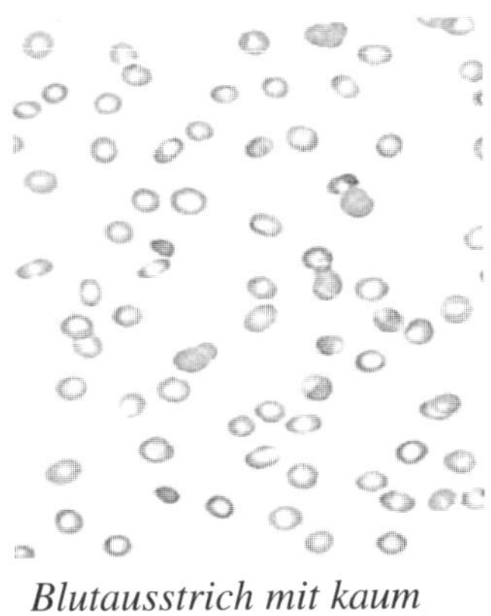

Blutausstrich mit kaum erkennbaren Thrombozyten

☞ Nach Einnahme von Medikamenten. Chinin, Heparin, Sulfonamide, manche Antirheumatika und Carbamazepin kommen vor allem als Auslöser in Frage. So fällt bei jedem Dritten, der Heparin bekommt, die Thrombozytenzahl binnen einer Woche ab. Aber nur bei sehr wenigen Patienten kommt es zu einer gefährlichen Verminderung.

☞ Bei Leukämien und leukämieartigen Erkrankungen. Bei allen bösartigen Erkrankungen des Knochenmarks. Das Mark wird im Laufe der Zeit durch Fremdgewebe überwuchert. Das verhindert nach und nach die Neubildung der Thrombozyten.

☞ Knochenmarkszerstörung durch Strahlen, Krebsmittel und beim Aplastischen Syndrom (Verminderung von weißen Blutkörperchen und Blutplättchen aus verschiedenen Ursachen).

☞ Mangel an Vitamin B12 und Folsäure. Die Erkrankung nennt man perniziöse Anämie. In ihrem Verlauf tritt auch eine verminderte Bildung aller Knochenmarkzellen auf. Nicht nur rote Blutkörperchen, auch Thrombozyten sind dabei deutlich vergrößert.

☞ Bei einer vergrößerten Milz werden Thrombozyten in größerem Ausmaß aus dem Blut in die Milz geschleust. Ein Mangel an Blutplättchen ist die Folge.

☞ ITP: Das ist ein eigenes Krankheitsbild, das sich durch eine isolierte Verminderung der Thrombozyten auszeichnet (idiopatische thrombozytopenische Purpura). Idiopatisch bedeutet, dass für die Entstehung keine Ursache bekannt ist. Durch die Bildung von Antikörpern gegen die Blutplättchen kommt es zu einer Zerstörung der Thrombozyten. Bei Kindern kann eine ähnliche Erkrankung nach Virusinfektionen auftreten.

☞ Nach Bluttransfusionen: Wie die Erythrozyten besitzen auch die Thrombozyten Oberflächeneigenschaften, die nach Bluttransfusionen einen Thrombozytenmangel verursachen können. Bekommt ein Patient, dessen Thrombozyten PLA1 negativ sind, positive Plättchen, werden gegen die Eigenschaft "PLA1" Antikörper gebildet. Zum Glück betrifft das nur 2% der Europäer. Der Mangel tritt ungefähr 7 Tage nach der Infusion auf und verursacht für etwa 3 Wochen eine Thrombopenie.

☞ Erhöhter Thrombozytenverbrauch kommt auch im Zuge starker Blutungen sowie einiger seltener Krankheiten vor. Deren nähere Beschreibung würde hier allerdings den Rahmen sprengen.

Wann sind die Thrombozyten vermehrt (Thrombozytose)?

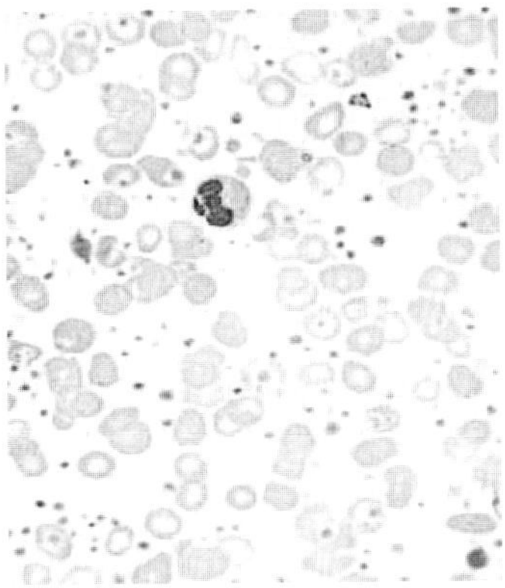

Blutausstrich mit reichlich Thrombozyten (punktförmig)

☞ Als häufigste Ursache tritt das im Rahmen schwerer, meist bakterieller Infektionen auf.

☞ Als Folge eines schweren Stressgeschehens wie z.B. nach akuten Blutungen oder nach Unfällen und Operationen.

☞ Bei Krebspatienten im fortgeschrittenem Stadium der Tumorerkrankung.

☞ Nach Entfernung der Milz, aber auch nach Verschluss der Milzarterie steigen die Thrombozyten auf Werte über eine Million an. In diesem Fall fällt die Milz als Speicherorgan aus.

☞ Auch bei tumorartigen Erkrankungen des Knochenmarks werden manchmal Thrombozyten im Übermaß gebildet. Das betrifft meist auch alle anderen Blutzellen.

☞ Essentielle Thrombozytose: Diese Erkrankung mit noch unbekannter Ursache lässt die Thrombozytenbildung massiv ansteigen.

Bei diesen Erkrankungen besteht eine erhöhte Thromboseneigung.

Blutungszeit

Zur Überprüfung der Thrombozytenfunktion und damit auch der Blutgerinnung ist nur ein einfacher Test notwendig.

Normalwert:

2-7 Minuten

Dieser Test ist sehr leicht durchzuführen. Er liefert gute Informationen über die Blutungsneigung und Thrombozytenfunktion.

Bei einem Patienten wird eine Blutdruckmanschette auf 40 mm Hg aufgepumpt. Danach ritzt der Arzt mit einem Stechgerät eine kleine Wunde in die Innenseite des Unterarms. Er entfernt das Blut in regelmäßigen Abständen mit einem Tupfer. Gemessen wird die Zeit bis zur endgültigen Blutstillung.

Sind die Plättchen gesund und über 100.000/Mikroliter vorhanden, ist die Blutungszeit nicht verlängert.

Eine verlängerte Blutungszeit tritt hingegen ein

- Nach Einnahme von Gerinnungshemmern wie Aspirin
- Bei schwerer Thrombozytopenie (Mangel an Thrombozyten)
- Bei angeborenen Thrombozytendefekten
- Bei der Glanzmann-Erkrankung: Eine familiäre Blutungsneigung infolge abnormer Thrombozyten
- Bei der Willebrand-Erkrankung: Ein familiäres Blutungsübel infolge gestörter Thrombozytenfunktion und verminderter Aktivität des Gerinnungsfaktors VIII
- Bei Urämie und Leukämien
- Bei schweren plasmatischen Gerinnungsstörungen (Störungen des Gerinnungssystems)

Daneben stehen den Medizinern noch andere Thrombozytenfunktionstests zur Verfügung, die aber nur in seltenen Fällen und bei bestimmten Fragestellungen durchgeführt werden.

Leukozyten (weiße Blutkörperchen)

Eine Erhöhung der Zahl der Leukozyten weist auf ein entzündliches Geschehen hin. Besonders bakterielle Infektionen, aber auch Stressreaktionen und Gewebsverletzungen führen zu einem Anstieg (Leukozytose). Auch einige Leukämien erkennt man am Anstieg der Leukozyten.

Andererseits ist die Verminderung der Leukozyten (Leukopenie) ein Hinweis auf gewisse andere Infektionen oder eine Schädigung der Blutbildung z.B. durch chemische Substanzen. Eine starke Verminderung geht mit einer erhöhten Infektanfälligkeit einher.

Im Differentialblutbild werden die Leukozyten genauer aufgetrennt. Damit können Allergien erkannt und bei manchen Infektionskrankheiten gewisse Erreger vermutet werden.

Normalwerte:

Leukozyten gesamt: 4000 bis 10.000/Mikroliter

Differentialblutbild	Total	max. Prozent
Neutrophile Granulozyten	1800 bis 7700	59%
Stabkernige Granulozyten	0 bis 700	3%
Segmentkernige Granulozyten	1800 bis 700	56%
Eosinophile Granulozyten	0 bis 200	2,7%
Basophile Granulozyten	0 bis 200	0,5%
Lymphozyten	1000 bis 4800	34%
Monozyten	0 bis 800	4%

Die Bestimmung erfolgt aus dem Blut (EDTA-Röhrchen)

Interpretation der Leukozytenzahl	
< 2500	Leukopenie (Leukozytenmangel)
2500–4000	Grenzbereich
4000–10.000	Normalbereich
Bis 12.000	Raucher
Bis 15.000	Starke Raucher
> 15.000	Leukozytose (Vermehrte Leukozyte)
> 25.000	Leukämoide Reaktion (sehr starke Erhöhung der Leukozytenzahl)

Was sind Leukozyten?

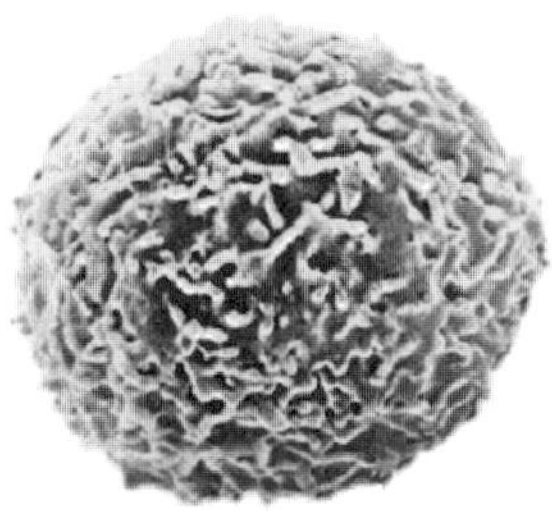

Leukozyt im Elektronenmikroskop

Weiße Blutkörperchen stellen die erste Abwehrfront des Körpers gegen eindringende Mikroorganismen dar. Wann immer der Organismus durch das Eindringen von "Feinden" (Bakterien, Viren, Pilze, Parasiten und Fremdkörper) in Alarmbereitschaft versetzt wird, treten Leukozyten ("Polizei des Blutes") in vermehrtem Maß auf und erfüllen eine Reihe von Funktionen.

Den Hauptanteil der weißen Blutkörperchen machen die sogenannten Granulozyten aus. Diese, aber auch die Lymphozyten und die Monozyten reifen im Knochenmark heran. Granulozyten halten sich für gewöhnlich nur wenige Stunden im Blut auf und lauern dann noch einige Tage im Gewebe auf einen Arbeitseinsatz.

Das Kommando für die Mobilisation der Granulozyten erfolgt über Makrophagen ("Fresszellen" im Gewebe) und den Monozyten, eine andere Art der weißen Blutkörperchen.

In dem Moment, in dem Monozyten im Körper Fremdmaterial erkennen, setzen sie Botenstoffe (Interleukine) frei, um die Granulozyten anzulocken. Am Ort des Geschehens, am Entzündungsherd angekommen, beginnen die Leukozyten ihren Kampf mit dem Fremdgewebe bzw. mit den Bakterien oder Viren. Die "Eindringlinge" werden abgetötet, ins Zellinnere aufgenommen und dort verdaut. Zugleich setzen die Granulozyten ihre Granula (Speicherkörnchen) frei, die eine Reihe von Enzymen enthalten. Diese Stoffe helfen beim Abbau von Fremdgewebe.

Neutrophile Leukozyten und Monozyten sind Fresszellen, Lymphozyten und Plasmazellen hingegen produzieren Antikörper.

Wann sind die Leukozyten vermehrt?

Übersteigt die Anzahl der Leukozyten den Wert von 10.000/µl, sprechen wir von einer Leukozytose. Bei mäßigen Rauchern sind 12.000/µl, bei starken Rauchern 15.000/µl nicht ungewöhnlich.

Als Ursache einer Leukozytose kommt in Frage:

- Jede körperliche Belastung. Manchmal kann auch eine psychische Überforderung (Stress) einen Anstieg der Leukozytenzahl im Blut bewirken. Darüber hinaus auch akute Blutverluste, Vergiftungen und Schockzustände.
- Die häufigste und regelmäßigste Erhöhung der Leukozyten findet sich bei Entzündungen, die nicht durch Viren verursacht werden. Also bei Infektionen durch Bakterien, Pilze und anderen Mikroorganismen (auch bei Malaria). Der Anstieg liegt meist zwischen 15.000 und 20.000 pro Mikroliter.

Eine Infektion läuft in drei Phasen ab:

➜ Kampfphase: Vermehrung der Neutrophilen
➜ Überwindungsphase: Vermehrung der Monozyten
➜ Heilphase: Vermehrung der Lymphozyten und Eosinophilen

- Bei schwersten Fällen von Blutvergiftung (Sepsis), einer Sonderform der Tuberkulose (Miliartuberkulose) und schweren Verletzungen können die Leukozytenwerte auf über 50.000 pro Mikroliter ansteigen.
- Stark ausgeprägte Leukozytose (Vermehrung) findet sich neben Infektionen bei Leukämien und der sogenannten Myelofibrose, einer noch rätselhaften Erkrankung, bei der das Knochenmark von Bindegewebe durchwachsen wird. In beiden Fällen kann man im Blut auch Vorstufen von Leukozyten (Blasten) nachweisen, die dort sonst nicht vorkommen. Die Leukozytenwerte steigen dabei über 30.000 pro Mikroliter an. Eine Untersuchung des Knochenmarks und die genaue Typisierung der Leukozyten sind als weitere Maßnahmen erforderlich.
- Bei der Polyzythämia vera sind alle Zellen des Blutes vermehrt. Siehe vorhergehende Kapitel.
- Vergiftungen und Medikamentenwirkungen: Kortison, Quecksilber, Blei, Kohlenmonoxid erhöhen die Werte.
- Nach Blutungen und Operationen steigen sie ebenfalls.
- Wenn einem gesunden Menschen die Milz entfernt wurde (etwa nach einem Unfall), ist weniger Speicherplatz für die weißen Blutkörperchen vorhanden. Es zeigen sich daher bisweilen jahrelang sowohl erhöhte Leukozyten- als auch Thrombozytenwerte im Blut.

Wann sind die Leukozyten vermindert (Leukopenie)?

Von einer Leukopenie spricht man bei einem Abfall der weißen Blutkörperchen unter 4000/µl. Zahlen zwischen 4000 und 2500/µl sind grenzwertig und unter 2500/µl krankhaft.

Eine Leukopenie kommt vor:

- Im Rahmen schwerster Infektionen: Die Reserven im Knochenmark und in den Zwischenspeichern sind erschöpft. Wenn eine Schädigung des Knochenmarks durch giftige Substanzen hinzukommt, tritt eine Leukopenie auf.
- Sepsis (Blutvergiftung durch Keime im Blut), Typhus und Malaria sind Zustände, bei denen sowohl eine Vermehrung (Leukozytose) als auch eine Verminderung der Leukozytenzahl beobachtet werden kann.
- Bei manchen Virusinfektionen ist die Leukozytenzahl auffallend niedrig (Epstein-Barr-Virus, AIDS, Parvovirus B19).
- Gefährliche Leukopenien können nach Röntgenbestrahlung, chemischer Behandlung von Krebs (Zytostatikatherapie) und nach Unfällen mit radioaktivem Material auftreten.
- Ältere Medikamente gegen Rheumatismus, manche Antibiotika und Präparate, die die Funktion der Schilddrüse hemmen, können in seltenen Fällen für Schädigungen des weißen Blutbildes verantwortlich zeichnen.
- Derartige Störungen treten manchmal auch im Spätstadium bösartiger Tumoren auf, wenn bereits Knochenmetastasen vorliegen.
- Im Rahmen von Autoimmunerkrankungen
- Bei schweren chronischen Leberleiden (Leberzirrhose)

Leukämie

Das ist die schwerste Erkrankung im Zusammenhang mit weißen Blutkörperchen. Es gibt verschiedene Formen.

Die Einteilung dieser bösartigen Erkrankung der Leukozyten ("Blutkrebs") erfolgt erstens in "akut" und "chronisch", zweitens in "myeloisch" und "lymphatisch".

Akute Leukämien enden in kurzer Zeit (Wochen bis wenige Monate) tödlich, wenn sie nicht behandelt werden.

Anzeichen sind stark erhöhte Infektionsanfälligkeit, Müdigkeit, Atemnot, Gewichtsverlust, oft Fieber und Schweißausbrüche. Später folgen Haut- und Schleimhautblutungen, Lymphknotenschwellung sowie Milz- und Lebervergrößerung. Die Zahl der weißen Blutkörperchen kann unmäßig erhöht, manchmal aber sogar erniedrigt sein. Die Ursache ist nicht geklärt.

Eine Behandlung erfolgt durch Krebsmedikamente (Zytostatika), durch Präparate zur Steigerung der Körperabwehr und durch Bluttransfusionen.

Bei der **akuten lymphatischen Leukämie** sind die Lymphozyten betroffen. Hauptsächlich Kinder leiden an dieser Krankheit. Sie kann gut behandelt werden und hat die günstigste Überlebensrate.

Die **akute myeloische Leukämie** kommt vorwiegend im Erwachsenenalter vor. Die Behandlung ist schwierig und von Rückfällen gekennzeichnet.

Bei den beiden **chronischen Formen** kann die Zahl der weißen Blutkörperchen auf das 50fache des Normwertes erhöht sein. Auch diese Krankheiten äußern sich durch Lymphknotenschwellung, Leistungsschwäche, Infektionsneigung, Blutungsbereitschaft und Schwellung von Leber und Milz.

Bei der **myeloischen Form** allerdings kommt oft keine Vergrößerung der Lymphknoten vor. Die Überlebensrate beträgt meistens mehr als fünf Jahre (bis zu 15 Jahren).

Was ist das Differentialblutbild?

Mit Hilfe der Mikroelektronik gelang es in den vergangenen Jahren, Automaten zu entwickeln, die in einer bisher nicht gekannten Genauigkeit Informationen über die Aufteilung der weißen Blutkörperchen, aber auch über ihre Größe und ihr Verhalten bei Färbung geben.

Wir wollen aber trotzdem darauf hinweisen, dass bei der genauen Beurteilung der weißen und roten Blutkörperchen das Auge des geübten Arztes allen Automaten überlegen und somit unersetzlich ist.

Bei vielen Bluterkrankungen sind Zusatzinformationen enorm wichtig. Diese erhält der Arzt zum Beispiel aus einer genauen Aufschlüsselung der weißen Blutkörperchen. Die zugehörige Laboruntersuchung heißt Differentialblutbild. In ihrem Rahmen können aber Besonderheiten nicht nur der weißen, sondern auch der roten Blutkörperchen unter dem Mikroskop erkannt werden.

Granulozyten

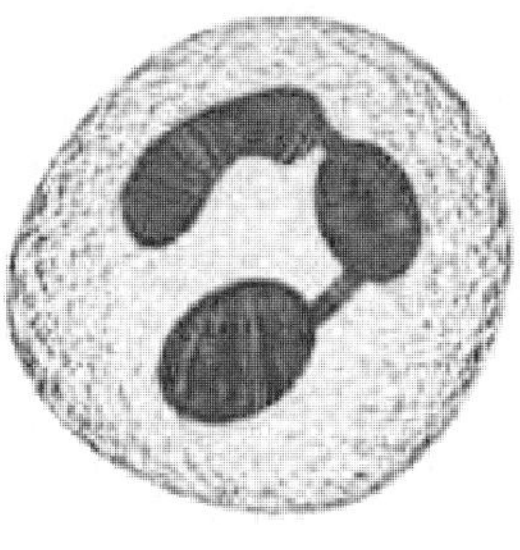

Wie schon der Name verrät, handelt es sich dabei um Leukozyten, bei denen unter dem Mikroskop Granula, also Körnchen erkennbar sind. Nach ihrem Verhalten bei der Färbung (nach Pappenheim) werden die Granulozyten in eosinophile (rot), neutrophile (lila-bläulich) und basophile Granulozyten (dunkelblau) eingeteilt. Diese Zellen haben unterschiedliche Aufgaben und biologische Eigenschaften.

Neutrophile Granulozyten

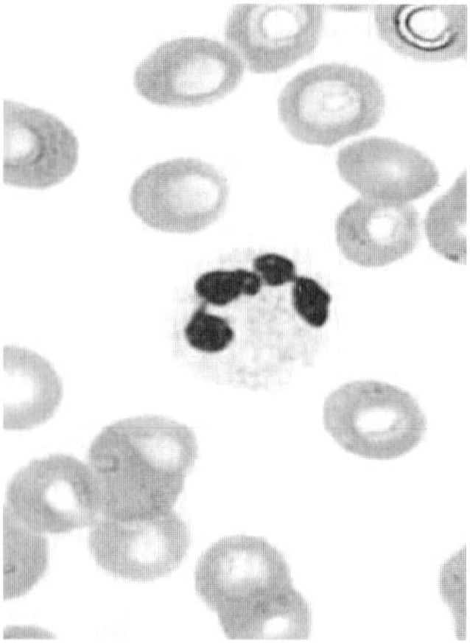

Die neutrophilen Granulozyten machen beim Erwachsenen die Mehrheit der weißen Blutkörperchen aus. 60 Prozent aller weißen Zellen im Blut gehören dieser Art an.

Bei der Mehrheit jener Erkrankungen, die mit einer Vermehrung der weißen Blutkörperchen (Leukozytose) einhergehen, verschiebt sich das Gleichgewicht zugunsten der neutrophilen Granulozyten. Diese Tatsache stellt zum Beispiel einen Gradmesser für Entzündungen dar. (Siehe entsprechendes Kapitel)

Bei Kleinkindern überwiegen im Blutbild die Lymphozyten. Die neutrophilen Granulozyten machen nur etwa 30 Prozent aus. Die Werte dürfen daher keinesfalls so gedeutet werden wie beim Erwachsenen.

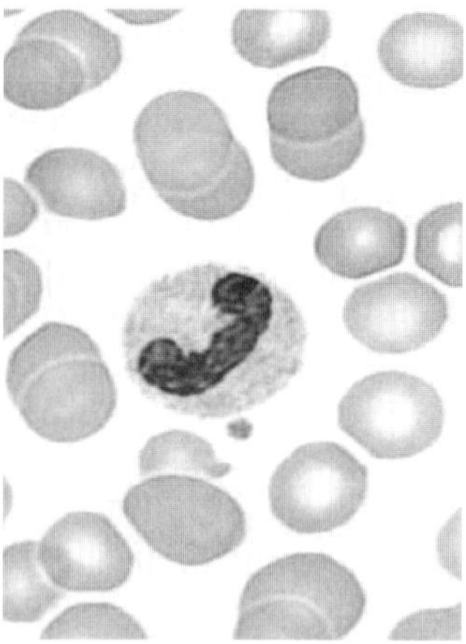

Je schwerer eine Infektion abläuft, je mehr unreife und jugendliche Granulozyten aus dem Knochen in die Blutbahn gelangen, desto plumper und weniger gelappt erscheinen die Kerne der neutrophilen Granulozyten (siehe im Bild links). Normalerweise sind diese gelappt und segmentiert (unterteilt).

Daran orientiert sich der Befunder, wenn er eine Krankheit mit Hilfe des weißen Blutbildes abschätzt.

Unter Linksverschiebung des Blutbildes versteht man einen Anstieg der jugendlichen Formen, also der stabkernigen Leukozyten.

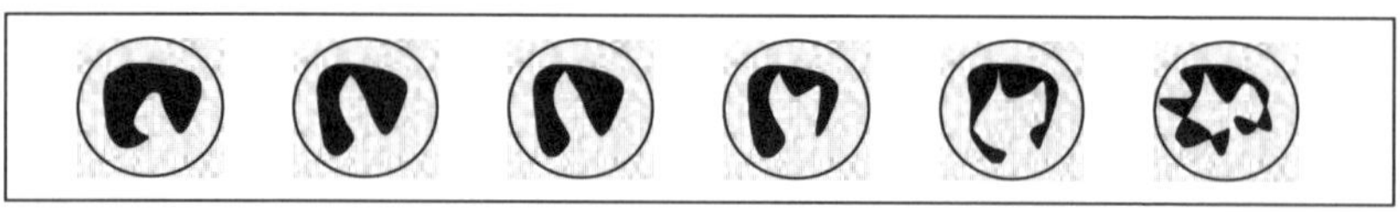

Auf der Abbildung sind links schematisch stabförmige und rechts segmentierte Leukozyten dargestellt. Ganz rechts ist eine hypersegmentierte Zelle skizziert.

Solche Zellen können bei der Perniziosa (Anämie bei Vitamin-B12-Mangel oder Folsäuremangel) entdeckt werden.

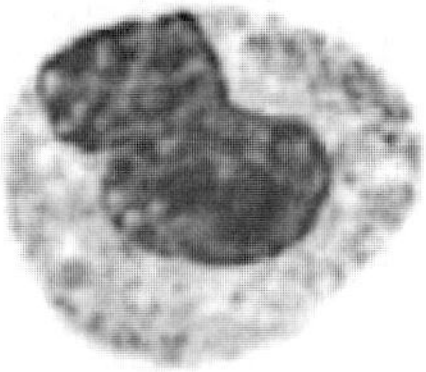

Des Öfteren kann bei der mikroskopischen Beurteilung der Granulozyten eine Zunahme der Körnelung in den Zellen erkannt werden. Man spricht von toxischer (giftiger) Granulation. Derartige Veränderungen kommen bei schweren Infektionen, bei Tumoren und nach der Einwirkung von Giftstoffen vor.

Eosinophile Granulozyten

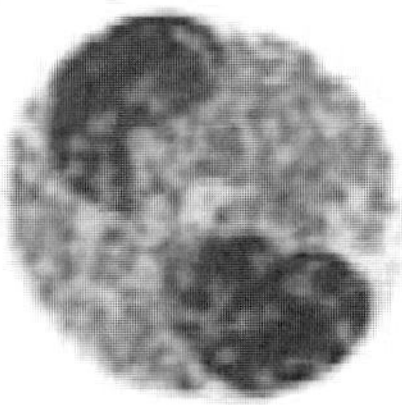

Diese Blutkörperchen gleichen in ihrem Aussehen ganz den neutrophilen Granulozyten. Lediglich die Farbe der Körnchen (rot) unterscheidet diese beiden Arten voneinander.

Eosinophile Granulozyten finden sich in ungewöhnlich hoher Zahl in der Nähe von Antigen-Antikörperkomplexen (bei Reaktionen der Körperabwehr, etwa bei Allergien) und Parasiten.

- Wie angedeutet, ist das Auftreten dieser Zellen typisch für Allergien. Die meisten allergischen Erkrankungen und viele Hautleiden gehen mit Eosinophilie (also Vermehrung dieser Blutkörperchen) einher. Zum Beispiel: Asthma bronchiale, Heuschnupfen, Urtikaria, angioneurotisches Ödem, allergische Gefäßentzündung, Pemphigus usw.
- Sehr ausgeprägt tritt die Vermehrung der eosinophilen Granulozyten auch bei Erkrankungen durch Parasiten auf. Eosinophile können nämlich die Larven diverser Würmer schädigen. Wenn Parasiten in Körpergewebe eindringen oder die Darmwand durchwandern, ist die Eosinophilie besonders stark ausgeprägt. Zum Beispiel: Trichinen, Echinokokkus (Bandwurm), Billharzien usw.
- Bei zwei Infektionskrankheiten ist eine Eosinophilie typisch: Scharlach und Brucellose (Morbus Bang).
- In allen schweren Stresssituationen, bei vermehrter Ausschüttung von Kortison aus der Nebenniere oder auch bei der Verabreichung dieses Medikamentes sinkt die Zahl der eosinophilen Granulozyten deutlich ab. Der Abfall ist sogar so regelmäßig, dass zum Beispiel die Diagnose von Bauchtyphus unwahrscheinlich wird, wenn im Blutausstrich eosinophile Granulozyten gefunden werden.
- Umgekehrt ist das Auftreten und Ansteigen der Eosinophilenzahl bei schweren Infektionen ein günstiges Zeichen für die Heilungsaussichten. Beim Typhus sprach man deshalb von einer Morgenröte der Genesung, waren diese Zellen im Blutbild wieder nachweisbar.
- Bei manchen Tumoren (Nieren, Eierstöcke, Morbus Hodgkin) ist die Zahl der Eosinophilen bisweilen erhöht. Über die Ursachen seltener Erkrankungen, die mit starker Erhöhung der Eosinophilen einhergehen, ist nur wenig bekannt.

Basophile Granulozyten

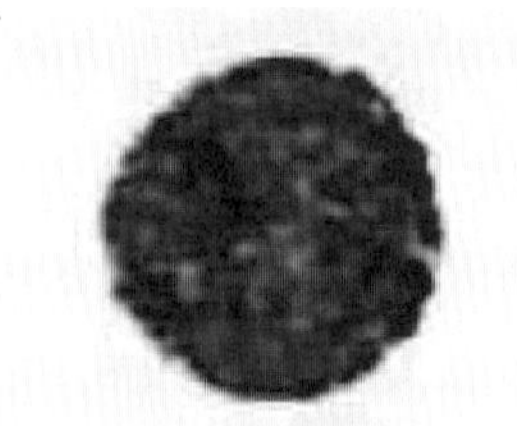

Dunkelblau angefärbte Körnchen (Granula) sind Kennzeichen dieser Zellen. Sie machen weniger als 1% der zirkulierenden Leukozyten aus. Während die basophilen Granulozyten im Blut rund erscheinen, verändert sich ihre Form nach dem Einwandern in das Bindegewebe. Sie werden dann länglich und heißen Mastzellen.

Die Körnchen der Mastzellen enthalten neben einer Reihe von Enzymen die Wirkstoffe Histamin, Heparin und Serotonin.

Im Blut wird die Vermehrung der basophilen Granulozyten nur sehr selten beobachtet. Zum Beispiel bei einer Form der Leukämie, der chronisch myeloischen Leukämie und bei Polyzythämia vera (ungeklärte Bluterkrankung mit Vermehrung aller Blutkörperchen).

Die Funktion der basophilen Granulozyten kann in einer selten durchgeführten Untersuchung bestimmt werden, die bei der Diagnose von Allergien allenfalls nützlich sein kann, aber aufwendig ist.

Monozyten

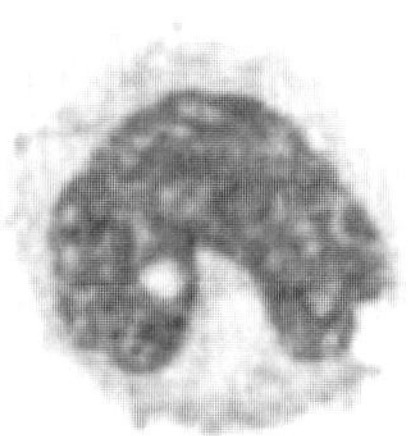

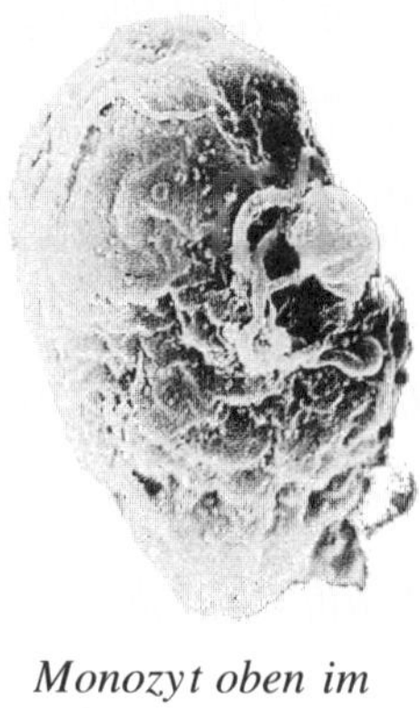

Monozyt oben im Licht- und unten im Elektronenmikroskop

Die Monozyten werden auch Makrophagen (Fresszellen des Blutes) genannt und sind die größten Zellen, die man unter dem Mikroskop im Blutausstrich erkennt. Ihre Lebenszeit ist lange.

Im Blut halten sie sich im Schnitt aber nur 12 bis 24 Stunden auf. Dann verlassen sie den Blutkreislauf und übernehmen in den unterschiedlichsten Teilen des Körpers verschiedene Aufgaben.

Monozyten sehen in Lunge, Leber, Gehirn, in der Milz, im Knochenmark oder in den Lymphknoten jeweils anders aus.

Bis heute konnten bereits mehr als hundert Wirksubstanzen entlarvt werden, die von ihnen abgesondert werden. Die Monozyten/Makrophagen spielen bei allen Phasen einer Entzündung wesentlich mit.

Man könnte sie als "Polizeipräsidenten des Blutes" bezeichnen. Sie bringen durch ihre Kommandos (die erwähnten verschiedenen Wirksubstanzen) das gesamte körpereigene Abwehrsystem in Schwung (siehe Kapitel Entzündung).

Anders als menschliche Polizeipräsidenten, legen sie bei Infektionen auch gleich selbst Hand an. Sie können sich mit anderen Makrophagen zu Riesenzellen vereinigen und fremde Eindringlinge im Körper richtiggehend verschlingen (daher der Name Fresszellen).

Bei der so genannten Immunantwort (Reaktion der Körperabwehr auf Fremdkörper) bereiten Makrophagen das körperfremde Material vor und bieten es den Lymphozyten an. Diese leiten die Produktion von Immunglobulinen ein. Das sind jene Eiweißkörper, ohne die die Körperabwehr nicht funktionieren würde, weil es nicht zur Bildung von Antikörpern kommen könnte.

Auch beim Abtransport abgestorbener Zellen und bei der Wundheilung haben Monozyten/Makrophagen wichtige Aufgaben zu erfüllen.
Anders als die neutrophilen Granulozyten treten die Makrophagen nur sehr selten in Massen auf.

Bei ihrer Vermehrung spricht man von Monozytose, bei Verminderung von Monozytopenie.

Für einige Infektionen ist das Auftreten einer Monozytose typisch. Auch bei gewissen Tumorerkrankungen und chronischen Entzündungen können die Makrophagen vermehrt sein.

Ursachen einer Vermehrung der Monozyten (Monozytose):

- Syphilis
- Listeriose
- Brucellose
- Tuberkulose
- Malaria
- Kala-Azar
- Bakterielle Endokarditis
- Monozyten-Leukämie
- bösartigen Lymphome
- Regeneration nach Chemotherapie
- Morbus Crohn
- Sarkoidose
- Colitis ulcerosa
- Leberzirrhose
- Vaskulitis
- Karzinomen
- Morbus Hodgkin
- Therapie mit GM-CSF

Alle Stoffe, die eine Leukopenie verursachen, können auch zur Verminderung der Monozyten führen. Dazu zählen unter anderem Krebsmedikamente oder radioaktive Strahlen.

Bei gewissen virusbedingten Infektionen ist es möglich, dass die Arbeitsleistung der Monozyten gestört ist.

Bei Grippe zum Beispiel kommt es vorübergehend, bei Retroviren-Infekten (AIDS!) anhaltend zu einer Störung. Bei AIDS besteht daher erhöhte Infektanfälligkeit auf Keime, mit denen das Abwehrsystem ansonsten gut fertig wird. Normalerweise erzeugen die T-Lymphozyten einen Stoff, der die Funktion der Monozyten anregt. Bei AIDS bleibt diese Reaktion aus.

Lymphozyten

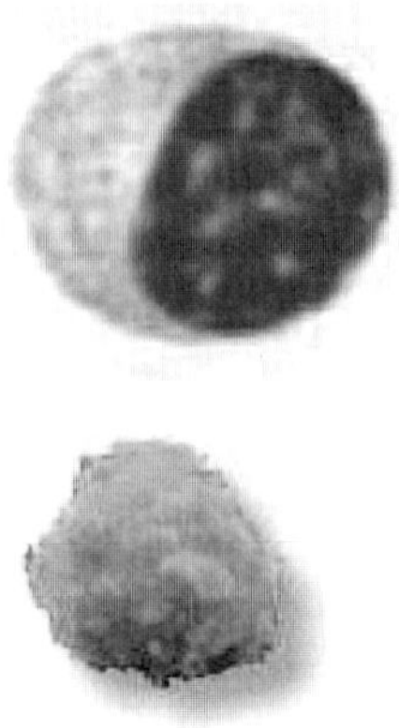

Lymphozyt oben im Licht- und unten im Elektronenmikroskop

Die zwei wichtigsten Pfeiler im Abwehr- oder Immunsystem sind die

- T-Lymphozyten (T = aus dem Thymus stammend)
- B-Lymphozyten (B = aus der Bursa Fabricii, dem Knochenmark stammend).

Beide Zellen sind Abkömmlinge der gleichen Stammzelle. Die T-Lymphozyten überwiegen im Blut. In der Milz und in den Lymphknoten hingegen befinden sich mehr B-Lymphozyten. Im normalen Blutausstrich kann zwischen beiden Arten nicht unterschieden werden.

Nur 2% aller Lymphozyten finden sich im Blut. Dort halten sie sich meist auch nur kurz auf, nämlich weniger als eine Stunde. Die meisten Lymphozyten befinden sich im lymphatischen Gewebe: Lymphknoten, Darmwand, Milz und Mandeln.

Die Vermehrung der Lymphozyten im Blut heißt Lymphozytose, eine Verminderung wird Lymphopenie genannt. Bei bestimmten Infektionen ist eine starke Vermehrung der Lymphozyten typisch. Die Zellen sind dann auch größer und sehen anders aus. Infektionen dieser Art stellen zum Beispiel Pfeiffersches Drüsenfieber (Mononukleose), Zytomegalie, AIDS sowie virusbedingte Lungen- und Leberentzündungen dar.

Bei Viruserkrankungen ist eine Lymphozytose (Vermehrung der Lymphozyten) bei gleichzeitiger Neutropenie (Verminderung neutrophiler Granulozyten) typisch.

Auch chronische Infektionen wie Tuberkulose, Syphilis, Toxoplasmose und Brucellose gehen häufig mit einer Lymphozytose einher.

Bei Röteln und Hepatitis (Leberentzündung) entdeckt der Arzt im Blutausstrich mitunter Zellen mit tiefblauer Zellflüssigkeit (Plasma) und radspeichenartigem Kern. Es handelt sich dabei um ins Blut ausgeschwemmte Plasmazellen.

Extrem hohe Lymphozytenwerte finden sich bei Leukämien und leukämieartigen Erkrankungen.

Ein Mangel an Lymphozyten (Lymphopenie) kann bei manchen Krebskrankheiten (wie etwa Morbus Hodgkin, bösartigen Lymphome) beobachtet werden. Wenn das Immunsystem durch Kortisonzufuhr oder vermehrte Produktion von Kortison in der Nebenniere (Morbus Cushing) gehemmt wird, ist die Zahl der Lymphozyten ebenfalls vermindert.

T-Lymphozyten

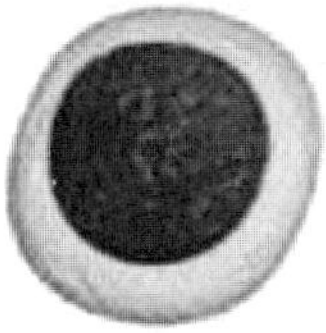

Die Aufgaben dieser Zellen sind nicht einheitlich. Sie werden nach ihren Funktionen benannt:
T-Killerzellen,
T-Helferzellen,
T-Supressorzellen und
T-Gedächtniszellen.

➜ **T-Killerzellen** können Zellen (feindliche Fremdkörper wie Bakterien, Viren usw.), die an ihrer Oberfläche bestimmte Merkmale aufweisen, direkt vernichten. Anhand dieser Merkmale (Antigene) sind sie in der Lage, den Feind gleichsam zu erkennen und gezielt anzugreifen.

➜ **T-Helferzellen** übermitteln den B-Lymphozyten gewisse Botenstoffe und regen sie dadurch zur Produktion spezifischer Abwehrstoffe, der Antikörper, an. Dieser richtet sich nur gegen ein ihm zugeordnetes Antigen. Das heißt, er wird nicht grundsätzlich, sondern nur gezielt erzeugt.

➜ **T-Supressorzellen** hingegen tun genau das Gegenteil: Sie hemmen die Produktion von Antikörpern durch die B-Lymphozyten. Um das zu erreichen, produzieren sie Stoffe, die Lymphokine heißen. Diese geben den B-Lymphozyten den entsprechenden Befehl.

➜ **T-Gedächtniszellen** speichern langfristig den Code (besondere Kennzeichen) der verschiedenen Antigene. Gelangt eines nach überstandener Krankheit irgendwann wieder in den Körper, erinnern sich die T-Gedächtniszellen daran. Sie bringen das Abwehrsystem sogleich wieder in Schwung.

Die T-Zellen regulieren auch die Funktion der Monozyten/Makrophagen. Dieser Vorgang erfolgt über direkten Kontakt. Andererseits geschieht das auch über Absonderung von Lymphozytenhormonen, den erwähnten Lymphokinen.

B-Lymphozyten

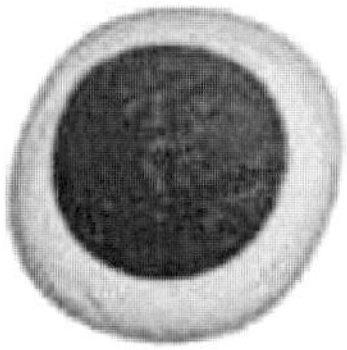

Die B-Lymphozyten befinden sich vorwiegend in der Milz und in den Lymphknoten. Sie sind für die Bildung von Antikörpern verantwortlich.

Zusätzlich können sie auch das so genannte Komplementsystem anregen (Gesamtheit bestimmter Eiweißkörper im Blut, die eine Vielzahl von Aufgaben bewältigen. Einige Beispiele: Beeinflussung der Blutgefäßdurchlässigkeit, Hilfe bei der Virusvernichtung, Beeinflussung der Blutgerinnung, Freisetzung von Histamin aus den Mastzellen usw.). Sie verändern Krankheitserreger so, dass diese absterben und von anderen Zellen aufgefressen werden.

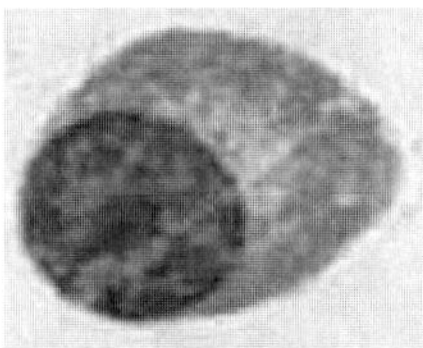

Wenn eine B-Zelle zur Produktion von Immunglobulinen (also Antikörpern) angeregt wurde, verlässt sie ihren Wirkungsort nicht mehr. Sie kann sich dann in ihre ausgereifte Form, die Plasmazelle verwandeln (siehe Bild links).

Dann erzeugt sie die speziell benötigten Antikörper (Immunglobuline) und gibt sie in das Blut ab.

HLA-System Blutgruppensystem der Leukozyten

HLA ist die Abkürzung von Human Leukocyte Antigen.

In der Transplantationsmedizin spielt die HLA-Typisierung eine große Rolle. Je ähnlicher sich das HLA-System des Organspenders (z.B. bei Nierentransplantation) und das HLA des Empfängers sind, desto höher ist die Erfolgschance einer Transplantation.

Bestimmte Erkrankungen treten häufiger bei bestimmten HLA-Eigenschaften des Menschen auf.

Unser Immunsystem steht fortwährend im Kampf mit Mikroorganismen oder Parasiten.

Um Körpereigenes von Körperfremden zu unterscheiden, entwickeln die Körperzellen an ihrer Oberfläche typische Strukturen (HLA-Antigene). Diese teilen dem Immunsystem mit, dass diese Zelle Teil des eigenen Körpers ist. Parallel zu den Leukozyten als Polizisten des Blutes stellt das HLA-System den "Personalausweis der Zelle" dar. Der Leukozyt erkennt daran die Zelle als ungefährlich und lässt sie in Ruhe.

Alle kernhaltigen Zellen des Körpers besitzen diese erbbedingten Eigenschaften. Sie geben dem Menschen (immunologisch gesehen) seine Individualität.

Die am leichtesten zugänglichen kernhaltigen Zellen sind die weißen Blutkörperchen. Daher werden die HLA-Eigenschaften auch aus Blut bestimmt. Die 4 Haupt-HLA-Eigenschaften A, B, C und D und die D-bezogene Eigenschaft DR (D-related) beinhalten noch etwa 10-30 unterschiedliche Antigene.

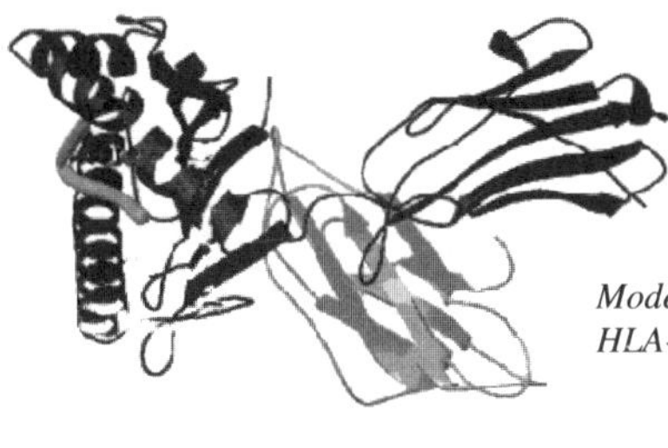

Modell eines HLA-B27-Moleküls

In der folgenden Tabelle wird die Risikoerhöhung für bestimmte Krankheiten wiedergegeben:

(aus Doxiadis Labor und Diagnose 1998; 884-885)

Erkrankung	**HLA-Antigen**	**Relatives Risiko**
Morbus Bechterew (Entzündung der Wirbelsäulengelenke – Buckelbildung)	HLA-B27	87,4
Morbus Reiter (Gelenk-, Augen- und Harnröhrenentzündung)	HLA-B27	37,0
Shigellen Arthritis (Gelenksentzündung nach Ruhr)	HLA-B27	20,7
Salmonellen oder Yersinien Arthritis (Gelenksentzündung nach Typhus oder Yersinien Infektion)	HLA-B27	17,6
Gonokokken Arthritis (Gelenksentzündung nach Gonorrhoe)	HLA-B27	13,9
Rheumatoide Arthritis (PCP)(RA) häufigste chronische Entzündung mehrerer kleiner Gelenke	HLA-DR4	10,2
Diabetes mellitus (Jugendform)	HLA-DR3 HLA-DR4	5,8 4,1
Morbus Basedow (Schilddrüsenüberfunktion und Glanzauge)	HLA-DR3	6,0
Hämochromatose (Eisenspeichererkrankung)	HLA-A3	8,2
Zöliakie (Durchfälle und Mangelernährung bei Glutenunverträglichkeit)	HLA-DR3 + DR7	52,1
Membranöse Glomerulonephritis (Entzündung der Nierenkörperchen)	HLA-DR3	12,0
Multiple Sklerose (Entzündungsherde-Hirn)	HLA-DR2	4,1
Narkolepsie (anfallsweises kurzes Einschlafen)	HLA-DR15 HLA-DQ6	130-150
Syst. Lupus erythematodes (Schmetterlingsflechte mit Organbeteiligung)	HLA-DR3	5,8
Sjögren Syndrom (trockener Mund, Augen)	HLA-DR3	9,7
Psoriasis vulgaris (Schuppenflechte)	HLA-B13 HLA-Cw6	13,3
Schizophrenie	HLA-A9+B27	11,9
Chronische Lyme-Arthritis (Gelenksentzündung nach Borreliose)	DR2+DR4	22,0
Alkoholinduzierte Pankreatitis (Entzündung der Bauchspeicheldrüse)	HLA-Cw5	5,2
Diabetische Retinopathie	HLA-B8	4,0

Beispiel: Ein Mensch mit HLA-B27 hat gegenüber anderen Menschen ein 87,4fach höheres Risiko, an einem Morbus Bechterew (fortschreitende Verkrümmung des Rückens) zu erkranken.

Blutgerinnung

Diagnose und Behandlung von Störungen der Blutgerinnung sind ein nur schwer verständliches Spezialgebiet in der Medizin. Ihr großes Spektrum umfasst sowohl alle Zustände, die mit verminderter (verstärkte Blutungsneigung) als auch vermehrter Gerinnbarkeit (Neigung zu Thrombosen, also Blutpfropfen) einhergehen.

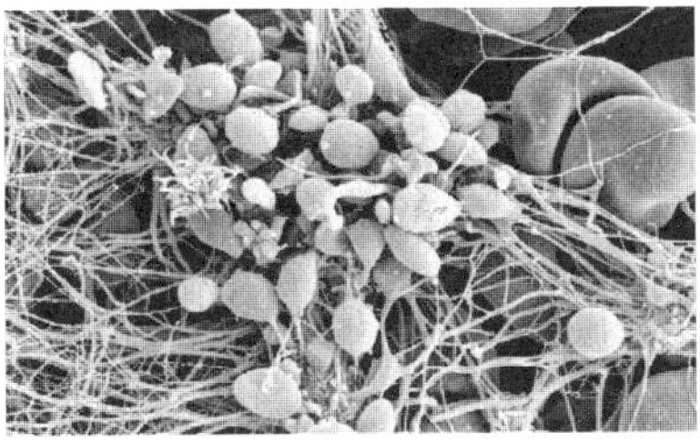

Wir wollen in diesem Kapitel dem besonders Interessierten einige Informationen anbieten.

Es ist klar, dass Ereignisse wie Beinvenenverschluss (Thrombose) oder eine Lungenembolie (Loslösen eines Blutpfropfens meistens aus einer Beinvene und Transport in die Lunge, wo Blutgefäße verstopft werden. Ein lebensbedrohender Zustand!) durch eine Störung im Gerinnungssystem verursacht werden.

Auch bei der erblichen Blutkrankheit, der Hämophilie, ist der Zusammenhang augenscheinlich. Diese Patienten entwickeln plötzlich, auch nach kleinsten Verletzungen, große Blutergüsse oder Blutungen.

Nicht so klar ist jedoch der Zusammenhang bei Gefäßverschlüssen im Rahmen der Gefäßverkalkung (Atherosklerose oder Arteriosklerose). Bei der Entstehung von Herzinfarkt und Hirnschlag, den häufigsten Todesursachen, ist das Gerinnungssystem maßgeblich beteiligt. Bei der Behandlung dieser Leiden spielt die therapeutische Beeinflussung der Gerinnung eine entscheidende Rolle.

Kurz einige Fachausdrücke:

- Hämostaseologie: Wissenschaft von der Blutgerinnung
- Hämorrhagische Diathese: Blutungsneigung
- Hämophilie: Bluterkrankheit
- Hämorrhagie: Blutung
- Thrombophilie: Neigung zu Thrombosenbildung
- Fibrinolyse: Auflösung eines Thrombus
- Koagulopathie: Gerinnungsdefekt

Was ist das Gerinnungssystem?

Die Blutgerinnung ist ein lebenswichtiger und komplizierter Vorgang. Nach Verletzung eines Gefäßes soll der Blutverlust möglichst schnell gestoppt, das Gefäß repariert und der Blutfluss wieder hergestellt werden. Würde die Gerinnung nicht funktionieren, wären wir schon längst aus den kleinsten Wunden (z.B. im Magen-Darm-Trakt) verblutet.

Am Mechanismus der Blutgerinnung sind Gefäßwand, Blutplättchen, die Gerinnungsfaktoren (verschiedene Eiweißkörper des Blutplasmas) und das fibrinolytische System (Eiweißkörper, die den Blutpfropf auflösen) beteiligt.

Wie läuft die Blutstillung nach einer Verletzung ab?

- Bereits wenige Sekunden nach der Verletzung zieht sich das beschädigte Gefäß zusammen (Kontraktion). Dies läuft über die Gefäßmuskulatur und das Nervensystem ab und spielt nur bei größeren Gefäßen eine Rolle. Die kleinsten Gefäße, die Kapillaren, besitzen keine Muskulatur. Die Gefäßverengung wird durch ein örtliches Absinken des Blutdruckes unterstützt.
- Durch die Verletzung werden Kollagen und andere Eiweißkörper freigelegt. Daran haften sofort die Blutplättchen (Thrombozyten). Innerhalb von Bruchteilen einer Sekunde setzen diese Gerinnungsfaktoren frei. Sie starten damit den Gerinnungsvorgang. Zugleich verändern die Blutplättchen ihre Oberfläche und verbinden sich mit anderen Thrombozyten.
- Es entsteht ein vorerst lockerer Pfropf. Erst nach Minuten verklebt das die Thrombozyten umspülende Fibrinogen (wichtigstes Gerinnungseiweiß) zum Fibrin. Es bildet damit einen stabilen Pfropf. Dieser Vorgang wird Fibringerinnung genannt.
- Er verfestigt die Wundstelle und beginnt sich in späterer Zeit zusammenzuziehen. Damit werden die Wundränder immer mehr aneinander angenähert (wie ein Tabaksbeutel).
- Ist die Wunde geschlossen, wird durch das fibrinolytische System das Blutgerinnsel beseitigt.
- Der Ablauf all dieser Ereignisse findet parallel statt. Zur selben Zeit, in der das Gerinnungssystem gestartet wird, ist bereits auch das fibrinauflösende System voll im Gang. Nur so kann verhindert werden, dass sich eine einmal gestartete Gerinnung explosiv ausdehnt und zur massiven Thrombose wird.

Wie kommt es bei der Arteriosklerose zum Gefäßverschluss?

Bei entzündlichen oder abnützungsbedingten (degenerativen) Veränderungen von Blutgefäßen können unter Umständen ebenfalls Substanzen aus dem Gewebe freigelegt und so die Blutgerinnung gefördert werden. Dadurch kann eine Thrombose auftreten.

Während man vor wenigen Jahren noch glaubte, ein Herz- oder Hirninfarkt sei Folge eines langsam zunehmenden Gefäßverschlusses, weiß man heute, dass die meisten Gefäßverschlüsse bei nur mittelgradigen Gefäßeinengungen auftreten.

In den Gefäßen bilden sich bei der Arteriosklerose Polster mit eingelagertem Cholesterin. Diese Plaques gewinnen allmählich an Größe. Zu irgendeinem Zeitpunkt werden sie instabil und brechen auf. So starten sie die Gerinnung. Der entstehende Thrombus bewirkt den Gefäßverschluss.

Störungen der Blutgerinnung

Der medizinische Fachausdruck für Blutungsneigung lautet hämorrhagische Diathese. Wie schon oben erwähnt, ist die Blutgerinnung von der Funktion unterschiedlicher Organe abhängig.

- Blutgefäße
- Thrombozyten
- Plasmatische Gerinnung mit der Bildung des Fibrinthrombus

Gerinnungsstörung: Thrombozyten

Besteht eine Störung in der Thrombozytenfunktion, bluten Patienten bereits aus kleinen Hautverletzungen deutlich länger als üblich. Zur Feststellung dieser Störung genügt ein einfacher Test: Der Patient wird mit einer kleinen Lanzette in den Finger gestochen. Dann misst der Arzt die Zeit bis zur Blutstillung. Diese Blutungszeit beträgt rund zwei bis vier Minuten. Dauert sie länger, liegt mit großer Wahrscheinlichkeit eine Störung der Plättchentätigkeit vor. (Siehe Abschnitt „Blutungszeit“)

Eine Ursache kann natürlich auch Mangel an Thrombozyten sein (Thrombopenie). Aber es ist auch möglich, dass eine Fehlfunktion der Thrombozyten (Thrombopathie) ein derartiges Blutungsübel verursacht.

Plasmatische Gerinnung

Für das ziemlich komplizierte Geschehen der Fibringerinnung (plasmatische Gerinnung) existieren im Plasma eine Reihe von Gerinnungsfaktoren.

Das unterscheidet auch das Plasma vom Serum:

> ***Als Plasma bezeichnet der Mediziner die Blutflüssigkeit ohne Zellen, aber mit Gerinnungsfaktoren. Serum nennt man die Blutflüssigkeit ohne Zellen und Gerinnungsfaktoren.***

Einige Gerinnungsfaktoren haben die Aufgabe, die Gerinnung zu beschleunigen. Andere wiederum bremsen den Gerinnungsvorgang und versuchen damit, das Gerinnungsgeschehen auf das benötigte Maß zu beschränken. Andernfalls würden ja nur noch Blutpfropfen entstehen: Eine tödliche Komplikation ...

Durch die Aktivierung dieser Gerinnungsfaktoren entsteht ein Fibrinnetz. Dabei haften sich Moleküle des Fibrinogens, Vorläufer des Fibrins, aneinander.

Das Fibringerinnsel ist viel fester und dauerhafter als der Pfropf, der bei der ersten Blutstillung entsteht. Es zieht sich zusammen und dichtet das beschädigte Blutgefäß völlig ab. Bleibt dieser Schritt der Blutgerinnung aus, kann der weniger feste Thrombozyten-Pfropf vom Blutdruck wieder hinausgedrückt werden. Diese Gefahr besteht besonders dann, wenn nach einer Verletzung die beschriebene Gefäß-Zusammenziehung (Kontraktion) wieder nachlässt.

Fibrinolyse

Bei jedem Gerinnungsvorgang wird gleichzeitig auch jenes System in Schwung gebracht (aktiviert), das später die durch Fibrinpfropfen verschlossenen Blutgefäße wieder durchgängig macht. Man spricht vom fibrinolytischen System. "Lyse" heißt auf deutsch Auflösung.

Ist dieses System überaktiv, können bereits verschlossene Wunden wieder zu bluten beginnen. Die Blutungsneigung ist dann ebenfalls generell gesteigert. Wird dieses System aber zuwenig aktiviert, neigen die Betroffenen zu Thrombosen aller Art.

Einfaches Schema der Blutgerinnung mit Bildung eines Fibrinthrombus:

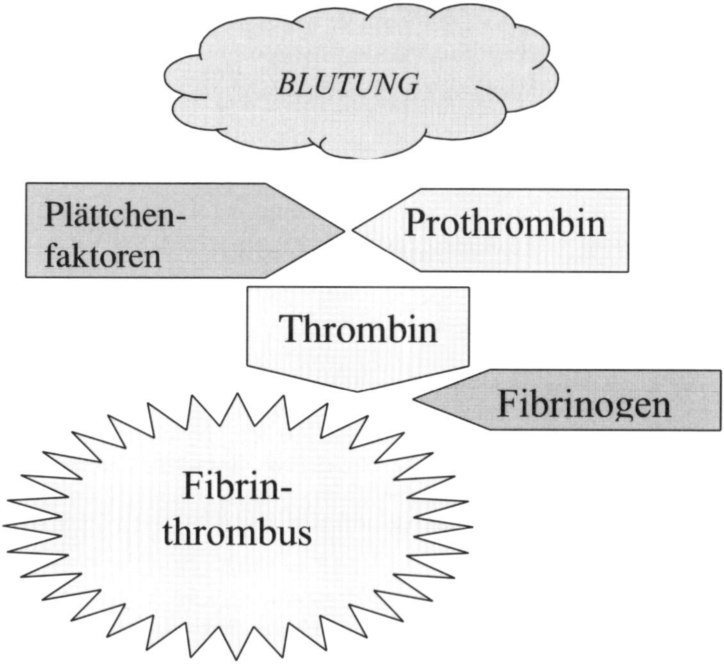

Bei einer Blutung werden Thrombozyten (Blutplättchen) aktiviert. Diese setzen Plättchenfaktoren frei und starten damit die Blutgerinnung. Das geschieht dadurch, dass ein inaktiver Gerinnungsfaktor (Prothrombin) zum aktiven Faktor Thrombin umgewandelt wird. Das ist der endgültige Starter der Gerinnung. Er aktiviert Fibrinogen zum Fibrin. Dieses vernetzt sich mit anderen Fibrinmolekülen und bildet das Gerinnsel.

Wie werden Gerinnungsstörungen festgestellt?

Die Diagnose von Störungen im Gerinnungssystem ruht auf drei Säulen:

- Anamnese
- Klinisches Bild
- Blutgerinnungsanalysen

Anamnese (Vorgeschichte des Patienten)

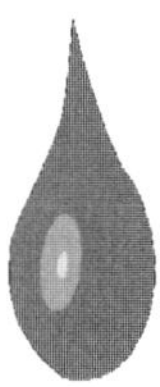

Darunter versteht man die Befragung des Patienten, seine Krankengeschichte. Aus den Angaben des Patienten lässt sich meist schon eine Vermutungsdiagnose stellen, die weitere zielführende Maßnahmen erlaubt.

Zum Beispiel ist es wichtig, über eine Gerinnungsstörung, die innerhalb der Familie bereits vorgekommen ist, Bescheid zu wissen. Auch, ob schon in der Kindheit Anzeichen aufgetreten sind. Ist das der Fall, wird der Arzt an die Möglichkeit einer erblichen Störung denken.

Leidet ein sonst gesunder Mensch nie unter vermehrten Blutungen und verheilen seine Wunden auch immer gut, werden auch bei Voruntersuchungen für eine Operation keine Störungen in der plasmatischen Gerinnung zu finden sein.

Besteht eine chronische Lebererkrankung oder gar eine Leberzirrhose, so muss eine verminderte Neubildung von Gerinnungsfaktoren angenommen werden. Besteht eine Leukämie oder eine Tumorerkrankung, kann ein Mangel an Thrombozyten erwartet werden.

Bei einer massiven Gerinnungsstörung im Rahmen einer schweren Krankheit liegt der Verdacht auf eine so genannte Verbrauchskoagulopathie nahe. Darunter versteht man, dass der Körper einfach mehr Gerinnungsfaktoren verbraucht, als er erzeugen kann.

Es ist auch immer wichtig zu wissen, ob ein Patient in letzter Zeit Medikamente eingenommen hat, die die Blutgerinnung beeinflussen können. So beeinflussen die meisten Antirheumatika, besonders Aspirin, die Blutstillung in manchen Fällen wesentlich. Das gilt natürlich auch für andere Medikamente, welche die Thrombosegefahr reduzieren (Marcoumar, Sintrom und Heparin).

Klinisches Bild

Für den Arzt ist es nötig, das Aussehen des Patienten zu beurteilen.

- Treten punktförmige Blutungen (Petechien) an den Beinen oder nach dem Blutdruckmessen auf, liegt entweder ein Gefäßschaden oder eine Störung der Thrombozytenfunktion vor.

Rumpel-Leede-Test:
Eine Blutdruckmanschette wird für fünf Minuten am Oberarm knapp über den systolischen Druck aufgeblasen. Treten dabei punktförmige Blutungen am Unterarm auf, besteht eine Störung der Gefäße oder der Thrombozyten.

- Kleinere, flächenhafte Blutungen auf der Haut (Ekchymosen), bisweilen nach kleinsten Verletzungen, weisen auf Gefäßschäden hin. Derartige Blutungen treten nicht selten bei älteren Menschen oder nach Behandlung mit Kortison auf.
- Neigt der Patient zu stärkeren Blutungen in Gelenken oder Muskeln (Hämatome), liegt wahrscheinlich eine Hämophilie vor. Das ist eine vererbbare Krankheit, bei der ein Mangel an bestimmten Gerinnungsfaktoren (VIII oder IX) vorliegt.

Blutgerinnungsanalysen

Labortechnische Untersuchungen liefern genaue Fakten für Diagnose und Behandlung von Gerinnungsstörungen. Liegt ein Verdacht auf eine Gerinnungsstörung vor oder soll diese ausgeschlossen werden, können zunächst folgende Untersuchungen durchgeführt werden:

➜ Bestimmung der Thrombozytenzahl (evtl. mit Blutungszeit)
➜ Quick-Test (oder Normotest)
➜ Partielle Thromboplastinzeit (PTT)

Diese Tests erfassen einen Großteil des Gerinnungsprozesses im Plasma. Sind die Werte normal, liegt wahrscheinlich keine Gerinnung vor. Zusätzlich können aber, je nach Ergebnis dieser Untersuchungen, noch weitere Labortests vorgenommen werden.

Der häufigste Anlass zur Durchführung von Gerinnungstests ist die Behandlung (fälschlich Blutverdünnung genannt) mit Marcoumar oder Sintrom. Test der Wahl ist der INR-Wert.

Gerinnungsanalysen bei Thromboseneigung

Diese Tests sind meist weniger ergiebig als bei der Blutungsneigung. Dennoch sollten vor allem bei jungen Patienten nach Thrombosen folgende Bestimmungen erfolgen:

- Antithrombin III
- Protein C
- Protein S
- Faktor XII
- Lupus Antikoagulans
- APC-Resistenz
- Homocystein
- Im Bedarf Faktor-V-Leiden
- Im Bedarf Prothrombingen – Mutation 20.210 G -> A

Labor bei Behandlung mit Heparin

Thrombinzeit (TZ)

Bei der Behandlung mit niedrig dosiertem Heparin kommt es noch nicht zur Verlängerung der Thrombinzeit. Wird es jedoch hoch dosiert, strebt man eine Verlängerung der Thrombinzeit auf 40 bis 80 Sekunden an. Dann verlängert sich zumeist auch der Quick-Test und die PTT. Bei den in letzter Zeit zunehmend verwendeten niedermolekularen Heparinen ist eine Kontrolle der Gerinnung nicht mehr notwendig.

Labor bei Verdacht auf eine Verbrauchskoagulopathie

Bei der Verbrauchskoagulopathie kommt es zu einer Aktivierung des Blutgerinnungssystems. Diese führen zur Bildung von kleinsten Blutgerinnseln (Mikrothromben) in den Gefäßen und zum Verbrauch von Gerinnungsfaktoren mit anschließend gesteigerter Blutungsneigung.

Eine Verbrauchskoagulopathie kann durch einen Kreislaufschock, schwerste Infektionen, bösartige Erkrankungen, Operationen (v.a. an Bauchspeicheldrüse, Herz und Lunge), schwerste Verletzungen und geburtshilfliche Komplikationen ausgelöst werden.

Neben den Symptomen der Grunderkrankung treten oft heftige Haut- und Schleimhautblutungen, Nachblutungen, Magen-Darm-, Nieren- oder Gehirnblutungen auf. Die Mikrothromben verursachen Durchblutungsstörungen, die zu Organversagen führen. Folgende Tests sind sinnvoll und fallen abnorm aus:

- Quick-Test
- Partielle Thromboplastinzeit (PTT)
- Fibrinogenbestimmung
- Antithrombin III

Antithrombin III (AT-III)

Antithrombin-III-Mangel kann eine der Ursachen für eine erhöhte Thromboseneigung sein. Der Test ist besonders wichtig, wenn während einer Heparin-Therapie Thrombosen aufgetreten sind.

Normalwert:

Aktivität: 80%-120%
Konzentration: 0,19-0,31 g/l
Die Bestimmung erfolgt aus Plasma, das im Verhältnis von genau 9 zu 1 mit Zitronensäure (Zitrat) verdünnt ist (1 Teil Zitrat, 9 Teile Blut)

Was ist Antithrombin III (AT-III)?

AT-III ist ein Enzym, das im Plasma vorkommt und zugleich mit Ingangsetzung der Gerinnung aktiviert wird. Wie schon der Name „Antithrombin" sagt, hemmt es Thrombin und andere Gerinnungsfaktoren. Es ist somit ein Gerinnungshemmer.

Damit wird gewährleistet, dass die Blutgerinnung nicht im ganzen Körper, sondern bei Verletzung nur am Ort der Schädigung der Blutgefäßwand aktiviert wird. Gleichzeitig verhindert es, dass sich die Gerinnung lawinenartig über das ganze Gefäßsystem ausbreitet. Das Blut würde dadurch stocken und der Patient wäre tot.

Die Wirkung von Antithrombin III wird durch Heparin verstärkt. Deshalb bezeichnet man AT-III auch als Heparin-Co-Faktor.

Spricht eine Behandlung mit Heparin nicht an, liegt der Verdacht auf einen Mangel nahe. Schwankungen in der AT-III-Konzentration werden von den üblichen Gerinnungstests (Quick-Test, PTT, Thrombinzeit) nicht erfasst.

Der Hauptgrund für diese Untersuchung ist die Abklärung von wiederholt auftretenden Thrombosen. Speziell bei jüngeren Patienten muss dabei auch an einem Mangel an AT-III gedacht werden.

Was bedeutet ein Antithrombin-III-Mangel?

Angeborener Mangel

Bereits eine Verminderung des Antithrombin III auf 40-70% geht mit erhöhter Thromboseneigung einher. Ein abweichender Befund soll durch Kontrollen bestätigt werden.

Bei Patienten mit angeborenem AT-III-Mangel besteht ein stark erhöhtes Thromboserisiko. Meist kommt es (oft noch vor dem 30. Lebensjahr) zu Beinvenenthrombosen und Lungenembolien. Es genügt dazu bereits eine Verminderung auf 50 Prozent des Normalwertes. Immerhin besteht bei etwa vier Prozent all jener Patienten, die mehrmals Thrombosen erlitten haben, ein Mangel an Antithrombin III.

Diese Patienten sprechen auch auf eine Therapie mit Heparin schlecht an. Sie sollten deshalb längere Zeit, wenn nicht sogar lebenslänglich, mit Medikamenten wie Marcoumar oder Sintrom behandelt zu werden.

Wenn akut notwendig, kann AT-III auch substituiert, das heißt, über eine Infusion verabreicht werden.

Unmittelbar nach Thrombosen und Verletzungen

Nach Thrombosen, aber auch bei einer Verbrauchskoagulopathie (zum Beispiel nach schweren Blutungen, wenn die Vorräte an Gerinnungsfaktoren im Blut erschöpft sind), nach Operationen mit großen Wundflächen und nach Unfällen können erniedrigte Werte gefunden werden. Bei diesen Zuständen verbraucht der Körper das im Plasma vorhandene Antithrombin III, ohne ausreichend davon nachzuproduzieren.

Sepsis

In der Frühphase einer Sepsis (generelle Blutvergiftung im Rahmen von bakteriellen Infektionen) kommt es oft zum Abfall von AT-III. In solchen Situationen (der Patient ist dabei schwer krank) wird ebenfalls die Gerinnung kontinuierlich aktiviert. Die Leber kommt deswegen mit der Neubildung von AT-III nicht mehr nach.

Bei Leberzellschädigung

Antithrombin III wird in der Leber gebildet. Verständlich, dass bei schweren Leberschäden (Leberzirrhose, Hepatitis) die Produktion nicht mehr ausreichend funktioniert. Zugleich sind natürlich auch andere, in der Leber erzeugte Gerinnungsfaktoren vermindert. Das führt sowohl zu stark erhöhtem Thromboserisiko als auch zu einer verstärkten Blutungsneigung.

Bei Heparinbehandlung

Zu Beginn einer Therapie mit Heparin kann ein Abfall des AT-III-Spiegels um rund 30 Prozent beobachtet werden.

Einnahme der "Pille"

Möglicherweise ist ein vermindertes Antithrombin III eine nicht seltene Ursache, warum Frauen unter Hormoneinnahme (Antibabypille) ein höheres Thrombose-Risiko aufweisen.

Was bedeuten erhöhte AT-III-Werte?

An sich haben erhöhte Werte keine medizinische Bedeutung, erfordern noch keine ärztlichen Maßnahmen. Dennoch gibt es krankhafte Zustände, bei denen ein AT-III-Überschuss auftritt. Der Arzt muss dann die Ausgangssituation entsprechend berücksichtigen.

Kurz nach einem Herzinfarkt

Entzündungen

Antithrombin III ist ein so genanntes Akute-Phase-Protein (Eiweiß). Es tritt daher vermehrt bei schweren Entzündungen im Körper auf.

Vitamin-K-Mangel und Therapie mit Marcoumar

Die Bildung des Antithrombin III ist zwar nicht von der Zufuhr von Vitamin K abhängig. Dieses beeinflusst allerdings die Synthese anderer Gerinnungsfaktoren. Bei einer Therapie mit Marcoumar oder Sintrom ist der AT-III-Spiegel bisweilen erhöht.

Bei Nierenversagen

Dabei kann sowohl ein Anstieg als auch ein Abfall des Antithrombin III beobachtet werden.

Bei Verschlüssen der Gallenwege (Steine, Tumor)

APC-Resistenz Faktor-V-(Leiden)-Mutation

Die APC-Resistenz ist ein neuartiger Marker der Thromboseneigung. Er lässt sich bei einem relativ hohen Prozentsatz der Thrombosepatienten nachweisen.

Normwerte

APC-Ratio über 2
Die Bestimmung erfolgt aus Plasma, das im Verhältnis von genau 9 zu 1 mit Zitronensäure (Zitrat) verdünnt ist (1 Teil Zitrat, 9 Teile Blut)

Keine nachweisbare Punktmutation des Faktor V
Die Bestimmung erfolgt aus dem Vollblut

Was ist die APC-Resistenz und die Faktor-V-Leiden-Punktmutation?

1993 wurde erstmals festgestellt, dass manche Menschen mit erhöhter Thromboseneigung kaum auf aktiviertes Protein-C reagieren. Bald danach fand man auch die Ursache dafür: Eine Punktmutation im Gen für den Gerinnungsfaktor V (also der Austausch nur eines Basenpaares in der Erbmasse) ist die Ursache dieser Erkrankung. Dadurch kann Protein-C den Faktor V nicht mehr beeinflussen.

Heutzutage weiß man, dass die APC-Resistenz und damit die Mutation des Faktor V die häufigste Ursache für Thrombosen ist. In Mitteleuropa tritt diese Fehlfunktion bei 5-10% der Bevölkerung auf. Auch bei 30 bis 40 % der Patienten mit Thromboseneigung ist die genetische Veränderung vorhanden.

Besonders gefährdet, venöse Thrombosen zu erleiden, sind homozygote (reinerbige) Merkmalsträger. Das sind Menschen, die das Erbmerkmal in beiden Chromosomen tragen. Sie sollen mit Gerinnungshemmern (z.B. Marcoumar) behandelt werden.

Diese Empfehlung wird bei heterozygoten (gemischterbigen) Patienten nicht ausgesprochen, solange noch keine Thrombose aufgetreten ist. Betroffene sollten die Pille, Rauchen und andere thrombosefördernde Verhaltensweisen unbedingt meiden.

Die APC-Resistenz ist ein Suchtest. Er sollte im Fall eines krankhaften Ergebnisses durch die (ebenfalls nicht teure) gentechnologische Untersuchung ergänzt werden.

- ☞ APC-Resistenz: >2 – wahrscheinlich gesund
- ☞ APC-Resistenz: 1,5-2 – wahrscheinlich gemischterbiger Faktor-V-Leiden Defekt
- ☞ APC-Resistenz: < 1,4 – wahrscheinlich reinerbiger Faktor-V-Leiden Defekt

Patienten mit nachgewiesenem Faktor-V-Leiden ist anzuraten, eine Familienuntersuchung durchführen zu lassen. Damit kann das Thromboserisiko auch bei Blutsverwandten eingeschätzt werden. Durch eine konsequente Antikoagulation (Gerinnungshemmung) bei Operationen (z.B. mit Heparin) oder längerer Immobilisation (Bewegungslosigkeit) können dann Gefäßverschlüsse verhindert werden.

Ein heterozygoter Faktor-V (Leiden) erhöht das Thromboserisiko nur etwa um das 7- bis 8fache. Daher ist er ein schwacher thrombogener (auf eine Thrombose hinweisender) Faktor. Aus diesem Grund unterscheidet sich das Vorgehen des Arztes bei solchen Patienten nicht von dem bei Thrombose-Betroffenen ungeklärter Ursache.

Tritt eine Thrombose das erste Mal auf, ist eine Antikoagulation über 3 bis 6 Monate eine Standard-Behandlung. Erst bei kurz aufeinanderfolgenden oder mehrfachen Rezidiven (Rückfällen) sollte eine lebenslange Gerinnungshemmung angestrebt werden. In Risikosituationen (Operation, Immobilisation bei längeren Flugreisen, Bettlägerigkeit oder Schwangerschaft) muss der Arzt bei allen Patienten mit heterozygotem (reinerbigem) Faktor-V Leiden auf eine sorgfältige Antikoagulation achten (z.B. mit niedermolekularem Heparin). Liegt hingegen ein homozygoter (reinerbig) Faktor-V (Leiden) vor, rechtfertigt das hohe Thromboserisiko eine lebenslange orale Antikoagulation bereits nach der ersten Thrombose. Das ist jedoch nur zulässig, sofern keine Kontraindikationen (Umstände, die die Anwendung einer zweckmäßigen ärztlichen Maßnahme verbieten) gegen eine Marcoumar-Therapie bestehen.

D-Dimer und Fibrinspaltprodukte

Besteht der Verdacht auf eine akute Thrombose oder eine Embolie, ist die Bestimmung des D-Dimer sinnvoll.

Normalwerte

Fibrinspaltprodukte: 2 bis 8 µg/ml
D-Dimer: bis 0,5 mg/l

Die Bestimmung erfolgt aus Plasma, das im Verhältnis von genau 9 zu 1 mit Zitronensäure (Zitrat) verdünnt ist (1 Teil Zitrat, 9 Teile Blut)

Was sind D-Dimer und Fibrinspaltprodukte?

Bei jeder Thrombose bildet sich das Fibrin aus Fibrinogen. Es bildet eine netzartige Struktur – das Gerinnsel. Mit dem Gerinnungsvorgang werden auch Prozesse in Gang gesetzt, die den Blutpfropfen wieder auflösen. Dieser Vorgang wird Fibrinolyse genannt.

Nach dem Verschluss eines Wanddefektes in einem Blutgefäß soll schließlich verhindert werden, dass das Gerinnsel weiter wächst und auch andere Gefäße verschließt.

Die Auflösung eines Thrombus (Blutpfropfen) geschieht durch ein Enzym, das Plasmin. Es spaltet Fibrin auf. Die Endprodukte dieses Vorganges nennt man Fibrinspaltprodukte.

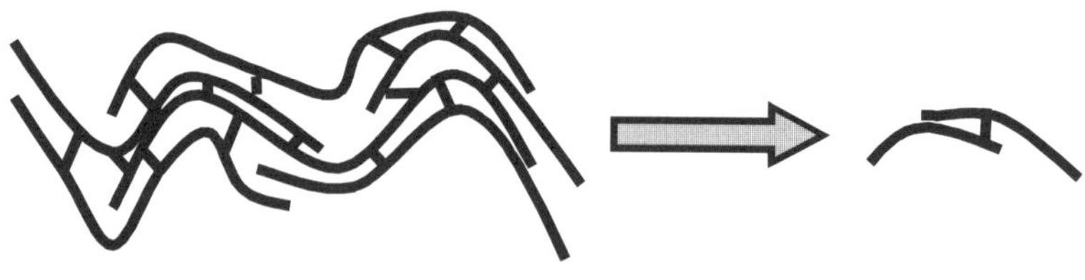

Eines dieser Produkte ist das D-Dimer: Das Fibrinnetz wird in kleine, jeweils zwei miteinander verbundene Stränge gespalten. Diese Bruchstücke weist der Arzt nun entweder mit Hilfe eines einfachen Latex-Tests qualitativ (Antwort = ja oder nein) oder in einem komplizierteren Verfahren im Labor quantitativ nach. Damit lässt sich in gewisser Weise abschätzen, ob es sich um eine kleinere oder größere Gerinnung handelt.

Was bedeutet der Nachweis von Fibrinspaltprodukten bzw. von erhöhtem D-Dimer?

Gefäßverschlüsse (Thrombosen)

Bei fast jeder Thrombose können Abbauprodukte von Fibrin nachgewiesen werden. Zum Beispiel bei Beinvenenthrombosen, arteriellen Gefäßverschlüssen, nach Operationen und bei Embolien (von einer Thrombose abwandernde Blutpfropfen, die dann ein anderes Gefäß oder einen anderen Gefäßabschnitt verstopfen).

> ***Negatives D-Dimer schließt ein thrombotisches Geschehen im Körper mit großer Wahrscheinlichkeit aus.***
>
> ***Positive Ergebnisse weisen zwar auf einen Gerinnungsprozess hin. Es ist jedoch keineswegs klar, wo dieser abläuft.***

Tumore

Der Körper verhält sich bei Tumoren manchmal wie beim Auftreten von Wunden. Die Geschwulst wird also mit einem Fibrinnetz umgeben. Dieser Umbau lässt die Werte des D-Dimers steigen.

Urämie (Blutvergiftung im Zuge eines Nierenversagens)

Schwere Herzschwäche

Fibrinolysetherapie

Alle Zustände mit beschleunigter Auflösung des Fibrins (Fibrinolyse) erhöhen das D-Dimer. Das geschieht zum Beispiel im Zuge der fibrinauflösenden Behandlung mit Medikamenten. In gewisser Hinsicht kann mit diesen Untersuchungen auch der Erfolg der Behandlung kontrolliert werden.

Verbrauchskoagulopathie (eine bei schweren Erkrankungen vorkommende überschießende Aktivierung des Gerinnungssystems)

Während es bei der überschießenden Aktivierung des Gerinnungssystems zum Verbrauch von Gerinnungsfaktoren kommt, sind die Fibrinspaltprodukte und das D-Dimer als Zeichen der Auflösung von Blutgerinnsel erhöht.

Störmöglichkeit: Durch Werte, die bei Rheuma vorkommen, kann das Ergebnis für Fibrinspaltprodukte fälschlicherweise positiv ausfallen.

Fibrinogen

Der Fibrinogenspiegel wird bei Verdacht auf Verbrauchskoagulopathie (überschießende Aktivierung des Gerinnungssystems) und zur genauen Bestimmung von Gerinnungsstörungen bestimmt. Außerdem ist die Messung bei der Überwachung einer fibrinolytischen Therapie (Auflösung von Blutgerinnseln) sinnvoll.

Normalwert

200 bis 400 mg/dl
Bestimmung erfolgt aus Plasma, das im Verhältnis von 9:1 mit Zitronensäure (Zitrat) verdünnt ist (1 Teil Zitrat, 9 Teile Blut)

Bei der Blutentnahme sollte nicht zu lange gestaut werden. Unsachgemäße Venenpunktion (z.B. langes Suchen nach einer Vene), verzögerte Blutabnahme oder scharfes Ausspritzen der Probe führt zu falschen Ergebnissen. Auch Hämatokrit über 60%, Unterfüllung der Probe oder eine Beimengung von Heparin kann die Werte verfälschen.

Was ist Fibrinogen?

Fibrinogen ist der Faktor I der Blutgerinnung, das Vorläufermolekül des Fibrin (aus Eiweiß bestehender Faserstoff des Blutes, der sich vernetzt und bei Gerinnungsvorgängen einen Blutpfropf bildet. Dieser zeichnet für die Blutstillung letztlich verantwortlich).

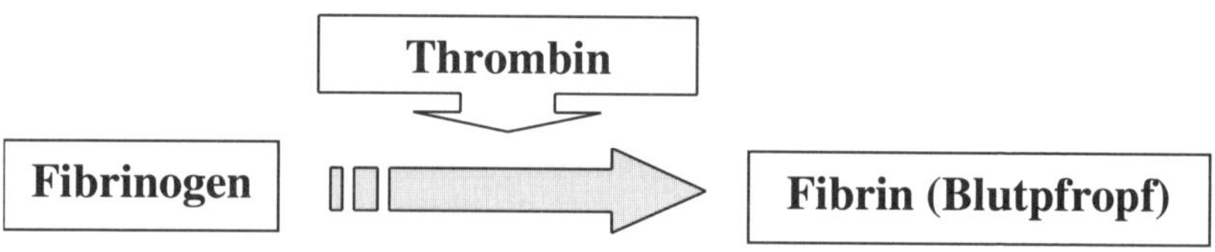

Fibrinogen wird bei Gerinnungsstörungen durch Thrombin aktiviert. Das ist ein Enzym im Blutplasma.

Was bedeutet vermindertes Fibrinogen?

Ein hochgradiger Mangel geht mit mäßiger Blutungsneigung einher. Bei Fibrinogenwerten von über 100 mg/dl funktioniert die Blutgerinnung noch weitgehend normal.

Ein angeborener Mangel an Fibrinogen kommt sehr selten vor.

Ist Fibrin erniedrigt, liegt meistens eine schwere Gesundheitsstörung, wenn nicht sogar eine Notfallsituation vor.

Verminderte Synthese (Bildung) in der Leber bei schwerem Leberschaden

Erhöhter Verbrauch nach schweren Blutverlusten

Bei ausgedehnten Thrombosen und bei einer Verbrauchskoagulopathie (einer bei schweren Erkrankungen vorkommenden Aktivierung des Gerinnungssystems) kann es zu einem starken Abfall des Fibrinogenspiegels kommen. Allerdings schließt ein normaler Fibrinogenwert beide Zustände nicht völlig aus.

Medikamente

Im Zuge einer Behandlung mit Arwin (Ancrod, Gift der malaiischen Grubenotter) kann der Fibrinogenspiegel absinken. Man behandelt damit schwere Durchblutungsstörungen (bei Verkalkung der Gefäße). Durch den Abbau des Fibrinogens wird nämlich das Blut dünnflüssiger. Die Durchblutung kann sogar bei massiver Gefäßverengung verbessert werden. Der Arzt versucht, den Fibrinogenspiegel auf 70 mg/dl zu senken. Auch bei der Thrombolysetherapie (Auflösen eines Blutpfropfes mittels Streptokinase, Urokinase oder ähnlicher Substanzen) nach Gefäßverschlüssen sinkt der Fibrinogenwert ab.

Was bedeutet erhöhtes Fibrinogen?

Risikofaktor für Gefäßerkrankungen

Fibrinogen ist ein von anderen Auslösern (Rauchen, Übergewicht, Fehlernährung, Bewegungsmangel, erbliche Belastung) unabhängiger Risikofaktor für die Entstehung von Gefäßverkalkung (Arteriosklerose). Auch bei Diabetikern findet man häufig erhöhte Fibrinogenwerte.

Entzündungen

Die Fibrinogenwerte erhöhen sich bei allen möglichen Entzündungsvorgängen. Die Substanz zeichnet auch für die erhöhte Blutsenkung bei Entzündungsprozessen mitverantwortlich.

Bösartige Tumoren

Bei Karzinomen (besonders Bauchspeicheldrüse und Lunge) werden oft stark erhöhte Fibrinogenspiegel festgestellt.

Welche Auswirkungen hat erhöhtes Fibrinogen?

Bei einem Fibrinogenspiegel von über 500 mg/dl wird das Plasma erheblich dickflüssiger. Die Fließeigenschaft des Blutes verschlechtert sich. Zusätzlich neigt das Blut vermehrt zur Gerinnung.

INR oder Thrombotest

Diese Tests dienen der Kontrolle der »Blutverdünnung« mit Marcoumar oder Sintrom. Die Verabreichung dieser Medikamente ist bei allen Krankheiten, mit Thromboserisiko (Herzinfarkt, Beinvenenthrombose, Lungeninfarkt, Vorhofflimmern) sinnvoll.

Normalwert

INR: 1
INR: 2-3 ist der üblicherweise angestrebte Zielbereich bei der Therapie.
INR: 3-4 (4,5) wird angestrebt, wenn eine strenge Antikoagulation (Gerinnungshemmung) erforderlich ist.
Thrombotest:
Der therapeutische Bereich liegt meist zwischen 7%-12%

Bestimmung erfolgt aus Plasma, das im Verhältnis von 9:1 mit Zitronensäure (Zitrat) verdünnt ist (1 Teil Zitrat, 9 Teile Blut)

Je höher der INR-Wert, desto größer ist die Gefahr von Blutungen. Je niedriger der Wert, desto weniger wirksam ist die Therapie.

Was sind INR und Thrombotest?

INR

Der Thrombotest und der international normierte Wert INR (International Normalized Ratio) sind Varianten des weiter unten beschriebenen Quick-Tests.

TT

Früher wurde ausschließlich der Thrombotest angewendet, der prinzipiell dasselbe Ergebnis wie der Quick-Test und die INR bringt. Da er jedoch nur unzureichend in unterschiedlichen Laboratorien verglichen werden konnte, erfolgte eine Standardisierung. Seit 1983 steht er als INR zur Verfügung.

Der therapeutische Bereich des Thrombotests liegt zwischen 7% und 12%. Im Gegensatz zum INR bedeutet hier ein erniedrigter Thrombotest ein erhöhtes Blutungsrisiko. Ein erhöhter Thrombotest zeigt wiederum eine unwirksame Therapie an.

Empfehlungen zur Antikoagulation (Gerinnungshemmung) bei verschiedenen Erkrankungen

	INR-Werte
Postoperative Prophylaxe (Vorbeugung) tiefer venöser Thrombosen	2,0-3,0
Längere Immobilisation (Unbeweglichkeit) nach Hüftchirurgie und Operationen von Schenkelhalsfrakturen	2,0-3,0
Therapie tiefer Venenthrombosen, Lungenembolie und transitorische ischämische Attacken (TIA)	2,0-3,0
Neuerliche tiefe Venenthrombosen, Lungenembolien	2,0-3,0
Herzinfarkt, wenn ein erhöhtes Risiko für thromboembolische Ereignisse gegeben ist:	2,0-3,0
Vorhofflimmern	2,0-3,0
Herzklappenersatz, mechanisch	2,0-3,5
Herzklappenersatz, biologisch	2,0-3,0

Entgegen unserem Vorsatz, in diesem Buch lediglich auf Fragen der Labordiagnostik einzugehen, werden wir nun näher auf die Therapie und Therapieüberwachung mit den Blutgerinnungshemmern (in Österreich vorzugsweise Marcoumar) eingehen.

Hinweise zur Therapie mit Marcoumar

Marcoumar ist ein Gerinnungshemmer, der die Blutgerinnung verzögert, aber nicht vollkommen aufhebt. Das geschieht dadurch, dass das Medikament die Wirkung von Vitamin K bei der Synthese (Bildung) des Prothrombinkomplexes (das sind die Gerinnungsfaktoren II, VII, IX und X) unterbindet.

Wie stark oder schwach die Gerinnungshemmung ausfällt, hängt u.a. von der Dosierung ab. Die Wirkung muss jedoch durch regelmäßige Kontrollen überprüft werden, sodass gegebenenfalls eine Anpassung der Gabe erfolgen kann. Unter Berücksichtigung der aktuellen Gerinnungswerte (INR) legt Ihr Arzt die Dosierung der Marcoumartherapie für die Zeitspanne bis zur nächsten Gerinnungskontrolle fest. Wichtig ist, dass Sie die Tabletten verlässlich einnehmen! Die Kontrolluntersuchungen werden aus Venenblut oder aus Kapillarblut durchgeführt.

Ein INR-Wert unter 2.0 zeigt an, dass die Gerinnungshemmung nicht ausreichend ist (Thrombosegefahr!). Ein INR-Wert über 4.5 bedeutet zu starke Gerinnungshemmung (Blutungsgefahr).

Zu Beginn einer Marcoumartherapie bekommt jeder Patient einen "Marcoumar-Ausweis". Darin wird die jeweils aktuelle Dosierung, das Ergebnis der letzten Kontrolle (einschließlich des INR-Wertes) und der nächste Kontrolltermin eingetragen.

Außer dem behandelnden Arzt sollte jeder in die Behandlung mit einbezogene Arzt oder Zahnarzt, aber auch Masseur, Heilpraktiker usw. wissen, dass eine Marcoumartherapie erfolgt. Informieren Sie auch Ihren Apotheker. Er kann Sie rechtzeitig darauf aufmerksam machen, dass verschiedene Medikamente die Marcoumarwirkung verstärken oder aber abschwächen.

Intramuskuläre Injektionen während einer Behandlung mit Marcoumar sollten Sie vermeiden. Sie können zu lokalen Blutungen führen. Injektionen in die Vene (intravenös), unter die Haut (subkutan) oder Blutentnahmen sind hingegen unbedenklich. Eine geringfügig verstärkte Blutungsneigung (Zahnfleischbluten nach kräftigem Zähneputzen, verlängerte Wundblutung, Neigung zu blauen Flecken) ist jedoch normal und gibt keinen Anlass zur Sorge. Treten allerdings intensive Blutungen aus Nase oder Mund auf, färbt der Urin sich rötlich bis schwärzlich oder wird der Stuhl pechschwarz, sollten Sie sofort Ihren Arzt konsultieren oder gegebenenfalls das nächste Krankenhaus aufsuchen. Wenn notwendig, kann die Gerinnung innerhalb von 24 Stunden durch die Gabe von Vitamin K (Konakion) normalisiert werden. Das sollte aber nicht ohne Rücksprache mit dem Arzt erfolgen (Thrombosegefahr!).

Vor Operationen und/oder Zahnextraktionen (Zähne ziehen), diagnostischen Eingriffen wie Herzkatheter oder Endoskopien ist es sinnvoll, Marcoumar abzusetzen. So können die Eingriffe gefahrlos und ohne Blutungsproblem erfolgen. Das Medikament sollte dabei mindestens 5, besser 7 Tage vor dem geplanten Eingriff nicht mehr verabreicht werden. Als Thromboseprophylaxe kann in diesen Zeitraum, sofern keine Kontraindikationen (Umstände, die gegen eine medizinische Anwendung sprechen) bestehen, niedermolekulares Heparin (z.B. Fragmin, Lovenox ...) eingesetzt werden. Unter der Heparinbehandlung muss das Blutbild (besonders hinsichtlich der Zahl der Thrombozyten) sorgfältig kontrolliert werden. Am Tag des Eingriffs kann der Patient wieder mit der Marcoumar-Therapie beginnen. Direkt vor dem Eingriff sollte überdies eine Kontrolle des Quickwertes durchgeführt werden.

Bei der Ernährung sind nur geringfügige Einschränkungen erforderlich: Ausgeglichene und rohkostreiche Nahrung. "Extrem-Diäten" oder Null-Diät ist keinesfalls zu empfehlen. Beachten Sie, dass einige Nahrungsmittel besonders reich an Vitamin K sind. Das ist für die Bildung der Gerinnungsfaktoren wichtig und der Gegenspieler des Marcoumar.

Vitamin-K-Gehalt von Nahrungsmitteln		
hoch	**mittel**	**niedrig**
Blumenkohl	Bohnen	Hafer-Korn
Broccoli	Erbsen	Honig
Innereien	Erdbeeren	Kuhmilch
Kohl	Kartoffeln	Vollei
Rindfleisch (fett)	Kornprodukte	
Sauerkraut		
Schweinefleisch		
Spinat		

Angaben entnommen von Internetseite: Labor Dres. Roeck, Weller, Ziegler & Ionescu (www.fachaerzte.com/ziegler/fachinformation/marcoumar.htm.)

Beginn der Marcoumar-Therapie

Das Ziel der Marcoumar-Therapie ist die Reduktion der Gerinnungsfaktoren. Ihr Absinken ist von ihrer Verweildauer im Blut (Halbwertszeit = t/2) abhängig. Die t/2 des Faktor-II (Prothrombin) beträgt 2,5 Tage. Die Wirksamkeit des Medikamentes hängt nun wesentlich von der Erniedrigung dieses Faktors ab. Aus diesem Grund kann erst 5-7 (9) Tage nach Beginn der Behandlung mit einer ausreichenden Wirkung gerechnet werden. Der Wert des INR (Thrombotest) sinkt jedoch bereits bei der Erniedrigung von Faktor VII (t/2 = 6 Std.) ab. Er kann somit den "therapeutischen Bereich" schon 3 Tage vor der voll wirksamen Antikoagulation (Gerinnungshemmung) vortäuschen.

Da Protein-C (hemmt die aktivierten Faktoren V und VIII) ebenfalls eine t/2 von nur 6 Std. aufweist, ist bei Protein-C-Mangel am Anfang der Marcoumartherapie mitunter sogar mit einer erhöhten Thromboseneigung zu rechnen. Aus diesen Gründen verabreicht der Arzt bei Protein-C-Mangel und venösen Thrombosen am Anfang der Behandlung zusätzlich Heparin.

Erhaltungstherapie mit Marcoumar

Wie oben in der Tabelle "Empfehlungen zur Antikoagulation bei verschiedenen Erkrankungen" angegeben, wird bei verschiedenen Erkrankungen ein unterschiedlicher INR-Wert angestrebt. Meist liegt dieser zwischen 2 und 3. Die Marcoumardosis, die dafür notwendig ist, kann zwischen 1/4 Tablette und 2 Tabletten täglich variieren. Hat der Arzt die richtige Dosis einmal entdeckt, braucht er sie unter Umständen monatelang nicht mehr zu verändern.

Da Marcoumar eine sehr lange Halbwertszeit hat (sieben Tage), macht sich eine Änderung der Dosis mit einer Zeitverzögerung von einigen Tagen bemerkbar. Deswegen ist es heute meist üblich, dieses Medikament in einer Wochendosis zu verordnen.

So bedeutet beispielsweise eine Dosierungsempfehlung von 3x1 Tbl. und 4x2 Tbl., dass der Patient an drei Tagen der Woche 1 und an vier Tagen 2 Tabletten einnehmen soll. 6x ½ Tbl. und 1x1 Tbl.: Der Patient nimmt nur einmal in der Woche eine ganze, sonst immer eine halbe Tablette ein.

Bisweilen treten unerwartete und erhebliche Schwankungen in der Wirkungsstärke auf. Bedenken Sie deswegen, dass die Markoumarwirkung von vielen Faktoren beeinflusst wird:

Verstärkte Wirkung

- Andere Medikamente
- Lebererkrankungen
- Herzschwäche
- Vitamin-K-Mangel
- Schwere Erkrankungen
- Untergewicht
- Hohes Alter

Verminderte Wirkung

- Andere Medikamente
- Hoher Cholesterinspiegel
- Hohe Vitamin-K-Zufuhr (reichlich Spinat, Kohl)

Die häufigste Ursache einer unerwartet auftretenden verstärkten Marcoumarwirkung ist die Arzneimittelinteraktion (Wechselwirkung) mit einem anderen Medikament.

Einige Medikamente, die die Marcoumarwirkung verstärken können:

- Einige Antirheumatika
- Gichtmittel mit Allopurinol
- Sedacoron (zur Behandlung von Herzrhythmusstörungen)
- Lipidsenker mit Bezafibrat
- D-Thyroxin (Schilddrüsenhormon)
- Antibiotika (manche)
- Aspirin

Einige Medikamente, die die Marcoumarwirkung abschwächen können:

- Kortison
- Diuretika (Entwässerungsmittel)
- Abführmittel
- Pille
- Tegretol (Antiepileptika)
- Rifampicin (ein Antibiotikum)

Lupus Antikoagulans (LA)
Anti-Cardiolipin-Antikörper

Dieser Antikörper kann eine erworbene Ursache für erhöhte Thromboseneigung sein. Eine Untersuchung sollte erfolgen, wenn Frauen früher Aborte (Fehlgeburten) erlitten haben.

Normalwert

Negativ oder < 1,3
Bestimmung erfolgt aus Plasma, das im Verhältnis von 9:1 mit Zitronensäure (Zitrat) verdünnt ist (1 Teil Zitrat, 9 Teile Blut). Auch Bestimmung mit immunchemischen Tests aus Serum oder Plasma.

Was ist Lupus Antikoagulans (LA)?

Lupus Antikoagulans wird auch Lupus-Inhibitor genannt. Es ist ein Auto-Antikörper, also ein Antikörper, der gegen eine körpereigene Substanz (Phospholipid-Komplex) gerichtet ist. Diese scheint bei der Hemmung der Blutgerinnung eine wichtige Rolle zu spielen. Fällt sie aus, treten leichter Thrombosen auf. Der Zustand erhöhter Thromboseneigung heißt Thrombophilie.

Was bedeutet vorhandenes Lupus Antikoagulans?

Patienten mit LA neigen im Erwachsenenalter eher zur Entwicklung von Thrombosen und Embolien. Die Mehrzahl dieser Thrombosen betreffen die Venen, aber auch Arterien werden manchmal verstopft. Typische Symptome stellen (wiederholte) Aborte (Fehlgeburten) und eine Verminderung der Thrombozytenzahl dar. Bei Kindern kommt es trotz Vorliegen von LA nur in seltenen Fällen zu einer klinischen Symptomatik.

Die Erkrankung kann mit einem Lupus erythematodes (Schmetterlingsflechte) einhergehen (daher der Name "Lupus").

In der nachfolgenden Tabelle wird das LA nach Intensität (Wirksamkeit) aufgeschlüsselt:

schwaches LA	1.3-1.5	Graubereich	1.2-1.3
moderates LA	1.5-2.0	IgG-Antikörper	< 23 GPL/ml
starkes LA	> 2.0	IgM-Antikörper	< 11 MPL/ml

Partielle Thromboplastinzeit (PTT)

Dieser Suchtest dient der Kontrolle der intakten Blutgerinnung vor geplanten Operationen. Er wird auch bei Verdacht auf Störungen der Blutgerinnung eingesetzt. Mit der PTT ist es dem Mediziner ebenfalls möglich, die Therapie mit Heparin zu überwachen.

Normalwert

Abhängig von der Methode, doch meist um 30-42 sec.
Bestimmung erfolgt aus Plasma, das im Verhältnis von 9:1 mit Zitronensäure (Zitrat) verdünnt ist (1 Teil Zitrat, 9 Teile Blut)

Für die Deutung der PTT ist eine gewissenhafte Blutabnahme (kein langes Stauen, kein langes Suchen nach Venen, genaue Mischung des Blutes mit Zitrat) unbedingt notwendig. Ansonsten kann es zu falschen Ergebnissen kommen.

Was ist die PTT?

Gemeinsam mit dem Quick-Test ist die PTT (manchmal auch APTT genannt) der wichtigste Suchtest für Störungen im Gerinnungssystem. Während der Quick-Test Störungen durch äußere Einflüsse anzeigt, weist die PTT nach, ob die Fehlerquelle im eigenen Körper (endogenes Gerinnungssystem) liegt.

Der Test fällt immer dann pathologisch (krankhaft) aus, wenn ein bedeutsamer Mangel an den Gerinnungsfaktoren I, II, V, VIII, IX, X, XI und XII vorliegt. Eine normale PTT schließt eine milde Hämophilie (angeborene Bluterkrankheit mit Mangel am Gerinnungsfaktor VIII oder IX) nicht aus. Dennoch können damit 95% aller angeborenen Blutungsübel erfasst werden.

Was bedeutet eine verlängerte PTT?

Heparinbehandlung

Bei der Therapie mit dem gerinnungshemmenden Heparin ist die PTT um etwa das Zweifache erhöht. Nicht jedoch bei der niedrig dosierten Therapie zur Vorbeugung von Thrombosen.

Die Heparinbehandlung wird auch häufig mittels der Thrombinzeit kontrolliert.

Gesteigerte Fibrinolyse

Will man Thrombosen medikamentös auflösen (manchmal muss auch operiert werden), so verabreicht man Mittel, die eine Auflösung des Thrombus und damit eine Anhäufung von Fibrinspaltprodukten bewirken. Die PTT ist dann verlängert.

Hemmkörper

In seltenen Fällen treten bei Patienten Antikörper gegen bestimmte Gerinnungsfaktoren auf. Auch bei Autoimmunerkrankungen (die Körperabwehr richtet sich gegen körpereigene Gewebe) werden Hemmkörper gegen einzelne Gerinnungsfaktoren festgestellt.

Mangel an Gerinnungsfaktoren

Angeborener oder erworbener Mangel an einigen Gerinnungsfaktoren kann eine Verlängerung der PTT bewirken. Zum Beispiel beobachtet man manchmal Mangelzustände nach massiven Bluttransfusionen, selten auch nach einer Behandlung mit Penizillinen oder Cephalosporinen (Antibiotika gegen bakterielle Infektionen).

Was bedeutet eine PTT von 30 bis 41 Sekunden?

Das endogene Gerinnungssystem weist keine ärgeren Störungen auf. Eine sehr milde Bluterkrankheit kann jedoch, wenn der Verdacht besteht, vorliegen.

Was bedeutet eine PTT von 42 bis 50 Sekunden?

Fällt der Quick- Test normal aus, kann eine milde Hämophilie vorliegen.

Faktor VIII Mangel

- Hämophilie A – Die Bluterkrankheit (nachweisbar durch Einzelfaktorbestimmung).
- Willebrand-Syndrom – Die häufigste Bluterkrankheit mit Mangel eines "von Willebrand-Faktors". Sie verläuft meist milder. Auch die Funktion der Thrombozyten ist betroffen.

Faktor IX Mangel

- Hämophilie B – Eine Bluterkrankheit, die ebenfalls mit Blutergüssen, Gelenkergüssen und der allgemeinen Neigung zu Blutungen einhergeht.

Andere seltene Bluterkrankheiten

Heparintherapie

Liegt der Quick-Test nicht im normalen Bereich, kommen folgende Ursachen in Frage:

Behandlung mit Marcoumar oder Sintrom

Verbrauchskoagulopathie

Nach schweren Blutverlusten etwa benötigt der Körper mehr Gerinnungsfaktoren, als er erzeugen kann. Ein Mangel entsteht. Ohne entsprechende Therapie werden die Patienten zu Blutern.

Starke Leberzellschädigung

Auftreten von Hemmkörpern

Normaler Zustand bei Neugeborenen

Ist auch die Thrombinzeit verlängert, kann der Arzt eine bestehende Behandlung mit Heparin vermuten.

Äußerst wichtig ist das Gespräch mit dem Patienten, um unnötige Untersuchungen zu vermeiden!

Was bedeutet eine PTT über 50 Sekunden?

In diesem Fall liegt immer eine schwere Gerinnungsstörung vor. Mögliche Ursachen, die anhand der Labortests herausgefunden werden können, sind:

Fällt der Quick-Test normal aus, leidet der Patient wahrscheinlich unter einer schweren Hämophilie.

Es können aber auch Hemmkörper vorliegen.

Ist der Quick-Test erniedrigt, kommen folgende Ursachen in Frage:

Es liegt eine schwere Störung bei der Synthese (Bildung) von Gerinnungsfaktoren vor (zum Beispiel Überdosierung mit Marcoumar oder Sintrom)

Der Patient leidet unter Verbrauchskoagulopathie (Überschießende Aktivierung des Gerinnungssystems)

Ist zusätzlich auch die Thrombinzeit verlängert, muss der Arzt folgende Störungen in Betracht ziehen:

Eine Überdosierung mit Heparin

Eine schwere Verbrauchskoagulopathie

Ein Mangel an Fibrinogen

Situation nach einem Herzinfarkt

Was bedeutet eine verkürzte PTT?

Eine verkürzte Partielle Thromboplastinzeit weist im Allgemeinen auf eine gesteigerte Blutgerinnungsaktivität hin.

Sie kann auftreten:

- Bei ungenauer Blutabnahme
- Unmittelbar nach Operationen
- Im Zuge einer Thrombose
- Bei Entzündungen
- Im letzten Schwangerschaftsdrittel
- Unter der Einnahme von Ovulationshemmern (Unterdrückern des Eisprungs)
- Nach einem Herzinfarkt

Protein C und Protein S

Sowohl ein Mangel an Protein C als auch an Protein S gehen mit einer deutlich erhöhten Thromboseneigung einher. Die Bestimmung ist besonders sinnvoll, wenn bereits in jüngeren Jahren (vor dem 40. Lebensjahr) Thrombosen aufgetreten sind.

Normalwerte

Protein C : 65–150%
Protein S : 60–120%

Bestimmung erfolgt aus Plasma, das im Verhältnis von 9:1 mit Zitronensäure (Zitrat) verdünnt ist (1 Teil Zitrat, 9 Teile Blut)

Was sind Protein C und Protein S?

Protein C ist ein Enzym, das bestimmte Faktoren der Blutgerinnung spaltet und sie damit hemmt. Protein S arbeitet als Co-Faktor. Das bedeutet, es steigert die Wirkung des Protein C. Dieses wird unter Mithilfe von Vitamin K in der Leber erzeugt. Es dürfte vor allem in kleinen Blutgefäßen wirken. Dort verhindert Protein C, dass sich kleinste Blutpfropfen, die angeschwemmt werden, ausdehnen können.

Was bedeutet vermindertes Protein C (und Protein S)?

Angeborener Mangel

Patienten, die diese Krankheit gleichsam erben, sind deutlich mehr gefährdet, eine Thrombose zu erleiden. Bei der Hälfte aller Betroffenen treten Thrombosen bereits vor dem 30. Lebensjahr auf. 80 Prozent erleiden einen Gefäßverschluss, bevor sie ihren 40. Geburtstag feiern.

Solche Patienten entwickeln besonders leicht sogenannte Marcoumar-Nekrosen. Nach der Verabreichung dieses gerinnungshemmenden Medikamentes (Gegenspieler zum Vitamin K, das die Bildung von Protein C steuert) fällt der Spiegel des Protein C rascher ab als jener anderer Gerinnungsfaktoren. Das bewirkt eine kurzzeitig stark erhöhte Thromboseneigung. Erst wenn auch die anderen Gerinnungsfaktoren abgesunken sind, ist der Patient weitgehend vor Thrombosen geschützt.

Diese Gefahr umgeht der Arzt, indem er die Therapie mit Marcoumar oder Sintrom bei Patienten mit angeborenem Protein-C-Mangel sehr langsam und vorsichtig beginnt. Gleichzeitig verabreicht er Heparin.

Verbrauchskoagulopathie

Im Rahmen einer überschießenden Gerinnung mit nachfolgender Erschöpfung der Depots an gerinnungsfördernden Substanzen sinkt neben den anderen Stoffen auch das Protein C ab.

Lebererkrankungen

Protein C wird in der Leber erzeugt. Bei Störungen der Leberfunktion kann ein Mangel auftreten. Natürlich fehlt es dem Körper dann gleichzeitig an allen anderen Gerinnungsfaktoren, die in der Leber erzeugt werden. Daraus alleine resultiert allerdings noch keine Thromboseneigung.

Wann beobachtet man erhöhtes Protein C?

Verengung der Herzkranzgefäße

Koronare Herzkrankheit. Das ist die Ausgangssituation für einen Herzinfarkt.

Diabetes Mellitus

Bei beiden Erkrankungen werden bisweilen hohe Protein-C-Spiegel beobachtet.

Quick-Test (TPZ) Normotest (NT)

Damit wird die Funktion des Extrinsic-Systems der plasmatischen Blutgerinnung überprüft. Ein beliebter Test zur Erfassung von Gerinnungsstörungen. Er dient auch zur Kontrolle einer Marcoumartherapie.

Normwerte

70%-130%
Bestimmung erfolgt aus Plasma, das im Verhältnis von 9:1 mit Zitronensäure (Zitrat) verdünnt ist (1 Teil Zitrat, 9 Teile Blut)

Bei der Blutentnahme sollte nicht zu lange gestaut werden. Unsachgemäße Venenpunktion (z.B. langes Suchen nach einer Vene), verzögerte Blutabnahme oder scharfes Ausspritzen der Probe führt zu falschen Ergebnissen. Auch ein Hämatokrit über 60%, Unterfüllung der Probe oder eine Beimengung von Heparin kann die Werte verfälschen.

Was ist der Quick-Test?

TPZ

NT

Bei jedem Zelluntergang werden Thromboplastine (bestimmte Fett-Eiweiß-Körper) frei. Diese Substanzen lösen im Gerinnungssystem eine Kettenreaktion aus. Ist einer der daran beteiligten Faktoren sowie Fibrinogen vermindert, sinken die Laborwerte. Dem ungerinnbar gemachten Blut wird Gewebethromboplastin und Calcium zugeführt. Daraufhin startet eine

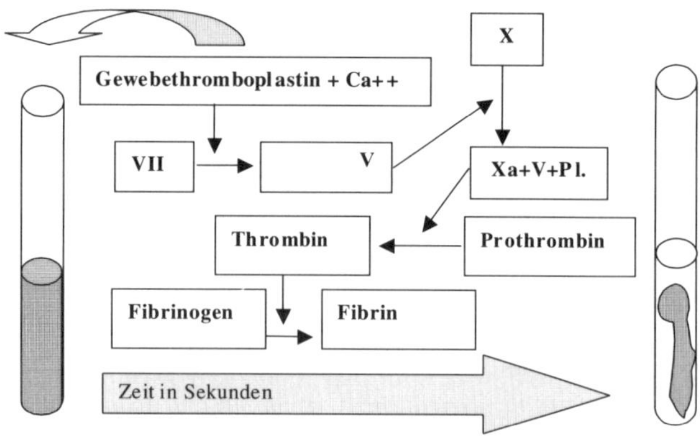

Kettenreaktion, an deren Ende die Gerinnung einsetzt. Angegeben wird die Zeit bis zum Eintreten der Gerinnung.

In der Praxis führen Untersucher den Test in verschiedenen Varianten durch:

- ➜ Normotest
- ➜ Quick-Test (TPZ, von manchen auch PTZ genannt. Das stiftet Verwirrung)
- ➜ Thrombotest (siehe vorhergehenden Abschnitt)

Alle drei sagen im Prinzip dasselbe aus. Der Unterschied liegt in der Empfindlichkeit, mit der die Funktion des Gerinnungssystems gemessen wird. So wie ein Tachometer beim Fahrrad, bei einem Kleinwagen und einem Rennwagen in verschiedenen Geschwindigkeitsbereichen am genauesten misst, ist auch der Messbereich bei den genannten Laborparametern unterschiedlich.

- Der NT zeigt am besten Abweichungen im normalen Bereich an.
- Die PTZ ist im Normalbereich und notfalls auch bei der Behandlung mit Marcoumar noch von ausreichender Genauigkeit.
- Der TT (heute besser INR) bringt hingegen im Behandlungsbereich mit Marcoumar oder Sintrom die genauesten Werte.

Was bedeutetet ein erhöhter Quick- oder Normo-Test?

Fehlerhafte Blutabnahme

Ist bei der Blutabnahme der Arm zu lange gestaut, die Vene nicht sofort getroffen worden oder die Durchmischung mit dem Zitrat nicht schnell genug erfolgt, kann der Gerinnungswert erhöht sein.

Erhöhte Gerinnbarkeit des Blutes

Was bedeutet ein gering erniedrigter Wert?

Liegt der NT oder die TPZ zwischen 50 und 70 Prozent, die PTT aber noch im normalen Bereich, kann angenommen werden, dass die Blutgerinnung noch funktioniert.

Bei folgenden Zuständen zeigt sich der Wert mäßig erniedrigt:

Lebergewebserkrankung

Hier kann ein erniedrigter Wert bereits auf eine herabgesetzte Produktion von Gerinnungsfaktoren in der Leber hinweisen, obwohl die Gerinnung noch funktioniert.

Heparinbehandlung

Fibrinogenmangel

Verbrauchskoagulopathie

Mangel an einem Gerinnungsfaktor (II, VII, X)

Was bedeuten Werte unter 50% im Quick-Test?

Vitamin-K-Mangel oder Therapie mit Marcoumar oder Sintrom im therapeutischen Bereich

Bei der Antikoagulation (Gerinnungshemmung) werden Werte von etwa 15-25% angestrebt.

Schwere Leberschädigung

Verbrauchskoagulopathie in fortgeschrittenem Stadium

In diesem Bereich besteht bereits eine schwere Gerinnungsstörung. Sehr tiefe Werte können mit Gerinnungsfaktoren behandelt werden. Dem Patienten droht Blutungsgefahr.

Mangel an Gerinnungsfaktoren

Dieser Mangel kann die Faktoren II (Prothrombin), VII, IX und X betreffen.

Was bedeutet ein Quickwert unter 10%?

Hier liegt bereits ein erhöhtes Risiko für Blutungen vor.

Was bedeutet ein Quickwert unter 4%?

Hier drohen bereits lebensgefährliche Blutungen. Gegenmaßnahmen sind unbedingt erforderlich. Bei einer Therapie mit Marcoumar wird Vitamin K eingesetzt. Zur sofortigen Korrektur stehen Gerinnungsfaktor-Konzentrate zur Verfügung.

Thrombinzeit (TZ)

Zur Überwachung einer Therapie mit herkömmlichem Heparin ist die Bestimmung der Thrombinzeit nützlich.

Normalwert

Sehr von der Methode abhängig. Die Zielwerte werden vom jeweiligen Labor angegeben.
Referenzbereich: häufig 12–22 Sekunden
Bestimmung erfolgt aus Plasma, das im Verhältnis von 9:1 mit Zitronensäure (Zitrat) verdünnt ist (1 Teil Zitrat, 9 Teile Blut)

Bei der Blutentnahme sollte nicht zu lange gestaut werden. Unsachgemäße Venenpunktion (z.B. langes Suchen nach einer Vene), verzögerte Blutabnahme und scharfes Ausspritzen der Probe führt zu falschen Ergebnissen. Auch ein Hämatokrit über 60%, Unterfüllung der Probe oder eine Beimengung von Heparin kann die Werte verfälschen.

Was ist die Thrombinzeit?

Bei dieser Untersuchung wird dem (durch Zitrat = Zitronensäure) ungerinnbar gemachten Plasma Thrombin zugesetzt. Das ist ein Enzym, das die Umwandlung des Fibrinogens in Fibrin bewirkt. Fibrin vernetzt sich, ein Thrombus (Blutpfropf) entsteht. Gemessen und angegeben wird die Zeit bis zur Bildung dieses Pfropfes.

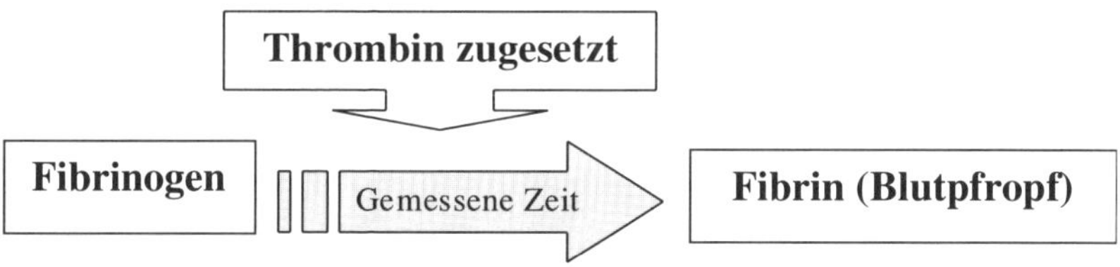

Eine Störung der Blutgerinnung führt zu einer Ausdehnung der Thrombinzeit. Dann ist auch meist die PTT (Partielle Thromboplastinzeit) verlängert. Bei übermäßig langer Thrombinzeit fällt auch der Quick-Test krankhaft aus. Bei einer geringgradigen Verminderung des Fibrinogens im Blut ist die Thrombinzeit noch nicht verlängert. Auch Schwankungen des Antithrombin-III-Wertes beeinflussen die Thrombinzeit nicht.

Wodurch kann die TZ verlängert sein?

Die Thrombinzeit reagiert in erster Linie konzentrationsabhängig auf gerinnungshemmende Substanzen, vor allem Heparin und Fibrinspaltprodukten (D-Dimer).

Heparinbehandlung

Das konventionelle Heparin ist ein in Krankenhäusern häufig verwendetes Medikament zur Hemmung der Blutgerinnung. Es steigert im Blut die Aktivität eines wichtigen, thrombinhemmenden Moleküls, des Antithrombin III. Es wird zur Behandlung von Thrombosen, aber auch als Zusatztherapie bei Herzinfarkt eingesetzt.

In geringer Dosierung dient es der Vermeidung von Thrombosen bei Patienten, die länger liegen müssen. Deren Blut neigt dann nämlich zur Eindickung.

Bei der Überwachung der Heparintherapie hat die Thrombinzeit gegenüber PTT den Vorteil, dass sie von anderen Einflüssen kaum beeinträchtigt wird. Bei optimaler Einstellung mit Heparin (oft nur mit Hilfe fortlaufender Infusionen erreichbar) wird eine Verlängerung der Thrombinzeit auf das Drei- bis Vierfache des Normwertes angestrebt. In diesem Bereich besteht für den Patienten nur noch eine geringe Gefahr, die gefürchtete Thrombose (Blutpfropfen) oder als Folge eine Lungenembolie (losgelöster Blutpfropfen, der in die Lunge wandert) zu erleiden. Ein weiterer Anstieg der Thrombinzeit erhöht allerdings die Gefahr von Blutungen. Bei vorbeugender Gabe von Heparin wird dieses so niedrig dosiert, dass noch keine Verlängerung der Thrombinzeit beobachtet werden kann.

Bei den zur Zeit häufig verwendeten niedermolekularen Heparinen ist die Kontrolle der Thrombinzeit nicht erforderlich.

Fibrinspaltprodukte

Fibrinspaltprodukte entstehen beim Abbau von im Körper auftretenden Blutgerinnseln. Diese erscheinen bei der medikamentösen Auflösung der Gerinnsel (zum Beispiel durch Streptokinase) in großen Mengen. Der Vorgang heißt Fibrinolyse. Einige Labortests weisen das Vorhandensein von Fibrinspaltprodukten nach.

Penizilline

Bei hochdosierter Behandlung mit Penizillin und den davon abgeleiteten Antibiotika kann (besonders bei nierenkranken Patienten) eine Verlängerung der Thrombinzeit beobachtet werden.

Hemmkörper

Bei Leberzirrhose, beim Plasmozytom (bösartige Wucherung von Plasmazellen; die Krankheit wird Morbus Kahler genannt) und bei anderen Erkrankungen, die mit einer starken Erhöhung der Immunglobuline im Blut einhergehen, ist bisweilen die Vernetzung des Fibrins gestört. Die Patienten leiden unter schwer stillbaren Blutungen.

Mangel an Fibrinogen

Ein Mangel an Fibrinogen (Vorstufe des Fibrins) oder nicht voll funktionsfähigem Fibrinogen kann ebenfalls Verlängerung der Thrombinzeit bewirken.

Bei Neugeborenen findet sich in den ersten zwei Wochen nach der Geburt eine erhöhte Thrombinzeit. Hier handelt es sich allerdings um einen normalen Zustand.

Was bedeutet eine normale Thrombinzeit?

Eine normale Thrombinzeit alleine schließt ein behandlungsbedürftiges Blutungsleiden keinesfalls aus. Erst die gleichzeitige Bestimmung der Thrombozytenzahl, des Quick-Tests und der PTT erlaubt den Ausschluss einer schwereren Gerinnungsstörung.

Weitere Laborwerte bei Gerinnungsstörungen

Vollständigkeitshalber noch einige weitere Labortests, die in selteneren Fällen in der Diagnostik Eingang finden:

Prothrombinfragment F 1+2

Ist ein empfindlicher Marker zur Erfassung der Thrombinbildung (Thromboseentstehung) in den Gefäßen. Erhöhte Spiegel finden sich bei Verbrauchskoagulopathie (überschießendes Einsetzen der Gerinnung).

Thrombin-Antithrombinkomplex (TAT)

Er stellt ebenfalls einen Indikator für das Ausmaß von Gerinnungsprozessen dar.

Seltene angeborene Faktormangelzustände

F-XII-Mangel:

Die Diagnose ist häufig ein Zufallsbefund, da in der Regel keine Blutungsneigung vorliegt

- Ein erhöhtes Thromboserisiko wird diskutiert
- Auffällig ist bei schweren Mangelzuständen eine extrem verlängerte APTT bei normalen Quick-Test
- Sicherung durch Einzelfaktoranalyse wird angestrebt.

Faktor-XI-Mangel:

- Angeborener Mangel, der mit milder Blutungsneigung verbunden ist
- Die Diagnostik entspricht dem F-XII-Mangel

Bestimmung von Faktor XIII

Ein Mangel an Faktor XIII beeinflusst keinen anderen Gerinnungstest, die Bestimmung muss gesondert erfolgen. Die Symptome bei angeborenen Ursachen sind Wundheilungsstörungen, abnorme Narbenbildung, Blutung nach dem Nabelschnurabfall und Hirnblutungen.

Erworbene Magenzustände treten auf bei Verbrauchskoagulopathien, postoperativ, schweren Verletzungen, Verbrennungen, Leberschäden, Colitis ulcerosa, Sepsis (Blutvergiftung) und Leukämie auf.

Abklärung häufiger angeborener Gerinnungsstörungen

Hämophilie A

- Verlängerte aPTT
- Normale PTZ (Quick-Test)
- Verminderung der Faktor-VIII-Aktivität in Abhängigkeit vom Schweregrad der Erkrankung (genetische Untersuchungen)

Hämophilie B

- Verlängerte aPTT
- normale PTZ (Quick-Test)
- Verminderung der Faktor-IX-Aktivität in Abhängigkeit vom Schweregrad der Erkrankung (genetische Untersuchungen)

Faktor-VIII/IX-Inhibitoren (Hemmstoffe)

- Sie entstehen infolge der Therapie mit Faktorkonzentraten
- Ihre Kontrolle gehört bei den Patienten mit angeborenem Blutungsübel zur Routine
- Ein Verdacht auf Vorliegen von Inhibitoren bei akuten Blutungen oder Operationen liegt vor, wenn mit der Gabe des Faktorkonzentrates der erwünschte Anstieg des Gerinnungsfaktors nicht erreicht wird. Gleichzeitig müssen lokale Blutungsursachen ausgeschlossen sein.

Eiweißkörper im Blut

Eine Vielzahl von Eiweißkörpern im Blut, die im richtigen Verhältnis zueinander stehen, sind für Leben und Gesundheit unerlässlich.

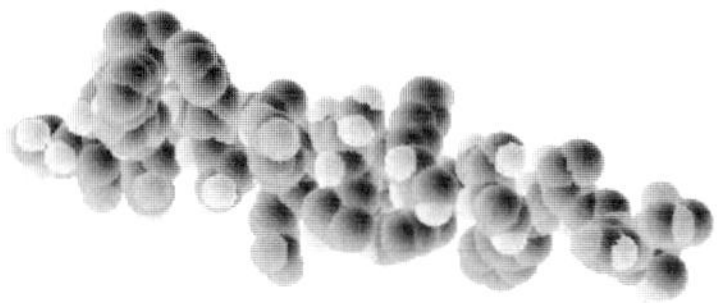

Einfacher Eiweißkörper (Glukagon)

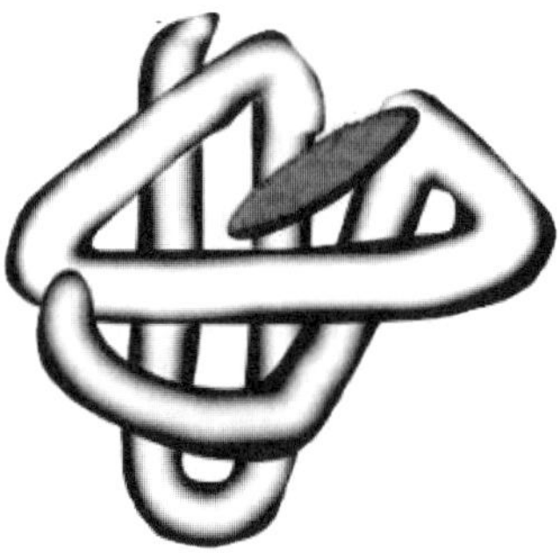

Komplizierter aufgebautes Eiweißmolekül (Myoglobin)

Eiweißkörper (=Proteine) bestehen aus einer mehr oder weniger verzweigten Kette von aneinandergereihten Aminosäuren. Davon sind etwa 20 vorhanden. Die Eiweißkette kann komplex aufgebaut, mehrfach ineinander verschlungen sein.

Die Funktion vieler Eiweißkörper ist noch nicht komplett erforscht. Manche dienen als Transporteure unterschiedlichster Substanzen, andere erfüllen Aufgaben im Immunsystem. Einige sind Hormone oder wirken wie sie, andere arbeiten als Enzyme und vermitteln damit Stoffwechselprozesse. Wieder andere sind bloß Gerüstsubstanzen. Proteine halten eine zentrale Funktion bei allen biologischen Prozessen inne.

Sind die Eiweißkörper insgesamt vermindert oder vermehrt oder ist das Verhältnis der Eiweißkörper untereinander gestört, können Störungen auftreten.

Mit der Serumeiweißelektrophorese und anderen Trennverfahren trennt man die Proteine des Blutes nach ihrer elektrischen Ladung oder anderer Eigenschaften auf.

Gesamteiweiß (TP)

Ödeme und Ergüsse im Brustkorb und Bauchraum können Folgen eines Eiweißmangels sein.

Normalwert:

Gesamteiweiß: 6,0 bis 8,0 g/dl
Die Bestimmung erfolgt aus dem Blut (Serum).

Was ist Serumeiweiß?

TP

Im Serum (flüssiger Anteil des Blutes) befinden sich weit über hundert verschiedene Proteine (Eiweißkörper). Nur bei etwa 50 kennen wir ihre jeweilige Aufgabe im Organismus. Ein Teil der Proteine dient als Transporter für Fette (Lipide), Stoffwechselprodukte, Hormone und Minerale. Einige sind Enzyme (Stoffe, die im Körper chemische Vorgänge in die Wege leiten). Viele Eiweißkörper des Blutes werden in der Leber gebildet. Einige stammen aus dem Immunsystem.

Alle Proteine in ihrer Gesamtheit halten den sogenannten kolloidosmotischen Druck aufrecht. Darunter versteht man die Eigenheit der Eiweißkörper des Blutes, Wasser an sich zu binden. Damit verhindern sie das Ausströmen der Flüssigkeit (Blutplasma) aus dem Gefäß.

Plasmaeiweiß wirkt auf Zellen und Gewebe entquellend. Es sorgt somit für die Aufrechterhaltung des Flüssigkeitshaushalts.

Im Normalzustand versucht der Organismus, den kolloidosmotischen Druck exakt zu regulieren. Mangelt es an einem bestimmten Eiweißkörper, produziert er sofort einen anderen vermehrt. Tritt ein Eiweißkörper im Überschuss auf, versucht die Leber dieses Defizit durch verminderte Neubildung von Albumin auszugleichen. Diese Substanz kommt unter den Proteinen am häufigsten vor. Ein weiteres Eiweiß von gesundheitlicher Bedeutung ist Fibrinogen. Beide werden in der Leber gebildet. Besteht ein Mangel, kann die Produktion dieser Proteine um das Mehrfache (3-6fach) gesteigert werden.

Störungen des Serumeiweißes sind in dreierlei Hinsicht möglich:

- **Dysproteinämie**

So nennt man jede Veränderung in der Zusammensetzung des Serumeiweißes, ohne dass dadurch die Gesamtmenge beeinflusst wird. Die

Dysproteinämie wird zum Großteil mit der Elektrophorese, einem Verfahren zur Trennung verschiedenster Substanzgemische im elektrischen Gleichstromfeld, festgestellt.

- **Hypoproteinämie**

Verminderung von Serumeiweiß

- **Hyperproteinämie**

Vermehrung des Serumeiweißes

Was bedeutet eine Erniedrigung des Serumeiweißes?

Augenfälligstes Anzeichen eines Eiweißmangels ist die Neigung zu Ödemen (Schwellung durch vermehrte Flüssigkeit im Gewebe). Im Gegensatz zu Ödemen, die bei Herzschwäche auftreten (an den Beinen sichtbar), sind Eiweißmangel-Ödeme auf das lockere Bindegewebe beschränkt. Bei diesen Patienten fällt als erstes eine Schwellung der Augenlider auf. Besteht der Eiweißmangel länger und ausgeprägter, können auch Ergüsse im Brustkorb (Pleuraerguss) und im Bauchraum (Aszites) auftreten.

Ein Eiweißmangel kann folgende Ursachen haben:

Schwerer Leberschaden

Da der Hauptteil der Bluteiweißkörper in der Leber gebildet wird (fast zwei Drittel davon entfallen auf das Albumin), tritt bei schweren Leberzellschäden auch Eiweißmangel auf. Nicht immer bei Leberzirrhose oder entzündlichen Lebererkrankungen, da dabei in der Regel die Immunglobuline ("Abwehr-Proteine", die im Immunsystem wirken) vermehrt sind. Das gleicht die Verminderung der Bluteiweißkörper wieder aus.

Verminderte Produktion von Antikörpern

Die eben angesprochenen Immunglobuline sind Antikörper (Proteine, die beim Eindringen eines Schädlings (=Antigen) zur Abwehr desselben speziell erzeugt werden). Ein Mangel ist selten. Er kann angeboren sein oder im Gefolge einer Blutkrankheit (z.B. Leukämie) auftreten.

Folge einer Eiweißmangelernährung

Bei lang anhaltenden Hungerzuständen (unsinnigen Diätkuren) fällt nach mehreren Wochen das Eiweiß ab. In extremen Fällen treten Hungerödeme auf. Bei Kindern in der dritten Welt leider unfreiwillig als sogenannter "Hungerbauch" deutlich erkennbar. Die Eiweißmangelernährung wird auch Kwashiorkor genannt.

Darmerkrankungen mit Störung der Aufnahmefähigkeit (Resorption) von Nahrungsmitteln

Bei chronisch entzündlichen Darmerkrankungen (Morbus Crohn, Colitis ulcerosa) und bei schwerem Durchfall kann es zu einem ausgeprägten Eiweißverlust kommen. Der Verlust wird durch Verabreichung von radioaktiv markiertem Albumin nachgewiesen. Geht viel Eiweiß mit dem Stuhl verloren, ist bei dieser Untersuchung die Strahlung darin erhöht.

Eiweißverlust durch die Nieren

Bei manchen Nierenerkrankungen verlieren die Patienten viel Eiweiß durch den Harn. Vor allem auf das nephrotische Syndrom (Sammelbegriff für eine Reihe von Nierenerkrankungen mit ähnlichen Symptomen) sind Ödeme durch Eiweißmangel ein wichtiger Hinweis. Die Glomerulonephritis (Sammelbegriff für verschiedenartige Entzündungen im Bereich der Nierenknäuel) zeigt sich ebenfalls häufig durch Eiweißausscheidung im Harn. Dadurch kann ein Mangel auftreten. Hauptsächlich geht dabei Albumin verloren.

Nässende Hauterkrankungen

Nach Verbrennungen, bei nässenden Ekzemen und bei blasenbildenden Hauterkrankungen treten oft beträchtliche Eiweißverluste auf. Das Sekret, das sich auf der Haut und in den Blasen bildet, ist sehr eiweißreich.

Ergussbildungen

Die Ergussflüssigkeit bei Aszites (Bauchhöhlenwassersucht, etwa bei schweren Lebererkrankungen) oder Pleuraerguss (Lunge) besteht zu einem großen Teil aus Eiweiß. Es ist daher notwendig, Patienten nach mehrmaliger Punktion großer Ergussmengen durch Infusionen wieder Protein zuzuführen.

Hämodialysepatienten

Wird bei Nierenkranken oft eine Nierenwäsche durchgeführt, kommt es zu vermehrtem Eiweißverlust, der ausgeglichen werden muss.

Pseudohypoproteinämie

Wie schon der Name "Pseudo-" andeutet, liegt hier kein echter Eiweißmangel vor. Die niedrigen Laborwerte sind nur Folge einer vermehrten Blutverdünnung. Das wird in der Schwangerschaft und nach übermäßiger Flüssigkeitszufuhr beobachtet. Aber auch nach starken Blutungen strömt aus dem Gewebe eiweißärmere Flüssigkeit in die Blutgefäße.

Was bedeutet ein erhöhtes Gesamteiweiß?

Im Gegensatz zu niederem Eiweißgehalt verursachen erhöhte Eiweißspiegel meist lange keine Beschwerden. Nur bei sehr starker Erhöhung wird das Blut zähflüssiger. Das wirkt sich in Form von Durchblutungsstörungen aus. Es besteht häufig eine erhöhte Neigung zu Thrombosen (Blutgerinnsel).

In folgenden Situationen kann eine Eiweißerhöhung im Blut vorkommen:

Bösartige Bluterkrankungen

Bei Tumoren der Plasmazellen (Plasmozytom und Morbus Waldenström, einer seltenen chronischen Krankheit, die mit einer Vermehrung von Immunglobulinen einhergeht) werden Immunglobuline (zum Beispiel IgG und IgM) im Überfluss gebildet.

Chronisch entzündliche Erkrankungen

In diesen Fällen ist eine Hyperproteinämie durch die Vermehrung von Immunglobulin G (IgG) bedingt. Der Gesamteiweißspiegel steigt aber nicht sonderlich stark an.

Leberzirrhose

Bei der Leberzirrhose wird bisweilen eine leichte Eiweißerhöhung festgestellt. Hier findet auch eine vermehrte Bildung von Immunglobulinen (IgG) statt. In der Elektrophorese zeigt sich das in einer breiten und hohen Gamma-Zacke. Erst im fortgeschrittenen Stadium kommt es zum Eiweißmangel, da die Leber dann als Eiweißerzeuger ausfällt.

Pseudohyperproteinämie

Nach großen Flüssigkeitsverlusten kann es gleichsam zu einer Bluteindickung kommen. Dann sind auch Hämatokrit und Bluteiweiß erhöht. Kommt vor bei Durchfällen, starkem Schwitzen, massivem Erbrechen, bei Nierenversagen mit gesteigerter Harnausscheidung und bei entgleistem Diabetes mellitus (Zuckerkrankheit). Natürlich ist auch bei Verdurstenden Serumeiweiß scheinbar erhöht.

Falsch erhöhte Werte

Nach langem Stauen vor der Blutabnahme und nach schwereren körperlichen Aktivitäten erhöhen sich die Gesamteiweißwerte um bis zu 10%.

Serumeiweiß-Elektrophorese

Biomoleküle, vor allem Eiweißkörper unterscheiden sich von einander in Größe und Ladung. Durch die Elektrophorese werden sie getrennt.

Normalwerte:

Bezogen auf das Gesamteiweiß	
Albumine	**55 bis 65%**
Alpha-1-Globulin:	**1,5 bis 4,5%**
Alpha-2-Globulin:	**6 bis 10%**
Beta-Globulin:	**7 bis 13%**
Gamma-Globulin:	**10 bis 19%**
Alb/Glob	**1,3-2,2**
Die Bestimmung erfolgt aus dem Blut	

Was ist die Elektrophorese?

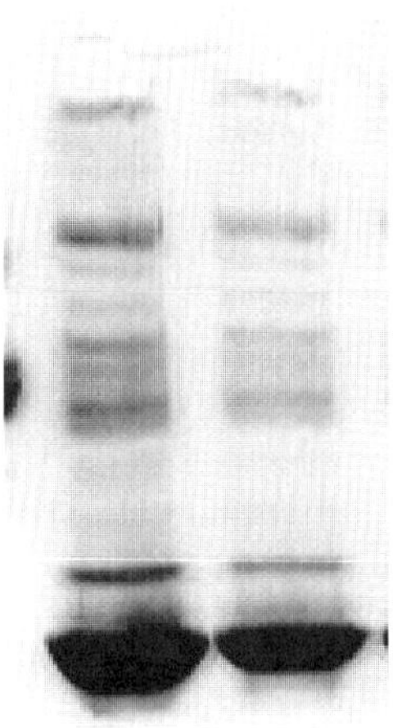

Eiweiß-Elektrophorese

Serumeiweiß setzt sich aus Albumin und Globulin zusammen. Der Ausdruck Globulin bezeichnet die Summe aller anderen Eiweißkörper.

Mittlerweile weiß man, dass zu diesen Globulinen sehr viele unterschiedliche Proteine gehören, die sich untereinander nicht nur hinsichtlich der Größe, sondern auch der chemischen Ladung unterscheiden. Die meisten Globuline sind beträchtlich größer als Albumin, obwohl dieses der wichtigste Eiweißkörper im Blut ist. Er zeichnet für den Quellungsdruck des Gewebes verantwortlich. Die Globuline lassen sich mit unterschiedlichen Methoden aufschlüsseln.

Bei der Elektrophorese wird der Serum auf eine Trägerschicht (z.B. Zelluloseazetatfolie) aufgetragen und eine elektrische Gleichspannung angelegt. Entsprechend der Größe und elektrischen Ladung beginnen die Eiweißkörper zu wandern. Die Folien werden eingefärbt und nach Farbintensität vermessen.

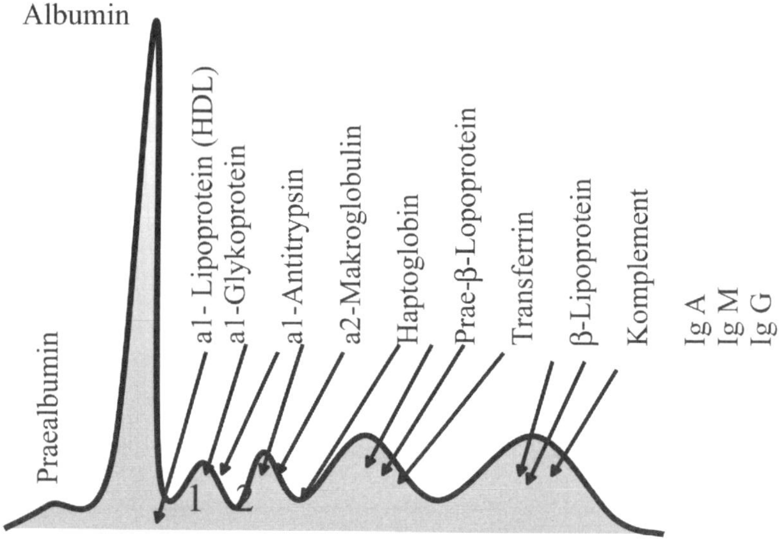

Das Messergebnis wird in Form einer Kurve aufgetragen. Die Abbildung zeigt das typische Bild einer normalen Elektrophorese. Die spitze hohe Zacke links stellt Albumin dar. Danach folgen die Zacken α1 und α2, dann die β-Zacke und schließlich eine breite Welle, die γ-Zacke.

Das Kurvenbild lässt sich leichter interpretieren als die ursprüngliche Elektrophorese, die auf der vorigen Seite dargestellt ist. Die Bestimmung an sich erlaubt keine Diagnose. Bestimmte Verdachtsdiagnosen kann der Arzt dadurch jedoch stellen beziehungsweise verwerfen.

Im Folgenden werden die einzelnen Unterteilungen (Fraktionen) der Elektrophorese in ihrer diagnostischen Bedeutung genauer beschrieben. Anschließend zeigen wir einige, für bestimmte Krankheitsbilder typische Ergebnisse:

Albumin

Normal: 3,6 bis 5,2 g/dl

Albumin vermehrt

Dieser Befund kommt eher selten vor. Er wird vorwiegend bei Durst, also bei Flüssigkeitsmangel beobachtet.

Albumin vermindert

Diese Erscheinung tritt häufiger auf. Da der Normalbereich relativ breit gefächert ist, kann oft eine Verminderung erkannt werden, wenn schon Vorbefunde vorliegen.

- **Schwangerschaft:** Bis zur Geburt fällt der Albuminspiegel stetig ab. Er erreicht bei der Geburt den niedrigsten Wert. 8 Wochen danach wird der Ausgangswert wieder erreicht.
- **Mangelernährung:** Besonders wenn wenig Eiweiß zugeführt wird, fällt Albumin ab.
- **Leberfunktionsstörungen:** Bei den meisten schweren Lebererkrankungen fällt der Albuminspiegel ab. Die Leber ist nämlich der Syntheseort (Bildungsort) dieses Eiweißkörpers.
- **Schwere konsumierende Erkrankungen:** Bei bösartigen Tumoren und länger dauernden schweren Infekten wie zum Beispiel der Tuberkulose kommt es zu verminderter Eiweißsynthese.
- **Eiweißverlustzustände:** Nach Verbrennungen, manchen länger dauernden Durchfallerkrankungen, Ergussbildungen und bei Nierenerkrankungen, bei denen Eiweiß in größeren Mengen über den Harn verloren geht, sinkt die Albuminkonzentration ebenfalls ab.
- **Chronische und akute Entzündungen:** In diesen Situationen werden Immunglobuline und Entzündungsproteine (CRP) in großer Menge produziert. Damit der onkotische Druck (verantwortlich für die Gewebespannung) durch diese Eiweißkörper nicht zu stark ansteigt, vermindert die Leber die Albuminsynthese.
- **Albuminsynthesestörung:** Es gibt sehr seltene erbliche Erkrankungen, bei denen Albumin vermindert gebildet beziehungsweise ein abartiges Albumin produziert wird.

α1-Globuline (alpha-1 Globuline)

Normal: 0,15 bis 0,4 g/dl

Das wichtigste Protein, das sich in der alpha-1-Zacke verbirgt, ist das alpha-1-Antitrypsin. Es macht 90% aus. Die restlichen 10% stellen ein Gemisch aus diversen anderen Proteinen dar.

☞ Alpha-1-Antitrypsin. Normalwert: 110-280 mg/dl

Trypsin, Elastase und Chymotrypsin sind körpereigene Enzyme, die in der Lage sind, Eiweiß abzubauen. Diese Enzyme üben wichtige Funktionen im Körper aus: Sie sind wichtig für die Verdauung von Nahrung, aber auch beim Eiweißabbau im Gewebe unerlässlich. Die Funktion dieser Enzyme muss unter Kontrolle gehalten werden. Sonst greifen sie körpereigenes Gewebe übermäßig an. Dafür gibt es einen natürlichen Inaktivator: Das Alpha-1-Antitrypsin.

Alpha-1-Antitrypsinmangel:

Ein Mangel an Alpha-1-Antitrypsin kommt bei etwa 4 von 100.000 Menschen vor. Dabei wird ungenügend Alpha-1-Antitrypsin in der Leber gebildet, Trypsin nicht ausreichend unschädlich gemacht. Es kommt im Laufe der Jahre zu Schäden in Leber und Lunge.

Eine schon in der Jugend auftretende Leberzirrhose (Leberschrumpfung) und ein schweres Lungenemphysem sind die bedrohlichen Folgen. Erniedrigte Werte finden sich auch beim nephrotischen Syndrom (Sammelbegriff für eine Reihe von Nierenerkrankungen mit ähnlichen Symptomen) und bei schweren chronischen Durchfällen. Erhöhte Werte misst der Arzt bei akuten Entzündungen, bösartigen Tumoren und in der Gravidität (Schwangerschaft). Östrogene und orale Kontrazeptiva (Verhütungsmittel) führen zu erhöhten Werten.

☞ Alpha-1-saures Glykoprotein (Orosomucoid): Normalwert: 0,55-1,4 g/l

Orosomucoid (saures alpha-1-Glykoprotein) ist ein frühes Akute-Phase-Protein. Ein Eiweißkörper, der bei Entzündungsprozessen freigesetzt wird. Die genaue biologische Funktion ist noch nicht bekannt. Seine Bestimmung kann bei der Erkennung systemischer Entzündungen hilfreich sein. Die Werte sind bei diesen Krankheiten und bei der Therapie mit manchen Antiepileptika erhöht. Eine Verminderung findet sich bei weit fortgeschrittenen schweren Lebererkrankungen, beim nephrotischem Syndrom (Nierenerkrankung mit schwerem Eiweißverlust), starkem Eiweißverlust bei Durchfällen, der Behandlung mit Östrogenen, Penicillamin oder Tamoxifen und in der Schwangerschaft.

☞ Serum Amyloid A (SAA)
Normalwert: < 6,4 mg/l

Dieser Wert erhöht sich bereits bei leichten Infektionen (auch virale). Keine Steigung beobachten wir bei systemischem Lupus Erythematodes und bei Colitis ulcerosa.

Chronisch erhöht sind die Ergebnisse bei rheumatoider Arthritis und Tuberkulose. Mit dem SAA erkennt der Arzt überdies, ob die Transplantatabstoßung nach einer Nierentransplantation erfolgt ist. Eine irreversible (nicht rückgängig zu machende) Abstoßung zeigt sich mit SAA ca. 690 mg/l, eine reversible (rückgängig zu machende) mit einem Wert von ca. 271 mg/l.

☞ alpha-1-Fetoprotein: Siehe Tumormarker

☞ Transcortin (Cortisolbindendes Globulin) (CBG)
Normalwert ca. 3,7 mg/dl

Wie schon der Name sagt, bindet dieses Protein Cortisol, ein Hormon der Nebenniere. Nur ca. 5-10 % des Cortisols im Serum sind nicht an Bindungsproteine gebunden und biologisch aktiv. Bei Zuständen mit erhöhter CGB-Produktion wie z.B. in der Schwangerschaft, bei Einnahme von hormoneller Kontrazeption (Verhütung) oder bei Schilddrüsenüberfunktion kann daher der Cortisol-Spiegel erhöht sein. Die Konzentration des freien Cortisols bleibt dabei unverändert. Zur Erkennung einer Nebennierenrindenüberfunktion ist die Messung der Cortisol-Konzentration im Urin gut geeignet, weil nur das freie Cortisol über die Niere ausgeschieden wird.

☞ Thyroxinbindendes Globulin (TBG)
Normalwert: 10-42 mg/l

TBG ist das mengenmäßig wichtigste Transportprotein für die Schilddrüsenhormone T4 und T3. Während der Schwangerschaft steigt der Spiegel um 10-30% an. Nach der Geburt sinkt er wieder auf seinen Ausgangswert. Parallel dazu steigen und fallen auch die T4- und T3-Konzentrationen. Das ist die Ursache erhöhter Schilddrüsenhormonwerte während der Schwangerschaft.

Auch bei Virus-Hepatitis und unter der Einnahme der Antibabypille steigt TBG..

Erniedrigte Konzentrationen werden beim nephrotischen Syndrom, jeder Art von größerem Eiweißverlust, Mangelernährung und schweren Erkrankungen, bei denen der Stoffwechsel auf Eiweißabbau umgestellt wird, festgestellt. Werte unter der Norm finden sich ebenfalls bei der Behandlung mit Cortison und dem Antiepileptikum Phenytoin.

Wann sind die alpha-1-Globuline erhöht?

- In der Schwangerschaft und Hormoneinnahme in geringem Ausmaß: Die Ursache dafür lässt sich aus der Beschreibung der einzelnen Eiweißkörper der Alpha-1-Globuline herleiten.
- Manchmal bei Tumorerkrankungen
- Bei akuten und chronischen Infektionen

Wann sind die alpha-1-Globuline vermindert?

- Alpha-1-Antitrypsin-Mangel: Bei einem reinerbigem Mangel fehlt in der Elektrophorese beinahe die gesamte Alpha-1-Zacke. Bei gemischterbiger Form oder bei Verdacht wird ein Immunoassay durchgeführt.

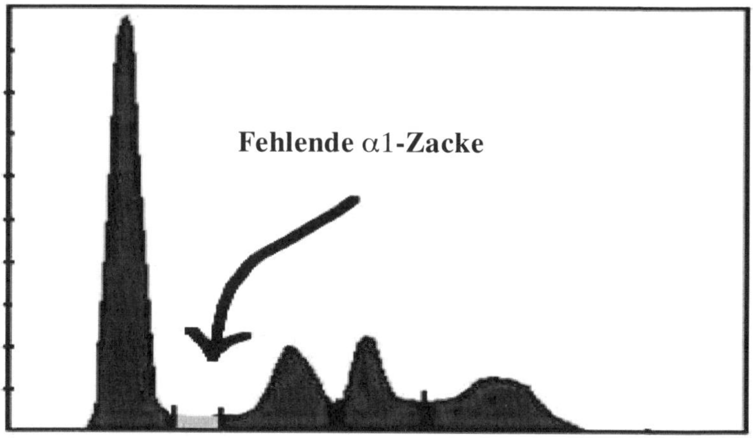

Elektrophorese bei Alpha-1-Antitrypsin-Mangel

Alpha-2-Globuline

Normalwert: 0,5 bis 1,0 g/dl

In der Alpha-2-Zacke der Elektrophorese befindet sich ebenfalls ein Gemisch aus mehreren unterschiedlichen Eiweißkörpern:

☞ Alpha-2-Makroglobulin
Normalwert: 1,1-3,0 g/l

Das ist ein Hemmer von eiweißabbauenden Enzymen. Seine biologische Funktion ist noch nicht geklärt. Ebenso offen ist noch, welche Rolle er bei immunologischen und Entzündungsprozessen spielt. Erhöht tritt der Wert beim nephrotischen Syndrom, Schwangerschaft, oralen Kontrazeptiva, Lebererkrankungen und Diabetes mellitus auf.

Seine medizinische Bedeutung ist allerdings gering.

☞ Haptoglobin
Normalwert: 0,3-3g/l

Haptoglobin ist verantwortlich für den Transport von freiem Hämoglobin (Blutfarbstoff) aus dem Blut. Bei Hämolyse (Blutzerfall) zeigt es sich erniedrigt. Höhere Werte werden bei gleichzeitiger Entzündung (Akute-Phase-Reaktion) gemessen, weshalb sich parallel dazu eine CRP-Bestimmung empfiehlt.

Eine Erhöhung findet sich bei Entzündungen, Gewebezerfall, bösartigen Tumoren, Morbus Hodgkin, dem nephrotischen Syndrom, Colitis ulcerosa und Gallengangsverstopfung. Zu einer Erniedrigung kommt es bei hämolytischer Anämie, in der Schwangerschaft, schwerer Leberschädigung und angeborenem Mangel.

☞ Protein C: siehe Blutgerinnung

☞ Coeruloplasmin
Normalwert: 20-60 mg/dl

Coeruloplasmin ist das Transportprotein für Kupfer. Es befördert Kupfer aus der Leber heraus. Zusätzlich arbeitet Coeruloplasmin als Katalysator. Es bewirkt die Oxidation von zweiwertigem zu dreiwertigem Eisen im Plasma.

Erhöht sind die Werte bei Entzündungen (Akute-Phase-Reaktion), Gallenstau, in der Schwangerschaft und bei bösartigen Tumoren. Erniedrigt kommen sie beim Morbus Wilson (<15 mg/dl), dem nephrotischen Syndrom, Durchfällen mit Eiweißverlust und bei Mangelernährung vor.

Morbus Wilson: Eine Kupferspeicherkrankheit, die zu Schädigungen der Leber (Leberzirrhose) und des Gehirns (Bewegungsstörungen) führt. Am Auge erkennt man an der Hornhaut einen bräunlich-grünlichen Ring. Der Coeruloplasmin-Wert ist erniedrigt, das Serumkupfer liegt unter 3 mmol/l und die Kupferausscheidung im Harn ist erhöht (> 100 µg/l).

Wann sind die alpha-2-Globuline erhöht?

- Akute Infektionen
- Nephrotisches Syndrom (Nierenerkrankung mit Eiweißverlust über die Nieren)
- Gallengangsverschluss (durch Gallensteine oder bei Tumoren)
- Selten bei Multiplem Myelom
- Tumorerkrankungen
- Schilddrüsenüberfunktion
- Schwerem und weit fortgeschrittenem Diabetes Mellitus

Wann sind die alpha-2-Globuline vermindert?

Eine Verminderung dieser Eiweißfraktion kommt selten vor.

- Schwerer Leberschaden
- Östrogentherapie
- Vitamin-B12-Mangel Anämie
- Anämie infolge Blutzerfalls (Hämolytische Anämie)
- Nach großen Blutergüssen

Beta-Globuline

Normalwert: 0,6-1,2 g/dl

In der Beta-Zacke der Elektrophorese verbergen sich die Eiweißkörper Transferrin, Hämopexin, Komplementfaktoren, C-reaktives Protein, beta-Lipoproteine, β2-Mikroglobulin und ein Teil der Immunglobuline A und G.

☞ Transferrin: Siehe Mineralstoffe ➜ Eisen
Normalwert: 170-370 mg/dl

Das ionisierte (geladene) Eisen wird an das Eiweiß-Transferrin gekoppelt und auf diese Weise in der Blutbahn transportiert. Es zählt zu den Anti-Akut-Phase-Proteinen. Darunter versteht man die Eiweißkörper, die, im Gegensatz zu den Akut-Phase-Proteinen, bei akuten Entzündungsprozessen vermindert sind.

Transferrinerhöhung findet sich bei: Eisenmangelanämie, Virushepatitis und während der Einnahme oraler Kontrazeptiva (Verhütungsmittel).

Transferrinverminderung ist messbar bei: Nephrotischem Syndrom (Eiweißverlustsyndrom durch die Nieren), Lebererkrankungen (verminderte Synthese in der Leber), chronische Entzündungsprozesse, Tumorerkrankungen, Fehl- und Mangelernährung und bei der Thalassämie (vererbliche Erkrankung der roten Blutkörperchen durch schadhaftes Hämoglobin).

☞ Hämopexin
Normalwert: 50-150 mg/dl

Das ist ein Transportprotein für Häm, einem Teil des roten Blutfarbstoffes. Wenn rote Blutkörperchen sterben müssen ihre Reste nämlich abtransportiert werden.

Das Hämopexin ist erniedrigt bei schwerer Hämolyse (Blutzerfall, wenn Haptoglobin nicht mehr nachweisbar ist). Es kann zur Beurteilung des Ausmaßes einer Hämolyse bestimmt werden. Erniedrigte Werte sind auch bei chronischen Lebererkrankungen, Porphyria cutanea tarda (eine Bildungsstörung des Blutfarbstoffes, geht mit erhöhter Lichtempfindlichkeit der Haut einher) sowie bei Mangelernährung möglich.

Hämopexin erhöht: Schnell wachsende Melanome (bösartige, meist pigmentierte Hauttumore) verursachen einen Anstieg, der mit dem Tumorwachstum parallel verläuft.

☞ **C-reaktives Protein: Siehe Kapitel Entzündung**

☞ **Beta-Lipoproteine: Fetttransport im Blut**

☞ **β2-Mikroglobulin (β2-M) wird eigens besprochen**

Wann sind die β-Globuline vermehrt?

- Der Patient war nicht nüchtern. Die Lipoproteine sind somit vermehrt. Das ist wohl die häufigste Ursache einer isolierten β-Globulin-Erhöhung.
- Eisenmangelanämie (Transferrin ist vermehrt)
- Gelbsucht infolge eines Verschlusses der Gallengänge
- Hyperlipoproteinämie (Erhöhung von Triglycerid, Cholesterin)
- Schwangerschaft (letztes Drittel der Schwangerschaft)
- Manchmal bei Multiplem Myelom
- Östrogeneinnahme
- Überwindungsphase von Infektionen
- Laborfehler: Bei der Hämolyse wurde Hämoglobin frei

Wann sind die β-Globuline vermindert?

- Chronische Durchfälle mit Eiweißverlust
- Nephrotisches Syndrom
- Bildungsstörung von Transferrin oder Lipoproteinen

Gamma-Globuline

Im Eiweißenteil der Gamma-Globuline befinden sich hauptsächlich Immunglobuline.

Normal: 0,6-1,6 g/dl

In der Gamma-Globulin-Zacke sind die Immunglobuline IgM, IgA, IgG, IgE enthalten. Diese wurden bereits an anderer Stelle besprochen.

Wann sind die Gamma-Globuline erhöht?

- Chronische Infektionen (breite Gamma-Zacke – enthält die sogenannten poliklonalen Gamma-Globuline)
- Chronische Lebererkrankungen (Leberzirrhose)
- Manche Autoimmunerkrankungen
- Multiples Myelom (spitze Zacke – monoklonale Paraproteinämie)
- Andere gutartige und bösartige Erkrankungen, die mit Paraproteinen einhergehen

Wann sind die Gamma-Globuline erniedrigt?

- Agammaglobulinämie (angeborenes Fehlen der Gamma-Globuline)
- Hypogammaglobulinämie (Verminderung der Gamma-Globuline, auch erworben z.B. durch lang dauernde Cortisoneinnahme)
- Nephrotisches Syndrom (massiver Eiweißverlust durch die Nieren)
- Bösartige Erkrankungen des lymphatischen Systems

Beispiele typischer Veränderungen in der Serumeiweiß-Elektrophorese

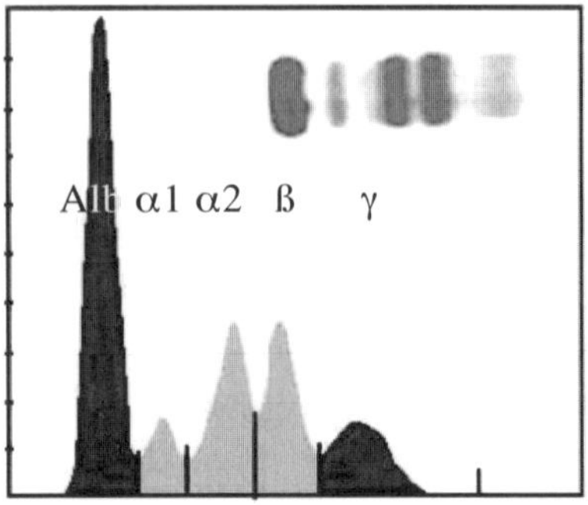

Elektrophorese bei schwerem bakteriellen Infekt: Albumin erniedrigt, α1- und α2-Globuline sind erhöht

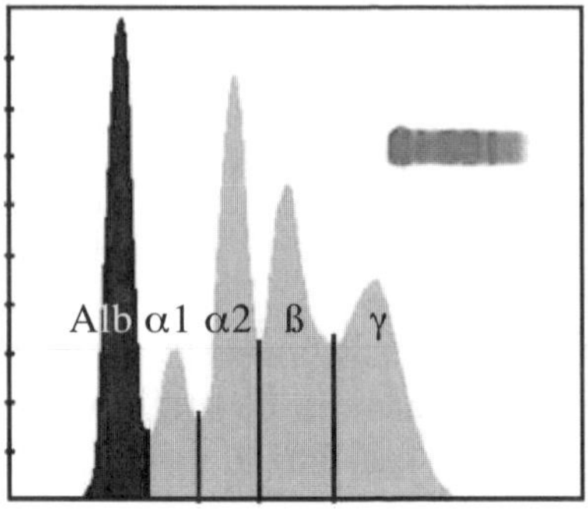

Elektrophorese bei nephrotischem Syndrom (Eiweiß-verlust durch Nieren): Albumin er-niedrigt, α 2 und β deutlich vermehrt

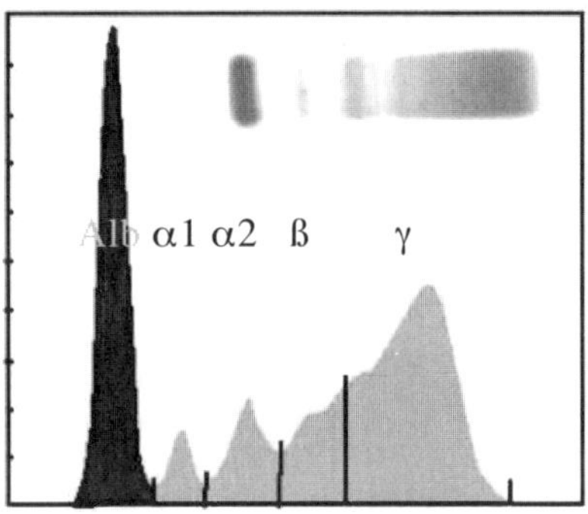

Elektrophorese bei Patienten mit Leberzirrhose: Albumin vermindert, γ vermehrt und breit (polyklonale Gamma-Zacke-unterschiedliche Immunglobuline)

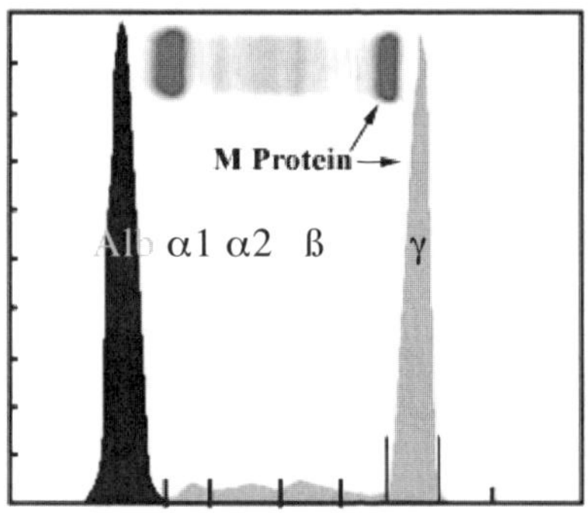

Elektrophorese bei Patienten mit Multiplem Myelom (IgG-produzierender Tumor) Albumin erniedrigt und es besteht eine spitze hohe (monoklonale) γ-Zacke

β2-Mikroglobulin (β2-M)

Bei der Verlaufsbeurteilung von bösartigen Erkrankungen des Lymphsystems und manchen Nierenerkrankungen kann die Bestimmung von β2-M nützlich sein.

Normalwert:

Serum: 0,8-2,4 mg/l bei Erwachsenen unter 60 Jahre
0,8-3,0 mg/l bei Menschen über 60 Jahre
Die Serumkonzentration ist bei Kindern höher

Spontanharn: < 300 µg/l oder < 200 µg/g Creatinin
24-Stunden-Harn: 33-363 µg

Was ist β2-Mikroglobulin?

β2-Mikroglobulin ist ein Eiweißkörper, der auf der Oberfläche aller Zellen, die einen Zellkern besitzen, vorkommt. Stirbt eine Zelle, wird β2-M frei und ist im Blut nachweisbar. Besonders Zellen des lymphatischen Systems (Lymphozyten) weisen an der Oberfläche viel β2-M auf. Besonders, wenn diese Zellen (z.B. im Rahmen von Infektionen) aktiviert werden. β2-Mikroglobuline werden in den Nieren filtriert. Sind es zu wenige, erhöht sich der Spiegel.

In den Nierentubuli (Nierenkanälchen) wird β2-M fast vollständig rückresorbiert (wieder in den Körper aufgenommen) und damit aus dem Harn entfernt. Im Bürstensaum wird es gespalten und zu Aminosäuren (Bausteine der Eiweißköper) abgebaut. Funktionieren die Nierentubuli nicht ausreichend, erscheinen zu hohe Werte im Harn. Steigen die Blutwerte von β2-M über 6 mg/l an, sind die Nierenkanälchen überfordert. Es kommt zu vermehrter Ausscheidung im Harn.

Dieser Laborwert wird meistens zu Überwachung von Krebserkrankungen eingesetzt.

Wann ist β2-Mikroglobulin erhöht?

Bei bösartigen Erkrankungen des lymphatischen Systems

Bei der chronischen Lymphatischen Leukämie (maligne Lymphome), Non-Hodkin-Lymphom, Hodkin-Lymphom und dem Multiplem Myelom – also Tumoren des Lymphozytensystems – ist β2-M gut zur Verlaufskontrolle geeignet.

Je weiter fortgeschritten die Erkrankung, desto höher steigt der Wert. Kann die Erkrankung zur Rückbildung gebracht werden, sinkt auch β2-M in den Normbereich ab. Werte über 5 mg/l gelten als übermäßig erhöht.

Bei Nierenerkrankungen

Niereninsuffizienz: Ist die Filterleistung der Glomeruli (Nierenknäuelchen) vermindert, steigt β2-M an. Dieser Vorgang ist vergleichbar mit der Filtration von Creatinin. Eine eingeschränkte Nierenleistung geht folglich mit einer β2-M Erhöhung einher.

Schädigung der Nierentubuli: Bei bakteriellen Infekten, Vergiftungen durch Schwermetalle (Blei, Cadmium) und Überdosierung gewisser Antibiotika ist die β2-M-Ausscheidung im Harn erhöht. Auch nach Nierentransplantation überprüft man auf diese Weise die Funktion der Tubuli.

Bei Infektionskrankheiten

Bei der Cytomegalievirusinfektion und bei der HIV-Infektion zeigen sich die β2-M-Werte im Blut erhöht.

Entzündungen und Immunsystem

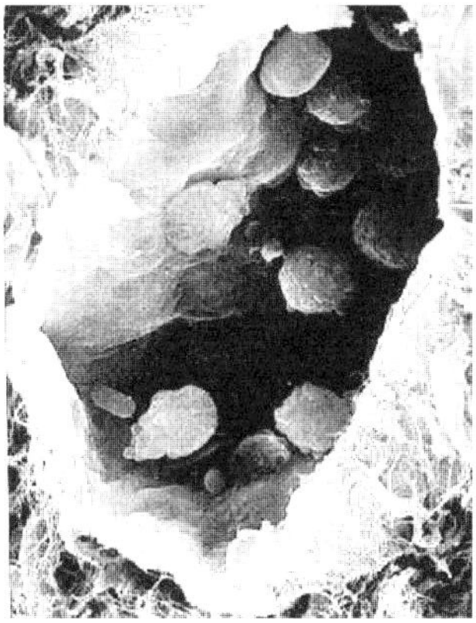

Leukozyten haften an entzündeter Gefäßwand

In kaum einem Teilbereich der Medizin wurden in den letzten Jahren derart große Fortschritte erzielt wie in der Erforschung von Abwehrmechanismen im Organismus. Den Begriff "Immunsystem" kennt spätestens seit AIDS fast jeder Mensch. Wir wollen in diesem Kapitel die komplizierten Vorgänge vereinfacht darstellen.

Unser Körper befindet sich in einer ständigen Auseinandersetzung mit einer Unzahl von Krankheitserregern.
Besäße er nicht wirkungsvolle Abwehrstrategien, würde kein Mensch auch nur ein paar Tage überleben. Den "bösen" Eindringlingen stemmen sich hintereinander, aber auch gleichzeitig mehrere "Bollwerke" entgegen.

Das erste bilden Haut und Schleimhäute. Die Haut enthält Fettsäuren und besitzt eine Talgschicht. Beide stellen für Mikroorganismen (wie die Krankheitserreger in ihrer Gesamtheit auch genannt werden, weil es sich um Kleinstlebewesen handelt) bereits schwer überwindliche Barrieren dar. Alte und nicht mehr voll arbeitsfähige Zellen werden abgeschilfert. Auf diese Weise kann die Haut sogar kleinere Schäden ausgleichen.

Mit der Nahrung aufgenommene Keime werden zu einem großen Teil durch die hochkonzentrierte Salzsäure im Magen abgetötet. Wenn nicht, dann von den Sekreten der Bauchspeicheldrüse und des Darmes zerlegt und abgebaut oder zumindest in ihrer Fortpflanzung gehemmt. Zusätzlich leben im Darm zahlreiche "gute" Kleinstlebewesen. Sie helfen bei der Verdauung mit und erfüllen weitere, nützliche Funktionen. Zum Beispiel verhindern sie bis zu einem gewissen Grad das Überwuchern des Darmes mit krankmachenden Keimen. Schleimhäute sind mit weiteren Schutzstoffen beschichtet, zum Beispiel mit dem Immunglobulin-A, das noch genauer besprochen wird. Man könnte diese Beschichtung auch "antibiotischen Schutzanstrich" nennen.

Gelingt es einer Bakterie, einem Virus oder sonstigen "Feind" dennoch, die Schutzbarriere Haut oder Schleimhaut heil zu überwinden, warten auf ihn im Blut noch weitere Hindernisse.

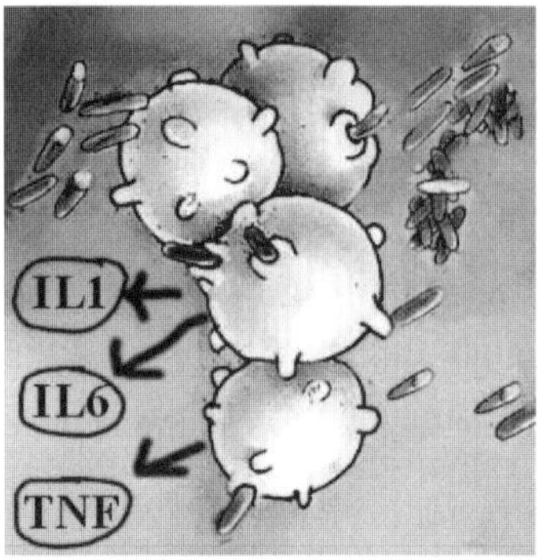

Mehrere Leukozyten fressen Bakterien und stoßen Boten-Stoffe aus (Interleukine)

Binnen kurzer Zeit werden Erreger von patrouillierenden weißen Blutkörperchen erkannt und gefressen.

Nach Freisetzung bestimmter Botenstoffe (Zytokine, Interleukine) werden aus dem Knochenmark weitere weiße Blutkörperchen (speziell Monozyten und Granulozyten) in Marsch gesetzt und der Stoffwechsel auf den Kampf gegen den Erreger vorbereitet. Die weißen Blutkörperchen werden durch einen aufwendigen chemischen Prozess zuerst an den Ort des Geschehens gelockt. Sie dringen dabei sogar durch die Wände von Blutgefäßen, bis sie an der Wirkungsstätte, nämlich dem entzündeten Bereich, angelangt sind. Dann vernichten sie die Bakterien und sorgen für ihren Abtransport aus dem Körper.

Diese Vorgänge werden von einer Vielzahl chemischer Substanzen gesteuert.

Systeme der Abwehr	Zellen	Wirkstoffe
spezifisch	**T-Zellen** T-Helferzellen, T-Gedächtniszellen, T-Supressorzellen, zytotoxische T-Zellen	**Antikörper** (stammen aus Plasmazellen und B-Gedächtniszellen)
unspezifisch	**NK** (natürliche Killer-)**Zellen** Makrophagen Neutrophile	**Komplement** Zytokine Lysozyme Interferone

Welche Werte sind bei der Labordiagnose von Entzündungsvorgängen interessant?

Neben klinischen Anzeichen (Krankheitssymptomen) gibt es eine Reihe von Laborparametern, mit deren Hilfe Entzündungen erkannt werden können. Viele dieser Werte sind allerdings unspezifisch. Das heißt, ihr Auftreten (bzw. ihre Erhöhung) beweist lediglich, dass irgendwo eine Entzündung vorliegt. Sie geben aber noch nicht Auskunft, wo sich dieser Ort befindet und wodurch diese Entzündung ausgelöst wurde.

Bei manchen Ergebnissen kann über die Art des Erregers (Viren, Bakterien usw.) zumindest eine Vermutung geäußert werden. Mit Hilfe der Immunglobuline und bestimmter Antikörper ist es möglich, das Vorliegen von speziellen Infektionen zu erkennen. Auch ob Immunmangelkrankheiten oder überschießende Immunreaktionen anzunehmen sind, wird mit Hilfe des Labors erkannt.

Im Anschluss besprechen wir wenig ausführlich

- ☞ Komplementsystem
- ☞ Zytokine und Interleukine

Schließlich werden diese Werte selten und nur vom Spezialisten angefordert.

Danach erhalten Sie Informationen über typische Entzündungszeichen:

- ☞ Fieber
- ☞ Leukozytenzahl
- ☞ Blutsenkung

Akute-Phase-Proteine

Bei jeder Entzündung, egal ob durch eine Gewebezerstörung oder Infektion bedingt, treten Veränderungen im Eiweißmuster des Blutes auf. Die meisten dieser Eiweißkörper (Proteine) stammen aus der Leber. Sie sollen als erste die schädlichen Teilchen abtöten, diese zum Abbau bereit machen oder andere Mechanismen der körpereigenen Abwehr unterstützen.

Der Wert dieser Akute-Phase-Proteine steigt nach einer Infektion innerhalb der ersten zwei Tage, manchmal auch schon binnen weniger Stunden steil an. Neben typischen Veränderungen (Fieber, Schmerz, Schwellung und Rötung, gesteigerte Blutsenkungsreaktion, Vermehrung der weißen Blutkörperchen und veränderte Serumeiweiß-Elektrophorese) können Akute-Phase-Proteine genauer über Art und Ausmaß der Entzündung Auskunft geben.

Liegen chronische Entzündungen vor oder werden vom Körper Antikörper gebildet, treten auch Veränderungen bei den Immunglobulinen auf.

Akute-Phase-Proteine (bei Infekten erhöht) sind unter anderem:

- CRP (C-Reaktives Protein)
- Alpha-1-Antitrypsin
- Fibrinogen
- Haptoglobin
- Coeruloplasmin
- Komplement C3

Wir wollen uns allerdings auf die Erläuterung häufiger benützter Werte beschränken:

☞ CRP

☞ Alpha-1-Antitrypsin

☞ Neopterin

☞ Procalcitonin

☞ Immunglobuline

Das Komplementsystem

Unter dem Komplementsystem versteht man das Zusammenwirken von 30 verschiedenen Eiweißkörpern (Proteinen), die sich gegenseitig aktivieren und den Weg für spätere spezifische Aktionen bereiten.

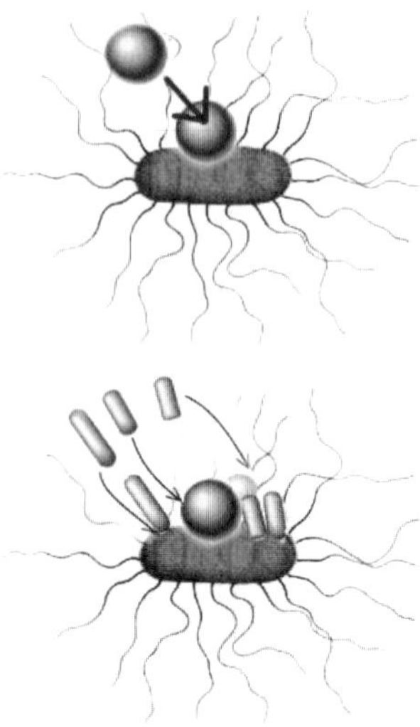

C3 (Kugel) heftet sich an Bakterie, danach können sich andere Komplemente anheften

Dieser „Verein“ kann durch gezielte Zusammenarbeit andere Eiweißsysteme aktivieren. Er veranlasst sie dazu, eingedrungene Mikroorganismen abzutöten oder zumindest entscheidend zu schwächen.

- Zum Beispiel regt das Komplementsystem die Tätigkeit der Immunglobuline an
- Es kann Viren neutralisieren (unschädlich machen)
- Wände von Bakterien beschädigen und damit die Erreger töten
- Keime und andere Fremdstoffe derart verändern, dass diese leichter von den weißen Blutkörperchen verdaut werden können
- Andere Zellen des Immunsystems anlocken
- Die Gefäßdurchlässigkeit erhöhen

Das Komplementsystem wird über zwei Wege aktiviert, den klassischen und den alternativen. Einmal aktiviert, läuft eine ganze Kaskade (gleichgeschaltete Reihe) von Prozessen ab (Komplementkaskade), die die oben angeführten Funktionen bewirkt. Die meisten Proteine des Komplementsystems werden mit C plus einer Zahl bezeichnet (z.B. C1, C2, C3 usw.). Andere werden als –Faktor bezeichnet.

Wann werden Untersuchungen des Komplementsystems durchgeführt?

Diese Untersuchungen stellen keineswegs Routine dar. Sie können immer dann sinnvoll sein, wenn Verdacht auf bestimmte Autoimmunerkrankungen besteht, die durch eine Ablagerung von Immunkomplexen (Verbindung von Antigenen und Antikörpern) verursacht werden:

- Systemischer Lupus Erythematodes (SLE)
- Autoimmunologisch bedingte Gefäßkrankheiten
- Rheumatoide Arthritis (Gelenksentzündungen)
- Glomerulonephritis (Erkrankung der Nierenbällchen – Glomeruli)

Auch bei Verdacht auf einen Immundefekt (z.B. wenn ein Patient fortlaufend Infektionen erleidet) könnten einzelne Komplemente (C3, C4, C5 oder andere) in zu geringen Mengen vorhanden sein.

C1-Esterase-Inhibitor (Hemmer)

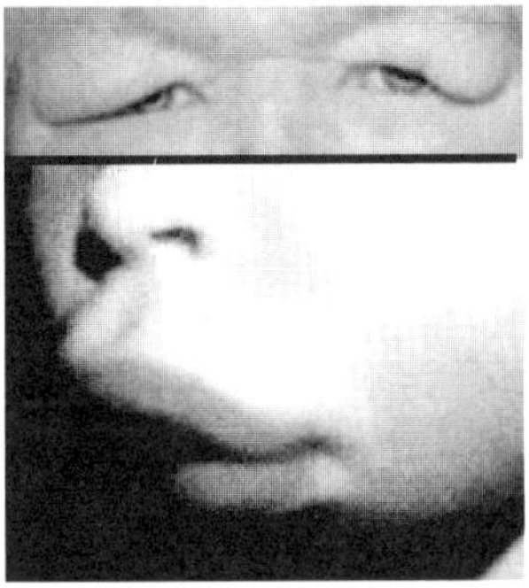

Angioödem bei Mangel an C1-Esterase-Inhibitor

Ein Mangel an diesem Hemmprotein kommt gar nicht so selten vor. Die Erkrankung, die daraus resultiert, wird das Quincke-Ödem, Angioödem oder auch das hereditäre angioneurotische Ödem genannt. Menschen mit angeborenem Mangel schwellen manchmal an Augen, Lippen oder Händen stark an. Auch können zugleich Schmerzen im Bauch auftreten. Bei schweren Fällen engen sich die Atemwege ein.

Die Erkrankung kann sich bisweilen auch z.B. nach der Einnahme gewisser Medikamente (ACE-Hemmer) entwickeln.

Zytokine und Interleukin

Zytokine sind hormonartig wirkende Substanzen. Sie werden von Leukozyten während einer Immunantwort (Reaktion) freigesetzt und erfüllen vielfältige Funktionen.

Eine kleine Auswahl:

- Zytokine können Zellen sowohl zur Teilung anregen als auch dazu bringen, sich zu töten. Dieser Vorgang des in den Zellen programmierten Selbstmordes wird Apoptose genannt.
- Zytokine sind in der Lage, andere Zellen zu stimulieren und deren Reifung zu fördern.
- Zytokine verstärken die Wirkung anderer Zytokine oder heben sie auf.
- Zytokine können bestimmte Zellen zur Produktion von Zytokinen anregen.
- Zytokine beeinflussen andere Organe (Hirn, Leber usw.).

Auch die Wachstumsfaktoren für

- rote Blutkörperchen ➜ Erythropoetin (wird therapeutisch verwendet)
- Thrombozyten ➜ Thrombopoetin (IL-11)
- Basophile Granulozyten ➜ IL-3
- Eosinophile Granulozyten ➜ IL-5
- B-Lymphozyten ➜ IL-7
- T-Lymphozyten ➜ IL-2, IL-4, IL-7 u.a.
- Neutrophile ➜ IL-3, GM-CSF, G-CSF (therapeutisch verwendet)
- Monozyten ➜ IL-3, GM-CSF, M-CSF(therapeutisch verwendet)

zählen zu den Zytokinen.

Noch sind Sinn und Funktion dieser unzähligen Wirkstoffe nicht vollständig erforscht.

Von allen bekannten Zytokinen haben sich lediglich drei in der Labordiagnostik bewährt:

1. IL-6
2. IL-8
3. TNFα

Interleukin-6 (IL-6)

Das ist der empfindlichste Verlaufs- und Prognoseparameter akuter Infektionen und Situationen bei Intensivpatienten.

IL-6 wird von Monozyten, Epithelzellen (Zellen der Haut und Schleimhäute) und vielen anderen Zellen gebildet.

Seine Produktion regen die Zytokine IL-1 und TNFα an.

Bei Infektionen ist IL-6 gleichsam der Alarmschrei des Immungewebes. Der Organismus wird für den Abwehrkampf vorbereitet.

- IL-6 erhöht die Körpertemperatur. Der Patient leidet unter Schüttelfrost, Fieber tritt auf. Viele Krankheitserreger können sich nämlich bei Fieber nicht mehr so gut vermehren. Außerdem steigert sich bei erhöhter Temperatur die Stoffwechselaktivität. Die Produktion neuer Immunglobuline und die Aktivität anderer Abwehrzellen ist beschleunigt.
- In der Leber wird die Bildung der Akute-Phase-Proteine (CRP!) angeregt, ein zusätzliches "Bollwerk" gegen den Erreger.
- Die T-Zellen, B-Zellen werden angefeuert. Die Immunglobulinsynthese gefördert.
- In der Nebenniere wird die Produktion des Stresshormons angeregt.

Normalwert: Im Blut < 10 pg/ml

Was bedeuten erhöhte IL-6-Werte?

IL-6 ist der empfindlichste und am schnellsten veränderliche Verlaufsparameter einer Infektion. Bereits sechs Stunden nach Kontakt mit Bakterien ist der Wert hoch. Auch nach einem Unfall oder Gefäßverschluss steigen die Messwerte rasch an. Daher kommt die Bestimmung auf Intensivstationen zur Anwendung. Einzelwerte sind dabei weniger aussagekräftig als Verläufe. Bei akuten medizinischen Ereignissen steigt IL-6 über 1000 pg/ml an. Zu diesem Zeitpunkt sind die Patienten bereits überaus gefährdet.

Zur Diagnose und Verlaufsbeobachtung chronischer Erkrankungen ist diese Untersuchung nicht geeignet.

Interleukin-8 (IL-8)

In Anwendung und Aussage mit dem IL-6 vergleichbar

Normalwert: Blut < 10 pg/ml

Die diagnostische Bedeutung unterscheidet sich kaum von dem eben erwähnten IL-6. Diese Untersuchung wird auch manchmal aus der Flüssigkeit bei Lungenspülungen durchgeführt.

Tumor-Nekrose-Faktor-α (TNFα)

TNFα ist ein sehr guter Verlaufsparameter bei Intensivpatienten

Normalwert: Blut < 20 pg/ml

TNFα wirkt ebenfalls ähnlich wie IL-6. Es wird von Makrophagen/Monozyten, Lymphozyten und Mastzellen gebildet. Einige zusätzliche Funktionen sind:

- TNFα verursacht Müdigkeit. Der Kranke wird gezwungen, sich ruhig zu verhalten. Energie soll nur mehr dem Immunsystem zur Verfügung stehen.
- Es stimuliert vermehrt Monozyten.
- Es stellt den Stoffwechsel auf Verbrauch um. Der Appetit verschwindet, der Patient verliert Gewicht.

Die Verweildauer des TNFα im Blut ist extrem kurz (wenige Minuten). Das Erfassen schneller Titerschwankungen erfordert riesigen Aufwand. Die Untersuchung ist noch sehr teuer, daher findet dieser Test vorerst nur in wenigen Spitälern Einsatz.

Blutsenkung

Erhöhte Werte weisen auf eine Störung im Gleichgewicht der Eiweißkörper hin. Dies bedeutet recht häufig, dass eine Entzündung besteht.

Normalwerte:

Männer	**3-8 mm/Stunde**	**(5-18 mm/Stunde)**
Frauen	**6-11 mm/Stunde**	**(6-20 mm/Stunde)**

Die Untersuchung erfolgt mit Zitratblut (1,6 ml Blut wird mit 0,4 ml 3,8% Natriumzitratlösung ungerinnbar gemacht)

Wie erfolgt die Untersuchung?

Die Untersuchung wirkt sehr veraltet, ist aber unverzichtbar. Eine mit Zitrat versetzte (ungerinnbar gemachte) Blutprobe wird in einem speziell gekennzeichneten Glas- oder Kunststoffröhrchen bis zur Höhe von 200 mm aufgezogen. In senkrechter Stellung des Röhrchens misst der Arzt nach einer bzw. zwei Stunden, wie weit sich die absinkenden roten Blutkörperchen am Boden des Gefäßes abgelagert haben.

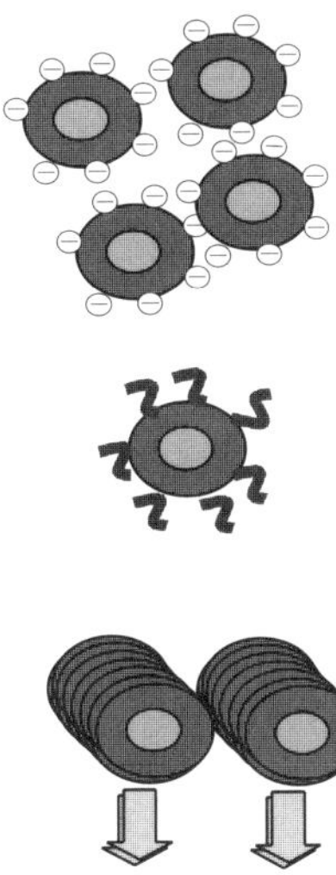

Bei einer normalen Zusammensetzung der Bluteiweißkörper ist die Oberfläche der roten Erythrozyten negativ geladen. Kommen die Blutkörperchen einander nahe, stoßen sie sich ab (vergleichbar mit gleichpoligen Magneten, die sich abstoßen). Obwohl sie etwas schwerer sind als das sie umgebende Plasma, bleiben sie lange in Schwebe. Die BSR ist normal. Ändert sich hingegen die Zusammensetzung der Bluteiweißkörper, wird die Ladung an der Oberfläche gestört. Plasmaproteine, wie Fibrinogen, α2-Makroglobulin und Immunglobuline rufen diese Reaktion hervor. Dann kleben sich die Erythrozyten wie eine Rolle Geldstücke aneinander und lagern sich schneller ab (sedimentieren). Die Blutkörperchen-Senkung erhöht sich damit.

Während in Amerika meist nur der Einstundenwert als Resultat angegeben wird, ist es bei uns üblich, auch den Zweistundenwert zu messen. So bedeutet eine BSR von 27/62, dass nach einer Stunde 27 mm und nach zwei Stunden 62 mm abgelesen wurden.

Warum sind die Normalwerte bei Frauen und Männern verschieden?

Der Unterschied kommt hauptsächlich dadurch zustande, dass der Hämatokritwert (Anteil der Zellen im Blut, in Prozenten angegeben) bei Frauen tiefer liegt. Männer haben sozusagen ein dickeres Blut. Das führt zu einem stärkeren Absinken der Blutkörperchen.

Was bedeutet eine normale Blutsenkung?

Ein schwerer bakterieller Infekt kann ausgeschlossen werden. Nicht entzündliche Erkrankungen sind jedoch möglich.

Was bedeutet erhöhte Blutsenkung?

Die BSG ist ein eher träger Laborwert. Erst nach über einem Tag steigt er deutlich an. Bis zu seiner Normalisierung (z.B. nach einer Infektion) können bis zu vier Wochen vergehen.

Ein zufällig erhobener, leicht erhöhter Senkungsbefund soll, liegen keine gravierenden Beschwerden vor, nicht die ganze diagnostische Maschinerie in Bewegung setzen. Eine Kontrolle nach mehreren Wochen reicht.

Bei Personen über 60 finden sich häufig erhöhte Werte ohne Krankheitsbild. Es kann nämlich die Möglichkeit nicht ganz ausgeschlossen werden, dass bei älteren Menschen öfter chronische Entzündungen vorliegen.

Infektionen

Am häufigsten deutet eine erhöhte Senkungsgeschwindigkeit auf einen Entzündungsherd im Körper hin. Ursache können Bakterien, Pilze und seltener Viren sein.

Rheumatische Erkrankungen

Auch rheumatische Prozesse bedingen eine Erhöhung der Senkungswerte. Der Arzt kann aus dieser Untersuchung allerdings keine genaue Diagnose ableiten. Er weiß aber, dass irgendwo ein Entzündungsgeschehen (es kann auch eine harmlose Verkühlung oder ein eitriger Zahn sein) abläuft und gezielt weiterforschen.

Anämien (Blutarmut)

Eine Eisenmangelanämie geht in der Regel nicht mit einer erhöhten Senkung einher. Alle anderen Formen der Anämie weisen hingegen erhöhte Senkungswerte auf.

Leukämien und fortgeschrittenere Tumore

Fälschlich erhöhte Blutsenkung

Nach Gabe von höher dosiertem Heparin, in der Schwangerschaft, bei stark erhöhten Blutfetten, bei unexakter Blutentnahme und Formveränderungen der Erythrozyten (Akanthocytose, Poikilocytose) kann die BSG ebenfalls erhöht sein.

➜ ***Erhöhte Senkung als Zufallsbefund?*** Manchmal (etwa 5%) findet sich eine erhöhte Senkung ohne Ursache.

➜ ***Wann soll eine mäßig erhöhte Senkung abgeklärt werden?*** Dieses Vorgehen ist angezeigt, wenn noch andere wichtige Laborwerte abnorm sind und/oder der Patient weitere Beschwerden angibt.

Was ist eine Sturzsenkung?

Extrem hohe Werte der Senkung werden als Sturzsenkung bezeichnet. Sie kommt vor bei

- Polymyalgia Rheumatika (Schmerzen im Schulter und Beckengürtelbereich) geht oft einher mit
- Arteriitis temporalis (Schmerzhaftes geschwollenes Gefäß an den Schläfen)
- Leukämien oder Lymphomen (speziell bei Lymphomen, gleichzeitig mit einer Erhöhung der Gammaglobuline bei M. Myelom, Morbus Waldenström)
- Osteomylitis (Knochenmarkseiterung)
- Abszess

Die Senkung steigt bei einer Infektion erst nach 24 Stunden an und normalisiert sich erst zwei Wochen nach der Heilung.

Was bedeutet eine verminderte Blutsenkung?

Bestimmte Krankheiten, die zur Vermehrung der Blutkörperchen führen, verzögern die Geschwindigkeit der Blutsenkung. Zum Beispiel sind das Polyglobulie (krankhafte Vollblütigkeit), Polyzythämie vera und Sichelzellanämie. Die Senkung kann dann unter 1 mm/Stunde betragen. Auch Medikamente wie Kortison, Aspirin und andere Schmerzstiller verzögern sie.

Die Blutkörperchensenkungsreaktion bietet eine billige Untersuchung auf das Vorliegen von Entzündungen. Durch die Zunahme differenzierter Laboruntersuchungen hat ihre Bedeutung zwar nachgelassen. Sie bleibt aber als Indikator für vorhandene oder fehlende Gesundheit weiterhin wertvoll.

CRP (C-reaktives Protein)

CRP ist einer der wichtigsten Entzündungsbefunde. Besonders erhöht sich sein Wert bei bakteriellen Entzündungen.

Normalwert:

bis 10 mg/l bzw. bis 1 mg/dl
Die Bestimmung erfolgt aus dem Blut.
In nächster Zeit kommen auch noch empfindlichere Tests auf den Markt.

Kaum ein Laborwert hat sich in den letzten Jahren bei Diagnose und Verlaufsbeobachtung derart schnell in den Laboratorien durchgesetzt wie das CRP. Bis vor 15 Jahren standen lediglich Fieber, Blutsenkungsreaktion und die Zahl der Leukozyten als verlässliche Hinweise auf eine akute bakterielle Infektion zur Verfügung. Heute können viele Infekte zeitig und mit CRP erfasst werden.

Auch ob eine antibiotische Therapie anspricht, ist nunmehr viel früher erkennbar. Sinkt CRP 2-3 Tage nach Therapiebeginn ab, hat der Arzt wahrscheinlich die richtige Wahl des Antibiotikums getroffen.

Was ist CRP?

CRP gehört zu den Akut-Phase-Proteinen, den ersten Bollwerken bei entzündlichen Abwehrprozessen. Sie werden aktiv, wenn Erreger bereits in den Körper eingedrungen sind. Es handelt sich dabei um Eiweißkörper, die bei Entzündungen freigesetzt werden, um die Verursacher (Bakterien) auszuschalten.

Im Gegensatz zu den Antworten der Immunabwehr (Bildung spezieller Antikörper, die Erreger gezielt bekämpfen) ist dieses Abwehrsystem grundsätzlich gegen alle Eindringlinge gerichtet.

Man nimmt an, dass der Abwehrkampf des Körpers in dem Augenblick beginnt, in dem die Polizisten des Blutes (weiße Blutkörperchen, nämlich die Monozyten und Makrophagen) im Blutstrom oder Gewebe Fremdlinge entdecken. Diese sind meist Bakterien, Viren, aber auch abgestorbenes körpereigenes Gewebe. Sobald das passiert, schlagen die Monozyten Alarm. Sie setzten Alarmstoffe (Interleukine) frei: Interleukin 1, Interleukin 6 und Tumor-Nekrose-Faktor sind die wichtigsten.

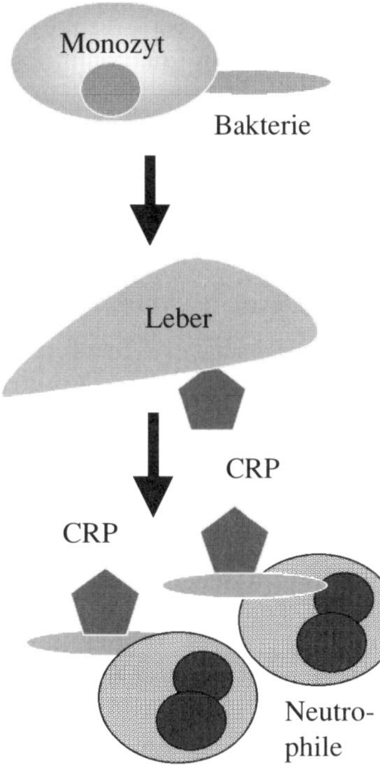

Monozyten melden mittels IL-6, TNF und IL-1 das Vorhandensein von nicht körpereigenen Zellen. Die Leber bildet CRP. Dieses heftet sich an die Bakterien und macht sie für Neutrophile schmackhaft.

Die Alarmsubstanzen informieren andere Zellen, sich auf einen Abwehrkampf vorzubereiten. Andere weiße Blutkörperchen werden herbeigerufen. Auch die Entstehung von Fieber wird begünstigt. Die Interleukine alarmieren auch die Leber. Diese beginnt die Produktion von Substanzen (Akute-Phase-Proteine), die im Abwehrkampf nützlich sind. CRP ist eine davon.

Bei schweren Infektionen werden 20% der Produktionsleistung für Eiweißkörper in die Bildung von CRP investiert. Der Körper setzt diesen Stoff in großen Mengen frei. CRP klebt sich im Blut an die Außenwände von Bakterien und schädigenden Kleinstlebewesen. Damit bereitet es die Eindringlinge für den Abbau durch Makrophagen oder neutrophile Leukozyten vor.

So wie Würstel mit Senf besser schmecken, werden Erreger, auf deren Oberfläche CRP klebt, von den Fresszellen des Blutes (Makrophagen, Neutrophile) lieber verspeist.

Diese Reaktion kann innerhalb von Stunden einsetzen. Der Organismus hemmt die Vermehrung von Keimen bereits in der gefährlichen Anfangsphase. Er gewinnt auf diese Weise Zeit, bis die Immunabwehr speziell gegen den Erreger wirksame Antikörper produziert (Immunglobuline). Bei schweren Infektionen kann CRP innerhalb eines Tages auf das mehr als Tausendfache ansteigen!

Gehen bei einem Gewebeschaden körpereigene Zellen zugrunde, entstehen giftige Stoffe. Diese werden ebenfalls von CRP erkannt, entgiftet und für die "Entsorgung" vorbereitet.

Wann ist CRP erhöht?

Ein erhöhter CRP-Wert findet sich immer bei akuten Entzündungen. Er reagiert vor allen anderen Gradmessern, nämlich meist noch vor dem Auftreten von Symptomen.

Ein normaler Wert schließt eine akute bakterielle Infektion aus. Bei chronischen Erkrankungen ist CRP nicht oder nur geringfügig erhöht. Werte unter 10 mg/l (1 mg/dl) haben keine Krankheitsbedeutung.

CRP-Werte zwischen 10 und 100 mg/l (1-10 mg/dl) kommen vor:

- Bei leichten bakteriellen Infektionen (Bronchitis, Blasenkatarrh, kleine Eiterungen, Gram-pos. Bakterien usw.)
- Nach Operationen,
- Nach Unfällen,
- Nach Herzinfarkt
- Bei schweren Virusinfektionen
- Bei rheumatischen Erkrankungen
- Bei Gichtanfall
- Bei Tuberkulose, Sarkoidose
- Bei Parasitenbefall

Bakterien, die bei der Gram-Färbung positiv sind, verursachen eher selten einen Anstieg über 100 mg/l (10 mg/dl)

CRP-Werte über 100 mg/l (10 mg/dl) sprechen für:

- Schwere bakterielle Infektionen, vorwiegend mit Gram-negativen Keimen (E. coli Klebsiellen Proteus Pseudomonas Haemophilus Neisserien Bacteroides, Salmonellen, Meningokokken, Gonokokken)
- Blutvergiftung (Sepsis mit meist eben diesen Keimen)
- Schwere Operationen (bis 150 mg/l möglich)
- Tiefe Beinvenenthrombosen
- Manche rheumatische Leiden im Akutstadium
- Morbus Crohn
- Einen schweren Verlauf einer rheumatoiden Arthritis (PcP) – guter Verlaufsparameter
- Einen Tumor mit Ausstreuung

Sehr leicht erhöhte CRP-Werte finden sich auch bei

- schweren Rauchern
- Menschen mit hohem Gefäßrisiko
- Marathonläufern

CRP – ein Risikofaktor für Herzinfarkt

Bisher wurden bei der Beurteilung des CRP die eindeutig krankhaften Bereiche (>10 mg/l, >1 mg/dl) berücksichtigt. In den letzten Jahren zeigten jedoch einige Studien, dass auch Werte im so genannten Normalbereich (<5 mg/l) für den Arzt von Interesse sind.

Bei großen Untersuchungen kam nämlich heraus, dass gesunde Personen, die CRP-Werte im oberen Teil des "Normalbereiches" (>2-3 mg/l) aufweisen, ein deutlich höheres Risiko für Herz- und Gefäßerkrankungen, insbesondere für Herzinfarkt, haben. Diese Risikoverschärfung ist etwa so groß wie jene erhöhter Blutfettspiegel! Liegen beide Werte (CRP, LDL) im erhöhten Bereich, addiert sich die Gefährdung. Ob eine präventive (vorbeugende) Therapie mittels Cholesterinsenkern oder Thrombozyten-Aggregationshemmern (Aspirin) Erfolg hat, hängt ebenfalls von der Höhe des CRP ab. Außerdem weisen Patienten mit einer instabilen Angina pectoris (Herzenge, die in letzter Zeit an Heftigkeit zunahm) eine schlechtere Prognose (Heilungsaussichten) auf, zeigt sich CRP leicht erhöht.

In den nächsten Jahren sind Messmethoden zu erwarten, mit denen man gering erhöhte CRP-Spiegel leichter erfassen kann.

Procalcitonin

Procalcitonin ist ein neuer Entzündungsmarker, mit dem schwere bakterielle Infekte sehr gut überwacht werden können.

Normalwert:

Unter 0,5 µg/l
Die Untersuchung erfolgt aus dem Blut

Was ist Procalcitonin?

PCT

Procalcitonin ist ein Eiweißkörper, der aus 116 Aminosäuren besteht. Es ist ein Vorläufermolekül des Nebenschilddrüsenhormons Calcitonin.

Bis heute ist die Funktion des PCT nicht geklärt. Man kennt nicht einmal seinen genauen Syntheseort (Ort der Bildung).

Wann ist PCT erhöht?

Bei Virusinfektionen und bakteriellen Infektionen treten Überschneidungen des CRP-Wertes auf. Eine Reihe von Untersuchungen zeigen nun, dass die Unterscheidung mit PCT bedeutend besser möglich ist.

Bakterielle Infektionen, weniger auch bei Pilzinfektionen und Erkrankungen mit Parasiten

Mit der Messung des Procalcitonin kann der Arzt bei schwer Erkrankten fast immer zwischen einer bakteriellen und einer viralen Ursache unterscheiden. Die Bildung von PCT wird im wesentlichen durch bakterielle Giftstoffe (Endotoxine), in geringerem Umfang aber auch durch Pilze und Parasiten angeregt.

Bei schwersten Infektionen erreicht man Serumkonzentrationen von über 1000 µg/l. Die Höhe des PCT-Spiegels geht mit der Schwere des Infektes parallel.

Bei viralen Infektionen, Tumorerkrankungen, Autoimmunerkrankungen und chronischen entzündlichen Erkrankungen ist kein oder nur ein geringer Anstieg von PCT zu beobachten. Lediglich bei schweren Unfällen und nach großen chirurgischen Eingriffen kann PCT vorübergehend bis 5 µg/l ansteigen. Auch bei einer bestimmten Art des Schilddrüsenkrebses (C-Zell-Karzinom) und dem kleinzelligen Bronchuskarzinom sind ebenfalls Erhöhungen möglich.

Procalcitonin ist gut geeignet, um Patienten mit sehr schweren bakteriellen Infektionen zu überwachen.

Einige Fakten:

- Der Anstieg im Blut erfolgt bereits wenige Stunden nach Infektionsbeginn (6-8 Stunden)
- Nach Genesung kommt es (verglichen mit CRP) zu einer schnelleren Normalisierung. Binnen 24 Stunden ist ein Abfall auf die Hälfte möglich.
- Auch bei unterdrücktem Immunsystem steigt PCT an.
- Bei Entzündung der Bauchspeicheldrüse liegt der Wert über 2 µg/l, ist die Ursache ein Verschluss der Gallenwege. Zeichnet Alkoholismus verantwortlich, kommt es nicht zur Erhöhung.

Alpha-1-Antitrypsin

Ebenfalls ein Akute-Phase-Protein, das bei Entzündungen erhöht ist. Seine Bedeutung liegt aber hauptsächlich in der Diagnose von Mangelzuständen.

Normalwert:

190 bis 350 mg/dl
Die Bestimmung erfolgt aus dem Serum

Was ist Alpha-1-Antitrypsin?

α1-AT

Bei dieser Substanz handelt es sich um ein Enzym, das die Wirkung anderer eiweißspaltender Enzyme aufheben kann. Es wird vorwiegend in der Leber, aber auch in Makrophagen (Fresszellen) der Lunge sowie in Monozyten (Zellen ähnlich den Makrophagen) hergestellt. Alpha-l-Antitrypsin verhindert, dass gesundes körpereigenes Gewebe abgebaut wird. Sonst würde sich der Körper im Zuge seiner Abwehr selbst zerstören.

Was bedeutet erniedrigtes Alpha-1-Antitrypsin?

Fehlt dieses Enzym, überwiegt die Wirkung der eiweißabbauenden Enzyme. Es entstehen schwere Organschäden. Erniedrigte Werte deuten auf eine angeborene Mangelerkrankung hin. Betroffene sind besonders anfällig für bestimmte Leberleiden und Lungenerkrankungen. Man schätzt, dass zwei Prozent aller Patienten mit Lungenemphysem (Lungenüberblähung) an diesem Enzymdefekt leiden. Besonders gefährdet sind Raucher!

Was bedeutet erhöhtes Alpha-1-Antitrypsin?

Bei allen entzündlichen Vorgängen ist Alpha-1-Antitrypsin um das Zwei- bis Fünffache erhöht. Zur Diagnose von Entzündungen wird dieser Wert allerdings nicht verwendet.

Neopterin

Mit der Bestimmung des Neopterin kann die Aktivierung des zellulären Immunsystems und damit die Abwehrbereitschaft des Organismus überprüft werden. Hauptsächlich wird damit der Immunstatus eines Menschen getestet. Die Bestimmung ist speziell bei der Überwachung von AIDS-Kranken wertvoll.

Normalwerte:

Serum: unter 10 nmol/l
Speichel: 0.2-3.4 nmol/l
Liquor (Gehirn-Rückenmarks-Flüssigkeit): 0.4-2.8 nmol/l
Synovialflüssigkeit (Gelenksflüssigkeit): 1.0-9.0 nmol/l
Aszites (Erguss im Bauchraum): 1.0-37 nmol/l
Urin: 70-230 µmol/mol Kreatinin
Die Untersuchung erfolgt aus dem Serum, Speichel, Liquor (gewonnen durch Rückenmarkspunktion), praktisch allen Ergussflüssigkeiten

Was ist Neopterin?

Neopterin wurde erst vor einigen Jahren in die Diagnostik eingeführt. Es handelt sich dabei um einen Co-Faktor (für die Wirkung eines Enzyms benötigter Stoff) für eine Reihe von Enzymen. Erzeugt wird Neopterin in sogenannten Makrophagen ("Fresszellen"). Die Werte sind immer erhöht, wenn das Immunsystem durch einen Einfluss angeregt wird. Das geschieht bei Infektionen, Allergien, aber auch Krebs.

Was bedeuten erhöhte Neopterinwerte?

Tumorerkrankungen

Bei fast allen Patienten mit leukämischen Erkrankungen ("Blutkrebs") zeigen sich die Neopterinwerte erhöht, aber auch bei vielen Karzinomleidenden.

Transplantatabstoßung

Nach Organverpflanzungen ist es wichtig, rechtzeitig zu erfahren, ob der Körper das fremde Organ annimmt. Neopterin zeigt früher als alle anderen Laborwerte an, ob eine Abstoßungsreaktion beginnt.

Infektionskrankheiten

Auch bei Virusinfektionen, Infektionen mit bestimmten Bakterien, Parasiten und Pilzen sind die Neopterinwerte stark erhöht. Besonders hohe Neopterinspiegel werden bei HIV-Infektionen beobachtet. Die Höhe des Anstieges lässt bis zu einem gewissen Grad Rückschlüsse auf den weiteren Verlauf der AIDS-Erkrankung zu.

Autoimmunerkrankungen

Auch bei einer Reihe von Krankheiten, bei denen die Körperabwehr durch Fehlsteuerung plötzlich eigenes Gewebe angreift und zerstört, ist Neopterin als Alarmsignal erhöht. Die Bestimmung wird vor allem zur Kontrolle der Behandlung genutzt. Autoimmunerkrankungen sind durch aktive Krankheitsphasen und durch Ruhephasen charakterisiert. Die Neopterinspiegel korrelieren (miteinander in Wechselbeziehung stehen) sehr gut mit dem Krankheitsverlauf. Hohe Werten finden sich während der aktiven Phase, tiefere Werte zeigen die Ruhephase der Erkrankung und eine immunsuppressive Therapie (das Immunsystem wird unterdrückt) an.

Bei folgenden Autoimmunerkrankungen verändert die Neopterin ihren Normalwert:

- Rheumatoide Arthritis (PcP)

Bei dieser chronisch verlaufenden Erkrankung, die verschiedene Gelenke befällt, finden sich im aktiven Stadium erhöhte Neopterinwerte im Blut wie auch in der Synovialflüssigkeit.

- Systemischer Lupus erythematodes (SLE)

Der SLE ist eine Autoimmunerkrankung, die häufig mit Nierenbeteiligung einhergeht. Die zelluläre Immunität zeichnet sich durch die Abnahme gewisser Lymphozyten, den T4-Helferzellen und einer Zunahme der T8-Suppressorzellen aus. Im diesem aktiven Stadium findet man deutlich erhöhte Neopterinwerte, die unter immunsuppressiver Therapie (z.B. mit Kortison) rückläufig sind.

- Entzündliche Darmerkrankungen (Morbus Crohn, Colitis ulcerosa)

Als Ursache für diese chronischen Darmerkrankungen werden Autoimmunprozesse angesehen. Die Anzahl der aktivierten T-Lymphozyten ist in aktiven Krankheitsphasen erhöht, genauso wie der Neopterinwert.

- Sarkoidose (Morbus Boeck)

Die Sarkoidose ist eine Erkrankung, die mit der Bildung von Bindegewebswucherungen einhergeht. Die Ursache ist bisher unbekannt. Sie kann nahezu jedes Organ befallen. Meist sind jedoch Lunge und Lymphknoten betroffen. Auch hier ist das Immunsystem aktiviert.

- Multiple Sklerose

Auch bei dieser Erkrankung wird angenommen, dass die Aktivierung des Immunsystems eine Rolle spielt. In verschiedenen Studien wurde bei Patienten im Remissionsstadium (Stadium des Rückgangs) ein erhöhter Neopterinspiegel im Liquor gemessen.

Immunglobuline

Unter den Immunglobulinen versteht man die Antikörper des Menschen. Sie spielen bei der Abwehr von Infektionen eine entscheidende Rolle. Ein Mangel besteht bei Abwehrschwäche, eine Vermehrung bei chronisch-entzündlichen Prozessen.

Normalwerte:

IgA: 700-500 mg/dl
IgD: 4-40 mg/dl
IgE: bis 0,003 mg/dl
IgG: 1000-1500 mg/dl
IgM: 40-280 mg/dl
Die Bestimmung erfolgt aus dem Serum, aber auch aus dem Liquor (Hirn- und Rückenmarksflüssigkeit; Liquor wird durch Rückenmarkpunktion gewonnen), der Tränenflüssigkeit, dem Speichel und dem Darmsaft.

Was sind Immunglobuline?

Immunglobuline sind Eiweißkörper, die von B-Lymphozyten und Plasmazellen, also speziellen Zellen des Immunsystems, gebildet werden.

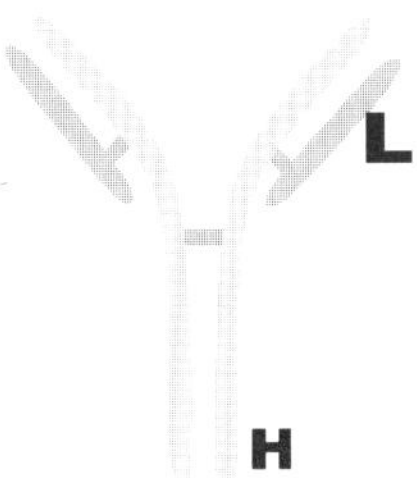

Alle Immunglobuline haben den gleichen Aufbau: Zwei schwere Eiweißketten (H vom englischen "heavy") und zwei leichte Eiweißketten (L "light") sind über Schwefelatome (Disulfidbrücken) miteinander verbunden.

Während der untere Teil des Immunglobulins relativ gleichbleibend aufgebaut ist, variiert der obere Teil je nach Struktur des jeweiligen Antigens.

Wie ein Schlüssel ins Schloss passt ein Immunglobulin auf sein Antigen. Das sind körperfremde Substanzen, meist Eiweißkörper, die vom Körper als "fremd" erkannt werden. Tatsächlich stellen Antigene meist Bestandteile von Bakterien, Viren, Parasiten oder Pilzen dar. Immunglobuline schützen den Körper vor diesen Kleinstlebewesen.

Allerdings stürzen sie sich nicht wahllos auf die Eindringlinge, sondern gehen ganz gezielt vor.

Gegen jedes Antigen gibt es einen speziellen Antikörper.

Antikörper (Immunglobuline) können die Oberfläche von Erregern besetzen. Sie legen diese lahm, töten sie ab oder bereiten sie für den weiteren Abbau durch andere Abwehrzellen vor.

Sie spielen auch bei anderen Krankheitsprozessen eine große Rolle. So können Immunglobuline Teil des körpereigenen Abwehrsystems gegen Krebs sein und bei der Beseitigung von Abbauprodukten helfen, die im Körper entstehen.

Eine mangelnde Funktion der Immunantwort kann die Entstehung von Krebs begünstigen. Überschießende Reaktionen sind Ursache einiger Autoimmunerkrankungen.

Bei Autoimmunerkrankungen wandeln sich die Immunglobuline durch eine Fehlsteuerung im Organismus zum Feind! Sie können dann nicht mehr zwischen eigenem Gewebe und Fremdkörpern unterscheiden. Sie bekämpfen plötzlich körpereigene Zellen und Strukturen.

Immunglobuline kommen im Organismus in verschiedenen Klassen vor: IgA, IgD, IgE, IgG, IgM.

Die IgG und IgA lassen sich noch zusätzlich in Unterklassen trennen.

Immunglobuline der Klasse A (IgA)

IgA machen etwa 10 bis 15 Prozent der Immunglobuline im Serum aus.

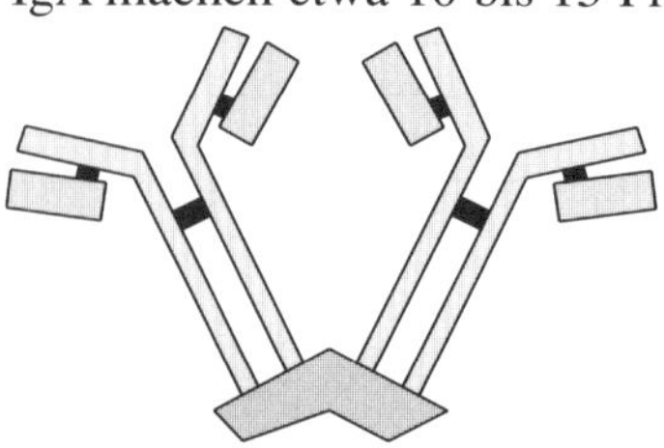

Sie werden auch als sekretorische Immunglobuline bezeichnet, da sie in den verschiedenen Körpersekreten ausgeschieden werden (Tränen, Speichel, Nasensekret, Bronchialschleim, Darmsekret, Muttermilch).

Damit die IgA aus dem Blut heraus transportiert werden können, werden sie zu zweit an einen Eiweißkörper gebunden. Dieser verhindert einen vorschnellen Abbau durch Enzyme. Die IgA bilden gleichsam den antibiotischen Schutzanstrich von Haut und Schleimhäuten. IgA bewirken:

- Anhaftung und Neutralisierung von Mikroorganismen an Darmschleimhaut
- Aktivierung von Entzündungsreaktionen

Menschen mit verminderter IgA-Sekretion leiden vermehrt an Schleimhautinfektionen und Autoimmunerkrankungen.

Immunglobuline der Klasse D (IgD)

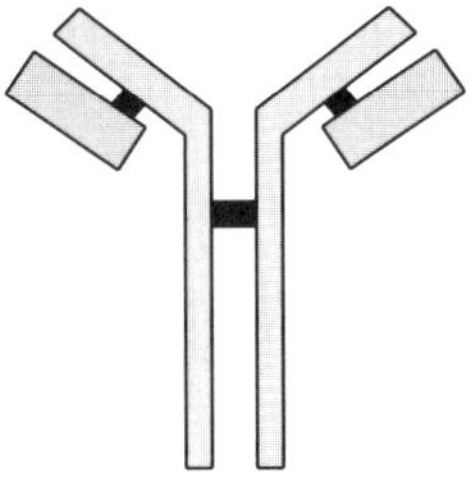

Die genaue Funktion dieser Immunglobuline ist nicht bekannt. Sie haften ebenso wie die IgM an der Membran von B-Lymphozyten.

Ihre Bestimmung hat, außer bei der exzessiven Vermehrung beim Plasmozytom (einer bösartigen Vermehrung der Plasmazellen) keine sehr große Bedeutung.

Immunglobuline der Klasse E

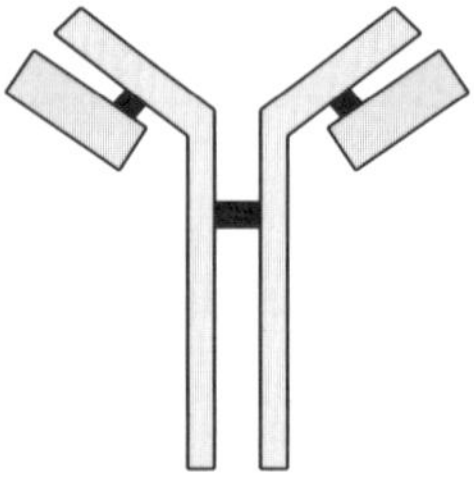

IgE werden auch Reagine genannt. Es handelt sich dabei um Immunglobuline, die speziell bei allergischen Reaktionen und beim Kampf des Organismus mit vielzelligen Erregern (Parasiten, Würmern usw.) eine Rolle spielen.

IgE finden sich in der Haut und auf Schleimhäuten. Bei Kontakt mit einem Antigen ("Feind") kommt es zur Freisetzung von bestimmten Substanzen aus den Mastzellen. Diese Stoffe sind für Anzeichen verantwortlich, die im Rahmen eines allergischen Geschehens auftreten können (Juckreiz, Rötung, Schwellung, Kreislaufschwierigkeiten).

Immunglobuline der Klasse M

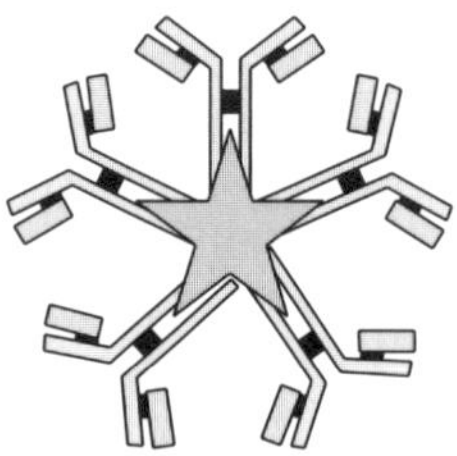

IgM bestehen aus 5 Immunglobulineinheiten. Sie sind damit die größten Immunglobuline und zu einem großen Teil an Lymphozyten gebunden. IgM stellen die Immunglobuline der Frühphase der körpereigenen Abwehr (primäre Immunantwort) dar. Sie werden als erstes Immunglobulin auch von Neugeborenen gebildet.

Schon eine Woche nach einer Infektion bilden sich die IgM. Nach der Vereinigung mit einem Antigen (Erreger) können sie den Erreger hemmen und das Komplementsystem aktivieren. Nach einer Infektion verschwinden die IgM innerhalb einiger Monate aus dem Serum. In ihrer Funktion werden sie nach wenigen Wochen von dem Immunglobulin G abgelöst.

Immunglobuline der Klasse G (IgG)

Ungefähr drei Viertel aller Immunglobuline im Serum sind IgG. Sie erscheinen erst einige Tage nach den IgM, bleiben dafür aber meist ein Leben lang nachweisbar.

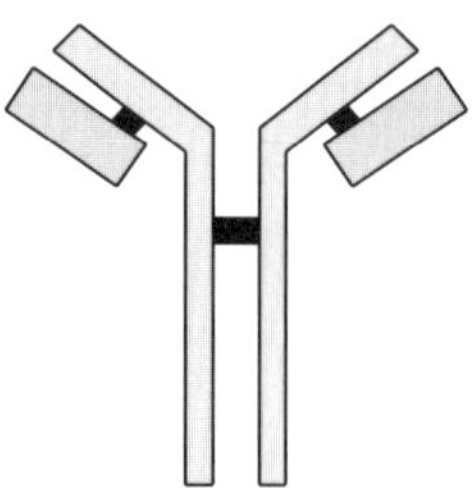

Die Aufrechterhaltung eines bestimmten Spiegels an IgG ist Aufgabe der Gedächtniszellen. Das sind B-Lymphozyten, die in Lymphknoten, die ihren Platz in der Milz oder sonstigen Lymphorganen (Mandeln, Blinddarm) haben. Bei späteren Infektionen durch einen bereits bekannten Erreger erkennen sie diesen sofort. Sie bringen dann die Produktion größerer Immunglobulinmengen in Schwung.

IgG werden die Immunglobuline der Spätphase einer Infektion genannt. Sie können ebenso wie die IgM das Komplementsystem aktivieren. Da die IgG durch die Plazenta wandern, tragen sie zur Unempfindlichkeit von Ungeborenen und Neugeborenen gegenüber vielen Infektionskrankheiten bei.

Was bedeutet Verminderung der Immunglobuline?

Ein Mangel an Immunglobulinen führt zu verminderter Widerstandskraft gegen Infektionen. Patienten erkranken häufiger und schwerer aufgrund Erregern, die für den gesunden Organismus sonst kein Problem darstellen würden. Zum Glück kommen solche Immunmangelkrankheiten sehr selten vor (Eine Million Neugeborene/zehn Erkrankungsfälle). Allerdings treten solche Mangelzustände häufiger im Gefolge anderer schwerer Krankheiten auf (Krebs, schwerste Infektionen usw.).

Patienten, bei denen die Erzeugung von Immunglobulinen gestört ist, neigen vor allem zu bakteriellen Infektionen und zum Befall mit Parasiten. Virusinfektionen verlaufen hingegen meist auch nicht schwerer als beim Gesunden. Einzig die Immunität gegen Viren bleibt bei diesen Menschen nicht so lange bestehen. Deshalb können sie unter Umständen auch zweimal im Leben an Masern oder Mumps erkranken.

Folgende Erkrankungen gehen mit gestörter Immunglobulinproduktion einher:

Agammaglobulinämie

Das ist eine Erbkrankheit, bei der IgG unter 1 g/l vermindert ist. Die restlichen Antikörper fehlen zur Gänze. Das Leiden befällt nur männliche Kleinkinder. Sie erkranken im zweiten Lebensjahr, zu einer Zeit, in der der Immunschutz durch die Antikörper der Mutter bereits nachgelassen hat.

Vorübergehender Antikörpermangel im Säuglingsalter

Für gewöhnlich fallen im dritten bis sechsten Monat nach der Geburt die IgG auf 0,2 g/l ab. Erst dann beginnt der Säugling mit der Erzeugung eigener Immunglobuline. Bei der Erscheinung bleiben die Werte jedoch zu lange erniedrigt. Es herrscht natürlich erhöhte Ansteckungsgefahr!

Dysgammaglobulinämie

Im Rahmen dieser Erkrankung ungeklärter Ursache werden IgA und IgG nur unzureichend erzeugt. Eine Abwehrschwäche ist die Folge.

Isolierter IgA-Mangel

Das ist die häufigste angeborene Störung der Versorgung mit Immunglobulinen. Entweder werden zuwenig IgA gebildet oder IgA durch gegen sie gerichtete Antikörper wieder aus dem Kreislauf entfernt. Nicht alle Patienten sind jedoch gefährdeter, an Infekten zu erkranken. Es fällt aber auf, dass viele Betroffene öfter an Krebs und Autoimmunerkrankungen leiden.

Bei Neigung zu Infektionen der Atemwege oder des Darmes können die IgA im Bronchialschleim oder im Darmsaft bestimmt werden. Bisweilen wird dann ein örtlicher (lokaler) Mangel an IgA festgestellt.

Isolierter IgM-Mangel

Patienten leiden unter immer wieder auftretenden Infektionen durch Bakterien.

Gemischter Immundefekt

Die genaue Bezeichnung: Gewöhnlicher gemischter Immundefekt. Darunter fällt eine große Gruppe von Erkrankungen unterschiedlichster Ursachen. Patienten zeigen eine Verminderung aller Immunglobuline.

Die Betroffenen (Männer und Frauen) sind sehr anfällig für Infekte. Es können auch die B-Lymphozyten vermindert sein. Bei manchen Patienten sind diese nicht in der Lage, sich in Plasmazellen (Spezialisten der Immunglobulinproduktion) umzuwandeln. Die Erkrankung geht meistens mit Fieber, Gewichtsverlust sowie Vergrößerung der Milz und der Lymphknoten einher.

Immunglobulinmangel im Gefolge anderer Erkrankungen

Bösartige Tumoren:

Im fortgeschrittenen Stadium von Krebs kommt es häufig zum Abfall der Immunglobuline. Speziell Patienten mit lymphatischer Leukämie haben sehr wenig IgA und IgM (um bis zu 50 Prozent vermindert).

Medikamente:

Alle Medikamente, die die Vermehrung schnell wachsender Zellen hemmen (etwa Zytostatika, also Krebsmittel), führen auch zur Hemmung des Immunsystems. Damit kommt es zum Abfall der Immunglobuline. Auch höher dosierte Kortisonpräparate, Abwehrdämpfer (Immunsuppressiva, zum Beispiel nach Organverpflanzungen) und Bestrahlungsbehandlung (als Krebstherapie) haben auf die Funktion der B-Lymphozyten sowie der Plasmazellen hemmende Auswirkungen.

Eiweißverlust:

Jede Erkrankung, die zu einem starkem Verlust an Eiweiß führt, kennzeichnet ebenfalls ein Abfall der Immunglobuline. Dazu gehören etwa schwere Durchfälle, Nierenleiden mit massiver Vermehrung von Eiweiß im Harn, aber auch großflächige Verbrennungen. Eiweißmangel kann auch durch unsinnige Fastenkuren (Crash-Diäten) entstehen.

Was bedeutet eine Vermehrung der Immunglobuline?

Gegen ein spezielles Antigen werden meist verschiedene Immunglobuline in unterschiedlicher Konzentration gebildet. Den als Vergleich bereits erwähnten "Schlüssel" der Antikörper, der ins "Schloss" der Antigene passt, nennt man Rezeptor. Passt er genau, reagieren die Abwehrzellen viel heftiger, als würde er unzulänglich sein.

Das führt zur Vermehrung der Immunglobuline als Zeichen, dass sich der Körper gegen bestimmte Eindringlinge wehrt. Das gibt bis zu einem gewissen Grad Hinweise auf die Art der Erkrankung. Vor allem hat das Verteilungsmuster hier Bedeutung. Es ist für den Arzt wichtig zu wissen, ob eher IgA, IgM oder IgG vermehrt auftreten.

IgM-Erhöhung

Sie ist typisch für einen ersten Kontakt mit dem Erreger: Die Frühantwort auf einen Eindringling. Bleiben die IgM-Werte allerdings länger als üblich erhöht, spricht das für den Übergang von einer akuten zu einer chronischen Entzündung. Bei Neugeborenen stellt die IgM-Erhöhung im Blut der Nabelschnur das Anzeichen für eine bereits im Mutterleib erworbene Infektion dar.

IgG-Erhöhung

In der Endphase einer akuten Infektion steigen die IgG an. Der Erreger ist bereits bekannt, der Körper rüstet sich zur länger dauernden Immunisierung. Bei chronischen Entzündungen zeigt sich der IgG-Wert eigentlich immer erhöht. Zunehmende Werte sprechen dafür, dass eine chronische Entzündung wieder aktiv wird. Ein Abfall der IgG nach einer Infektion beweist, dass der Erreger besiegt wurde.

IgA-Erhöhung

Eine isolierte Erhöhung der IgA spielt bei Lebererkrankungen eine Rolle. Die Vermehrung weist auf ein Vergiftungsgeschehen (meist durch Alkohol) hin.

IgE-Erhöhung

Bei einer ganzen Reihe von allergischen Erkrankungen liegt der IgE-Wert über dem Normbereich:

- Allergien, z.B. während der Pollenflugzeit (Allergisches Asthma, Allergischer Heuschnupfen, Allergische Bindehautentzündung).

- Atopische Dermatitis: Stark juckende Hautausschläge vor allem im Bereiche der Ellen- und Kniebeugen. Diese Patienten weisen oft erhebliche IgE-Vermehrungen auf.

- Bei manchen Immundefekten

- Parasitenbefall (z.B. Würmer). Hier kann IgE auf das 10fache erhöht sein.

- AIDS

- Non-Hodgkin-Lymphome (bösartige Vermehrung der B-Lymphozyten (seltener T-Lymphozyten))

- Manche Tumore

- Hyper-IgE-Syndrom: Beim Hiob-Syndrom kann IgE um das 100fache erhöht sein. Diese Erkrankung, die sich meist schon im Kindesalter bemerkbar macht, ist durch immer wieder kehrende bakterielle Infektionen an der Haut und den Atemwegen gekennzeichnet. Meist ist der Erreger der Staphylococcus aureus.

Monoklonale Vermehrung der Immunglobuline (Paraproteine)

Darunter versteht man eine Vermehrung der Immunglobuline, die durch außer Kontrolle geratene Zellmechanismen entsteht. Wuchernde Plasmazellen oder Lymphozyten erzeugen Immunglobuline oder auch nur Bruchstücke davon in sehr großer Menge. Meistens handelt es sich dabei um Tumorerkrankungen, die sich im Knochensystem abspielen. Bei Röntgenaufnahmen findet man auch Knochendefekte. Das Serumeiweiß zeigt sich bisweilen deutlich erhöht.

Meist ist die Aufdeckung dieser Krankheit ein Zufallsbefund. Die krankhaft vermehrten Immunglobuline bezeichnet man auch als Paraproteine. Sie werden im Harn und im Blut mit Hilfe komplizierter Messmethoden (Immunfixations- Elektrophorese bzw. Immunelektrophorese) bestimmt. Die Patienten leiden unter verminderter Leistungsfähigkeit, Knochenschmerzen, Neigung zu Infektionen und Blutarmut.

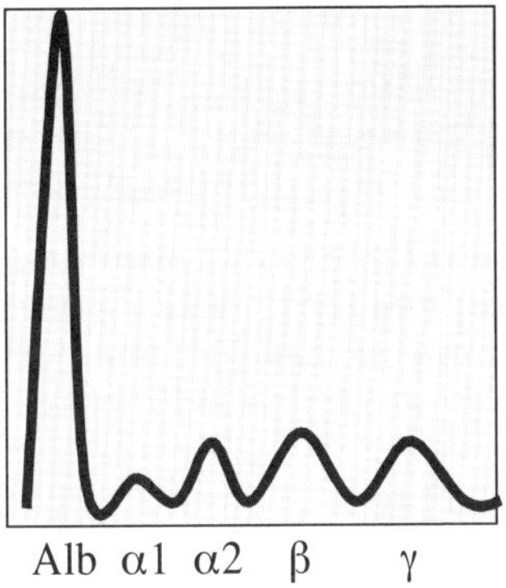

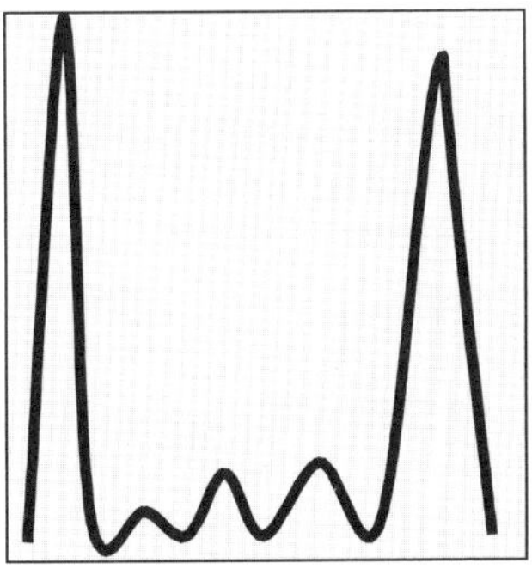

Natürlich ist die Vermehrung des Immunglobulins nicht immer auf Krebs zurückzuführen. Mitunter werden die genannten Paraproteine gefunden, ohne dass ein bösartiger Tumor vorliegt.

Leider entsteht aber bei rund 20 Prozent der Betroffenen in den zehn folgenden Jahren eine bösartige Form dieser Erkrankung:

- Multiples Myelom (auch Plasmozytom oder Morbus Kahler genannt)
  - o Progressiv (stufenweise) verlaufend
  - o Smouldering-Variante (über viele Jahre sanft verlaufend)
- Morbus Waldenström (hier sind die IgM massiv vermehrt)
- Non-Hodgkin-Lymphome

In der Elektrophorese werden die Eiweißkörper anhand einer spitzen Zacke erkannt. (Siehe rechte Zacke im unteren Bild)

Die Diagnostik und Therapie der Paraproteinämien erfordert Spezialwissen. Neben verschiedenen Röntgenuntersuchungen ist fast immer eine Knochenmarkbiopsie (Gewebeentnahme) notwendig.

Zur Verlaufsbeurteilung dieser Erkrankungen hat sich die Bestimmung des β2-Mikroglobulins bewährt.

Typisch für Paraproteinämien ist eine stark erhöhte Senkung.

Rheuma und Autoantikörper

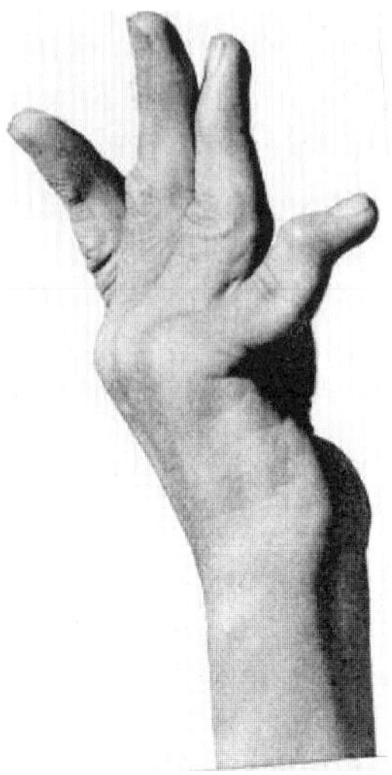

Erkrankte Hand bei (PcP)=Rheumatoider Arthritis

Unter "Rheumatismus" versteht man eine Vielzahl von Erkrankungen, denen eines gemeinsam ist: Die Patienten leiden unter Schmerzen und sind in ihrer Beweglichkeit eingeschränkt. Auch können die Beschwerden wandern. Das gibt dem Erscheinungsbild auch seinen Namen (Rheuma kommt aus dem Griechischen und heißt "fließen").

Etwa jeder vierte Mensch im deutschsprachigen Raum leidet an einer rheumatischen Erkrankung. Rund 15 Prozent aller Frühpensionierungen erfolgen aufgrund solcher Gelenkbeschwerden.

Bei älteren Menschen überwiegen die rheumatischen Abnützungserscheinungen (Arthrosen), bei jüngeren die entzündlichen Veränderungen (Arthritis).

Arthrosen (degenerative Gelenkserkrankung, Abnützungserscheinung)

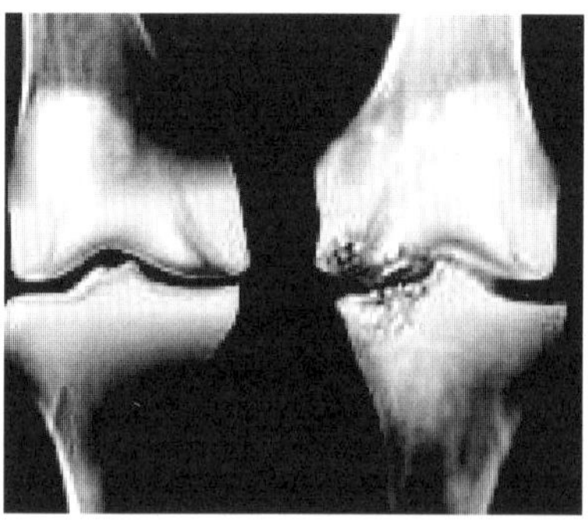

Links normales Knie – rechts Knie mit Kniegelenksarthrose

Im fortgeschrittenen Alter leidet fast jeder Mensch unter (zumindest mäßigen) Arthrosen. Zur Krankheit werden diese allerdings erst dann, wenn sie Beschwerden verursachen. Dabei wird nach und nach jene Knorpelschicht abgerieben, die sich auf den Knochen im Gelenkbereich befindet. Das führt schließlich dazu, dass Knochen auf Knochen reibt. Bewegungseinschränkungen und Schmerzen sind die Folge.

Als typisches Anzeichen empfindet der Betroffene einen Anlaufschmerz ("eingerostete" Gelenke). Bewegt er sich, lassen die Beschwerden im Anfangsstadium der Krankheit nach. Nur zu Beginn werden die Gelenke als "steif" empfunden. Nach längerer Bewegung bzw. intensiver Belastung nehmen die Schmerzen allerdings wieder zu. Häufig sind in den Gelenken Reibegeräusche zu hören.

Arthrosen lassen sich nicht durch Laborbefunde feststellen. Werte, die sonst bei rheumatischen Leiden verändert sind, bleiben in diesem Fall meistens normal.

- Spondylarthrosen

Unter Spondylarthrosen, Spondylosen und Osteochrondrosen versteht man Abnützungsveränderungen der Wirbelsäule. Auch diese Erscheinung trifft hauptsächlich Menschen im fortgeschrittenen Alter. Sie stellt nicht unbedingt ein Krankheitszeichen dar, weil Spondylarthrosen oft keine Beschwerden verursachen. Rückenschmerzen, über die viele Menschen häufig klagen, werden hauptsächlich durch Muskelverspannungen (Haltungsfehler, schwache Muskulatur) verursacht. Sie haben mit Arthrosen nichts zu tun.

Von Spondylarthrosen sind meistens Halswirbelsäule und Lendenwirbelsäule betroffen. Bei Befall der Halswirbelsäule können Nackenschmerzen, Kopfweh und Beschwerden in Schultern und Armen auftreten. Ist die Lendenwirbelsäule betroffen, äußern die Patienten meistens dumpfe Kreuzschmerzen. Diese treten vor allem nach längeren Ruhepausen und nach größeren Anstrengungen auf. Auch hier werden kaum krankhafte Laborbefunde gefunden.

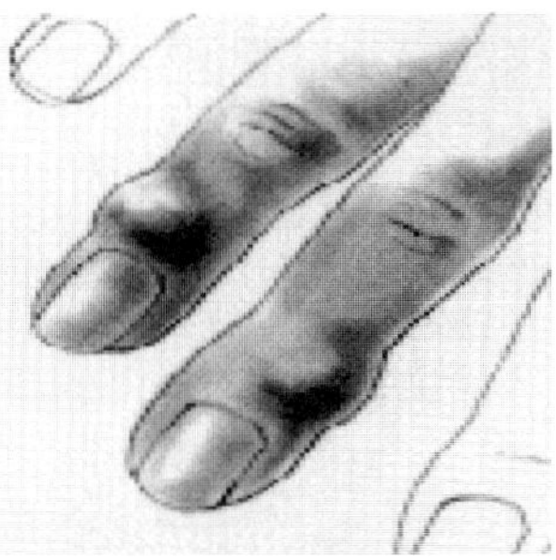
Heberden-Arthrose

- **Heberden-Arthrose (Polyarthrose der Fingerendgelenke)**

Diese Erkrankung tritt bei Frauen häufiger auf und beginnt meist erst nach der Menopause. Sie befällt die Fingerend- und Mittelgelenke (Hexenknöchelchen). Schmerzen sind selten besonders stark, die Funktion der Finger meist wenig beeinträchtigt. In späteren Jahren kommt die Erkrankung spontan zum Stillstand.

- **Gonarthrose (Arthrose des Kniegelenk)**

30-50% aller Menschen über 70 erkranken an dieser schmerzhaften Kniegelenkserkrankung. Schmerzen beim Aufstehen und Gehen und manchmal eine Schwellung des Kniegelenkes sind typische Symptome. Neben medikamentöser Therapie kommt auch eine operative Korrektur in Frage.

- **Coxarthrose (Hüftgelenksarthrose)**

Auch diese, mit Bewegungseinschränkung und Schmerzen beim Gehen, Stiegensteigen und Bücken einhergehende Erkrankung wird röntgenologisch diagnostiziert. Sie ist operativ (Prothese) korrigierbar.

Arthritis (Gelenksentzündung)

Die Merkmale einer Gelenksentzündung sind Schwellung, Schmerzen, Einschränkung der Beweglichkeit und oft auch eine Rötung der betroffenen Gelenke.

Es gibt viele entzündliche rheumatische Erkrankungen. Die wichtigsten:

Rheumatisches Fieber

Dank der Antibiotika ist diese Erkrankung selten geworden. Früher fielen viele Menschen diesem Leiden zum Opfer. Das rheumatische Fieber folgt einer Infektion mit Streptokokken (zum Beispiel Scharlach, Mandel- und Rachenentzündung). Etwa eine bis zwei Wochen nach der bakteriellen Erkrankung tritt wieder Fieber auf. Es kommt zur Entzündung der großen Gelenke (Schultern, Hüften, Knie). Bei jedem zweiten Patienten ist das Herz angegriffen.

> ***Weltweit gesehen ist das rheumatische Fieber die häufigste Ursache von Herzklappenfehlern.***

Schließlich können selten Schäden am Gehirn, den Nieren sowie Hautveränderungen (Rheumaknötchen) auftreten.

Labor:

Im Labor zeigt sich die Zahl der weißen Blutkörperchen (Leukozyten) erhöht. Es kommt zur Vermehrung des CRP und zu beschleunigter Blutsenkungsreaktion. In der Elektrophorese findet sich eine Erhöhung der Alpha- und der Gamma-Zacke. Häufig ist auch der ASLO (Anti-Streptolysin-O-Titer) erhöht. (Siehe Kapitel "Infektionskrankheiten – Bakterien")

Rheumatoide Arthritis (RA),
Primär chronische Polyarthritis (PcP)

Bis zu einem Prozent der Erdbevölkerung werden von dieser schleichenden Erkrankung befallen. Frauen übrigens dreimal so häufig wie Männer. Das Leiden beginnt meist zwischen dem 20. und 50. Lebensjahr.

Die Betroffenen fühlen sich krank, sind müde und schwitzen oft stärker an Händen und Füßen. Am heftigsten befallen sind die Fingergrund- und Fingermittelgelenke beider Hände. Typisches Erkennungszeichen stellt ein länger dauerndes morgendliches Steifheitsgefühl in den Fingern dar. Wird das Leiden nicht behandelt, verformen sich die Gelenke, bis der Patient sie nicht mehr benutzen kann. Der Röntgenbefund ist typisch. Es kann auch zu entzündlichen Veränderungen am Herzen, in der Lunge, im Auge und an den Gefäßen kommen. An der Haut finden sich häufig "Rheumaknoten".

Laborbefunde erhärten oft die Verdachtsdiagnose. Sie ermöglichen bei vielen Patienten eine Verlaufskontrolle während der Therapie.

Labor:

Im Laborbefund zeigt sich bei jedem zweiten Patienten Blutarmut (Anämie). Die Leukozyten hingegen sind nicht oder nur wenig erhöht. Auch die Zahl der Thrombozyten kann steigen. Im akuten Schub der in Intervallen auftretenden Krankheit sind CRP und Senkung deutlich erhöht. Die Werte des Serumeisens fallen manchmal. Wichtiger Hinweis auf eine rheumatische Arthritis (Gelenksentzündung) ist der Rheumafaktor. Dieser erhärtet die Diagnose oder lässt sie unwahrscheinlich werden.

Nicht alle Patienten weisen einen positiven Rheumafaktor auf. (Bei etwa einem Prozent der gesunden Menschen ist der Rheumafaktor positiv.) Der Arzt kann sich nicht ausschließlich auf die Bestimmung der Rheumafaktoren verlassen, liegt ein konkreten Verdacht vor. Bei mehr als einem Drittel der Patienten werden Antinukleäre Antikörper (ANA) sowie zirkulierende Immunkomplexe nachgewiesen.

Morbus Bechterew

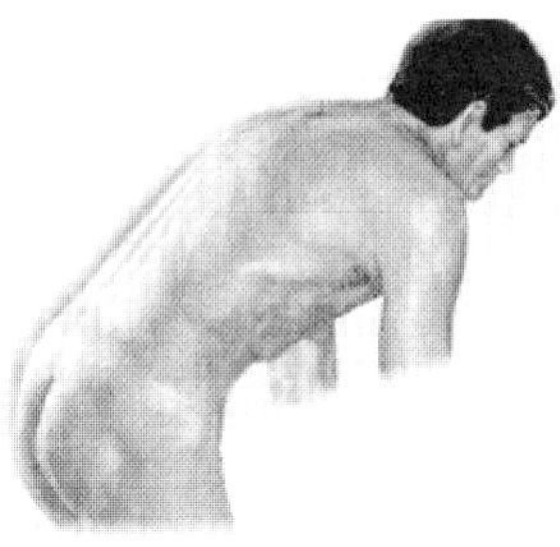

Morbus Bechterew

Die Krankheit wird auch Spondylitis ankylosans genannt. Sie kommt bei Männern zehnmal häufiger vor als bei Frauen.
Vorzugsweise ist die Wirbelsäule betroffen. Sonst nicht allzu sehr eingeschränkt, leiden die Patienten besonders beim Aufstehen an der Wirbelsäule und in der Gegend des Kreuzbeines unter Schmerzen. Charakteristisch für Morbus Bechterew ist auch eine zunehmende Versteifung der Wirbelsäule. Patienten gehen vornübergebeugt. Röntgenaufnahmen der Wirbelsäule zeigen dem Arzt typische Veränderungen.

Labor:

Im akuten Stadium ist die Senkung beschleunigt. Erst nach langjährigem Verlauf (wenn die Krankheit gleichsam "ausgebrannt" ist) normalisiert sich die Senkung wieder, obwohl das Leiden nach wie vor besteht.

HLA-B27-Antigen

Der zweite wichtige Laborbefund, der bei 95 Prozent aller Betroffenen erhoben werden kann, ist ein positives HLA-B27-Antigen. Dabei handelt es sich um einen chemischen Marker, der bei rund 5 Prozent der Menschen (auch der noch gesunden) positiv ausfällt. Er lässt eine Gefährdung für rheumatische Erkrankungen, aber auch chronisch-entzündliche Darmerkrankungen erkennen.

Menschen mit dem Erbmerkmal HLA-B27 sind zusätzlich gefährdet, auch an folgenden Leiden zu erkranken:

- Morbus Reiter: Nach einer Infektion (Durchfall oder Harnwegsinfekt) treten Gelenksschmerzen, Entzündung der Augenbindehaut, der Harnröhre und eventuell Hautveränderungen auf.
- Gelenksentzündung nach Ruhr, Salmonellen, Yersinien

Gicht (Arthritis urica)

Diese Stoffwechselerkrankung gehört ebenfalls zum rheumatischen Formenkreis. Sie wird in einem eigenen Kapitel ausführlich besprochen.

Polymyalgia Rheumatica (Arteriitis temporalis)

Der Name "Polymyalgia" bedeutet, dass es an vielen Stellen schmerzt. Die Arterien an den Schläfen sind geschwollen und schmerzhaft.

Polymyalgie tritt nicht selten auf. Menschen, die daran leiden, wird oft Unrecht getan, indem man sie als Jammerer abkanzelt. Sie klagen nämlich nicht selten über Schmerzen am ganzen Körper: "Alle Muskeln tun weh."

Betroffen sind vorwiegend alte Menschen. Vor dem 50. Lebensjahr tritt Polymyalgie praktisch nie auf. Meist beginnt die Krankheit ab dem 60. Lebensjahr. Typisch sind Schmerzen im Schulter- und Beckengürtelbereich. Die Patienten sind kaum in der Lage, die Arme zu heben. Die Muskeln am Oberarm reagieren schmerzhaft auf Druck, das Aufstehen vom Sitz fällt schwer. Betroffene sind oft depressiv, fühlen sich abgeschlagen, verlieren Gewicht und können manchmal Fieber haben.

Labor:

Im Befund zeigt sich die Blutsenkungsreaktion fast immer stark erhöht. Oft trifft das auch für CRP, die $\alpha 1$- und $\alpha 2$-Zacke in der Elektrophorese zu. Eine leichte Anämie kann bestehen.

Typisch ist das prompte Ansprechen auf Kortison. Tritt wenige Tage nach Therapiebeginn keine Besserung ein, ist die Diagnose in Frage zu stellen.

Systemischer Lupus erythematodes (SLE)

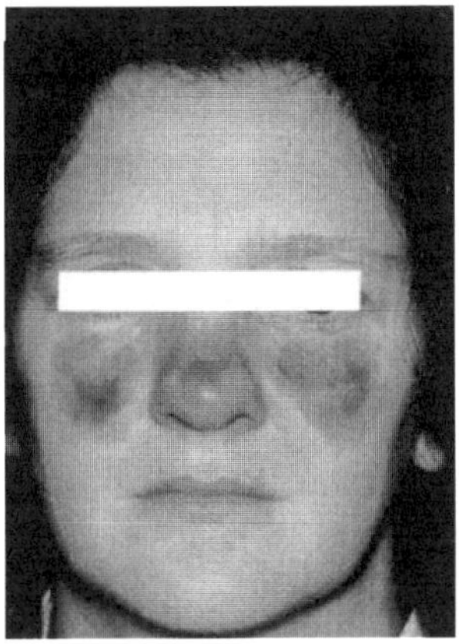

Lupus erythematodes: Schmetterlingsexanthem

Von 100.000 Menschen erkranken jährlich etwa 5 an dieser eigenartigen und in vielen Erscheinungsformen auftretenden Erkrankung. Frauen sind 6-10-mal so stark gefährdet.

Auslöser können Hormone, Medikamente und Sonnenbestrahlung sein. Die Symptome sind vielfältig. Zum Beispiel:

- Hautveränderungen an lichtausgesetzten Stellen (Schmetterlingsexanthem im Gesicht).
- Gelenksentzündungen und Gelenksschmerzen,
- Beteiligung von Erkrankungen der Nieren, Herz, Hirn und Leber
- Anämie (Blutarmut), Leukopenie (Leukozytenzahl erniedrigt), Thrombozytopenie (Thrombozytenzahl erniedrigt)

Diese Erkrankung ist oft nur schwer diagnostizierbar.

Labor:

Die Blutsenkung gamma-Globuline sind erhöht. Das CRP liegt im normalen Bereich. Antikörper wie Antinukleäre Antikörper und Anti-DNS-Antikörper sind erhöht. Zirkulierende Immunkomplexe und Sm-Antikörper kommen vor.

Kollagenosen und Vaskulitiden

Kollagenosen sind entzündliche Erkrankungen des Bindegewebes, die den gesamten Organismus betreffen können. Vaskulitiden (Mehrzahl von Vaskulitis) bedeuten Entzündungen der Gefäße.

Bei diesen Erkrankungen liegt ein Defekt im Immunsystem vor. Die Immunabwehr greift körpereigene Zellen an und vernichtet sie. Man nennt diese Leiden Autoimmunerkrankungen. Bei Vaskulitiden richtet sich das Immunsystem gegen die Gefäßwände. Es verursacht dort eine Entzündung und führt längerfristig zum Verschluss dieser Gefäße.

- **Systemische Lupus erythematodes**
- **Polymyalgia rheumatika und Arteriitis temporalis**

gehören zu diesen Krankheiten.

Dermatomyositis, Polymyositis

Die Endung -itis bedeutet immer Entzündung. Derma- bedeutet Haut und Myos- weist auf Muskulatur hin. Diese Autoimmunerkrankung ist somit eine Entzündung der Haut und der Muskeln. Ist sie auf die Muskulatur beschränkt, spricht man von Polymyositis. Die Patienten leiden unter Muskelschmerzen. Ist die Haut betroffen, findet sich häufig eine Schwellung im Gesicht, die mit lila verfärbter Haut rund um die Augen einhergeht.

Labor:

Die Muskelenzyme (CPK!) sind immer erhöht, oft über 1000. Meist kann man Rheumafaktoren und ANA nachweisen. Bei etwa einem Drittel der Erkrankten finden sich **Jo-1-Antikörper.**

Sklerodermie

Ledrig-angespannte, derb werdende Haut sind die typischen Veränderungen dieser Erkrankung. Dazu kommen Funktionseinschränkungen von Magen-Darm-Trakt, Herz, Nieren und Lungen.

An Antikörpern werden gefunden: PM-Scl-Antikörper, Ku-Antikörper und To(Th)-Antikörper.

Mischkollagenose (MCTD); mixed connective tissue disease

Bei dieser Erkrankung kommen die Symptome eines Systemischen Lupus erythematodes, einer Dermatomyositis und einer Sklerodermie vor.

Anti-RNP-Antikörper sind hier ein typischer Befund.

Sjögren-Syndrom

Durch Befall und Ausfall der Tränendrüsen, Speicheldrüsen und Schleimdrüsen kommt es zu folgenden Symptomen: Trockenheit von Mund, Augen und Schleimhäuten.

Labor:

Es finden sich SS-A(Ro) Antikörper. Eine höhere Blutsenkung wird beobachtet. Die Gamma-Globuline sind erhöht.

Rheumafaktoren (RF)

Positive Rheumafaktoren erhärten den Verdacht auf eine rheumatische Gelenksentzündung (Arthritis) oder das sogenannte Felty-Syndrom.

Normalwert:

nicht nachweisbar oder bei modernen Methoden <10 IU/l
Die Bestimmung erfolgt aus dem Serum.

Was sind Rheumafaktoren?

Darunter versteht man Antikörper (vorwiegend IgM), die gegen körpereigene Antikörper (IgG) gerichtet sind. Gewisse Abwehrmechanismen des Immunsystems richten sich gegen andere Abwehrmechanismen. Es ist nicht sicher, ob die Rheumafaktoren selbst die Krankheit erzeugen oder ob es sich dabei nur um eine Begleiterscheinung des Leidens handelt.

Ihr Auftreten im Blut kann, muss aber nicht Hinweis auf einen krankhaften Prozess im Körper geben.

Was bedeuten nachgewiesene Rheumafaktoren?

Felty-Syndrom

Diese schwere Erkrankung ruft hauptsächlich drei Erscheinungen hervor:

- rheumatische Arthritis (chronische Polyarthritis: Mehrere Gelenke sind von einer Entzündung betroffen),
- vergrößerte Milz (tastbar unter dem linken Rippenbogen) und vergrößerte Leber (tastbar unter dem rechten Rippenbogen, beides gut im Ultraschall erkennbar)
- verminderte Zahl an Leukozyten
- Hautgeschwüre an den Beinen

Das Felty-Syndrom dürfte die einzige Krankheit sein, die mit den Rheumafaktoren untrennbar zusammenhängt. Negative Rheumafaktoren (wenn diese nicht im Blut gefunden werden) schließen sie mit Sicherheit aus.

Rheumatoide Arthritis (RA)

Darunter versteht man die PcP (primär chronische Polyarthritis). Eine häufige Erkrankung, die vorwiegend bei Frauen auftritt. Zwei Drittel bis 90 Prozent der Betroffenen zeigen positive Rheumafaktoren. Diese erhärten zwar den Verdacht, beweisen das Leiden aber nicht. 10 bis 35 Prozent der Polyarthritiskranken weisen nämlich negative Rheumafaktoren auf.

Manchmal sind die RF schon Jahre vor dem Auftreten von Beschwerden im Labor nachweisbar. Findet sich bei einem Gesunden ein positiver RF, dann besteht eine Wahrscheinlichkeit von 5%, dass chronische Gelenkserkrankungen auftreten.

Rheumafaktoren beim Gesunden

Mit zunehmendem Alter können auch bei völlig gesunden Menschen Rheumafaktoren nachgewiesen werden Bis zu 20% alter Menschen haben einen positiven Rheumafaktor. Erst das Zusammenspiel der Symptome macht diesen Test wertvoll.

Einige Erkrankungen, bei denen der Rheumafaktor ebenfalls positiv sein kann. Die Zahlen geben die Häufigkeit in Prozent an.			
Lupus erythematodes	15-35	Verschiedene Vaskulitiden	5-20
Ess. Kryoglobulinämie	100	Chron. Lebererkrankungen	15-70
Sarkoidose	5-30	Chr. entzdl. Lungenerkrankungen	10-50
Sjögren-Syndrom	75-95	Gewisse bakter. Infektionen	5-60
Bakt. Endokarditis	25-65	Gewisse Parasitenerkrankungen	20-90
Krebs-Chemotherapie	5-25	Gewisse Viruserkrankungen	15-65
Nach Mierau und Genth in Labor und Diagnose – Autoantikörper bei rheumatoider Arthritis 1998, S. 828			

Zirkulierende Immunkomplexe

Zirkulierende Immunkomplexe finden sich bei einer Reihe rheumatischer Erkrankungen: Bei Infektionen, chronischen Entzündungen und bei manchen Tumorleiden.

Normalwert:

< 12,8 mg/dl bei IgG, < 4,6 mg/dl bei IgM,
< 3,6 mg/dl bei IgA < 6,0 U/l bei IgE,
C1q-Bindungstest: < 5 mg/l
Die Bestimmung erfolgt aus dem Serum

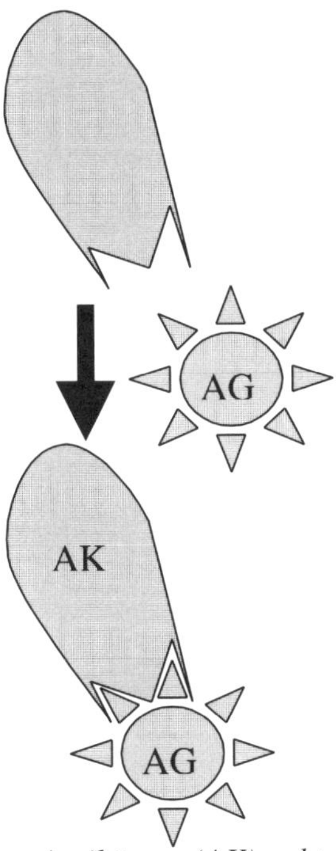

Antikörper (AK) geht mit Antigen (AG) einen Komplex ein, der im Blut zirkuliert

Was sind zirkulierende Immunkomplexe?

Unter Immunkomplexen versteht man Verbindungen zwischen Antigenen und Antikörpern. Antigene können Keime, bei Autoimmunerkrankungen auch körpereigene Substanzen sein. Antikörper sind die im Immunsystem gebildeten Abwehrstoffe gegen sie. Ihr Auftreten ist immer die Folge einer Abwehrreaktion. Entstehen diese Immunkomplexe nun in so großer Menge, dass sie durch "Fresszellen" nicht mehr ausreichend abgebaut werden können, kreisen sie im Serum. Dort lassen sie sich nachweisen.

Immunkomplexe erfüllen selbst dann noch bestimmte Aufgaben. Sie sind in der Lage, weitere Abwehrmechanismen des Körpers (zum Beispiel die Aktivierung des Komplementsystems) in Gang zu bringen. Ein Auftreten von Immunkomplexen kann nach vielen Infektionen beobachtet werden. Eine Beurteilung des Laborwertes ist nur möglich, wenn der Patient auch Symptome zeigt, die den Verdacht des Arztes erhärten. Manchmal kommen Immunkomplexe auch bei völlig Gesunden vor.

Sie können dem Organismus auch Schaden zufügen. In seltenen Fällen verursachen sie eine örtlich begrenzte Gewebszerstörung (Nekrose), weiters Defekte an Blutgefäßen und Nieren.

Die Untersuchung hilft bei der Diagnose, Schweregradbeurteilung und Therapieüberwachung einer Reihe von Erkrankungen.

Wann sind zirkulierende Immunkomplexe nachweisbar?

Bei folgenden Erkrankungen sind Immunkomplexe vermehrt:

Erkrankungen mit zirkulierenden Immunkomplexen			
Rheumatoide Arthritis	Systemischer Lupus erythematodes	Sjögren-Syndrom	Periarthritis nodosa
Felty-Syndrom	Morbus Bechterew	Hepatitis B	Chron. Infektionen
Malaria	Tropenerkrankungen	Tumore	Chron. entzündliche Darmerkrankungen

Antinukleäre Antikörper (ANA)

Diese werden bei einer Reihe von Autoimmunerkrankungen nachgewiesen. Fehlen sie, schließt das einige Erkrankungen, wie zum Beispiel den systemischen Lupus erythematodes, aus.

Normalwert:

negativ
Die Bestimmung erfolgt aus dem Blut.

Was sind ANA?

Darunter versteht man Antikörper, die sich gegen verschiedene Bestandteile des Zellkerns richten. Sie können sowohl den Immunglobulinen der IgA, der IgM als auch der IgG-Gruppe angehören.

Was bedeuten positive ANA?

Niedrige Werte finden sich gar nicht so selten auch im Blut von Gesunden. Liegen keine weiteren Krankheitssymptome vor, ist der Befund ohne wesentliche krankhafte Bedeutung.

Lupus erythematodes

Die ANA werden meistens bestimmt, um einen systemischen Lupus erythematodes zu diagnostizieren. Es handelt sich dabei um eine Erkrankung, die Gelenkschmerzen, Fieber, Lymphknotenschwellung und eine schmetterlingsförmige Hautrötung im Gesicht (Nase, Wangen) hervorruft. Bisweilen sind noch andere Organe befallen (Lunge, Leber, Nieren, Gehirn). Besteht Verdacht auf Lupus erythematodes, ist nur eines wichtig: Sind die ANA-negativ, liegt diese Krankheit nicht vor!

ANA werden auch bei vielen anderen Erkrankungen gefunden, sodass die Aussagekraft des positiven Wertes sehr gering ist. Als wertvoll zeigt sich die Bestimmung in erster Linie bei der Kontrolle des Verlaufes einer Krankheit bzw. bei der Kontrolle der Behandlung.

Immunkomplexe werden vermehrt gefunden bei:

Rheumatischen Erkrankungen

Sowohl bei den klassischen rheumatischen Erkrankungen als auch beim systemischen Lupus erythematodes, dem Felty-Syndrom, dem Morbus Bechterew und dem Morbus Reiter treten regelmäßig Immunkomplexe auf.

Infektionen

Schwer verlaufende bakterielle und auch virale Infektionen sowie Parasiten bewirken einen Anstieg.

Glomerulonephritis

Diese Nierenerkrankung ist das klassische Immunkomplexleiden. Hier bewirkt ihre Ablagerung in den Nierenkörperchen (Glomerula) eine Störung der Nierenfunktion.

Tumoren

Bei bösartigen Tumoren werden häufig Immunkomplexe gefunden. Vermutlich als Antwort des Abwehrsystems auf Antigene, die vom Tumor freigesetzt wurden.

Sonstige Erkrankungen

- Entzündliche Darmerkrankungen: Morbus Crohn und Colitis ulcerosa
- Mukoviszidose (Zystische Fibrose). Eine Erbkrankheit, bei der zäher Schleim Atembeschwerden und Lungenemphyseme verursacht.
- Chronische Leberleiden,
- Psoriasis-Arthritis (Gelenksentzündung bei Schuppenflechte)
- Tumorerkrankungen

ANCA
Antineutrophile cytoplasmatische Antikörper

Dank der ANCA können heute einige Autoimmunerkrankungen der Gefäße besser diagnostiziert werden.

Normalwert:

< 7 U/ml
Die Bestimmung erfolgt aus dem Blut

Was ist ANCA?

ANCA ist die Abkürzung für Antineutrophile Cytoplasmatische Antikörper. Dabei handelt es sich um Autoantikörper.

Der Körper bekämpft körpereigene Substanzen. Das führt zu Schädigungen. Bei ANCA sind die Antikörper gegen Enzyme der neutrophilen Granulozyten (siehe Kapitel Blutbild) gerichtet. Man unterscheidet verschiedene Untergruppen. Für Gefäßspezialisten sind die c-ANCA und die p-ANCA am wichtigsten. c-ANCA sind diagnostisch wegweisend für Morbus Wegener. Es gibt jedoch auch im Frühstadium dieser Erkrankung Patienten, bei denen c-ANCA noch nicht nachweisbar sind.

Morbus Wegener: *Bei dieser Erkrankung kommt es zur Bildung von entzündlichen Wucherungen (Granulomen) im Nasen-Rachen-Raum, den Lungen und den Nieren.*

Bei vielen Patienten geht die Höhe des c-ANCA-Wertes mit der Krankheitsaktivität einher. Diese Laboruntersuchung kann damit zur Kontrolle des Verlaufs, aber auch zur Beurteilung der Wirksamkeit einer Behandlung herangezogen werden. Allerdings ist der Wert kein verlässlicher Kontrollwert der Krankheitsaktivität.

p-ANCA ist außerdem bei einer Reihe anderer immunologischer Erkrankungen nachweisbar.

dsDNA-Ak: Antikörper gegen doppelsträngige DNA

Der Nachweis dieser Antikörper beweist einen SLE.

Die Bestimmung der dsDNA-Ak ist zur Diagnose und Verlaufsbeobachtung des SLE (Systemischer Lupus erythematodes) geeignet.

Die absolute Höhe des dsDNA-Ak-Spiegels alleine besagt zwar noch nichts oder wenig über die Krankheitsaktivität. Ein Absinken der Werte im Verlauf einer Therapie spricht aber für einen Therapieerfolg. Andererseits muss man bei einem Anstieg der Spiegel einen weiteren Krankheitsschub befürchten. Die Höhe des ANA-Spiegels geht nicht genau mit der klinischen (symptombezogenen) Aktivität der Erkrankung parallel.

Antikörper gegen SS-A (Ro)

Auch wenn ANA negativ ist, kann mit Anti-SS-A ein SLE nachgewiesen werden.

SS-A-Antiköper finden sich bei ca. 50-60% der Patienten mit ANA-negativem "systemischen Lupus erythematodes" (SLE). Die Untersuchung ist sinnvoll, wenn klinisch (von den Symptomen her) der Verdacht auf SLE mit ANA nicht erhärtet werden kann.

Patienten mit SS-A-Antikörpern zeigen häufig eine Sicca-Symptomatik (= Sjögren-Syndrom: trockene Augen und trockene Mundschleimhaut).

Sm-Antikörper

Der Nachweis von Sm-Antikörper festigt die Diagnose eines systemischen Lupus erythematodes (SLE).

Sm-Antikörper sind Autoantikörper, die gegen Proteine des Zellkernes gerichtet sind. Sie wurden erstmals bei einem Patienten mit SLE festgestellt. Sm-Antikörper lassen sich im Blut von 25-40% aller Betroffenen nachweisen. Fällt der Test positiv aus, ist die Diagnose SLE fast sicher. Die Menge der Antikörper kann als Maß für die Aktivität der Erkrankung dienen.

Endomysiale Antikörper (EMA) und Gliadin-Antikörper

Die Bestimmung dieser Antikörper ist bei der Diagnose der Sprue (Zöliakie) wertvoll.

Normalwerte:

Endomysiale Antikörper:
Negativ: <16 AU/ml Grenzwert: 16-22 AU/ml
Gliadin-Antikörper
IgG: <12 U/ml
IgA: <12 U/ml
Die Bestimmung erfolgt aus dem Blut

Was ist eine Sprue (Zöliakie)?

Logo der Celiac Sprue Support Page im Internet

Diese Erkrankung kommt relativ häufig vor. Im Durchschnitt erkrankt etwa einer von 1000 Menschen daran. Sprue wird auch "Gluteninduzierte Enteropathie" genannt. Das bedeutet "durch Gluten ausgelöste Erkrankung des Darmtrakts". Tritt das Leiden im Kindesalter auf, nennt man es Zöliakie. Sprue ist eine Erkrankung der Dünndarmschleimhaut. Ursache ist eine Überempfindlichkeit gegen gewisse Bestandteile verschiedener Getreidesorten (Weizen, Roggen, Hafer, Gerste). Dieser Eiweißkörper ist Gluten (Gliadin), das Kleberprotein im Getreide. Er ermöglicht erst das Backen durch Zusammenkleben des Teiges. Gluten (Gliadin) bindet sich im Darm an ein Enzym (Transglutaminase), das an den Zellwänden gebunden ist. Bei Menschen, die an Sprue erkranken, bilden sich dagegen Antikörper (Endomysiale Antikörper). Auch gegen Gliadin (Gluten) werden diese häufig gefunden.

Durch die Produktion der Antikörper und der Immunzellen kommt es bei Sprue zu einer fortschreitenden Zerstörung (Atrophie) der Zotten der Dünndarmschleimhaut.

Folge ist eine verminderte Verdauungsfunktion des Darmes. Die Nahrungsmittel werden nur noch unzureichend aufgespalten und in den Körper aufgenommen. Das führt zu Durchfällen und Mangelernährung.

Typische Symptome der Sprue (Zöliakie) sind:

- unangenehm riechende Durchfälle mit Fettstühlen (Steatorrhoe),
- starke Blähungen (Meteorismus)
- Gewichtsverlust
- Antriebsschwäche
- Kinder zeigen Entwicklungsstörungen, häufig eine Muskelschwäche und Antriebsarmut.
- Dazu können im jeden Lebensalter Beschwerden wie Zungenbrennen, Nervenschmerzen, Übelkeit und Bauchschmerzen auftreten.

Mit einer glutenfreien Kost, die lebenslang eingehalten werden muss, ist in den meisten Fällen Beschwerdefreiheit möglich.

Bedingt durch die uncharakteristischen Symptome wird eine Sprue/Zöliakie oft spät erkannt. So erfolgt die Diagnose erst Jahrzehnte nach dem Auftreten der ersten Symptome, im Erwachsenenalter.

Neben der endoskopischen Untersuchung (Magenspiegelung) und Abnahme von Gewebsproben ist die Bestimmung der Antikörper sinnvoll.

Was sind Endomysiale Antikörper (EMA)?

EMA

Endomysiale Antikörper richten sich gegen das Enzym Transglutaminase, das an Zellwänden zu finden ist.

Endomysiale Antikörper sind neben der Biopsie (Gewebeentnahme) von Dünndarmschleimhaut ein wichtiger Grundpfeiler in der Diagnostik der Sprue/Zöliakie.

Der Test ist sehr aussagekräftig (99%–100%). Im Gegensatz zu den Gliadin-Antikörpern sind die EMA bei anderen Darmerkrankungen nicht erhöht. Die Antikörper-Diagnostik erlaubt in allen Altersgruppen eine zuverlässige Aussage. Ein positiver Test bestätigt praktisch die Verdachtsdiagnose einer Sprue.

Einzige Ausnahme ist die Dermatitis herpetiformis Duhring. Darunter versteht man eine durch Bläschen und entzündeter Haut gekennzeichnete Erkrankung.

Bei einem Mangel an Immunglobulin A und während einer Therapie mit Kortison oder anderen Therapien, die das Immunsystem unterdrücken, kann der Test negativ ausfallen.

Was sind Gliadin-Antikörper?

Gliadin ist das Klebereiweiß von Getreiden. Die Antikörper richten sich gegen dieses Protein.

In den Laboratorien können sowohl IgA- als auch IgG-Antikörper gegen Gliadin bestimmt werden. Die IgA scheinen allerdings eine höhere Aussagekraft zu haben.

Fast alle Kinder mit Zöliakie sowie 75-90% aller Erwachsenen mit Sprue besitzen Antikörper gegen Gliadin (= Gluten, dem Klebereiweiß in Getreide). Bei Dermatitis herpetiformis Duhring sind diese Antikörper bei fast der Hälfte nachweisbar.

Sie treten jedoch auch bei anderen Darmerkrankungen auf: So bei den entzündlichen Darmerkrankungen Colitis ulcerosa und Morbus Crohn bei etwa 20% der Betroffenen.

Seltener kommen Gliadin-Antikörper auch bei gewissen Nierenerkrankungen (IgA-Nephritis) und anderen, immunologisch verursachten Leiden (Purpura Schönlein-Henoch, bullöses Pemphigoid) vor.

Die Höhe des Gliadin-Antikörper-Titers geht relativ gut mit den mikroskopischen Veränderungen in der Dünndarmschleimhaut parallel. Liegen die Titer also hoch, sind auch stärkere Veränderungen zu erwarten.

Infektionserkrankungen/Viren

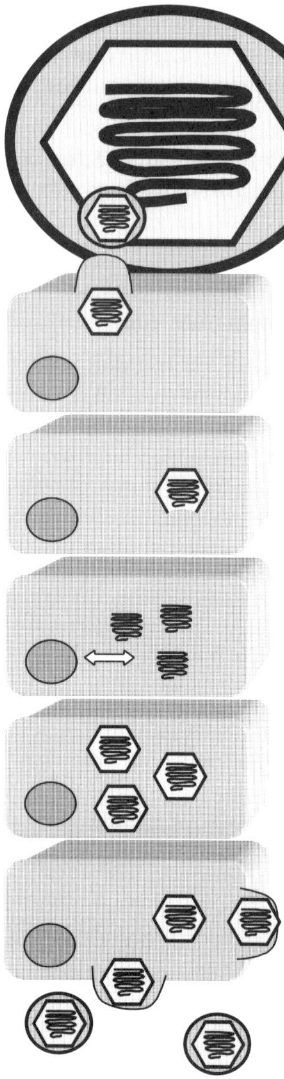

Viren sind einfach gebaute "Lebewesen". Sie sind ein "Mittelding" zwischen toter Materie und dem Leben.

Sie unterscheiden sich völlig voneinander. Sowohl im Aufbau als auch in ihrer Art ihrer Fortpflanzung gibt es Differenzen.

Viren sind, vereinfacht ausgedrückt, Erbinformation (RNS oder DNS) in einer Kapsel. Sie kann kugelig sein und manchmal auch die Form eines Ikosaeders (Vielflächers) haben.

Viren besitzen keinen eigenen Stoffwechsel, aber die Fähigkeit, an bestimmten lebenden Zellen anzuhaften und in diese einzudringen.

In der fremden Zelle verlieren sie ihre Hülle. Damit wird die Erbsubstanz, also die DNS oder RNS frei.

Mit Hilfe einiger Enzyme zwingt diese nun den Zellkern der Wirtzelle, weitere DNS oder RNS und Hüllmaterial zu produzieren.

Das Virus ist ein typischer Parasit. Er lässt die befallene Zelle für sich arbeiten. Sind alle Bausteine für ein neues Virus produziert, wird die DNS oder RNS wieder in die Hülle gepackt. Entweder schleust der Körper sie nach außen oder setzt sie durch den Untergang der Wirtszelle frei.

Im ersten Fall überlebt die Zelle, im zweiten geht sie zugrunde und hat die Virusattacke nicht überlebt.

Prione

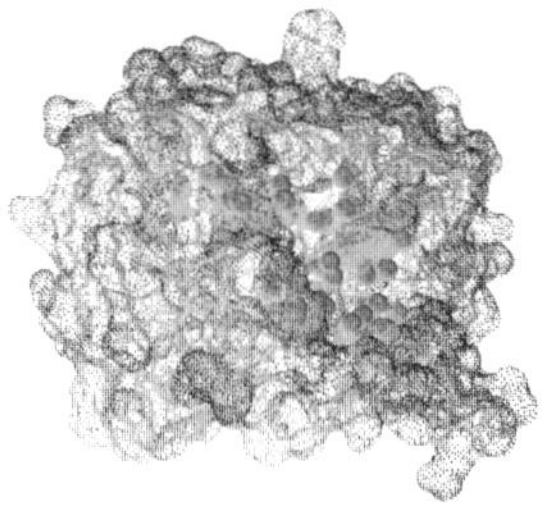

Noch einfacher aufgebaute Infektionserreger sind Prione. Sie sind Eiweißkörper ohne eigenen Stoffwechsel, möglicherweise auch ohne Erbsubstanz.

Prione sind sehr stabile und nur schwer abbaubare Substanzen. Sie kommen mit ähnlichen Eiweißkörpern anderer Zellen in Kontakt. Dort ist das Prion in der Lage, diese Proteine in ihrer Struktur so zu verändern, dass sie selber zu Prionen werden.

Dieser Vorgang geht sehr langsam vor sich. Er spielt sich bei der Creutzfeldt-Jakob-Erkrankung (ähnlich oder ident mit dem Rinderwahnsinn) im Nervensystem ab. So kommt es allmählich zu einer Störung der Nervenfunktion und zu einem geistigen Abbau der Patienten.

Noch kann die Erkrankung nicht aus dem Blut diagnostiziert werden. In der Gehirnflüssigkeit sind aber Veränderungen feststellbar, die sie vermuten lassen.

Wie verlaufen Virusinfektionen?

Wie andere Mikroorganismen auch, dringen Viren über die Körperhöhlen in den Organismus ein. Also vorwiegend über den Atmungstrakt und den Magen-Darm-Trakt.

Die Zellen werden an diesen Stellen in Mitleidenschaft gezogen. Der Erkrankte empfindet Halsschmerzen, Hustenreiz oder leidet unter Beschwerden des Magen-Darm-Traktes.

Über Blut oder Lymphe (Anschwellung der Lymphknoten) erfolgt die Aussaat im Körper. Das Immunsystem versucht Viren, eventuell samt ihrer Wirtszellen, zu vernichten.

Je nachdem, wie schnell sich Viren im Körper ausbreiten und der Körper die Infektion überwinden kann, unterscheiden wir:

☞ Akute Viruserkrankungen

Schneller, heftiger Beginn kennzeichnet das Geschehen. Das Immunsystem reagiert stark. Meist bleibt eine gute und lang andauernde Immunität. Als Beispiel dienen Kinderkrankheiten.

☞ Subakute Viruserkrankungen

Hier dauert es länger, bis die Viren überwunden werden können.

☞ Chronische Viruserkrankungen

Hepatitis, Herpes und AIDS sind typische chronisch verlaufende Infektionen. Hier gelingt es dem Körper nicht oder nur sehr verzögert, mit den Viren fertig zu werden. Die Erkrankung "schwelt" vor sich hin oder schläft, um im Fall einer verminderten Resistenz (Gegenwehr) mit neuen Krankheitszeichen wieder aufzutauchen (z.B. Fieberblasen).

Wie werden Viruserkrankungen diagnostiziert?

Virusinfektionen verlaufen häufig typisch. Sie unterscheiden sich sowohl durch den Krankheitsverlauf als auch durch das Verhalten verschiedener Laborwerte bakterieller Infektionen.

Fiebertyp

Schüttelfrost ist ein typisches Zeichen für bakterielle Erreger. Ein langsamerer Fieberanstieg, eventuell mit zweigipfligem Fieberverlauf, kennzeichnet eine Virusinfektion.

Beschwerden

Bei Viruserkrankungen sind Kratzen im Hals, Hustenreiz, leichte Hautausschläge und ein weniger dramatischer Krankheitsverlauf kennzeichnender.

Laborwerte

- Die Leukozyten zeigen sich im Vergleich zu bakteriellen Infekten weniger stark erhöht
- Im Blutbild überwiegen bei den bakteriellen Infektionen die Neutrophilen Leukozyten, bei Viruserkrankungen die Lymphozyten
- Das CRP (C-Reaktive-Protein) steigt bei viralen Infekten kaum über 8-10 mg/dl an.

Labordiagnostischer Nachweis von Viruserkrankungen

Es kommt darauf an, wo sie sich befinden. Viren können nämlich im Blut, Harn, Liquor oder Gewebsproben nachgewiesen werden. Durch:

- Elektronenmikroskopie
- Infektionsversuch z.B. im Tierembryo (Dauer: mehrere Wochen)
- Nachweis der Virenantigene (Frühantigene z.B. im Harn Antigentests (RIA, EIA, Agglutinationstests)) (Dauer: bis 2 Tage)
- Gentechnologischer Nachweis der RNS oder DNS (Dauer: mehrere Wochen)

Serologische Diagnostik

Viruserkrankungen werden besonders genau serologisch nachgewiesen. Diese Untersuchungen sind auch bei Verdacht auf bakterielle und gewisse parasitäre Erkrankungen nützlich.

Das Prinzip ist folgendes:

Verwendete Antikörpernachweisverfahren

- Neutralisationstest – NT (Dauer: 3-7 Tage)
- Hämagglutinationstest – HHT (Dauer: 1 Tag)
- Komplementbindungsreaktion – KBR (Dauer: 1 Tag)
- RIA, EIA (ELISA), IFT (Dauer: 1 Tag)

Während mit den Virusnachweisverfahren frische Infektionen erfasst werden können, sind die Antikörpernachweisverfahren frühestens ab der 1.Woche aussagekräftig.

> **Bei simplen Virusinfektionen ist die serologische Virusdiagnostik nicht notwendig und auch zu aufwendig.**

Im Gegensatz zu Viruserkrankungen hat die Diagnostik bakterieller Infektionen therapeutische Konsequenzen.

Im Folgenden werden einige bedeutsame Viruserkrankungen abgehandelt.

Picornaviren

Diese Viren kommen praktisch überall vor. Sie sind wahre Überlebenskünstler. Nach der Infektion werden sie über Speichel, Husten oder Stuhl ausgeschieden. Meist verlaufen die Infektionen von Patienten unbemerkt.

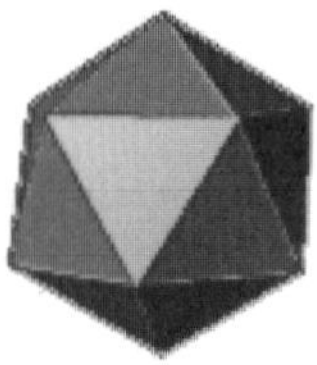

Wie der Name sagt, sind diese Viren extrem klein. Sie enthalten RNS (RNA im Englischen). Der Aufbau entspricht einem Ikosaeder.

Ikosaeder sind regelmäßige Körper mit 20 Flächen, 30 Seiten und 12 Ecken.

Für Menschen gefährliche Vertreter sind:

VIRUS	Inkubationszeit	Besonderheiten
Hepatitis-A-Virus		Siehe Kapitel Leber
Poliomyelitisvirus-Kinderlähmung	11-15 Tage	Durch Impfung fast verschwunden
Coxsackie-Viren	7-14 Tage Sommer - Herbst	Sommergrippe, manchmal sehr starke Schmerzen beim Atmen (Bornholm-Erkrankung)
Rhinovirus Schnupfenvirus	1-4 Tage	Viren sind noch zwei Wochen nach Infektion im Nasensekret
Bindehautentzündung	Wenige Tage	Sehr infektiös

Diagnose:

- Diese erreicht man durch die Anzüchtung der Viren in Zellkulturen. Das ist natürlich bei Schnupfen nicht sinnvoll
- Antikörpernachweis

Rötelnvirus

Röteln zählten bis in die 70er Jahre zu den häufigsten Kindererkrankungen. Heute ist diese Erkrankung dank der Impfung seltener geworden.

Erkrankt ein Kind (ungefähr 2-3 Wochen nach der Infektion) an Röteln, kommt es glücklicherweise nur sehr selten zu Komplikationen. In Einzelfällen wird über Muskel- und Gelenkschmerzen geklagt. Die Gelenke können auch anschwellen.

Das Typische an den Röteln ist das Exanthem: So bezeichnet man den Ausschlag in Form linsengroßer rosaroter Flecken, die "Röteln". Er beginnt im Gesicht und breitet sich über den ganzen Körperstamm aus. Typisch sind Lymphknotenschwellungen im Rachen vor dem Ausbruch des feinfleckigen Ausschlags.

Schwerwiegende Folgen kann eine Rötelninfektion bei Schwangeren haben: Wird eine Frau in den ersten vier Monaten der Schwangerschaft infiziert, besteht die große Gefahr, dass es zu Fehl- oder Totgeburten kommt. Es kann auch sein, dass das Ungeborene schwere bleibende Schäden davonträgt. In Deutschland werden jährlich etwa 80-100 Kinder geboren, die infolge der Rötelnerkrankung der Mutter unter Organ-Missbildungen oder auch Mehrfachmissbildungen leiden. 50 % haben Schäden am Herzen, 60 % an den Augen und 60-70 % an den Ohren. Bei 45 % der Kinder ist das Gehirn betroffen.

Nach einer Erkrankung besitzt man lebenslange Immunität.

Diagnose:

Der Virusnachweis ist lediglich bei Komplikationen (Abort) sinnvoll. Allerdings kann damit die Immunität einer gebärfähigen Frau nachgewiesen werden. Sind die IgM-Antikörper im Blut nicht nachweisbar, bestand in den letzten 10 Wochen sicher kein Rötelninfekt.

Der serologische Antikörpernachweis erfolgt mittels:

Röteln-Hämagglutinationshemmtest (HAH)

Dieser Test dient insbesondere zur Feststellung einer Immunität:

- < 1:8 kein Immunschutz
- 1:8 - 1:16 fraglicher Immunschutz
- > 1:32 ausreichender Immunschutz

Der Röteln-IgM-Nachweis erfolgt mittels ELISA:
Dieser Test sollte immer bei Verdacht auf eine akute Rötelninfektion zusätzlich zum HAH durchgeführt werden. Auch wenn der Arzt eine pränatal erworbene Rötelninfektion des Neugeborenen vermutet, ist er sinnvoll.

FSME-Virus

Die Frühsommer-Meningoenzephalitis (FSME) ist eine durch ein Virus verursachte Erkrankung des zentralen Nervensystems. Deren Erreger – das FSME-Virus (FSMEV) – wird durch Zeckenstiche auf den Menschen übertragen.

Das FSME-Virus ist ein dem Gelbfieber und dem Dengue-Fieber verwandtes Virus. Es kommt in weiten Teilen Europas vor. Praktisch alle Nachbarländer Österreichs sind betroffen, aber auch zahlreiche Staaten der ehemaligen Sowjetunion.

Die Übertragung erfolgt durch Zecken, den sogenannten Holzbock. Ihre Hauptaktivität erfogt im Frühjahr (Mai/Juni) und im Spätsommer (September). Die Übertragung findet allerdings während der ganzen warmen Jahreszeit statt.

FSME-Viren kommen nur bis zu Höhenlagen vor, bei denen die mittlere Jahrestemperatur über 8 Grad liegt. Im Bergland über 1000-1400 m gibt es folglich keine FSME. Die Wahrscheinlichkeit, nach dem Biss einer infizierten Zecke zu erkranken, ist hoch. Allerdings selbst in Gebieten hoher Durchseuchung trägt selten mehr als eine von 200 Zecken das Virus.

Entgegen einer weitverbreiteten Meinung sitzen die Zecken nicht auf den Bäumen, um sich von dort auf ihre Wirte hinunterzustürzen. Sie befinden sich vielmehr in der bodennahen Vegetation. Larven sind in der Regel auf Gräsern bis maximal 30 cm Höhe, Nymphen auf weniger als 1 m hohen Kräutern und Imagos auf Kräutern und Büschen bis zu maximal 1,50 m Höhe zu finden. Zecken sitzen meist in der Nähe von Waldpfaden und Wildfährten an der Unterseite der Blattenden und auf den Spitzen von Zweigen. Von hier lassen sie sich auf ihre Wirte fallen oder werden von ihnen im Vorbeigehen abgestreift.

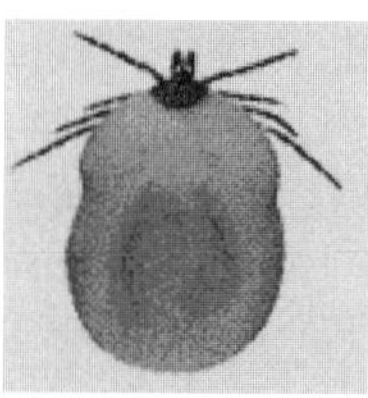

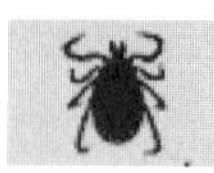

Auf den beiden Bildern sieht man links eine vollgesogene, rechts eine hungrige Zecke.

Eine gerade saugende Zecke wird ganz einfach entfernt: Verwenden Sie dazu eine feine Pinzette oder ein Skalpell. Damit setzen Sie dicht über der Haut an der Zecke an und ziehen bzw. hebeln sie vorsichtig heraus. FSME wird nicht von Mensch zu Mensch übertragen.

Krankheitsverlauf

Typisch für eine Infektion ist der zweiphasige Krankheitsverlauf:

Nach einer Inkubationszeit von ca. 7-14 Tagen kommt es zu uncharakteristischen Beschwerden eines fieberhaften Infektes, oft auch mit hohem Fieber einhergehend. Dieses klingt nach wenigen Tagen ab.

Bei etwa 1/3 der Infizierten tritt nach einem fieberfreien Intervall von ca. 1-20 Tagen eine weit schwerere, zweite Erkrankungsphase auf. Hohes Fieber (bis über 40 Grad), Kopfschmerzen und Nackensteifheit zeigen den Beginn der zweiten Erkrankungsphase an.

Je nach Beteiligung der einzelnen Hirn- und Nervenanteile können dann drei Erkrankungsformen unterschieden werden:

- Hirnhautentzündung
- Beteiligung der Hirnhäute und des Gehirns
- Neben Hirnhäuten und Gehirn auch Beteiligung des Rückenmarks

Es kann gleichzeitig auch der Herzmuskel oder die Leber betroffen sein. Bis zu zwanzig Prozent der Infizierten machen diese schwere Erkrankung durch. Bei 2% verläuft sie tödlich. 3-11% erleiden bleibende Schäden. Je älter ein Patient ist, desto schwerer verläuft die Erkrankung. Es gibt es keine spezifische Therapie, nur die Symptome können gemildert werden.

Das alles verhindert die Impfung!

Diagnose:

Die Virusisolierung aus Rachenabstrichen und Blut ist möglich, aber nicht üblich. Die Diagnose wird durch den Nachweis der Antikörper im Blut, also serologisch, gestellt.

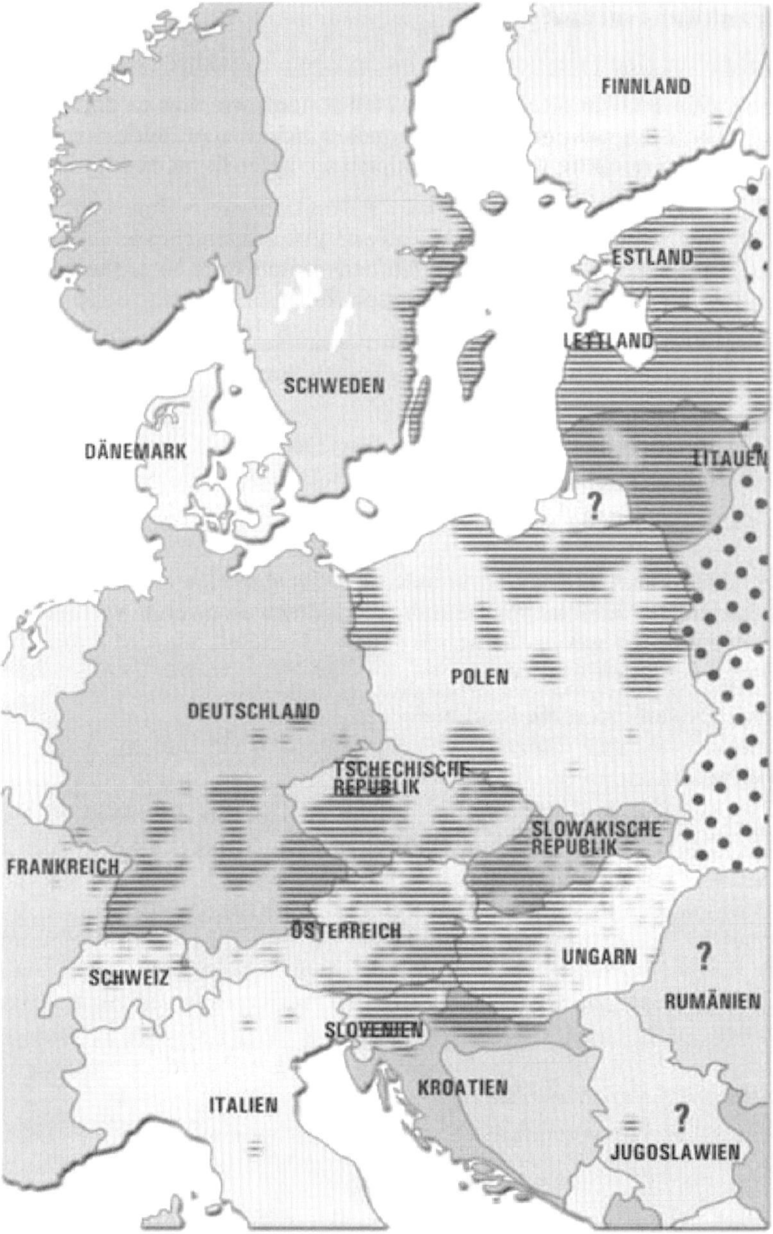

Verbreitungsgebiet der FSME in Europa (2000) nach Baxter
(© www.baxter.de/fsme/fsme_p2002.html)

Tollwut-Virus

Die Tollwut (Rabies, Lyssa) zählt nach wie vor zu den gefährlichsten bekannten Infektionskrankheiten. Eine Erkrankung wird auch heute, trotz modernster Intensivmedizin, nie überlebt.

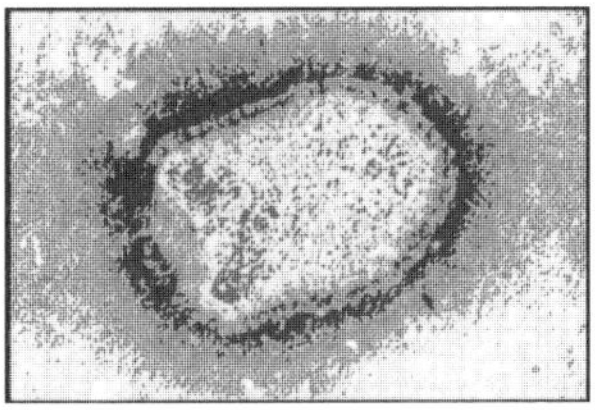

Das Tollwut-Virus unterscheidet sich in seinem Aufbau von anderen Viren. Es hat eine zylindrische Form und gehört zu der Gruppe der Rhabdo-Viren. In unseren Breitengraden finden sich diese Viren hauptsächlich in wild lebenden Fleischfressern (z.B. Füchse, Dachse). Durch Hunde- und Katzenbisse können in Ausnahmefällen ebenfalls Infektionen des Menschen erfolgen. Während in Europa durchschnittlich nur etwa 30 Fälle pro Jahr auftreten, ist die Tollwut in Asien (China 5000, Indien 15.000) ein weitaus größeres Problem. Das sollte auch bei Auslandsreisen beachtet werden.

Die Infektion erfolgt durch virushaltigen Speichel, der bei einem Biss oder einer Hautabschürfung durch die verletzte Haut in den Körper des gebissenen Tieres oder Menschen gelangt.

An der Infektionsstelle vermehren sich die Viren erst in den Muskelzellen. Anschließend wandern sie durch die Nerven in das Gehirn, wo ihre Anzahl weiter ansteigt. Sie gelangen in die Speicheldrüsen, in die Bauchspeicheldrüse und die Haarbalgdrüsen, wo sie – wieder vermehrt – mit dem Sekret (Speichel, Verdauungssekret, Schweiß) abgegeben werden.

Vom Biss bis zur endgültigen Erkrankung verstreichen durchschnittlich 1-3 Monate. In Extremfällen dauert es auch 10 Tage bis 10 Monate. Die Dauer der Inkubationszeit hängt von der Virusmenge und der Entfernung der Bisswunde zum Gehirn ab. Bei Kopfwunden ist mit einer kürzeren Inkubationszeit zu rechnen als z.B. bei Verletzungen an Armen und Beinen.

Symptome der Tollwut

Beim Menschen verläuft die Tollwut in drei Stadien:

- Prodromalstadium

Fieber, Krankheitsgefühl und uncharakteristische Beschwerden wie Kopfschmerzen und Appetitlosigkeit quälen den Patienten. An der Stelle der Bisswunde wird Brennen, Jucken und eine vermehrte Schmerzempfindlichkeit wahrgenommen.

- Exzitationsstadium ("rasende Wut")

Angstgefühle und Unruhe wird wach. Es treten Krämpfe der Schluckmuskulatur auf, die durch Schlucken ausgelöst werden. Das lässt dem Erkrankten den Speichel aus dem Mund rinnen. Patienten sind abwechselnd aggressiv und depressiv.

- Paralyse („*stille Wut*“)

Nach einiger Zeit lassen die Krämpfe und die Unruhe nach. Es kommt über fortschreitende Lähmungen zum Tod.

Unbehandelt führt die Tollwut in allen Fällen zum Tode (Letalität 100 %). Zwischen dem Auftreten der ersten Symptome und dem tödlichen Ausgang liegen maximal sieben Tage.

Diagnose

Die Diagnose erfolgt durch den direkten mikroskopischen Nachweis von Virus im Speichel oder in den Haarfollikeln des Patienten. Serumantikörper treten erst zum Zeitpunkt der Erkrankung auf. Dann jedoch kommt jede Hilfe zu spät.

Was tun bei Bissverletzung von möglicherweise infiziertem Tier?

Empfohlen wird eine lokale und allgemeine Wundbehandlung (Spülung mit starken Seifenlösung). Der Arzt umspritzt die Wunde mit Anti-Tollwut-Hyperimmunglobulin. Die intramuskuläre Verabreichung desselben erfolgt eventuell in Kombination mit Interferon. Einen Tag danach verabreicht der Arzt einen Totimpfstoff.

Die Impfung ist empfehlenswert bei Menschen, die durch ihren Beruf ein erhöhtes Risiko tragen, einen Tierbiss zu erleiden (z.B. Jäger, Tierärzte und -pfleger).

Paramyxoviren Mumps, Masern, Parainfluenza, RSV

Mumps, Masern und Parainfluenza sind die bekanntesten Erkrankungen mit diesem Virus. Klinisch haben diese Infektionen allerdings wenig gemeinsam.

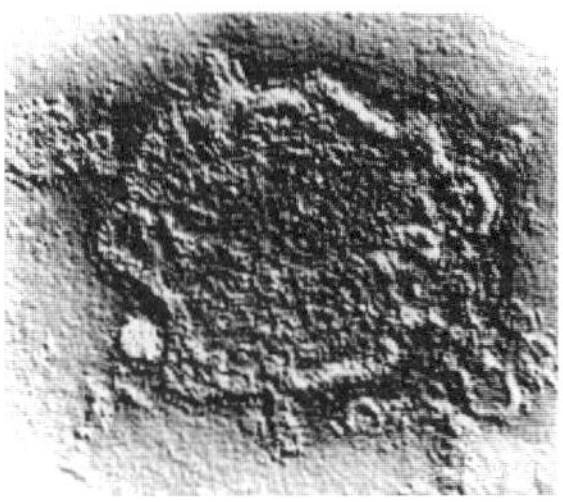

Die Paramyxoviren sind bei Mensch und Tier weit verbreitet. Sie und das RSV (Respiratorisches Syncytialvirus) verursachen Infekte der Atemwege. Das Masern- und Mumpsvirus zeichnet für systemische Infektionen verantwortlich.

Alle diese Viruserkrankungen sind sehr infektiös. Das Masernvirus kann die Erkrankung überdauern und über Jahre im Organismus ausharren. Deshalb werden diese Viren auch zu den "slow viruses", den langsam agierenden Viren gezählt.

Parainfluenza und RSV

Diese überaus häufigen Infektionen verursachen nach einer Inkubationszeit von lediglich 2-6 Tagen Schnupfen, Rachenentzündung und Bronchitis. Die erkrankten Kinder (Erwachsene erkranken seltener) fiebern auch manchmal stark an und entwickeln eine Lungenentzündung.

Diagnostisch könnte das Virus direkt im Rachenabstrich nachgewiesen werden. Wie bei allen anderen Viruserkrankungen wird aus einem Titeranstieg auf die stattgefundene Erkrankung geschlossen. Auch ein Titer von über 1:40 bei der KBR weist auf eine frische Infektion hin.

Mumps (Parotitis epidemica)

Dank der verfügbaren Schutzimpfung gehört Mumps heute zu den eher seltenen Kinderkrankheiten. Die Mumpsimpfung garantiert zwar auch keinen hundertprozentigen Schutz vor einer Ansteckung, aber ihre Wirksamkeit liegt bei über 90 Prozent.

Mumps ist sehr ansteckend, wenn auch nicht so sehr wie Masern. Der Erreger wird durch unmittelbaren Körperkontakt oder durch die sogenannte Tröpfcheninfektion beim Husten oder Niesen übertragen. Ansteckend ist die Erkrankung wahrscheinlich schon einen Tag bevor die Symptome sichtbar werden und bis zu 3 Tage nach deren Abklingen.

Die Inkubationszeit (die Zeit zwischen Infektion und Krankheitsausbruch) beträgt etwa 2-3 Wochen.

Meist beginnt die Erkrankung mit allgemeinem Unwohlsein, schwachem Fieber, Kopf- und Magenschmerzen. Spätestens am darauffolgenden Tag stellen sich im Bereich des Ohrläppchens (Ohrspeicheldrüse) Schmerzen ein. Viele Kinder klagen auch über Ohrenschmerzen. In den nächsten ein bis zwei Tagen entsteht eine auffällige Schwellung vor und unter dem Ohr. Diese kann solche Ausmaße annehmen, dass das Gesicht wie aufgedunsen aussieht. Die Schwellung der Parotis (Ohrspeicheldrüse) kann ein-, aber auch beidseitig auftreten. Nach ein bis zwei Wochen lassen die Beschwerden nach, der Infekt ist abgeheilt. Nach der Infektion besteht meist eine lebenslange Immunität.

Glücklicherweise sind Komplikationen bei Mumps relativ selten. Dennoch kann in manchen Fällen eine Gehirnentzündung (Enzephalitis) entstehen. Eine leichte Hirnhautentzündung (Meningitis) tritt bei fast jedem zweiten Erkrankten auf und verläuft harmlos.

Bei Jungen über 10 Jahren und Erwachsenen kommt es mitunter vor, dass etwa eine Woche nach der eigentlichen Mumpserkrankung eine sehr schmerzhafte Entzündung der Hoden auftritt. Diese kann im schlimmsten Fall zur Unfruchtbarkeit führen. Bauchspeicheldrüsenentzündung (Pankreatitis) kommt nur bei Erwachsenen vor.

Diagnose:

Der Krankheitsverlauf ist derart typisch, dass er allein die Diagnose ermöglicht. Eine Infektion mit dem Epstein-Barr-Virus und dem Zytomegalievirus kann allerdings sehr ähnlich aussehen. Daher ist in Ausnahmefällen eine Virusisolierung aus Speichel und Harn auf Zellkulturen erforderlich.

Serologisch lassen sich Antikörper mit der KBR nachweisen:

- Ein KBR über 1:40 gibt einen Hinweis auf eine stattgefundene Mumpsinfektion.
- Ein KBR über 1:160 beweist eine abgelaufene Mumps.

Da die KBR-Antikörper binnen eines Jahres unter die Nachweisbarkeitsgrenze fallen, kann dieser Test nicht zum Nachweis einer Immunität eingesetzt werden. Dazu verwendet der Arzt einen ELISA-Test
Das 2. Lebensjahr ist der beste Zeitpunkt für die Mumpsimpfung!

Masern (Morbilli)

Masern sind ein wesentliches Gesundheitsproblem, insbesondere in den Entwicklungsländern. Dort ist diese Krankheit verantwortlich für den Tod vieler Kinder. In den Industrieländern treten die Masern-Komplikationen dank der guten Durchimpfung viel seltener auf.

Die Erkrankung ist hochkontagiös (stark ansteckend) und erfolgt über feine Tröpfchen in der Luft. 90% der nichtimmunen Personen, die mit Masernkranken Kontakt haben, erkranken selber.

Nach einer Inkubationszeit von 9-14 Tagen tritt ein unspezifisches Vorstadium mit Fieber, Husten, Schnupfen, Bindehautentzündung und Koplik-Flecken der Wangenschleimhaut auf. Wenige Tage später sinkt das Fieber ab, um im Exanthemstadium erneut anzusteigen. Das Exanthem (Ausschlag) beginnt hinter den Ohren und dehnt sich dann über den ganzen Körper aus. Zu diesem Zeitpunkt treten die ersten Antikörper auf. Das Virus ist im Blut nicht mehr nachweisbar. Der Ausschlag verblasst binnen weniger Tage, Genesung schreitet schnell voran.

Leider können sich nicht alle Erkrankten über einen unkomplizierten Verlauf freuen. Die typischen Komplikationen sind:

- Mittelohrentzündung (bei 5-9%)
- Masernkrupp – eine Rachenentzündung mit starkem Hustenreiz
- Lungenentzündung (viral/bakteriell) (bei 1-7%)
- Enzephalitis/Hirnentzündung: (1:15.000 Fälle bei jüngeren Kindern, 1:1000 Fälle bei Erwachsenen - davon 60% Heilung, 25% Dauerschäden, 15% Letalität)
- Subakute sklerosierende Panenzephalitis
  Diese Entzündung des Gehirns (geistiger Abbau) tritt 7-10 Jahre nach der Infektion auf und wird durch überlebende Masernviren verursacht. (Slow-virus-Infektion)

Diagnose

- Virusnachweis und Antikörperbestimmung.
- Ein KBR über 1:40 ist verdächtig auf stattgehabte Maserninfektion.
- Auch ein Nachweis der IgM weist auf eine frische Infektion hin.
- Nach der Masernimpfung sollen im HHT-Werte über 1:10 und im HHT über 1:80 erreicht werden.

Influenzaviren/Grippe

Influenza (echte Grippe) ist eine schwere Erkrankung, die üblicherweise mit Fieber, Kopfschmerzen und Husten einhergeht. Bakterielle Komplikationen treten öfters auf. Die Influenza verläuft in Form von Epidemien und Pandemien. Letztere weisen eine Größenordnung von mehreren Millionen Erkrankungen pro Jahr auf. Für ältere Menschen ist die Grippe eine lebensbedrohende Erkrankung.

Die Grippe

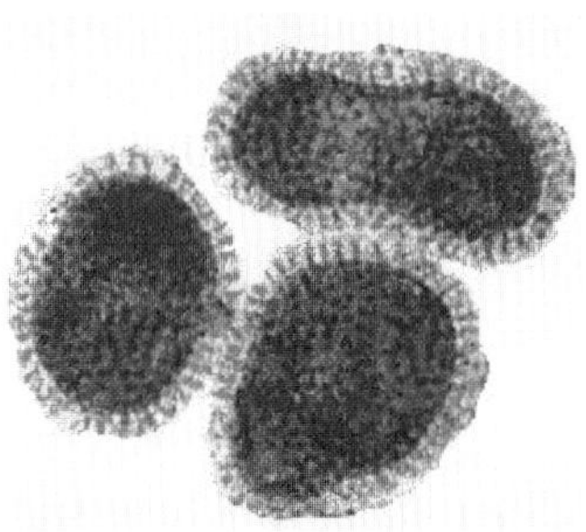

Es gibt drei Arten von Influenzaviren. Typ A, B und C. Speziell Typ A hat eine listige Überlebensstrategie entwickelt. Diese Viren können nämlich bestimmte Bestandteile der Virushülle, an denen sie unser Immunsystem erkennt, abändern. Damit werden sie für die Körperabwehr unerkennbar. Diese Hüllbestandteile nennt man Hämagglutinin und Neuraminidase.

Je nach dem Ort ihres erstmaligen Auftretens bekommen die Viren auch einen Beinamen. So wird ein Stamm, der erstmals in Hongkong festgestellt wurde, als Stamm Hongkong bezeichnet.

Influenza B verursacht ähnliche Symptome wie Influenza A. Influenza C resultiert lediglich in Schnupfen. Wenn wir also von Grippe sprechen, meinen wir in der Regel das Virus A.

Aufgrund der regelmäßigen Veränderungen im genetischen Aufbau der Viren kommt es alle 1-3 Jahre zu Grippeepidemien. Eine Epidemie dauert in der Regel 6-12 Wochen. Pandemien, die sich über die ganze Welt ausbreiten, treten alle 10-15 Jahre auf.

Die Krankheitsfälle häufen sich vorwiegend im Spätwinter (Februar, März). Die Übertragung erfolgt über Tröpfchen (Niesen, Husten). Nach einer Inkubationszeit von 1-3 Tagen treten die Symptome einer Erkältungskrankheit mit folgenden Beschwerden auf:

- Fieber
- Kopfschmerzen
- Muskel/Gelenkschmerzen
- Krankheitsgefühl
- Husten
- Kratzen im Hals
- Schnupfen
- Schüttelfrost

Die Patienten sind kurz vor Ausbruch der Erkrankung bis 10 Tage danach ansteckend. Die Fieberkurve zeigt einen Gipfel und dauert 2-3 Tage an. Ein zweiter Fieberanstieg markiert zumeist eine Sekundärinfektion mit Bakterien. Typisch für die Erkrankung ist eine verzögerte Rekonvaleszenz (Genesung).

Todesfälle bei älteren, schon etwas geschwächten Personen sind immer wieder zu bedauern.

Gefürchtete Komplikationen sind:

- Lungenentzündung,
- Kreislaufversagen,
- Schäden am Herzmuskel,
- Rippenfellentzündung,
- Nierenentzündung,
- Stirn- und Nebenhöhlenentzündung,
- Mittelohrentzündung

Besonders Menschen über 65 sollten sich unbedingt impfen lassen. Gerade sie sind im Falle der Erkrankung besonders komplikationsgefährdet.

Die Schutzwirkung beträgt nur etwa 70%. Lässt man die Impfung allerdings jährlich durchführen, steigt auch der Impfschutz weiter an.

Die Grippeimpfung schützt nur vor der echten Grippe, nicht jedoch vor anderen viralen Infekten.

Diagnostik

Die Anzüchtung des Virus ist möglich, hat jedoch nur epidemiologische Bedeutung.

Antikörper gegen Influenzaviren können 1-3 Wochen nach Krankheitsbeginn nachgewiesen werden.

In der KBR weist ein Titer über 1:80 auf eine jüngst abgelaufene Grippe hin. Auch ein vierfacher Titeranstieg bei zwei, im Abstand von 2-3 Wochen durchgeführten Bluttests beweist die stattgefundene Infektion.

Epstein-Barr-Virus (EBV)

Die infektiöse Mononukleose ist die gutartige Verlaufsform einer EBV-Infektion. In afrikanischen Ländern sind bösartige Tumore im Nasen-Rachen-Raum unangenehme Zeichen dieser Viruserkrankung.

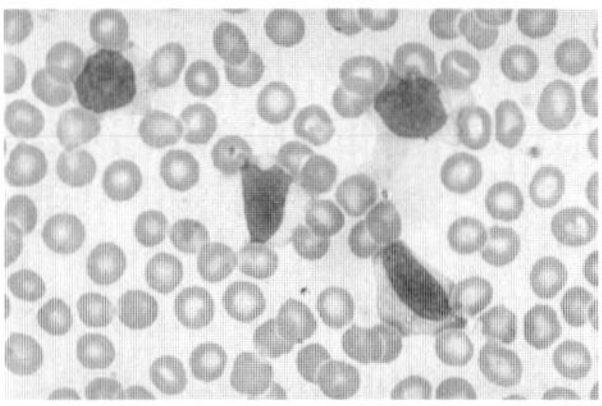

Obwohl das Epstein-Barr-Virus zu den Herpesviren gehört, wird es hier gesondert besprochen. Es hat die Fähigkeit, Zellen zu infizieren, die an ihrer Oberfläche einen gewissen Rezeptor (CD21) besitzen. Dabei handelt es sich in erster Linie um B-Lymphozyten. Sie werden bereits durch das Anhaften und Einschleusen der Viren aktiviert und zur Vermehrung angeregt.

Wie alle Herpesviren ist auch das EBV in der Lage, in den B-Lymphozyten, dem Epithel (obere Zellschicht) des Mund- und Rachenraums zu überleben.

Mononukleose (Pfeiffersches Drüsenfieber)

Diese Krankheit ist die typische Erstinfektion mit EBV. Die Übertragung erfolgt meist durch engen Kontakt mit Speichel. Da häufig junge Menschen in der Phase der Partnersuche infiziert werden, nennt man die Erkrankung auch "Kissing Disease". Je jünger der Erkrankte ist, desto seltener treten schwerwiegende Symptome auf.

Nach einer relativ langen Inkubationszeit von 30-50 Tagen klagen Infizierte über Krankheitsgefühl mit Abgeschlagenheit und Kopfschmerzen. Die meisten Patienten entwickeln eine Entzündung der Mandeln und des Rachens und fiebern an. Die Lymphknoten vergrößern sich, manchmal steigen die Transaminasen (GOT, GPT) an und es tritt eine Gelbsucht auf. Prinzipiell können bei der Mononukleose auch das Nervensystem, Herz und Lungen betroffen sein. Das Fieber dauert etwa 10 Tage. Nach weiteren 10 Tagen fiebert der Patient allmählich ab. Die Infektion kann auch chronisch verlaufen.

Interessant ist, dass praktisch alle Patienten mit Mononukleose auf das Antibiotikum Ampicillin einen allergischen Ausschlag bekommen.

Diagnostik

Bei der Laboruntersuchung sind bei den meisten Patienten die Lymphozyten vermehrt. Diese sind immer atypisch geformt (siehe Bild oben). Da die Lymphozyten im Aussehen den Monozyten ähneln, wird die Erkrankung auch Mononukleose genannt. Bei den meisten Erkrankten sind GOT (AST), GPT (ALT) und LDH, bei vielen auch aP (alkalische Phosphatase) erhöht. Bilirubin kann unregelmäßig ansteigen.

Virusnachweis

Er kann mittels Zellkulturen und gentechnologisch erfolgen.

Serologischer Nachweis

Zum Nachweis der Mononukleose steht ein Schnelltest zur Verfügung (Monotest, Paul-Bunnell-Test).

Es werden auch eine Vielzahl von Antikörperuntersuchungen durchgeführt. Bei frischen Erkrankungen gelingt der Nachweis von anti-VCA-IgM eigentlich immer. Die anti-VCA-IgG bleiben das ganze Leben lang nachweisbar. Bei 80% treten heterophile Antikörper auf. Die Frühantigene (EBV-EA) kommen als erste zum Vorschein, sind aber bereits 3-6 Monate nach der Erkrankung nicht mehr nachweisbar.

Burkitt-Lymphom

Das gefährliche Burkitt-Lymphom, das in manchen afrikanischen Ländern keine Seltenheit ist, könnte mit dem EBV im Zusammenhang stehen. Dieses Lymphom (Schwellungen der Lymphdrüsen) stellt dort die häufigste tödliche Tumorerkrankung im Kindesalter dar. Bei uns werden diese Tumore bei AIDS-Kranken diagnostiziert.

Krebserkrankungen im Nasen-Rachen-Raum

Diese können in Afrika und Südchina ebenfalls Folge einer EBV-Infektion sein.

Zytomegalie (CMV)

Diese Infektionserkrankung kommt weltweit vor und befällt die meisten Menschen. Das Erscheinungsbild ist oft uncharakteristisch. Das Virus kann, vorwiegend bei immungeschwächten Patienten in den Zellen überleben.

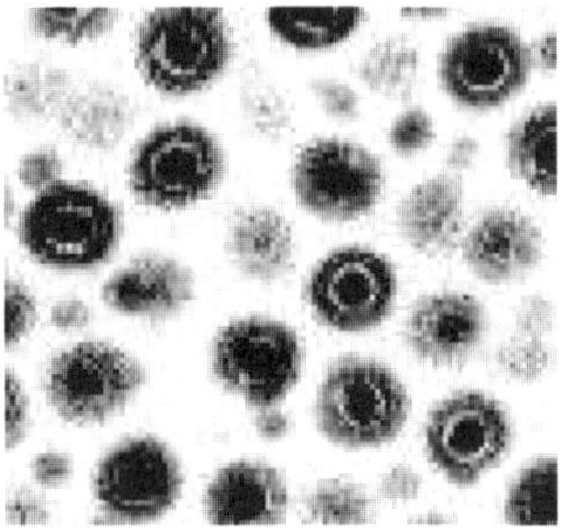

Das Virus gehört ebenso wie das Epstein-Barr-Virus zu den Herpesviren. Es kann sich in den Zellen des Atmungstraktes, des Magen-Darm-Traktes und der Harnwege vermehren. Die Virenbedingten Einschlüsse in den Zellen (siehe Bild), die wie Eulenaugen aussehen. Die Übertragung erfolgt durch Körperflüssigkeiten (Speichel, Auswurf, Sperma ...). Infektionen von Embryos sind ebenfalls keine Seltenheit. Die Inkubationszeit beträgt 20-60 Tage.

Bei Kindern und Erwachsenen verläuft die Erkrankung wie eine Mononukleose. Nach 2-6 Wochen gesundet der Patient. Selten tritt auch Nerven-Gehirnbefall, eine Herzmuskelbeteiligung oder Lungenentzündung auf. Immunsupprimierte (Unterdrückung des Abwehrsystems) Patienten (z.B. Aids) sind sehr gefährdet.

Diagnose

Labor: Es treten wie bei Mononukleose veränderte Lymphozyten auf. LDH, GOT und GPT sind erhöht, oft auch Gamma-GT und alkalische Phosphatase. Manchmal zeigt sich ein positiver Rheuma-Faktor.

Der Arzt findet durch das Nachweisverfahren heraus, ob Viren vorhanden sind.

Serologie

Besteht der Verdacht auf Mononukleose und ist der Schnelltest auf heterophile Antikörper negativ, kann mittels Anti-CMV-IgM und Anti-CMV-IgG weiter untersucht werden. Nachweisbare Anti-CMV-IgM und ansteigende Anti-CMV-IgG lassen eine frische Infektion vermuten.

Die Interpretation dieser Befunde erfordert sehr viel Erfahrung. Sie ist nur mit Wissen über den Zustand des Patienten möglich.

Herpesviren

Herpes simplex (Fieberblasen) und Herpes Zoster (Feuchtblattern-Windpocken, Gürtelrose) sind die bekanntesten Herpesinfektionen.

Die Herpesviren kommen weltweit vor und sind für Wirbeltiere und Menschen sehr infektiös. Kaum ein Mensch erkrankt im Laufe seines Lebens nicht daran.

Herpes simplex (Typ 1)

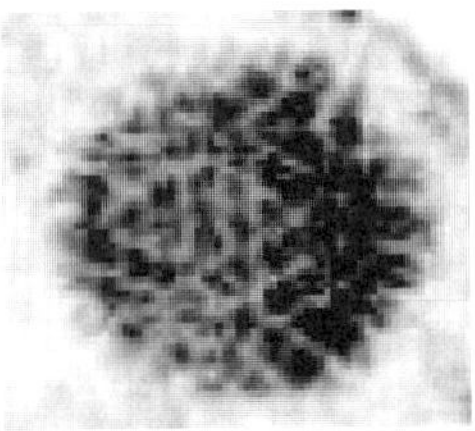

Die meisten Menschen infizieren sich mit Herpes simplex im Kleinkindesalter. Sehr häufig ist die Infektion symptomlos. Die Übertragung erfolgt über die Luft (Tröpfcheninfektion).

Treten Beschwerden auf, dann nach einer Inkubationszeit von 3-6 Tagen. Die Kinder fiebern an und entwickeln eine schmerzhafte Entzündung der Mundschleimhaut. Aufgrund der Schmerzen können sie kaum essen. Die Lymphknoten am Hals sind geschwollen. Die Patienten bleiben einige Wochen infektiös.

Die Viren sind in der Lage, in der Schleimhaut zu "überleben" und in Stresssituationen, nach dem Sonnenbaden, bei Infekten, Unfällen oder während der Menstruation wieder aktiv zu werden. Sie verursachen Fieberblasen oder schmerzhafte Aphthen im Mund.

Herpes genitalis (Typ 2)

Die Übertragung erfolgt durch Sexualkontakt. Männer entwickeln schmerzhafte Bläschen am Glied und in seiner Umgebung. Frauen leiden an schmerzhaften Entzündungen in der Scheide und im Genitalbereich.

Weitere Herpesinfektionen

- Augenbefall: Der Befall der Hornhaut kann zur Erblindung führen
- Speiseröhre: Kommt nicht selten bei gestörtem Immunsystem vor
- Luftröhren- und Bronchienbefall
- Fingerbefall: Schmerzhafte Bläschen an den Fingern
- Gesichtsnervenlähmung
- Hirnhaut- und Gehirnbeteiligung

Varizellen (Windpocken, Feuchtblattern) und Herpes Zoster (Gürtelrose)

Varizellen werden auch Windpocken genannt, ein Hinweis auf ihre hohe Infektiosität. Sie können selbst vom Wind übertragen werden. 11-21 Tage nach der Infektion tritt beinahe am ganzen Körper ein Ausschlag mit Bläschen auf. Diese Hautveränderungen können von Bakterien infiziert werden. Eine Beteiligung des Nervensystems, die mit Gangstörungen einhergeht, kommt selten vor.

Bei Erwachsenen verlaufen Varizellen schwerer. Sie sind bei HIV-Infizierten und Schwangeren sogar ausgesprochen gefährlich. Bei diesen Patienten gehört ein Befall von Lungen, Herz, Gehirn und Leber bereits zum normalen Krankheitsverlauf.

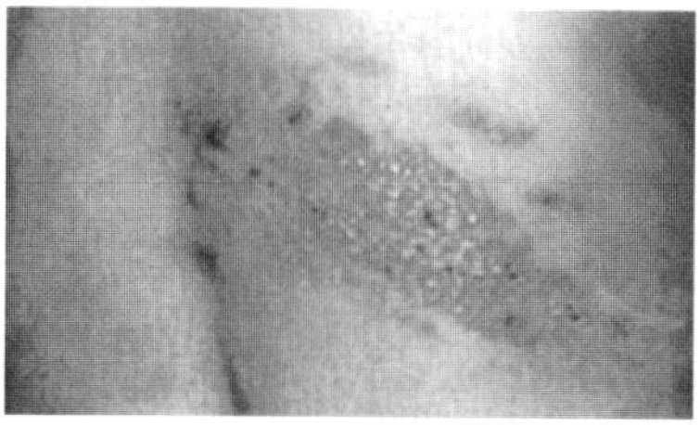

Die **Gürtelrose** (Herpes Zoster) tritt nur bei Menschen auf, bei denen früher Varizellen aufgetreten sind. Die Viren nisten rückenmarksnahe in den Ganglien. Bei Zuständen, die mit einer verminderten Immunabwehr einhergehen, werden sie wieder virulent. Sie verursachen dann die oft sehr schmerzhaften Hautveränderungen (Bläschen). Diese verkrusten nach 7-10 Tagen. Nervenschmerzen (post-Zoster-Neuralgien) können noch lange andauern.

Diagnose

Die klinischen Erscheinungen sind in der Regel derart typisch, dass eine Labordiagnose kaum erforderlich wird.

Ein direkter Virusnachweis ist wie bei den meisten Infektionen möglich.

Auch serologische Tests stehen zur Verfügung:

Dabei können beide Typen der Herpes-simplex-Viren als auch die Varizellen-Zoster-Viren nachgewiesen werden. Ein Anstieg der Antikörpertiter bei zwei im Abstand von zwei bis drei Wochen durchgeführten Bluttests beweist eine frische Varizellen-Zoster-Infektion.

HIV und AIDS

Im Jahr 2000 sind weltweit bereits 30 Millionen Menschen mit HIV infiziert. Soweit man weiß, werden alle an AIDS erkranken, der gefürchteten anerworbenen Autoimmunschwäche. Ein Impfstoff ist noch erfunden. Die sehr wirksamen lebensverlängernden Medikamente stehen den Menschen in der Dritten Welt kaum zur Verfügung.

Das AIDS-Virus
HIV – human immunodeficiency virus

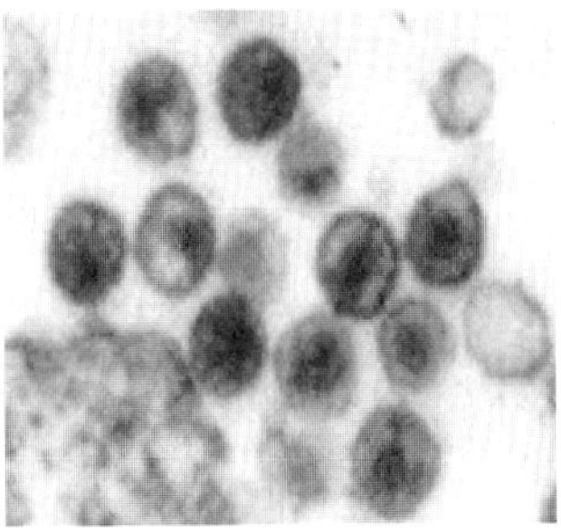

1981 wurde AIDS erstmals beschrieben, 1983 das HI-Virus als Verursacher der Immunschwächeerkrankung isoliert. Seit dieser Zeit hat die Forschung enorme Fortschritte im Bereich der Viruserkrankungen erzielt. Ein Impfstoff und ein Medikament, das eine definitive Heilung bewirkt, steht jedoch leider bislang nicht zur Verfügung. Noch immer infiziert sich alle 10 Sekunden ein Mensch mit HIV.

Vom AIDS-Virus kennen wir zwei sehr ähnliche Stämme, nämlich HIV-1 und HIV-2. Während HIV-2 fast nur in Westafrika auftritt, sind in den entwickelten Ländern (also auch in Europa) praktisch alle Infizierten durch das gefährlichere HIV-1 befallen.

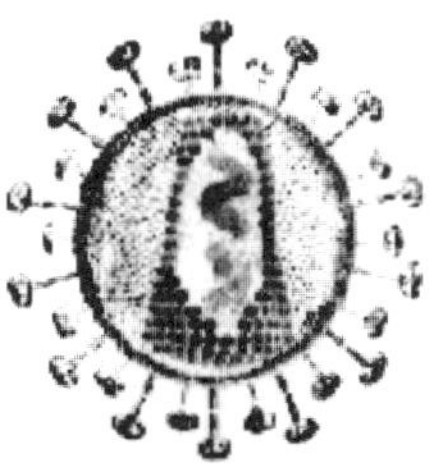

Das AIDS-Virus besitzt eine heimtückische Fähigkeit, die seine erfolgreiche Ausbreitung begünstigt. Während die meisten Viren irgendeine Körperzelle befallen und dann durch die erstarkende Immunantwort besiegt werden, befällt HIV immunkompetente Zellen, nämlich direkt die $CD4^+$-Lymphozyten.

Damit überfordert das Virus die körpereigene Abwehr und schädigt sie zugleich langfristig. Der Körper wird, wenn nicht durch das Virus selber, langfristig gesehen, abwehrschwach. Er ist Infektionen hilflos ausgeliefert und erliegt, oft erst nach vielen Jahren, irgend einem banalen Infekt.

HIV-Infektion – AIDS

Übertragung

Obwohl sich HIV in praktisch allen Körperflüssigkeiten befindet, ist zur Übertragung ein sehr enger Kontakt erforderlich. Wahrscheinlich muss eine, wenn auch nur kleine Verletzung der Schleimhäute vorhanden sein. Die üblichen Infektionswege sind:

- Ungeschützter Sexualkontakt
- Übertragung von Mutter auf Kind in Schwangerschaft oder bei der Geburt
- Übertragung durch Blutprodukte oder bei Verwendung derselben
- Injektionsnadeln bei Drogenabhängigen. Das Risiko, sich durch eine Blutkonserve mit HIV zu infizieren, liegt bei 1:500 000

Eine Übertragung durch Alltagskontakte, Tröpfcheninfektion beim Niesen oder Benützung von gemeinsamem Besteck ist nicht zu befürchten.

Inkubationszeit

Sie dauert eine Woche bis zu mehreren Monaten. Bei den meisten Infizierten sind innerhalb von drei Monaten bereits Antikörper nachweisbar.

Akute HIV-Infektion

Etwa 50% der Infizierten erkranken nach der Inkubationszeit an einem fieberhaften Infekt. Dieser ähnelt oft der Mononukleose (Pfeiffersches Drüsenfieber). Diese Erkrankung kann mehrere Tage bis mehrere Wochen dauern.

Latenzphase

In der darauf folgenden Zeit kann es sein, dass der Patient kaum unter Beschwerden leidet. Meist finden sich vergrößerte Lymphknoten. Die HI-Viren schädigen allerdings zunehmend das Immunsystem, bis nach durchschnittlich 10 Jahren die Späterkrankung ausbricht:

AIDS

Nun sind die $CD4^+$-Lymphozyten bereits mit Sicherheit unter die gefährliche Marke von unter 100/µl abgefallen. Zu diesem Zeitpunkt tritt eine Infektion nach der anderen auf. Oft handelt es sich um Keime, die für gesunde Menschen keine Gefahr darstellen. Diese Infektionen werden als opportunistisch bezeichnet.

Auch Tumore, die häufig ein Ausdruck des versagenden Immunsystems sind, kommen bei AIDS-Kranken stark gehäuft vor (z.B. Kaposi-Sarkom). Bei 40% bis 60% aller Erkrankten ist das Zentralnervensystem betroffen. Eine Demenz kann auftreten.

Laborwerte, die bei HIV-Infektion häufig abnorm sind:

Erhöht:

- Leberwerte
- Amylase
- LDH
- Triglyceride
- Blutsenkung
- BZ
- Cortisol
- g-Globuline
- Lupus Antikoagulans
- VDRL

Erniedrigt:

- Hämoglobin
- Leukozyten
- Cholesterin
- Cortisol
- Aldosteron
- Thrombozyten
- BZ
- Na
- Vitamin B12

Diagnose

Untersuchung auf HIV-Antikörper

Der Test, meist wird eine ELISA durchgeführt, ist das wichtigste Nachweisverfahren auf HIV-Infektion. Die Antikörper sind damit bereits 4-12 Wochen nach der Infektion erfassbar. Sie bleiben bis zum Tod des Patienten nachweisbar.

Das bedeutet aber auch, dass in den ersten drei Monaten eine diagnostische Lücke besteht. Der Mensch ist bereits infektiös, ohne dass dies an nachweisbaren Antikörpern erfassbar wäre.

Für Sorgsame gibt es bereits Selbsttest-Sets, bei denen aus

- einem Tropfen Blut aus dem Finger
- aus Speichel
- aus einer Harnprobe

mit einer erstaunlichen Genauigkeit eine Infektion nachgewiesen werden kann. Dieser Test ersetzt jedoch keinesfalls einen ELISA.

Da es jedoch auch bei ihm selten zu fälschlicherweise positiven Ergebnissen kommt, muss im Falle eines positiven Tests der ELISA nochmals wiederholt werden. Es folgt außerdem immer ein Bestätigungstest mit einer anderen Methode, meist ein

Immunoblot (Western-Blot)

Fällt auch dieser Test positiv aus, ist die Diagnose definitiv.

Ein Prinzip in der HIV-Diagnostik ist eine Gegenkontrolle aus nachmals entnommenem Blut:

HIV-Virusnachweis

- HIV-p24-Antigen
- PCR-Reaktion (bereits <20 Viren/ml sind nachweisbar)

Mit gentechnologischen Methoden kann heute mit großer Präzision auch das Erbgut des HIV im Blut und aus Körperflüssigkeiten nachgewiesen werden. Es ist sogar möglich, die Anzahl der Viruskopien im Blut zu bestimmen. Das erlaubt Information bezüglich Therapieerfolgen bzw. der Infektiosität des Patienten.

Verlaufsparameter

- $CD4^+$-Lymphozyten-Zellzahl: Die Anzahl dieser Lymphozyten informiert relativ gut über die Schwere der Erkrankung:
- normal > 800/µl,
- leichter Immundefekt < 800/µl,
- mäßiger Immundefekt <500/µl,
- schwerer Immundefekt <200/µl.
  Der Wert wird zum Anlass genommen, eine Therapie einzuleiten.

- CD4/CD8 – Ratio. Es geht darum, das Verhältnis zwischen den verschiedenen Lymphozytenpopulationen zu berechnen.
- normal >1,
- schwerer Immundefekt < 0,1

- Neopterin: Gibt Auskunft über die Aktivität des Immunsystems.
- normal < 10 nmol/l,
- schwerer Immundefekt > 30 nmol/l

- β2-Mikroglobulinbestimmung: Informiert über Aktivierung und Zelltod der Lymphozyten: Dieser Wert steigt bei fortgeschrittener Erkrankung an. Das Risiko, in den nächsten drei Jahren am Vollbild AIDS zu erkranken, liegt bei
- >5,0 mg/l → 75%
- 3,1-5,0 mg/l → 28%
- < 3,0 mg/l → 7%

Tropische Viruserkrankungen

Es wird nur eine Auswahl in tabellarischer Form beschrieben.

(IKZ = Inkubationszeit, d = Tage)

Erkrankung	Vorkommen	Infektionsweg Inkubationszeit	Symptome
DENGUE-Fieber 50-100 Millionen Erkrankungen pro Jahr	Australien, Asien, Afrika, Südamerika	Mücken IKZ: 2-7 d Impfung in Entwicklung	Fieber, evtl. Ausschlag Kopf- und Rückenschmerzen, Muskelschmerzen, Gelenkschmerzen, Übelkeit Reinfektion oft gefährlich (Blutungen)
WEST-NIL-Fieber	Asien, Afrika, mittlerer Osten, Ostblock	Mücken IKZ: 2-6 d	Fieber, Krankheitsgefühl, evtl. Ausschlag Lymphknotenschwellungen, Rachenentzündung, Bauchbeschwerden, Erwachsenen evtl. Hirnhautentzündung
PAPPATACI-Fieber Dreitagefieber, Sandfliegenfieber	Mittelmeer-Länder	Sandfliegen IKZ: 2-5 d	Fieber, Kopfschmerz (Stirnbereich), Bindehautentzündung, Lichtscheu, Muskel-Gelenkschmerzen, Bauchbeschwerden
RIFT-VALLEY-Fieber	Afrika, Ägypten	Haustiere über Mücken IKZ: 2-6 d	Schwere fieberhafte Erkrankung, Netzhautentzündung (50% Erblindung), Gehirnbeteiligung
ROSS-RIVER-Fieber	Australien, Ozeanien	IKZ: 2 Wo. Dauer: 2 Wo.	Fieber, Ausschlag, Gelenkschmerzen, Muskelschmerzen durch zwei Wochen „infektiöse Polyarthritis“

MAYARO- und SINBIS-Fieber	Lateinamerika Afrika, Asien, Australien	Mücken IKZ: 10-12 d	Fieber, Schüttelfrost, Ausschlag, Gelenkschmerzen, Brechdurchfall, Lymphknotenschwellungen
AFFEN-POCKEN	Zentralafrika	Affen, direkt von Menschen IKZ: 12 d	Fieber, Pusteln, Ausschläge, Augenschädigungen, Menschen mit Pockenimpfung sind rel. geschützt
GELBFIEBER	Tropisches Afrika, Südamerika	Mücken IKZ: 3-6 d Impfung mögl.	Schüttelfrost, Fieber, Kopfschmerzen, Muskelschmerzen, Erbrechen, Leber-/ Nierenschäden, Gelbsucht, Blutungen
KRIM-KONGO-Fieber	Südosteuropa, Mittl. Osten, Afrika, Asien	Vögel, Zecken IKZ: 3-12 d	Fieber, Leberschädigung, Blutungen, Lungenödem
HANTAVIRUS	Balkan, Europa	Nagetiere	Nierenkoliken, Fieber, Blutungen, Nierenversagen
Lassa-Fieber	Westafrika, Zentralafrika	Ratten, Menschen IKZ: < 21 d	Fieber, Rücken-/ Gelenkschmerzen, Husten, Bauchschmerzen, Blutungen, Gesichts-/ Nackenschwellung
EBOLA-Fieber	Zentralafrika	Kontakt mit infiziertem Blut IKZ: 1-2 Wo	Blutungen, Nekrosen (örtlicher Gewebstod) verschiedener Organe, schlechte Prognose auf Heilung
MARBURG-Fieber	Zentral-Südafrika	Meerkatzen, Affen	
JAPAN-ENZEPHALITIS	Asien	Vögel, Haustiere über Mücken	Fieber, Kopfschmerzen, Husten, Bauchschmerzen, Hirnhautentzündung, Gehirnschädigung
ST. LOUIS-ENZEPHALITIS	Nordamerika,	Vögel, Mücken IKZ: -3 Wo.	Fieber, Herz-Lungensymptome, Neurologische Störungen

Aus C. G. Meyer: Tropische Viruserkrankungen, DMW 1999, Nr. 36 S. 1043-1051

Infektionskrankheiten/ Bakterien

Wenn Kleinstlebewesen (in der Fachsprache: Mikroorganismen) wie etwa Bakterien, Viren, Pilze usw. in den Körper eines größeren Lebewesens eindringen, spricht man von Infektion.

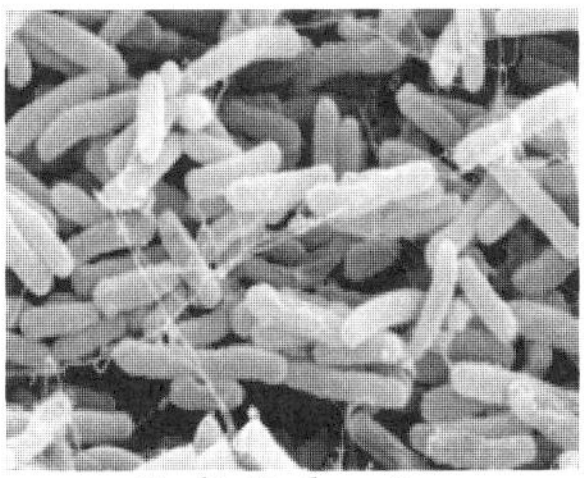

Coli-Bakterien

Der ungebetene Gast vermehrt sich in seinem "Wirt" und kann Schaden anrichten. Erst dann ist der Ausdruck Infektionskrankheit berechtigt. Denn eine bloße Infektion muss nicht unbedingt krank machen.

Ob eine Krankheit entsteht, hängt von verschiedenen Umständen ab: Natürlich von der Leistungsfähigkeit des Abwehrsystems (Immunlage). Weiters von der Zahl der eingedrungenen Erreger und schließlich von deren Bereitschaft, sich zu vermehren bzw. deren Aggressivität. Je massiver der Befall und je aggressiver die Keime, desto gefährlicher die Situation.

Entsprechend diesen Zusammenhängen kann ein und derselbe Eindringling bei zwei Menschen grundverschiedene Auswirkungen haben. Der eine merkt vielleicht gar nichts von der Infektion, der andere aber erkrankt lebensgefährlich. Vor allem dann, wenn sich sein Organismus nicht ausreichend zur Wehr setzen kann.

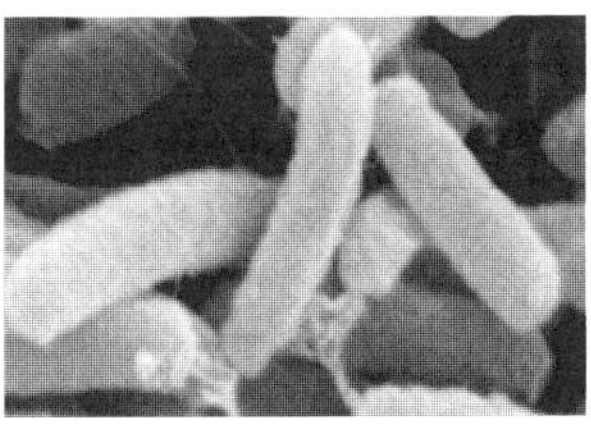

Coli-Bakterien

Während zum Beispiel Bakterien heute meist wirkungsvoll mit Antibiotika bekämpft werden können, stehen uns im Kampf gegen viele Viren leider noch immer nur wenige zuverlässige Medikamente zur Verfügung. Allerdings kann vielen Viruserkrankungen durch rechtzeitige Impfung vorgebeugt werden.

Wie werden Infektionen mit Bakterien und Viren diagnostiziert?

Mikrobiologie und Bakteriologie

Mikrobiologie ist die Lehre von den Mikroorganismen (Bakterien, Viren, Pilzen, Einzellern usw.). Im medizinischen Bereich versucht man, bei infektiösen Erkrankungen den Erreger zu entlarven und seine Empfindlichkeit auf bestimmte Medikamente (Antibiotika) zu testen. Dazu werden verschiedene Untersuchungsmethoden angewandt:

☞ Gram-Färbung

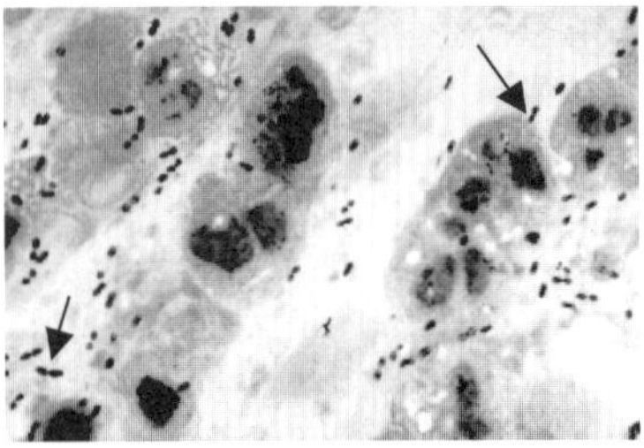

Gram-gefärbter Auswurf mit zahlreichen Bakterien → Streptokokken pneumoniae

Wenn in einer Probe Bakterien nachgewiesen werden können, färbt der Arzt diese mit einem speziellen Farbstoff. Damit teilt er Bakterien, entsprechend dem Aufbau ihrer Zellwände, in gram-positive (wenn sie sich färben lassen) und in gram-negative (wenn sie sich nicht färben lassen) ein. Mit Hilfe der Gram-Färbung ist es möglich, den Kreis der Erreger einzuengen und ein wahrscheinlich passendes Antibiotikum auszuwählen.

☞ Giemsa-Färbung

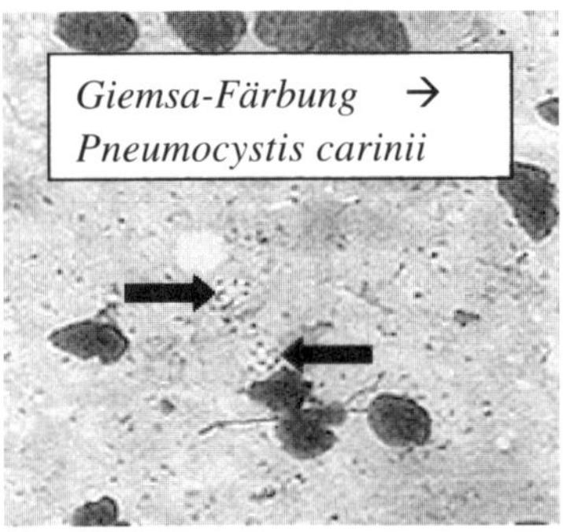

Protozoen (tierische Einzeller) können mit der Giemsa-Färbung dargestellt werden. Daher wird diese Färbemethode z.B. bei Verdacht auf Malaria eingesetzt. Aber auch die Erreger der Syphilis, des Fleckfiebers, der Papageienkrankheit und des Lymphogranuloma venereum entdeckt der Mediziner auf diese Weise. In der Abbildung links sieht man als Beispiel Pneumocystis carinii. Bei AIDS ist dieser Erreger sehr gefährlich.

☞ Ziehl-Neelsen-Färbung

Die Mycobakterien (Erreger der Tuberkulose) besitzen in ihrer Zellwand eine wachsähnliche Substanz. Sie sind daher mit den üblichen Färbemethoden nicht darstellbar. Mit der Ziehl-Neelsen-Färbung gelingt es jedoch.

Die Tuberkelbakterien lassen sich als säurefeste Stäbchen nachweisen. Der Beweis gelingt mittels Kulturen (die Erreger wachsen in einer speziellen Nährlösung, der Arzt bestimmt sie dann) oder gentechnologisch.

☞ Bakterienkulturen

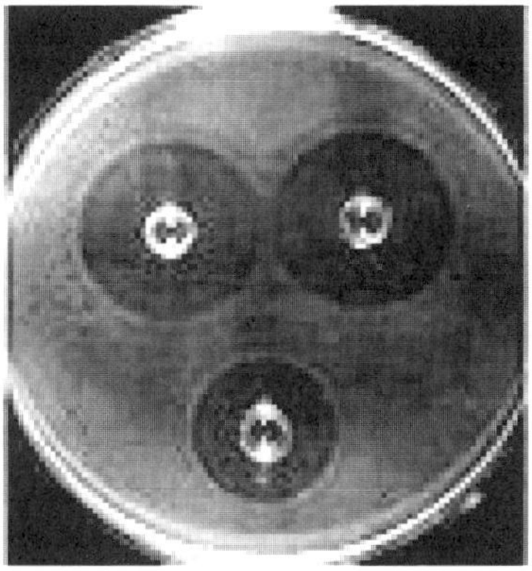

Bakterienkultur mit Zusatz von 3 Antibiotika → Hemmhöfe

Die verschiedenen Färbungen dienen der schnellen Entlarvung der "Übeltäter". Zur genauen Bestimmung und vor allem zur Testung der Empfindlichkeit auf gewisse Antibiotika ist hingegen eine Kultur erforderlich.

Bei der Bakterienkultur wird die zu untersuchende Substanz (Blut, Harn usw.) im einen speziellen Behälter, der eine Nährsubstanz enthält, ausgestrichen und in einen Brutschrank gestellt.

Nach wenigen Tagen haben die Bakterien einen "Bakterienrasen" gebildet. Sie sind gewachsen, haben sich beträchtlich vermehrt. Dann mengt der Arzt bestimmte Antibiotika dazu. Er beobachtet, ob die Bakterien dadurch umkommen oder sich zumindest in ihrer Vermehrung hemmen lassen. Trifft das zu, hat er das richtige Medikament gefunden.

☞ Untersuchungen auf Parasiten

In Ländern mit niedrigem Hygienestandard sind Erkrankungen durch Parasiten überaus häufig. Die wichtigsten Leiden sind Protozoeninfekte, Wurmbefall und Befall durch Gliederfüßler.

Praktisch alle Protozoen (tierische Einzeller) können durch mikroskopische Techniken identifiziert (erkenntlich gemacht) werden. Bei einigen ist der Nachweis ihrer Eier oder Larven leichter möglich. Manche lassen sich auch durch serologische Methoden im Blut nachweisen.

☞ Molekulare, gentechnologische Diagnostik

Die gentechnologischen Fortschritte ermöglichen seit wenigen Jahren äußerst exakte und empfindliche Nachweisverfahren. Dabei werden Teile der Erbsubstanz von Mikroorganismen nachgewiesen.

Diese Untersuchungen sind so empfindlich, dass schon die Anwesenheit weniger Mikroorganismen Werte bringt. Kontaminationen, dass heißt, geringste Verschmutzungen (aus der Luft in das Untersuchungsmaterial) können die Befunde einer Untersuchung bereits fälschlicherweise positiv erscheinen lassen.

☞ Gensonden

Das Prinzip der Untersuchung:

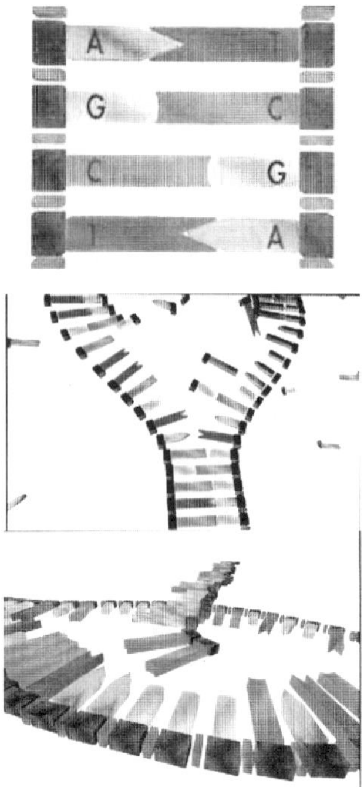

Die Erbsubstanz stellt eine sehr lange Kette von Molekülen dar, die in Form eines Doppelstranges angeordnet sind. Das Alphabet der Erbsubstanz umfasst vier Buchstaben. Die vier Basenbausteine der DNS: Adenin, Cytosin, Guanin und Thymin. Diese kommen immer paarweise vor: Adenin mit Thymin (über zwei Wasserstoffbrücken verbunden) und Cytosin mit Guanin (über drei Wasserstoffbrücken verbunden).

Jeder Organismus besitzt in der Erbsubstanz typische Sequenzen, also aufeinanderfolgende Basen. Gelingt es, einen derartigen Genabschnitt zu entschlüsseln, kann davon ein spiegelbildlicher "Abdruck" hergestellt werden.

Wird er z.B. mit radioaktiven oder fluoreszierenden Stoffen markiert und zu einer Probe zugesetzt, lagert er sich an die DNS. Der "Abdruck" kann diese sichtbar machen. Lebende und sich vermehrende Keime sind für diese Untersuchung Voraussetzung.

☞ Amplifikationsmethoden (PCR)

Ist ein gesuchter Erreger nicht oder nur schwer kultivierbar, muss eine Gen-Vervielfältigungsmethode (Amplifikationsmethode) angewendet werden. Die Polymerasen-Ketten-Reaktion (PCR) stellt dabei die gebräuchlichste Methode dar.

Auch hier arbeitet der Arzt mit einer Gensonde. Unter Zusatz von bestimmten Enzymen, die bei unterschiedlichen Temperaturen aktiv sind, kann er durch genau definierte Temperaturanhebung und Abkühlung eine Vervielfältigung der DNS erreichen.

Anschließend wurden nur die Infektionen als Beispiele ausgewählt, bei denen eine serologische Diagnostik möglich ist.

Borrelien

Borreliose ist eine durch Zecken übertragene Krankheit. Im Spätstadium kann sie mit Nerven-, Herz- und Gelenkschäden einhergehen. Durch rechtzeitige Diagnose ist es möglich, diese Komplikationen zu vermeiden, da Borreliose heute gut mit Penicillin behandelbar ist.

Folgende Bestimmungen können durchgeführt werden:

Suchtest: IgG- und IgM-Bestimmung mit ELISA, IFT und Hämagglutinationstest
Bestätigungstest: Immunglobulinnachweis mittels Immunoblot (Westernblot)
Erregeranzucht
PCR-Nachweis der DNA aus Gewebe (gentechnologisch)
Die Bestimmung erfolgt aus Blut bzw. aus Gewebeproben

Was ist eine Borreliose (Lyme-Erkrankung)?

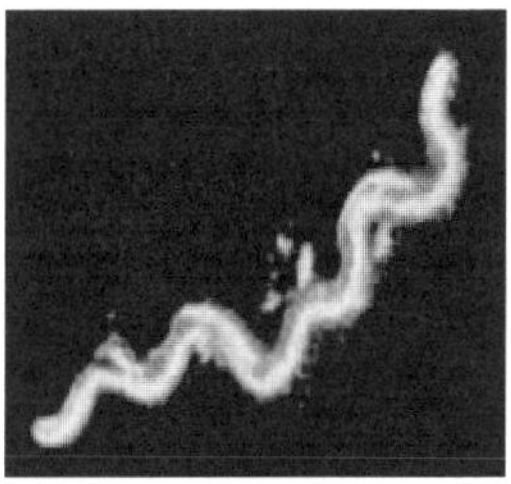

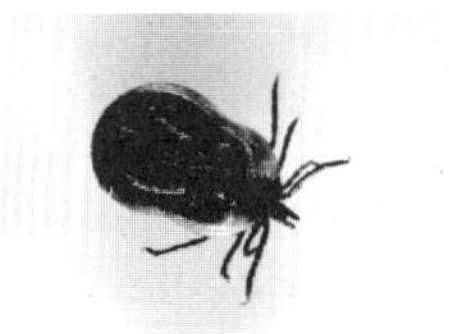

Borrelien (1982 erstmals in den USA isoliert) kennt man schon lange. Allerdings bringt man erst seit relativ wenigen Jahren eine Reihe eigenartiger Krankheitsbilder mit einer Infektion in Verbindung. Die Borrelia burgdorferi als Erreger der sogenannten Lyme-Erkrankung ist im deutschsprachigen Raum keine Seltenheit. Der Erreger ist mit den Verursachern der Syphilis gleichsam weitschichtig verwandt.

Die Übertragung (Jahreszeit: April bis September) erfolgt durch den Stich der Schildzecken. In manchen Gebieten Mitteleuropas sind bis zu 50 Prozent der Zecken infiziert. 5-10% aller Menschen haben im Laufe ihres Lebens Kontakt mit Borrelien. Bei etwa 20% verläuft die Erkrankung unbemerkt.

Stadium I der Krankheit: Wenige Tage nach der Ansteckung entwickelt sich an der Stelle des Stiches eine Rötung, die sich ausbreitet und die weiterwandern kann.

Stadium II: Wochen bis Monate später treten Kopfweh, Schwindel, unrhythmischer Herzschlag, Müdigkeit, depressive Verstimmung und oft auch Gelenkbeschwerden auf.

Im dritten Stadium, das vielleicht erst Jahre später zum Ausbruch kommt, können an Händen und Beinen Hautveränderungen, chronische Gelenksentzündungen, aber auch Nerven- und Gehirnhautentzündung auftreten. Manchmal leiden die Patienten unter immer wiederkehrenden Fieberschüben. Kaum jemand kommt auf die Idee, dass es sich um eine Borreliose im Spätstadium handelt.

Im Stadium I ist die Behandlung mit Penicillin bzw. einigen anderen Antibiotika kein Problem. Ab dem Stadium II legt der Arzt meist Infusionen mit hochdosierten Antibiotika an.

Wie wird eine Borreliose nachgewiesen?

Borrelien können aus Blut oder Gewebestückchen angezüchtet werden. Demnächst steht auch ein gentechnologisches Verfahren zum Nachweis von Borrelien-DNA zur Verfügung. Das ist allerdings nicht Routine.

Suchtest

Besteht der Verdacht auf eine Infektion, wird vorerst ein Suchtest (ELISA, IFT) durchgeführt. Er ist weniger aufwendig und genügt in den meisten Fällen. Fällt das Ergebnis negativ aus, liegt wahrscheinlich keine Borreliose vor. In Frühstadien oder bei sehr bald einsetzender Antibiotikatherapie kann der Test negativ sein. Dann ist eine Wiederholung nach 3-4 Wochen sinnvoll. Bei einem positivem Testergebnis ist die Diagnose ebenfalls noch keineswegs sicher. Bei Lues, der Mononukleose und vielleicht auch noch anderen bakteriellen Infektionen fällt der Test manchmal fälschlicherweise positiv aus.

Bestätigungstests

Mit weiteren Tests (Immunoblot) kann nun der Verdacht erhärtet werden. Ein negatives Ergebnis schließt eine Borreliose aus, ein positiver beweist sie. Ist der Immunoblot grenzwertig, können noch Spezialtests durchgeführt werden.

Ohne Wissen über den Patienten ist es kaum möglich, Laborbefunde zu deuten. Eine positive Borrelien-Serologie allein rechtfertigt noch keine Antibiotikatherapie.

Fallen die Tests und die Symptome nicht eindeutig aus, werden Kontrollen in wenigen Monaten empfohlen.

In wenigen Jahren soll eine Schutzimpfung gegen Borreliose zur Verfügung stehen.

Brucellen

Milz, Lymphknoten und Knochen werden bei dieser fieberhaften Infektion in Mitleidenschaft gezogen. Tiere und ihre Produkte stellen die Infektionsquelle dar. Blutuntersuchungen helfen hier weiter.

Folgende Bestimmungen können durchgeführt werden:

Kultur aus Blut, Lymphknoten oder Knochenmark
Mikroagglutinationstest: normal negativ
Widal-Test (Röhrchen-Agglutinationstest): normal <1:80
Brucellose-Commbstest: Bei hochgradigem Brucelloseverdacht und negativem Widal-Test angewendet: normal <1:80

Was sind Brucellen?

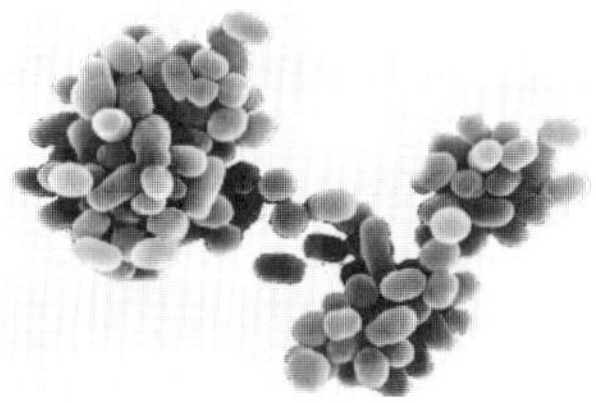

Brucellen sind die Erreger der Brucellose (Bang´sche Erkrankung, Maltafieber). Diese von Tieren und ihren Produkten (Milch, Fleisch) übertragenen Infektionen befallen vorwiegend Menschen mit engem Tierkontakt (Fleischer, Tierzüchter, Molkereigewerbe).

7 bis 21 Tage nach der Infektion, manchmal erst nach 1 bis zwei Monaten beginnt die Krankheit schleichend. Der Infizierte fühlt sich krank, es kommt zu auf- und abschwellendem Fieber und eventueller Lymphknotenschwellung. Die Brucellose kann über ein Jahr chronisch verlaufen, wobei die Patienten leicht schwitzen und depressiv sein können. Ein Befall von Knochen, Gelenken, Milz, Hoden und Herzklappen ist möglich.

Diagnose der Brucellose

Zur Diagnose werden Blutkulturen und Kulturen aus Lymphknoten und Knochenmark durchgeführt. Sehr wertvoll sind auch serologische Untersuchungen wie Widal-Reaktion und der Mikroagglutinationstest. Ein Titer über 1:160 spricht für eine Brucellose. Auch ein 4facher Titeranstieg beweist bei wiederholten Tests die Krankheit. Ein Titer über 1:20 sollte bei Erkrankungsverdacht kontrolliert werden.

Falsch positiv kann der Test nach Cholera und Choleraimpfung, Tularämie und Yersinieninfektion ausfallen.

Bei der Brucellose zeigt sich bei den Routinelaborwerten häufig LDH und alkalische Phosphatase (aP) erhöht. Die Leukozytenzahl bleibt normal.

Campylobacter jejuni

Campylobacter jejuni stellen in den USA nach den Lamblien die zweithäufigsten Erreger von Durchfall-Epidemien dar, die durch verseuchtes Wasser entstehen.

Folgende Bestimmungen können durchgeführt werden:

Direkter Erregernachweis im Stuhl (Kultur)
Serologischer Nachweis: KBR Grenztiter 1 : 10

Wie äußern sich Infektionen?

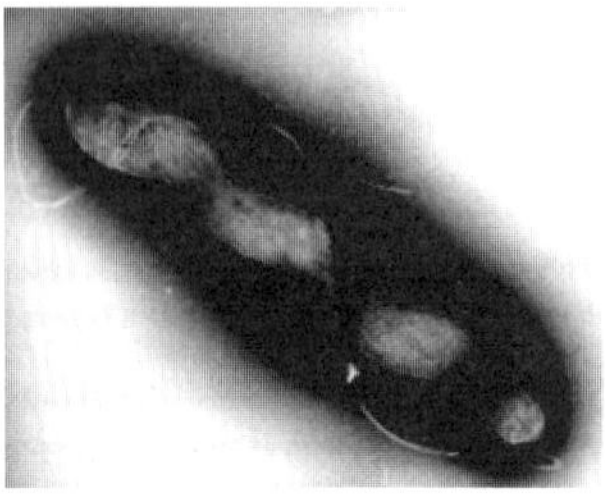

Campylobacter jejuni sind lebhaft bewegliche, gekrümmte "Stäbchen", die eine Geißel besitzen. Ansteckungsquellen sind Tiere (besonders Geflügel), infizierte Nahrungsmittel (Frischgeflügel, Rohmilch) und verunreinigtes Trinkwasser.

Bei rund 7 Prozent aller Patienten mit Durchfall lassen sich diese Keime auch in unseren Breiten nachweisen. Sie sind somit nach den Salmonellen die zweithäufigsten Durchfallserreger.

Die Inkubationszeit beträgt 2-6 Tage. Die Erkrankten fiebern meistens, haben wäßrige, bisweilen auch blutige Durchfälle. Auch ohne Behandlung heilt die Erkrankung nach etwa einer Woche ab. Dennoch bleiben die Betroffenen noch etwa drei Wochen lang ansteckend. Bei manchen treten auch Gelenksentzündungen auf.

Eine Behandlung mit Antibiotika ist selten erforderlich.

Diagnose der Campylobacterinfektion

Campylobacter können frischem Stuhl angezüchtet werden. Das stellt auch das wichtigste diagnostische Verfahren dar. Leider wachsen die Keime in der Kultur nur langsam. Bis der Erregernachweis gelingt, ist die Krankheit eventuell bereits ausgeheilt.

Antikörper können ebenfalls erst 1-3 Wochen nach Infektionsbeginn nachgewiesen werden. Ihre Untersuchung ist jedoch von begrenzter Bedeutung. Rohmilchtrinker zeigen häufig hohe Antikörpertiter gegen Campylobacter jejuni.

Chlamydien

Chlamydien sind bakterienähnliche Organismen. Sie leben und vermehren sich in den Zellen des Infizierten. Chlamydien können Lungen, Augen, Harn- und Geschlechtsorgane befallen und Gelenksentzündungen auslösen.

Folgende Bestimmungen können durchgeführt werden:

Nachweis von Antikörpern gegen spezielle Chlamydienarten
Nachweis der Chlamydien (Antigene) durch immunologische oder gentechnologische Nachweisverfahren
Zellkulturen
Nachweis von Chlamydienantikörpern
Die Bestimmung erfolgt aus dem Blut

Was sind Chlamydien?

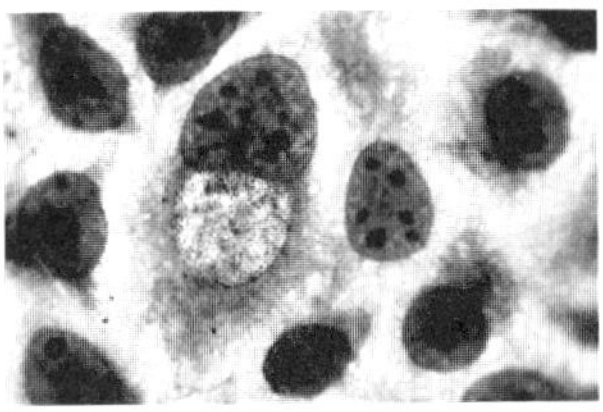

Chlamydien sind sehr kleine Mikroorganismen, die Eigenschaften von Bakterien und Viren aufweisen. Da sie eine eigene Zellwand besitzen, werden sie zu den Bakterien gezählt. Chlamydien vermehren sich nur in den Zellen des Wirtes und bilden dort sogenannte Einschlusskörperchen. Platzt die infizierte Zelle, werden sie freigesetzt. Auf diese Weise erfolgt die Ansteckung.

Die welweit häufigste, durch Geschlechtsverkehr übertragbare Erkrankung ist die Chlamydieninfektion. Sie verursacht auch Erkrankungen der Atemwege. Zur Zeit wird heftig diskutiert, ob Chlamydien an der Entstehung der Arteriosklerose beteiligt sind.

Bei dem Großteil der Menschen können Antikörper dagegen nachgewiesen werden. Das bedeutet, dass die meisten mit diesem Erreger bereits Kontakt hatten.

Die drei Arten der Chlamydien

➜ Chlamydia trachomatis

Dieser Erreger befällt nur Menschen. Allein in Deutschland treten jährlich bis 500.000 Infektionen auf. Sie verursachen Genital- und Augeninfektionen.

Lymphogranuloma venereum

Diese häufige sexuell übertragene Erkrankung verursacht wenige Tage nach der Infektion ein schmerzloses Bläschen an den Geschlechtsorganen. Nach 2 bis 6 Wochen treten in der Leistenregion schmerzhafte Lymphknoten auf.

Die Erkrankung verläuft sowohl bei Männern als auch Frauen in der Mehrzahl der Fälle unbemerkt. Es können auch Allgemeinsymptome wie Fieber, Kopfschmerzen, Gelenkschmerzen und Krankheitsgefühl auftreten.

Etwa jede zweite Harnröhrenentzündung bei Männern

Diese Entzündung kommt wesentlich häufiger als die Gonorrhoe vor, bei der der eitrige Ausfluss stärker ausfällt. Auch Frauen können diesen entwickeln. In Kombination mit Bindehautentzündung und Gelenkbeschwerden spricht man von der Reiter´schen Erkrankung.

Augeninfektion

Die Schwimmbad-Konjunktivitis (Bindehautentzündung), das Trachom (ägyptische Körnerkrankheit) und die früher bei Neugeborenen beobachtete Einschlusskörperchenkonjunktivitis sind ebenfalls durch Chlamydia trachomatis bedingt.

➜ Chlamydia pneumoniae

Pneumonie, Bronchitis, Rachenentzündung

Infektionen mit diesem Erreger treten häufig auf. Sie verlaufen in der Regel symptomarm. Etwa jede zehnte Infektion führt nach einer Inkubationszeit von 10-23 Tagen zu einer Pneumonie (Lungenentzündung).

Andererseits soll nur etwa jede zehnte Pneumonie von dieser Chlamydie verursacht werden. Im Unterschied zu anderen Lungenentzündungen beginnt diese schleichender und geht mit längerem lästigen Hustenreiz einher. Gelenks- und Herzbeteiligung kommen vor.

Arteriosklerose

Wäre die Arteriosklerose auch zum Teil eine infektionsbedingte Erkrankung, feierten Mediziner diese Erkenntnis als Sensation. Schließlich würde das neue Behandlungsmöglichkeiten ermöglichen.

Es konnten von mehreren Untersuchern in verkalkten Gefäßen Einschlusskörperchen nachgewiesen werden. Diese wurden als Chlamydia pneumoniae identifiziert.

➜ Chlamydia psittaci

Diese bei uns seltene Chlamydienart verursacht Infektionen des Respirationstraktes (Atemwege) wie Pneumonie (Lungenentzündung) und selten schwere Infektionen, die mit hohem Fieber, Kopfschmerzen, Muskelschmerzen und Milzvergrößerung einhergehen.

Die Erkrankung wird auch **Ornithose** genannt. Die Übertragung erfolgt nämlich durch Vögel (Papageiarten, Hühner, Tauben ...) auf den Menschen. Dementsprechend sind Tierzüchter, Vogelbesitzer und Angestellte von Geflügelfarmen gefährdet.

Diagnose der Chlamydieninfektionen

Der Erreger sollte, wenn möglich, direkt nachgewiesen werden. Dazu dienen je nach Erkrankung Abstriche aus Harnröhre, Gebärmutterhals, Rachen, Lungenspülflüssigkeit oder Bindehaut. Er kann direkt untersucht, für Kulturen, Antigennachweis oder sogar ein gentechnologisches Verfahren benutzt werden. Die letztgenannten Verfahren erlauben sogar den Chlamydiennachweis im Harn.

Serologische Tests sind weniger verlässlich.

> ***Mit den serologischen Tests kann lediglich die Ornithose 10-14 Tage nach Ausbruch der Erkrankung mit ausreichender Sicherheit diagnostiziert werden.***

Der Nachweis artspezifischer Antikörper ist bei frischen Infektionen nicht aussagekräftig. Bei Chlamydia trachomatis hat die Bestimmung einer chronischer Infektion Bedeutung.

Der Chlamydia pneumoniae-Test fällt erst nach Wochen positiv aus. Ein Titeranstieg des IgM über das 4fache bei zwei, innerhalb von 3 Wochen abgenommenen Blutproben beweist eine abgelaufene Infektion.

Nicht selten sind die serologischen Tests falsch positiv, da Kreuzreaktionen mit anderen Infektionserregern vorkommen.

Helicobacter pylori

Helicobacter pylori (H.p.) ist heute als der wesentliche Verursacher der B-Gastritis, des nicht medikamentös bedingten Magen- und Zwölffingerdarmgeschwürs und eines Lympoms der Magenwand bekannt.

Folgende Bestimmungen können durchgeführt werden:

Biopsie und Urease-Test (CLO-Test)
Biopsie und histologischer Nachweis
13C-Atemtest
Helicobacter-Serologie (Antikörpernachweis)

Was ist der Helicobacter pylori?

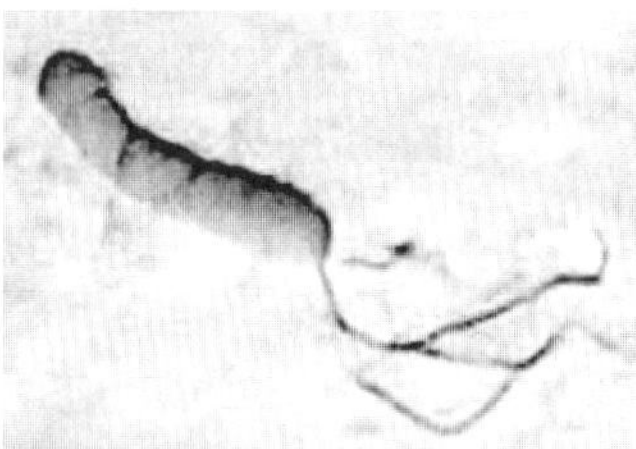

Vor 30 Jahren hätte kaum jemand behauptet, ein Zwölffingerdarmgeschwür sei eine Infektionskrankheit.

Heute ist etwa die Hälfte der Weltbevölkerung mit diesem Keim infiziert.

Der Helicobacter pylori ist ein bewegliches Bakterium, das in der Magenschleimhaut nistet. Er verursacht über 90% der Zwölffingerdarm- und über 80% der Magengeschwüre. Bevor man 1982 die Bedeutung dieses Keimes erkannt, nahm man an, dass gewisse Nahrungsmittel, Stress oder bestimmte Lebensumstände Ursache sind.

Patienten wurden mit Säureblockern behandelt, Teile des Magens entfernt und der Nervus Vagus (der den Magen versorgende Nerv) mit unterschiedlichsten Operationsverfahren durchtrennt. Dennoch stellte sich der Erfolg nicht recht ein.

Heute sieht die Therapie so aus: Die Patienten nehmen eine Woche Säureblocker ein. Dazu kommt eine Antibiotikakombination. Die Geschwürerkrankung ist geheilt.

Welche Erkrankungen verursacht Helicobacter pylori?

Obwohl so viele Menschen infiziert sind, erkrankt nur ein kleiner Prozentsatz. H.p. kann folgende Krankheiten verursachen oder begünstigen:

- Magen- und Zwölffingerdarmgeschwüre
- Chronische Gastritis (Magenschleimhautentzündung) mit einem Schwund an Zellen der Schleimhaut (B-Gastritis).
- Menschen mit einer Helicobacter-pylori-Infektion sind 2 bis 6fach mehr gefährdet, Magenkrebs zu erleiden. Auch ein den Magen befallendes bösartiges Lymphom (MALT-Lymphom) kommt hauptsächlich bei H.p. vor.

Welche Beschwerden verursachen Magen-Zwölffingerdarmgeschwüre und die H.p.-Gastritis?

Wiewohl Geschwüre komplett schmerzfrei verlaufen können, klagen viele Patienten über Beschwerden. Die meisten verspüren einen nagenden, manchmal auch brennenden Schmerz in der Magengrube. Bei einer frischen Infektion kann Übelkeit und Erbrechen auftreten. Fieber kommt praktisch nie vor.

Beim Zwölffingerdarmgeschwür leiden manche etwas häufiger an Nüchternschmerz. Insgesamt ist jedoch das Nachlassen der Beschwerden nach dem Essen für ein Geschwür typisch. Manche Speisen verstärken allerdings den Schmerz.

Tritt eine Blutung auf, können Müdigkeit und Schwäche auf die Blutarmut hinweisen. Bei starken Blutungen verfärbt sich der Stuhl schwarz. Es kann zum Bluterbrechen kommen.

Wie wird Helicobacter pylori diagnostiziert?

Alle Menschen, die an Geschwüren im Magen-Darm-Trakt und den eben beschriebenen Beschwerden leiden, wird eine Testung auf H.p. angeraten.

Es gibt verschiedene Möglichkeiten des Nachweises:

- Mikroskopischer Nachweis aus einer Biopsie, die im Rahmen einer Gastroskopie gewonnen wurde
- Urease-Test (CLO-Test) aus derselben Biopsie
- ^{13}C-Atemtest
- Serologische Nachweisverfahren

Mikroskopischer Nachweis

Bei der histologischen Untersuchung wird H.p. unter dem Mikroskop erkannt. Es stehen auch bestimmte Färbemethoden zur Verfügung, mit deren Hilfe der Heliobacter besser sichtbar wird.

Urease-Test (CLO-Test)

Damit H.p. im stark sauren Magen überleben kann, besitzt dieser Keim Enzyme, die Urease genannt werden. Sie spalten Harnstoff in Ammoniak. Dieser ist alkalisch und neutralisiert somit die Umgebung des Erregers. Beim Nachweis gibt der Arzt eine kleine Gewebeprobe aus dem Magen in einen kleinen Napf. Darin befindet sich Harnstoff und Indikatorfarbstoff. Ist in der Biopsie H.p. vorhanden, färbt sich binnen weniger Stunden die entnommene Probe im Napf rot an. Zum Nachweis eines Therapieerfolges sollte mit einer zweiten Biopsie und dem Ureasetest bis vier Wochen nach Therapieende gewartet werden.

^{13}C-Atemtest

Beim Atemtest trinkt der Patient eine Flüssigkeit, in der sich mit 13 C markierter Harnstoff befindet. Diesen kann der Heliobacter schnell aufspalten. Dabei bildet sich $^{13}CO_2$. Ausgeatmet kann es in der Atemluft nachgewiesen werden.

Der Atemtest ist sinnvoll, um eine erfolgreiche Eradikation (Beseitigung des Erregers mittels Antibiotika) nachzuweisen. Damit kann dem Patienten eine eher unangenehme Gastroskopie erspart werden, wenn keinerlei Verdacht auf eine bösartige Erkrankung besteht.

Auch der Atemtest sollte erst frühestens vier Wochen nach einer Antibiotikatherapie durchgeführt werden.

Serologische Tests

Mit diesen Tests kann nachgewiesen werden, dass der Patient einmal mit H.p. infiziert war.

Sie eignen sich aber nicht, eine bestehende Infektion anzuzeigen. Auch kann damit nicht der Erfolg einer Therapie bestätigt werden. Es dauert nämlich bis zu einem halben Jahr, bis es zu einem deutlichen Abfall der Antikörpertiter kommt.

Legionellen

Bei Menschen mit geschwächtem Immunsystem können diese Keime eine Lungenentzündung verursachen. Die Diagnose erfolgt heute durch den Keimnachweis im Harn.

Folgende Bestimmungen können durchgeführt werden:

Direktnachweis
- **Immunfluoreszenz**
- **Antigennachweis im Harn (RIA, ELISA)**
- **Gentechnologischer Nachweis**
- **Kultur**
- **Serologische Untersuchungen mit Antikörperbestimmungen**

Was sind Legionellen ?

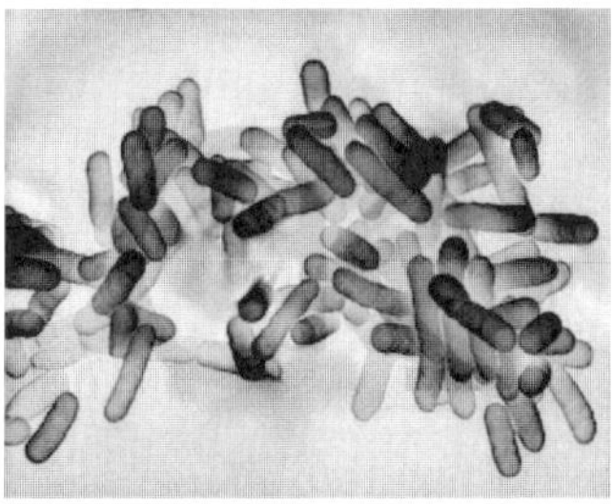

Legionellen wachsen dort, wo sie keiner vermuten würde, nämlich in Warmwasserleitungen, Luftbefeuchtern, Sprinklern, Klimaanlagen, aber auch natürlichen Gewässern. In einer größeren Untersuchung in Deutschland konnten in fast der Hälfte der Warmwasseranlagen großer Gebäude Legionellen nachgewiesen werde. Die Infektion erfolgt durch Inhalation kleinster infizierter Wassertröpfchen (z.B. beim Duschen).

Legionärskrankheit, eine Form der Lungenentzündung, die mit Kopfschmerzen und Benommenheit einhergeht, und das Pontiac-Fieber, das einer schweren Grippe ohne Lungenbeteiligung ähnelt, sind die zwei bekanntesten, durch Legionellen verursachten Infektionen. Gefährdet sind vorwiegend ältere und immungeschwächte Menschen.

Diagnose der Legionellose

Der kulturelle Nachweis der Legionellen ist schwierig. Die eleganteste Methode ist der Nachweis von Legionellenantigenen im Harn. Ebenso gebräuchlich ist der direkte Keimnachweis im Bronchialsekret mittels Immunfluoreszenz.

Der serologische Nachweis von Antikörpern kommt bei der Akutdiagnostik zu spät. Nach der Erkrankung weist ein 4facher Titeranstieg bei zwei aufeinanderfolgenden Blutproben auf eine durchgemachte Infektion hin.

Im Labor zeigt sich bei Erkrankten oft Natrium und Phosphor erniedrigt. Bei Nierenbeteiligung steigen Creatinin, bei Leberbeteiligung die Enzyme an.

Leptospiren

Diese Bakterien verursachen teils leichte grippeartige, teils schwer verlaufende Infektionen. Erregerreservoir (Speicher) sind Tiere. Die Diagnose erfolgt durch Kultur oder serologische Tests.

Folgende Bestimmungen können durchgeführt werden:

Blutkultur und Harnkultur
Mikroagglutinations-Reaktion (MAR) normal <1:100
Komplementbindungs-Reaktion (KBR) normal <1:20

Was sind Leptospiren?

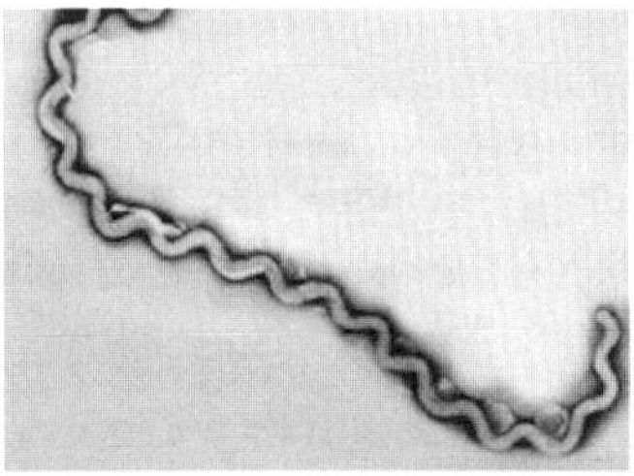

Weltweit, besonders aber in feuchten Gebieten tritt diese von Tier auf Mensch übertragene Erkrankung auf.

Gefährdet sind Personen, die engen Kontakt zu Tieren pflegen. Genauso laufen Kanalarbeiter und Menschen, die in durch Rattenkot infizierten Gewässern baden, Gefahr zu erkranken.

Nach einer Inkubationszeit von ein bis zwei Wochen tritt hohes Fieber auf. Die Patienten leiden unter Kopf- und Muskelschmerzen (Waden), Augenbeschwerden, Blutdruckabfall und langsamen Puls. Nach 4-7 Tagen fällt das Fieber ab. Wenig später kann es nochmals ansteigen. Eine Gelbsucht tritt auf. Es können Hämolyse, Blutungen, Nierenversagen und eventuell eine Hirnhautentzündung folgen.

Diagnose der Leptospirose (Weil´sche Erkrankung)

Leptospiren werden mittels Kultur im Harn und Blut nachgewiesen.

Bei der MAR wird beurteilt, ob mehr als 50% der Leptospiren agglutinieren (verklumpen):

- Positiv ➔ es geschieht bereits bei Serumverdünnung 1:400
- Verdächtig ➔ bei Serumverdünnung 1:100 bis 1:200
- Negativ ➔ es ist bei 1:100 noch nicht der Fall

Ein Titeranstieg vom 4fachen innerhalb von 14 Tagen erbringt den Beweis.

Listerien

Gehirnhautentzündung und eine schwer verlaufende hochfieberhafte Erkrankung sind die gefürchtetsten Erscheinungen der Listeriose.

Folgende Bestimmungen können durchgeführt werden:

Kultureller Nachweis
Serologischer Nachweis
Widal-Reaktion: normal <1:160
Agglutinations- Immobilisationstest: normal <1:160
Komplementbindungsreaktion: normal <1:20
Antikörper gegen Listeriolysin O

Was sind Listerien?

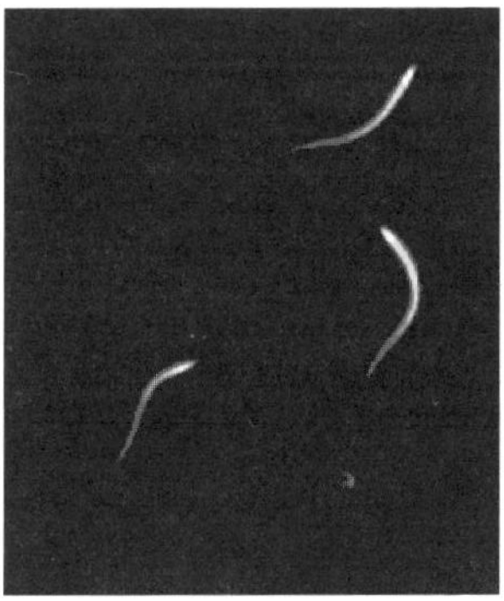

Listerien sind bewegliche Mikroorganismen, die weltweit, speziell aber in Ländern mit feuchtem Klima vorkommen.

Bakterienreservoir (Speicher) sind Haus- und Wildtiere. Die Übertragung erfolgt über ungekochtes Essen (weicher Käse, Pasteten, Milch, Hühnerfleisch, roh zubereitete Salate).

Um sich zu infizieren, ist eine hohe Anzahl der Listerien notwendig. Da sie jedoch in der Lage sind, sich auch bei Kühlschranktemperaturen (wenn auch nur langsam) zu vermehren, ist das möglich. Listerien zählen zu den wenigen Mikroorganismen, deren Anzahl in den Zellen des Infizierten steigt.

Das Erkrankungsrisiko für Listeriose ist nicht sehr hoch, da ein normales Immunsystem leicht mit dem Keim fertig wird. Gefährdet sind:

- Schwangere: Hier verursacht die Infektion einen Abort (Fehlgeburt) oder eine Infektion des Neugeborenen. Die Mutter erleidet eine fieberhafte Infektion mit Kopf-, Muskel- und Rückenschmerzen.
- Immungeschwächte: Aids-Patienten, Menschen in immunhemmender Therapie, Tumorpatienten. Bei diesen Patienten ist der Befall der Hirnhaut (Meningitis) besonders gefürchtet.

Diagnose der Listeriose

Am besten setzt der Arzt eine Kultur an. Serologische Tests sind nicht so zuverlässig. Ein Titeranstieg innerhalb von 2 Wochen weist auf eine Listeriose hin.

Salmonellen

Wässrige Durchfälle mit und ohne Fieber, bis hin zu schwerstem Typhus werden durch Salmonellen verursacht.

Folgende Bestimmungen können durchgeführt werden:

Blut- und Stuhlkultur
Widal-Reaktion
O-Agglutinine: Titer normal <1:50 pathologisch >1:100
H-Agglutinine: Titer normal <1:50 pathologisch >1:100
Vi-Agglutinine: Titer normal <1:10 pathologisch >1:10
Hämagglutinationstest: Titer normal < 1:120

Was sind Salmonellen?

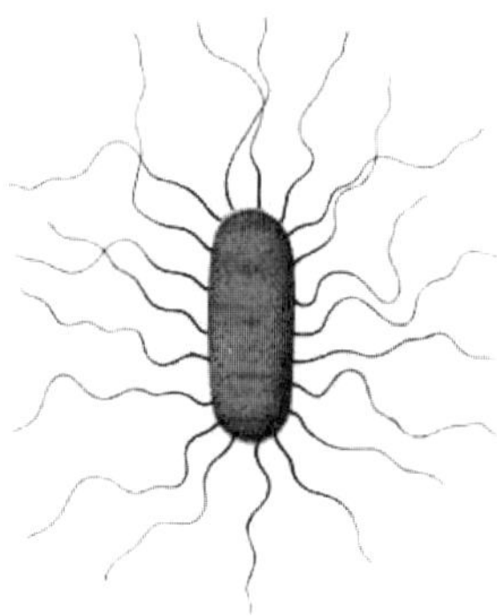

Diese Keime tragen Geißeln, können sich somit bewegen. Von den Salmonellen sind sechs Gruppen bekannt, die unterschiedlich gefährlich sind. Sie können in etwa 2500 weitere Untereinheiten aufgeteilt werden.

Salmonellen befallen sowohl Menschen als auch die meisten Nutztiere. Übertragen werden diese Keime bei uns hauptsächlich über nicht optimal gelagerte Lebensmittel (Hühnereier, Geflügelfleisch, Feinkostsalate ...)

Folgende Erkrankungen treten bei der Infektion mit unterschiedlichen Salmonellen auf:

Enteritis (Darmentzündung = Durchfall) Salmonellen

Diese Salmonellen verursachen nach einer Inkubationszeit von 6-48 Stunden eine Durchfallerkrankung mit wässrigen, selten auch blutig-schleimigen Durchfällen. Der Patient leidet an Übelkeit, Fieber und Bauchkrämpfen. Seltener fiebert er hoch. Die Bakterien treten bei Immungesunden üblicherweise nicht ins Blut über. Die serologische Diagnostik ist deswegen nicht zielführend.

Die Infektion erfolgt über Lebensmittel tierischen Ursprungs (Geflügel, Hühnereier, Faschiertes, Konditoreiwaren).

Typhus

Nach einer Inkubationszeit von durchschnittlich 10 Tagen (6-30) treten Allgemeinbeschwerden wie Frösteln, Kopfschmerzen, Husten und Abgeschlagenheit auf. Innerhalb einer Woche steigt das Fieber stetig bis 40°C an. Durchfälle müssen nicht bestehen. Manche Patienten leiden sogar eher an Verstopfung. Auf der Haut treten Roseolen (hellrote Flecken) auf, das Bewusstsein ist eingetrübt. Gelenksentzündungen sind möglich.

Die Infektion erfolgt von Mensch zu Mensch (Händewaschen nach dem WC!) und über verunreinigtes Trinkwasser oder Lebensmittel.

Paratyphus

Diese Erkrankung läuft wie der Typhus ab, nur wesentlich milder und rascher.

Diagnose der Salmonelleninfektionen

Im Routinelabor fällt manchmal eine niedrige Leukozytenzahl auf. Die Eosinophilen (Teil der weißen Blutkörperchen, mit Eosin gefärbt) sind kaum vorhanden. Erst im Heilungsstadium treten sie wieder auf (Morgenröte der Genesung).

Der Nachweis der Salmonellen im Stuhl oder in der Blutkultur ist der Beweis für eine Infektion.

Serumantikörper treten erst ab der zweiten bis dritten Krankheitswoche auf. Bei der reinen Durchfallserkrankung ist dieser Wert allerdings sehr unzuverlässig. Ein 2facher Titeranstieg bei Verlaufskontrollen weist auf eine Infektion hin.

O-Agglutinine steigen bei einer Infektion ab der zweiten Erkrankungswoche an. Niedrige Titer werden bei 2-3% der Bevölkerung gefunden. Der maximale Anstieg bei der Infektion beträgt etwa 1:400. Der Abfall erfolgt binnen weniger Wochen. Die Aussagekraft der O-Agglutininen-Werte ist bei akuten Infektionen größer als bei den H-Agglutininen.

Diese beweisen eine bereits stattgefundene Infektion. Die Titer steigen bis über 1600 an. Erhöhte Werte können über Jahre bestehen bleiben. Nach einer Impfung kann der Antikörpertiter jahrelang über 1:100 liegen.

Vi-Agglutinine treten nicht zuverlässig auf. Sie überschreiten nur selten einen Titer von 1:80. Höhere Werte werden manchmal bei Dauerausscheidern von Salmonellen gefunden.

Shigellen

Shigellen, die Erreger der bakteriellen Ruhr, verursachen schleimig-blutige Durchfälle. Der Nachweis erfolgt mittels Anzüchtung aus dem Stuhl. Der serologische Test dient lediglich zur Diagnose im Nachhinein.

Folgende Bestimmungen können durchgeführt werden:

Stuhlkultur – Erregernachweis im Stuhl
Serologischer Nachweis:
Hämagglutinationstest: Normal Titer <1:20
Enzymimmunoassay

Was sind Shigellen?

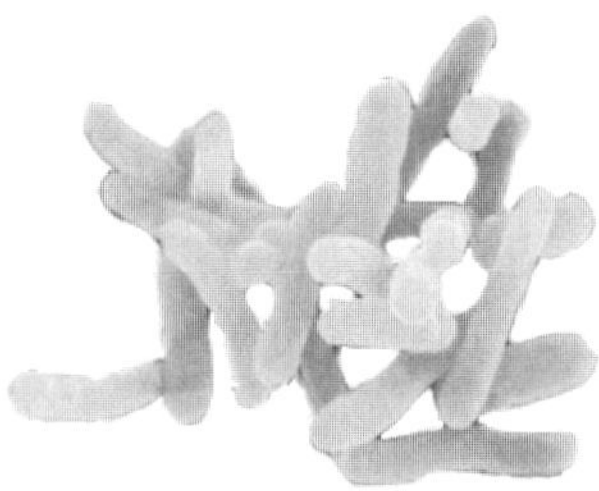

Shigellen sind unbewegliche Bakterien, die eine giftige Substanz (Shigella-Toxin) bilden können. Diese führt zu einer Entzündung der Dickdarmschleimhaut. Shigellen sind die Erreger der bakteriellen Ruhr.

Eine Infektion erfolgt über verunreinigte Lebensmittel oder Trinkwasser oder direkt von Mensch zu Mensch. Meist tritt die Infektion in unseren Breiten bei Reiserückkehrern aus tropischen Ländern auf.

Nach einer Inkubationszeit von zwei bis sieben Tagen quälen den Erkrankten zunehmend Durchfälle. Diese sind anfangs wässrig und werden später schleimig-blutig und eitrig. Typisch ist, dass Patienten sehr häufig (bis zu 40 mal täglich) Stuhldrang, verbunden mit krampfartigen Schmerzen verspüren. Eventuell tritt Fieber auf. Die Erkrankung kann mit Nieren-/Herz-/Gelenksschädigungen auch sehr schwer verlaufen.

Wie erfolgt die Diagnose?

Die Diagnose wird durch den Nachweis der Shigellen im frischen Stuhl gesichert. Am genauesten geschieht das durch den Abstrich aus dem Enddarm. Erst nach der Erkrankung zeigen sich die serologischen Tests positiv. Sie erlauben auch Studien bezüglich der Durchseuchung mit dem Keim. Ein Titer von 1:40 lässt eine jüngst abgelaufene Infektion vermuten. Ein Titer über 1:160 beweist sie.

Staphylokokken

Abszesse, Furunkel und lokale Eiterungen sind typische Symptome einer Staphylokokkeninfektion. Sie wird üblicherweise durch eine Kultur nachgewiesen. Der serologische Test ist nur in Ausnahmefällen notwendig.

Folgende Bestimmungen können durchgeführt werden:

Nachweis der Keime mittels Mikroskopie und Kultur
Latex-Test
Antistaphylolysinkonzentration: Normalwert: < 2,0 IU/l

Was sind Staphylokokken?

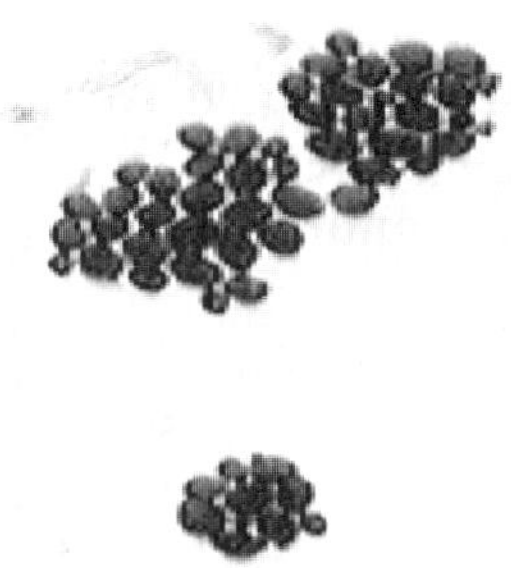

Staphylokokken sind kugelige, in Haufen auftretende Bakterien. Sie kommen überall, auch auf unserer Haut, vor. Ins Gewebe eingedrungen, verursachen sie Eiterungen. Auch Infektionen sind häufig.

Da manche Staphylokokkenstämme gegen diverse Antibiotika resistent (widerstandsfähig) sind, ist ihre gewissenhafte Kontrolle erforderlich.

Die typischen Staphylokokkeninfekte sind:

- Hautinfektionen: Follikulitis, Furunkel, Abszess, Karbunkel
- Syndrom des toxischen Schocks: hohes Fieber. Die Haut sieht aus wie bei einem Sonnenbrand. Nach einer Woche kommt es zu einer Schuppung der Haut an Handflächen und Fußsohlen. Der Infekt tritt auch bei Frauen (durch Tampons) in den ersten Tagen des Menstruationszyklus auf.
- Sepsis (Blutvergiftung)
- Herzklappenentzündung (nach Streptokokken zweithäufigster Erreger der Endocarditis)

Wozu dient die Antistaphylolysinbestimmung?

Üblicherweise reicht zur Diagnostik eine Kultur aus dem Wundabstrich aus. Bei Sepsis genügt die Durchführung von 3 Blutkulturen. Gelingt bei Infektionen, speziell der Knochen, der Herzklappen oder unbekannten Herden eine Erregeranzüchtung auf diese Weise nicht, kann eine Antistaphylolysinbestimmung günstig sein. Sind die Werte erhöht, besteht der berechtigte Verdacht auf eine Infektion mit Staphylokokken.

Streptokokkus pyogenes

Streptokokken können schwere Infektionen, aber auch Folgekrankheiten verursachen. Mit der Serologie ist es möglich, frische und jüngst abgelaufene Infekte nachzuweisen.

Folgende Bestimmungen können durchgeführt werden:

Latex-Schnelltest negativ
ASLO oder ASO unter 200 IE
Anti-DNase B unter 200 IE
Anti-Hyaluronidase unter 300 IE
Anti-NADase unter 75 IE
Die Bestimmung erfolgt aus dem Serum

Was sind Streptokokken?

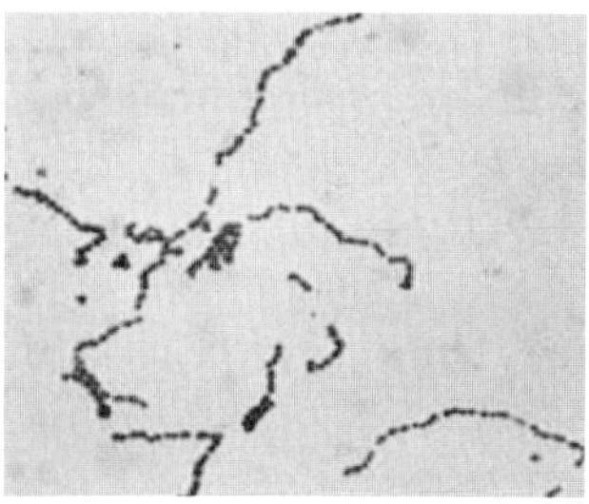

Diese kugeligen Bakterien treten typischerweise in Ketten auf. Sie werden in verschiedene Gruppen eingeteilt (A, B, C, D, G).

Die meisten Streptokokken sind natürliche Besiedler von Haut und Schleimhäuten.

In Wunden (egal, welcher Größe!) eingedrungen, können sie schwere Infektionen verursachen.

Typische Streptokokkeninfekte sind:

- Wundeiterungen und Hauteiterungen (Pyodermien)
- Rotlauf (Erysipel)
- Phlegmone (eitrige Zellgewebsentzündung)
- Lungenentzündungen (Pneumonien)
- Harnwegsinfekte
- Bauchfellentzündung
- Herzklappenentzündung (Endocarditis)
- Mandelentzündung
- Scharlach
- Rheumatisches Fieber
- Glomerulonephritis (Nierenentzündung)

Die Pneumokokken sind ebenfalls Streptokokken und die häufigsten Erreger der Lungenentzündung. Aber auch Infekte des Mittelohres, der Nebenhöhlen, der Hirnhaut und der Augenbindehaut können durch diesen Keim verursacht werden. In diesem Fall gibt es keine brauchbare serologische Diagnostik.

Die Streptokokken der Gruppe A (Streptokokkus pyogenes) sind von großer medizinischer Bedeutung, da sie zu den häufigsten Streptokokken zählen. Zusätzlich verursachen sie die gefürchteten Folgeerkrankungen: Das Rheumatische Fieber (mit Beteiligung des Herzens) und die akute Glomerulonephritis (führt zum Nierenversagen).

Wie werden Streptokokkeninfekte nachgewiesen?

Kulturen

Aus Wundabstrichen, Sekreten und Blut können Streptokokken über das Anlegen von Kulturen nachgewiesen werden. Die verschiedenen Arten zeigen dabei unterschiedliches Verhalten. Sie können dadurch "entlarvt" werden, die gebräuchlichste und sicherste Diagnostik.

Serologie

Die Streptokokken der Gruppe A produzieren bestimmte Stoffe (Streptolysin O, DNase, Hyaluronidase), gegen die der Organismus Antikörper bildet.

Das sind:

- ASLO (ASO) – Anti-Streptolysin
- Anti-DNase B
- Anti-Hyaluronidase
- Anti-NADase

Der ASLO ist am besten erforscht, am einfachsten durchführbar und am weitesten verbreitet. Bei akuten Infekten ist diese Untersuchung allerdings kaum von Bedeutung. Da jedoch bei streptokokkenbedingten Folgeerkrankungen kein kultureller Nachweis mehr gelingt, ist die Serologie bei der Diagnose besonders wichtig.

Ein positiver Befund bedeutet immer und lediglich, dass eine Streptokokkeninfektion stattgefunden hat oder noch abläuft.

Ein negatives Resultat schließt einen Streptokokkeninfekt nicht aus. Um so mehr, wenn nur eine einzige Untersuchung durchgeführt wurde. Deshalb bestimmt der Mediziner in unklaren Fällen Anti-DNase B und Anti-Hyaluronidase. Ein lokal (örtlich) ablaufender Infekt muss nicht immer eine starke Antikörperproduktion verursachen. Daher werden mit der ASLO-Bestimmung allein nur etwa die Hälfte der Infektionen mit Streptokokkus pyogenes erfasst.

Zusätzlich produzieren Streptokokken nicht alle Antigene im selben Maß. Daher ist die Treffsicherheit der Untersuchung größer, wenn die Antikörper gegen mehrere Streptokokkenantigene überprüft werden.

Latex-Schnelltest

Für die Antistreptolysin O-Reaktion steht ein Latex-Schnelltest zur Verfügung. Er zeigt ein positives Ergebnis, wenn der ASLO 200 IU/ml übersteigt.

ASLO (Hämolysehemmungsreaktion), auch mit ASO abgekürzt.

Nach Hautinfektionen kann ein Titeranstieg ausbleiben. Eine Glomerulonephritis (Entzündung der Kapillarknäuel in den Nieren) scheint häufiger nach Hautinfektionen als nach Entzündungen der Mandeln aufzutreten. Der Titer wird 1-3 Wochen nach der Infektion positiv und erreicht nach einem Monat das Maximum. Solange der Wert nach einem rheumatischen Fieber steigt, muss der Patient als gefährdet angesehen werden.

Fälschlich positive ASLO-Werte können auftreten, wenn im Blut Substanzen vorkommen, die die hämolytische (blutzersetzende) Aktivität des Streptolysin ausgleichen (zum Beispiel Beta-Lipoproteine).

Antistreptokokken-Desoxyribonuklease B (Anti-DNase B)

Die diagnostische Treffsicherheit bei Verdacht auf eine streptokokkenbedingte Erkrankung steigt, wenn zusätzlich zum ASLO die Anti-DNase B (ADNAse B) bestimmt wird. Während bei Hautinfekten der ASLO nur in 40 Prozent der Fälle positiv ausfällt, können beim Anti-DNase-B-Test bei etwa 80 Prozent positive Resultate erreicht werden.

Antistreptokokken-Hyaluronidase (AHy)

Bei einem gravierendem Verdacht auf eine Streptokokken-Folgeerkrankung kann der Arzt zusätzlich Anti-Hyaluronidase bestimmen. Das erhöht die diagnostische Treffsicherheit. Die Untersuchung der AHy ist auch erforderlich, wenn ASLO und Anti-DNase B ein divergentes (entgegengesetztes) Resultat zeigen. Wie bei allen anderen Antikörper-Nachweisen sollte auch hier ein einmalig grenzwertiger oder leicht erhöhter Wert im Abstand von zwei Wochen kontrolliert werden. Ein Titerverlauf erlaubt dann die Beurteilung des Krankheitsstadiums.

Antistreptokokken-NADase-Reaktion (Anti-NADase)

Falls bei der Untersuchung der erwähnten Antikörper einer positiv und zwei negativ ausgefallen sind, kann als letzte Diagnosehilfe die Anti-NADase bestimmt werden.

Syphilis-Serologie

Syphilis oder Lues ist eine ansteckende, schubweise verlaufende Geschlechtskrankheit. Sie kann serologisch mit großer Treffsicherheit nachgewiesen werden. Dem Erreger (Treponema pallidum) ist es nicht möglich, gesunde Haut zu durchdringen. Kleine Risse in der Schleimhaut jedoch ermöglichen das und damit die Infektion. Eine Übertragung kann auch von der Mutter auf das Ungeborene erfolgen.

Folgende Bestimmungen können durchgeführt werden:

Direkter Erregernachweis:
Mikroskopie (Dunkelfeldmikroskopie)
Direkte Immunfluoreszenz
Gentechnologischer Nachweis (Tp-PCR)

Suchtests:
TPHA (Treponema pallidum Hämagglutinations Assay)
TPPA (T.p. Partikelagglutinationstest)
TPLA (T.p. Latexagglutinationstest)
Tp-ELISA (T.p. Enzymimmunoassay)

Bestätigungstests:
FTA-ABS (Fluoreszenz Treponema Ak-Absorptionstest)
T.p. Immunoblot

Test zur Feststellung der Behandlungsbedürftigkeit:
19 S IgM – Antikörpertest
T.p. – IgM – ELISA
T.p. – IgM – Immunoblot

Verlaufskontrollen nach Behandlung:
VDRL
Cardiolipin-Komplementbindungsreaktion (Card-KBR)

Die Bestimmungen erfolgen aus dem Blut.
Auch aus dem Liquor sind die Untersuchungen möglich.

Was ist die Syphilis?

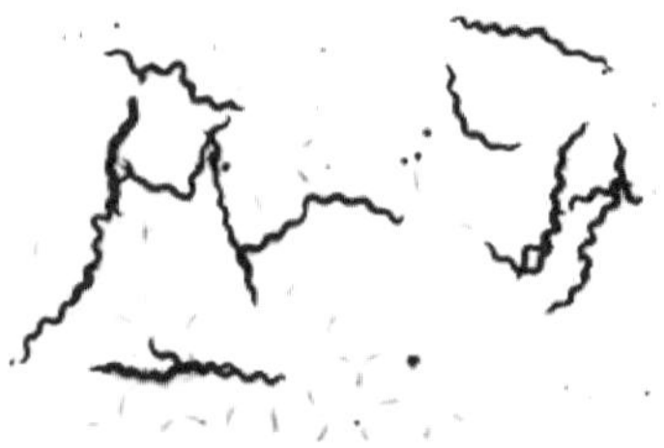

Die Syphilis (Lues) ist eine durch Treponemen übertragbare Geschlechtskrankheit. Heute bezeichnet man sie als STD (sexually transmitted disease = sexuell übertragene Krankheit).

Der Erreger heißt Treponema pallidum. Dabei handelt es sich um bewegliche, korkenzieherartig aussehende Mikroorganismen. Sie können die Haut oder Schleimhaut nur durchdringen, wenn eine Verletzung besteht. Die Erkrankung läuft in mehreren Stadien ab. Nur bei 60% der Infizierten heilt sie spontan (von selbst).

Stadien der Syphilis

Lues I

Etwa drei Wochen nach der Ansteckung bildet sich am Ort der Infektion ein schmerzloses, derbes Geschwür. Es heilt immer von selbst ab.

Lues II

Nach rund acht Wochen kommt es zum Übertritt von Krankheitserregern in das Blut. Die Patienten fühlen sich abgeschlagen, haben Kopfweh und Gliederschmerzen. Sie fiebern auch manchmal. Die Lymphknoten sind geschwollen. Es entsteht ein Hautausschlag, der nicht juckt. Schleimhautveränderungen, umschriebene Haarausfälle und Verlust von Hautpigment (weiße Flecken), vorwiegend am Hals, sind weitere typische Zeichen. Die Lues II heilt in einem Drittel der Fälle ebenfalls ohne weitere Maßnahmen aus. Die unspezifischen Luestests fallen wieder negativ aus. Bei einem Drittel der Patienten bleiben die serologischen Tests positiv, es treten aber keine Krankheitszeichen mehr auf. Im verbliebenen Drittel verschwinden die genannten Symptome nach einiger Zeit und die Krankheit tritt in ein sogenanntes Latenzstadium. Dieser erscheinungsfreie Zeitraum kann zwei bis zwanzig Jahre dauern.

Lues III

Das dritte Stadium ist gekennzeichnet durch das Auftreten von Gummen (kleine Geschwülste von Granulationsgewebe), die nicht mehr ansteckend und überall im Körper zu finden sind. Komplikationen stellen Ausweitungen der Hauptschlagader (Aortenaneurysma), schwerste Nervenschäden und Herzmuskelentzündung dar.

Wie wird Syphilis diagnostiziert?

Durch Lichtmikroskopie (Dunkelfeldmikroskopie)

In Stadium I und II können die Erreger direkt aus den Hautveränderungen bzw. aus den Lymphknoten nachgewiesen werden. Im Dunkelfeldmikroskop werden die typisch korkenzieherartigen Erreger erkannt.

Durch direkte Immunfluoreszenz oder gentechnologischen Nachweis

Hier können auch abgestorbene Spirochäten entdeckt werden.

Durch Serologie

Der Nachweis von Treponemen durch serologische Tests ist immer dann erforderlich, wenn bei verdächtigen Hautveränderungen (zum Beispiel nach örtlicher Vorbehandlung durch Antibiotika) der Nachweis unter dem Lichtmikroskop nicht mehr gelingt. Außerdem kann mittels serologischer Tests neben der Diagnose auch abgeschätzt werden, ob der Patient behandelt werden muss bzw. welches Infektionsstadium vorliegt. Dem Arzt ist es auch möglich, zu beurteilen, ob eine Behandlung auch wirkt.

In Österreich ist es gesetzlich vorgeschrieben, bei jedem Blutspender und Patienten in einem Krankenhaus eine Untersuchung auf Lues durchzuführen.

Untersuchungsgang

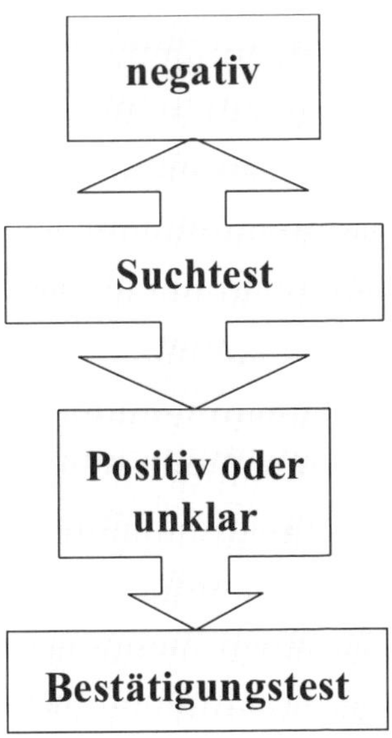

Suchtest TPHA

Der sogenannte Treponema-pallidum-Hämagglutinationsassay ist der gebräuchlichste Suchtest. Fällt er negativ aus, leidet der Patient sicher nicht unter Lues. Jede weitere Untersuchung wird überflüssig.

Eine Ausnahme stellt jedoch die Frühinfektion dar. In den ersten zwei Wochen nach einer Ansteckung kann der TPHA-Test noch gar nicht positiv sein. Der Erreger befindet sich zu diesem Zeitpunkt nämlich noch nicht im Blut, der Körper konnte noch keine Antikörper bilden. Erst zwei bis drei Wochen nach einer Infektion sind messbare IgM-Antikörper zu erwarten. Besteht der Verdacht auf Frühinfektion, sollte der Test in wöchentlichen Abständen wiederholt werden.

Ein positiver TPHA-Test macht die Infektion wahrscheinlich, aber noch nicht sicher. Er kann auch nichts darüber aussagen, ob der Patient behandelt werden muss. Schließlich treten auch bei anderen Erkrankungen Antikörper auf, die ein positives Ergebnis bewirken.

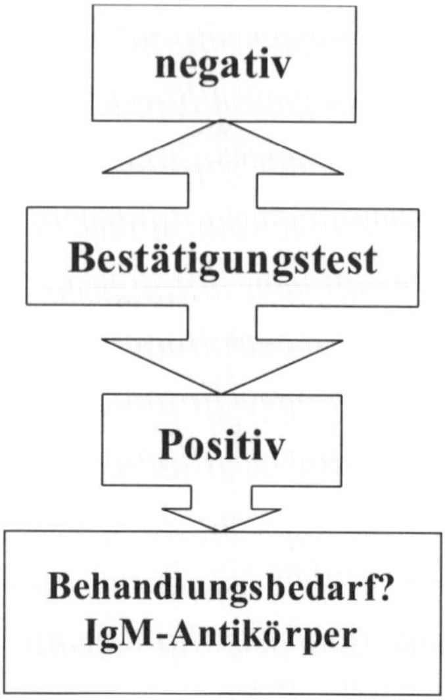

Bestätigungstests

Der nächste Schritt ist die Durchführung des Bestätigungstests. Hier hat sich der FTA-ABS bewährt. Zusätzlich wendet der Arzt VDRL oder die Cardiolipin-KBR an.

FTA-ABS ist zwar verlässlich, kann allerdings bei Sklerodermie und Lupus erythematodes (beides Autoimmunerkrankungen des Bindegewebes) positiv ausfallen. Das gemeinsame Auftreten dieser Untersuchung mit einem anderen Suchtest darf allerdings als Bestätigung der Diagnose aufgefasst werden. Der FTA-ABS wird nach einer abgeheilten Infektion im Laufe von Monaten bis Jahren wieder negativ.

Fällt ein Suchtest positiv und die Bestätigungstests negativ aus, liegt entweder eine frische Lues im Stadium I, eine behandelte oder spontan abgeheilte Syphilis vor.

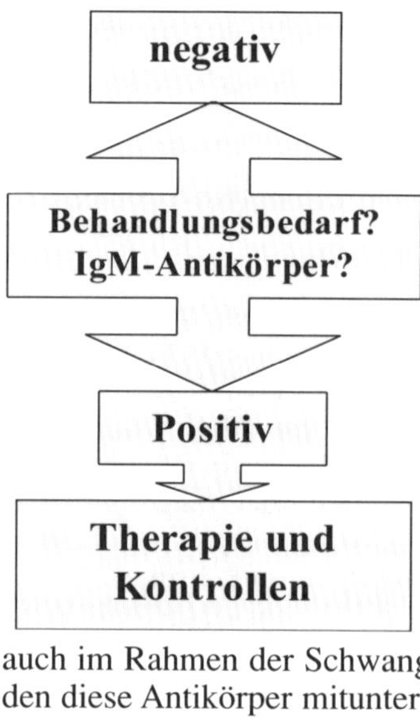

Liegt Behandlungsbedürftigkeit vor?

Such- und Bestätigungstests fallen positiv aus. VRL, Cardiolipin-Reaktion und die IgM-Antikörper zeigen an, ob die Lues behandelt werden muss.

VDRL-Test und Cardiolipin-Reaktion stellen Weiterentwicklungen der bekannten Wassermann-Reaktion zum Nachweis der Lues dar. Leider sind die nachgewiesenen Antikörper nicht spezifisch für Lues. Es ist nämlich möglich, dass sie auch bei anderen Infektionen auftreten (Mononukleose, Lepra, Tuberkulose, Malaria, Karzinome, Masern, Windpocken, rheumatische Leiden oder Leberkrankheiten). Aber auch im Rahmen der Schwangerschaft und nach Schutzimpfungen werden diese Antikörper mitunter gefunden.

VDRL und Cardiolipin-Reaktion fallen ab der dritten Woche nach der Infektion positiv aus. Im Stadium II der Lues sind diese Tests immer positiv. Zeigen TPHA und FTA-ABS positive, VDRL aber negative Werte, besteht wahrscheinlich eine abgeheilte Syphilis. Fallen alle Tests positiv aus, liegt eine behandlungsbedürftige oder eben erst abgeheilte Lues vor.

Tests auf treponemenspezifische IgM-Antikörper (Titer hier bezogen auf IgM-FTA-ABS)

Die IgM-Antikörper geben Hinweise darauf, ob die Lues behandelt werden muss. Ein negatives Ergebnis spricht auch dann für eine abgeheilte Infektion, wenn andere Tests positiv ausgefallen sind. Es gibt eine einzige Ausnahme: Bei enorm hohen TPHA-Titern (über 1:20.000) sollte trotzdem behandelt werden. Extrem hohe IgG können nämlich die Produktion der IgM hindern.

- Niedrige Titer (1:5 bis 1:10): In dieser Höhe bewegen sich die Werte, wenn die Lues in den letzten 12 Monaten behandelt wurde. Ist keine Lues bekannt, empfiehlt sich eine Therapie.
- Bei mittelgradig erhöhten Titern (1:20 bis 1:160) muss, falls das nicht in den letzten drei Monaten geschehen ist, eine Therapie durchgeführt werden.
- Titer über 1:320 sind gerade im Frühstadium einer Infektion, immer behandlungsbedürftig.

Yersinien

Yersinien verursachen bei Kindern und Jugendlichen eine Erkrankung, die einer Blinddarmentzündung gleicht (Pseudoappendizitis). Bei Erwachsenen verläuft die Yersiniose meist als Durchfallerkrankung.

Folgende Bestimmungen können durchgeführt werden:

Agglutinationstest (Widal): Positiv > 1:40
Komplementbindungsreaktion: Positiv > 1:10
ELISA und Immunoblot

Was sind Yersinien?

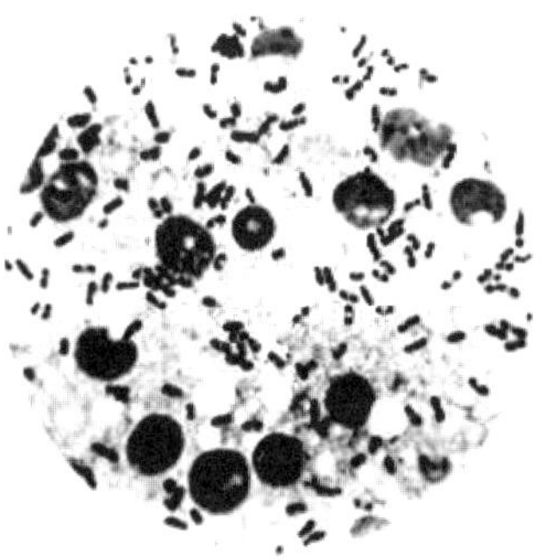

Diese weltweit vorkommenden Bakterien können das lymphatische Gewebe des Darmes befallen. Dadurch verursachen sie eine Erkrankung, die einer Appendizitis ähnlich ist. Oft verläuft die Erkrankung als simpler Durchfall. Immungeschwächte Menschen können eine hochfieberhafte Infektion durchmachen.

Yersinien werden über Nahrungsmittel übertragen (Fleisch, Milch, Salat, Wasser). Nach einer Inkubationszeit von 2-3 Tagen treten wässrige (selten blutig-schleimige) Durchfälle auf.

Gefürchtet sind Gelenksentzündungen, die 1-3 Wochen nach der Infektion in Erscheinung treten können.

Wie erfolgt die Diagnose?

Die Erreger können aus dem Stuhl (evtl. Blut) gezüchtet werden. Ein gentechnologischer Nachweis mit PCR wird in naher Zukunft möglich sein.

Serologischer Nachweis

Antikörper gegen Yersinien lassen sich etwa 1-2 Wochen nach der Infektion nachweisen. Die Widal-Reaktion ist für den Arzt informativ, beweist Yersinien aber nicht vollständig. Darüber hinaus ändert der Test bald nach der Infektion sein Ergebnis wieder auf negativ.

Im Immunoblot hingegen gelingt der Nachweis mit größerer Sicherheit.

Herz und Herzinfarkt

In diesem Kapitel beschränken wir uns auf die Besprechung der zwei wichtigsten Krankheitsbilder, bei denen auch labormedizinisch wertvolle Aussagen möglich sind:

- Der **Herzinfarkt** (das Endstadium der schweren Verkalkung der Herzkranzgefäße)
- Die **Herzschwäche** (Herzinsuffizienz, Dekompensation des Herzens)

Herzinfarkt (Myokardinfarkt)

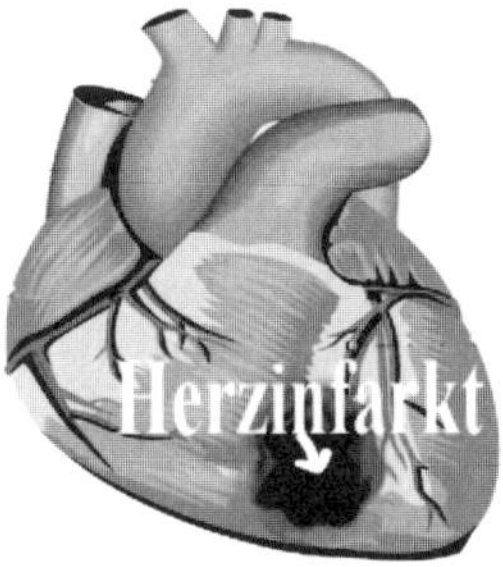

Eine Verengung jener Arterien, die das Herz mit Blut und Sauerstoff versorgen, verursacht ein bekanntes Krankheitsbild, die Angina pectoris (Brustenge, Stenokardie). Die Erkrankten empfinden bei körperlichen oder psychischen Belastungen ein beklemmendes, einengendes Gefühl hinter dem Brustbein. Der Schmerz hält 10 bis 20 Minuten an. Er wird durch die Gabe von Nitropräparaten im Allgemeinen gelindert.

Eine Verengung jener Röhren, durch die das Blut in alle Körpergewebe transportiert wird, betrifft natürlich nicht nur die beiden Herzkranzgefäße, sondern alle Adern im Körper. Das wiederum steigert den Blutdruck in krankhafte Bereiche. Diesen Vorgang dürfen wir anhand eines einfachen Beispiels erklären:

Stellen Sie sich bitte vor, Sie müssten einen Liter Wasser durch ein 20 Zentimeter langes und drei Millimeter dickes Rohr blasen. Dafür werden Sie eine bestimmte Zeit benötigen. Anschließend lautet Ihre Aufgabe, dieselbe Wassermenge in derselben Zeit durch ein ebenfalls 20 Zentimeter langes, aber nur einen Millimeter dickes Rohr zu blasen. Sie werden sich gehörig mehr anstrengen müssen.

Genauso ergeht es dem menschlichen Herzen. Um Blut durch die Arterien zu transportieren, erzeugt das Herz einen bestimmten Druck, den Blutdruck.

Auch wenn die Arterien stark verengt sind, braucht der Körper dieselbe Blutmenge. Dem Herzen bleibt nichts anderes über, als kräftiger und schneller zu pumpen, also mehr zu arbeiten.

Jeder beanspruchte Muskel aber wird größer und schwerer. Die Zahl der Muskelzellen nimmt zu. Mehr Muskelsubstanz müsste aber gleichzeitig auch eine erhöhte Zufuhr von Blut und Sauerstoff erhalten, um eine ausreichende Ernährung des Gewebes gewährleisten zu können. Im Zuge der Verengungsvorgänge der Herzkranzgefäße passiert allerdings genau das Gegenteil: Der größere Muskel wird noch schlechter mit Blut versorgt.

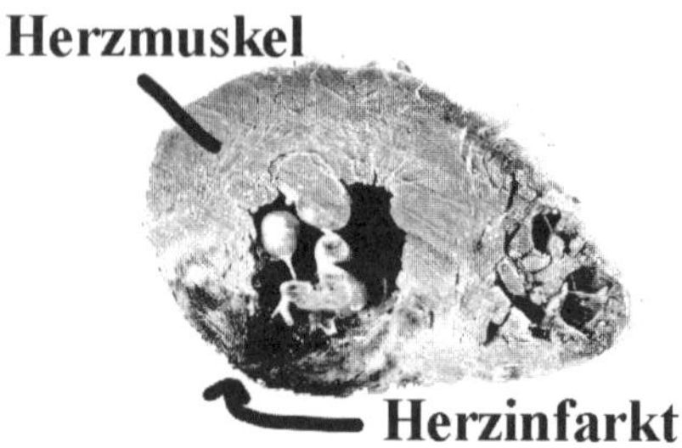

Erhält Körpergewebe zuwenig Blut und Sauerstoff, stirbt es ab. Man spricht von Nekrose (Gewebstod). Betrifft es das Herz, heißt dieser lebensbedrohende Prozess Infarkt (übrigens auch in der Lunge, in den Nieren, im Gehirn).

Absterbende Muskeln setzen Substanzen in die Blutbahn frei, die im Labor gemessen werden können. Oft auch, wenn Veränderungen im EKG (Elektrokardiogramm = Herzstrommessung) kaum zu erkennen sind.

In den meisten Fällen verursacht ein Herzinfarkt typische Beschwerden: Heftige Schmerzen hinter dem Brustbein, oft ausstrahlend in den linken Arm, Hals oder Bauch, Übelkeit und Todesangst.

> ***Jeder länger als zwanzig Minuten andauernde beklemmende Brustschmerz ist, vor allem wenn er auf Nitro nicht anspricht, auf die Diagnose Herzinfarkt verdächtig.***

Allerdings können solche Anzeichen auch völlig fehlen. Man spricht dann von einem "stummen Infarkt".

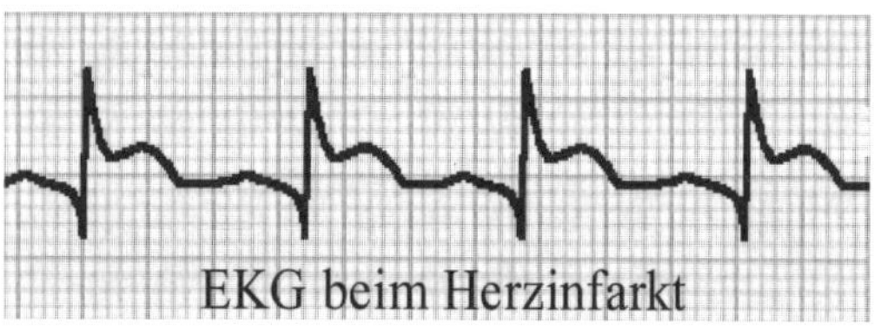

In den meisten Fällen ist ein Herzinfarkt im EKG relativ gut erkennbar.

Doch ist der Laborbefund bei der Diagnose eines Infarktes entscheidend. Es beweist einerseits das Infarktgeschehen und lässt – in geringem Ausmaß – auch die Ausdehnung erahnen. Die Befunde sind auch zur Verlaufskontrolle der Krankheit notwendig.

Folgende Laborwerte kennzeichnen den Untergang von Herzmuskelgewebe (zum Teil sind die Werte auch bei anderweitiger Muskelzerstörung erhöht):

- Myoglobin
- Troponin T und Troponin I
- CK und CK-MB und CKMB-Masse
- GOT und G PT
- LDH und HBDH

Andere Laborveränderungen sind Folge des Stressgeschehens und einer Entzündungsreaktion, die begleitend auftritt (indirekte Infarktparameter):

- Erhöhung der Blutsenkungsreaktion (erreicht innerhalb einer Woche den Höchstwert und bleibt rund zwei Wochen über dem Normalbereich)

- Erhöhung des Blutzuckerspiegels. Das ist Ausdruck der Stressreaktion. Zusätzlich haben viele Patienten mit Herzinfarkt einen latenten (nicht offenkundigen) oder manifesten offenkundigen) Diabetes.

- Anstieg der weißen Blutkörperchen (Leukozyten). Der Anstieg hält in etwa drei bis sieben Tage an.

- CRP-Erhöhung: Bedingt durch den absterbenden Herzmuskel. CRP steigt bei der Angina pectoris nicht an.

GOT (= AST) und GPT (= ALT)

Über beide Enzyme informieren wir Sie im Zusammenhang mit Lebererkrankungen. Bei einem Herzinfarkt steigen die Werte innerhalb von vier bis sechs Stunden an. Nach etwa zwei Tagen wird das Maximum überschritten. Nach fünf bis sieben Tagen fallen sie wieder in den Normbereich zurück.

Im Falle eines Herzinfarktes ist die GOT (im Gegensatz zu den meisten Lebererkrankungen) rund doppelt so stark erhöht wie die GPT.

LDH und HBDH

(Diese Werte werden ebenfalls im Zusammenhang mit Leberleiden genauer erklärt.) Der Anstieg der LDH und ihrer Untergruppe HBDH erfolgt langsamer als GOT und GPT.

Erst nach einem halben Tag erhöhen sich die Werte nach und nach. Sie erreichen nach zwei bis drei Tagen den Maximalwert und kehren nach acht bis 14 Tagen wieder zur Norm zurück.

LDH und HBDH sind neben Herz- und Lebererkrankungen auch bei Lungenembolie, Krankheiten der blutbildenden Organe (Knochenmark), bei Niereninfarkt und Skeletterkrankungen erhöht.

Herzschwäche (Herzinsuffizienz, Kardiale Dekompensation)

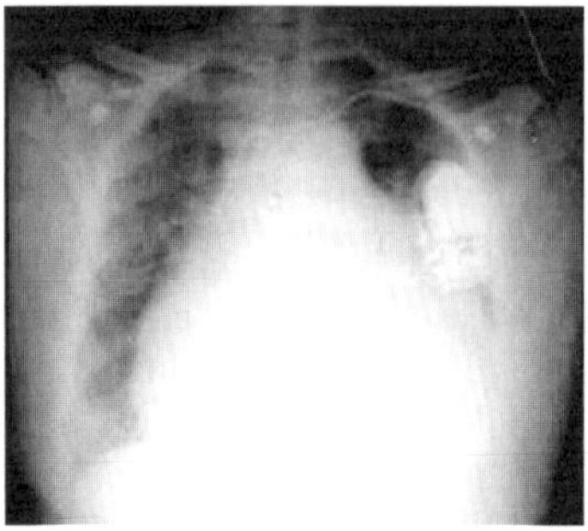

Bei Herzschwäche (Insuffizienz) kann das Herz die ihm angebotene Blutmenge nicht ausreichend weiterpumpen. Das Blut staut sich zurück, das Herz erweitert sich meist.

In der Illustration sehen Sie die Röntgenaufnahme eines riesigen Herzens mit schwerster Insuffizienz. Es ist so groß, dass es beinahe den ganzen Brustkorb ausfüllt.

Linksherzschwäche

Das Blut staut sich bei verminderter Arbeitsleistung des linken Herzanteils (dieser pumpt das Blut über die Aorta = Hauptschlagader in den Körper) in die Lunge.

Symptome sind:

- Hochgradige Atemnot (oft nachts) – "Herzasthma"
- Höherer Blutdruck
- Die Haut ist blass bis bläulich

Rechtsherzschwäche

Funktioniert der rechte Herzanteil nicht (der das Blut zur Anreicherung mit Sauerstoff in die Lunge transportiert), treten Stauungen in der Leber und allen anderen Geweben auf.

Symptome sind:

- Atemnot (weniger ausgeprägt)
- Zyanose (bläuliche Farbe des Gesichts)
- Die Halsvenen sind gestaut
- Beinödeme und häufiges nächtliches Urinieren treten auf
- Der Blutdruck ist oft niedriger
- Wasser befindet sich im Brustkorb und Bauchraum

Die häufigste Ursache der Herzinsuffizienz ist die Verkalkung der Herzkranzgefäße. Auch Herzmuskelschädigungen (Infarkte), Herzrhythmusstörungen, Bluthochdruck und Schäden an den Herzklappen können eine Herzmuskelschwäche bedingen.

Klinische Veränderungen und Symptome des Patienten erlauben die Feststellung sehr rasch:

Stadieneinteilung der Herzschwäche (NYHA-Klassifikation)	
NYHA-I	Patient ist leistungsmäßig überhaupt nicht eingeschränkt.
NYHA-II	Leichte Einschränkung der Leistungsfähigkeit. Schnelles Laufen und Treppensteigen nicht mehr möglich.
NYHA-III	Deutliche Einschränkung der Leistungsfähigkeit. Der Patient kann keine zwei Stockwerke ohne Pause steigen.
NYHA-IV	Schon in Ruhe oder bei leichtester Belastung entstehen Beschwerden.

Der Röntgenbefund weist Stauungszeichen nach (Lunge). Das Herz zeigt sich vergrößert. Der Patient kann neben den oben angeführten Symptomen kaum noch Leistungen erbringen. Mittels Herzecho (Echokardiographie) kann der Arzt die Herzschwäche relativ gut abschätzen.

Folgende Laborwerte können verändert sein:

- Natrium und Kalium
- BUN und Kreatinin
- Leberfunktionstests wie zum Beispiel GOT/GPT/Gamma-GT/aP und LDH
- Blutgasanalyse
- Harnanalyse
- Atriales Natriuretisches Peptid (ANP) und Brain Natriuretisches Peptid (BNP), das anstatt von den Vorhöfen in den Herzkammern gebildet wird. Vielleicht kann es in Zukunft einen Verlaufsparameter bei Herzschwäche darstellen.
- Zyklisches Guanosinmonophosphat (cGMP) spiegelt die Wirkung von ANP und BNP wider. Es hat die selbe Aussagekraft.

Zusätzlich betrifft eine Herzinsuffizienz auch alle anderen Hormone, die den Kreislauf regulieren:

- Renin
- Adrenalin und Noradrenalin (Katecholamine)
- Antidiuretisches Hormon

Serumelektrolyte Natrium und Kalium

Zu Beginn einer Herzschwäche sind diese Werte häufig noch normal. Sie sollten aber trotzdem kontrolliert werden, um später den Vergleich zu stellen.

Es ist möglich, dass Natrium infolge einer Überwässerung (durch den Verdünnungseffekt), aber auch durch länger dauernde Behandlung mit harntreibenden Medikamenten oder Einschränkung der Kochsalzzufuhr (enthält sehr viel Natrium) erniedrigt ist.

Kalium wird durch viele Diuretika (harntreibende Mittel, z.B. Lasix) vermehrt ausgeschieden, ein Mangel ist die mögliche Folge. Dieser kann Herzrhythmusstörungen verursachen und dazu beitragen, die Herzkraft zu schwächen.

Durch den Einsatz von kaliumsparenden Diuretika (Entwässerungsmittel) und anderen Medikamenten (ACE-Hemmern, β-Blocker) kann auch ein Überschuss an Kalium (Hyperkaliämie) entstehen. Das passiert auch im Endstadium der Herzschwäche (eventuell mit Nachlassen der Nierenleistung). Manchmal tritt zusätzlich, gefördert durch die Therapie mit manchen Diuretika, auch ein Mangel an Magnesium auf. Dieser kann auch durch Mangelernährung – eine Folge der bestehenden Appetitlosigkeit – verstärkt werden.

Nierenfunktionswerte

Infolge der Einschränkung der Nierendurchblutung kann es zum Anstieg von BUN, Kreatinin und eventuell auch der Harnsäure im Blut kommen.

Es ist interessant, den Anstieg des BUN mit jenem des Kreatinin zu vergleichen. Stärkere Anstiege des ersteren sind typisch. Sie sprechen für eine akut auftretende Nierenschwäche. Stärker erhöhte Kreatininwerte deuten eher auf einen chronischen Nierenschaden hin.

Leberfunktionstests

Bei schwerer Herzinsuffizienz (vorwiegend der rechten Herzhälfte) kann es zu einem gewaltigen Anstieg von GOT und GPT kommen. Gelingt es, die Herzschwäche erfolgreich zu behandeln, normalisieren sich die Werte innerhalb weniger Tage.

Beim Herzinfarkt steigt GOT viel stärker als GPT an. Bei akuter Herzinsuffizienz ist das Verhältnis eher zugunsten des GPT verschoben. Bei schwerem Herzversagen tritt manchmal eine Gelbsucht (Anstieg des Bilirubins) auf. Erhöhungen der Gamma-GT, der Alkalischen Phosphatase (aP) und der LDH werden beobachtet.

Im Gefolge einer zusätzlichen Leberfunktionsstörung treten auch Probleme mit der Blutgerinnung auf (bei Verletzungen gelingt die Blutstillung kaum noch). Aus demselben Grund zeigt sich der Wert des Bluteiweiß (Albumin) manchmal vermindert.

Blutgasanalyse

Bei Linksherzschwäche treten meist Störungen der Atemfunktion auf. Das führt zu Atemnot. Die schwerste Form ist das Lungenödem, die Flüssigkeitsansammlung in den Lungen.

Ein dramatisches Krankheitsbild: Der Patient sitzt im Bett und ringt um Luft. Schon ohne Stethoskop kann der Arzt ein deutliches Brodeln hören. Bei der Blutgasanalyse ist typischerweise der Sauerstoffdruck erniedrigt. Der Kohlendioxidgehalt im Blut kann normal oder sogar leicht zu gering sein. Sauerstoffzufuhr wirkt sich auf den Patienten meist günstig aus.

Harnanalyse

Bei der Insuffizienz der rechten Herzhälfte hält der Organismus Flüssigkeit zurück. Das dickt den Harn ein. Sein spezifisches Gewicht steigt an. Meist ist auch Bluteiweiß in geringeren Mengen nachweisbar.

Im Sediment (Ablagerung nach dem Zentrifugieren des Harnes) finden sich rote Blutkörperchen (Erythrozyten) und hyaline Zylinder.

Weitere möglicherweise abnorme Laborwerte

- Blutsenkung
- Magnesium ist oft erniedrigt, bei Schwerkranken bisweilen erhöht
- Cholesterin fällt bei Schwerstkranken ab
- Hämoglobin ist oft im Rahmen einer Anämie erniedrigt

CK (CPK) Creatinkinase CK-MB Isoenzym der Creatinkinase

Die CK ist der bekannteste Muskelwert. Sie steigt bei allen Muskelerkrankungen (Herz- und Skelettmuskel). Mit Hilfe der Isoenzyme, speziell des CK-MB, kann der Arzt den Herzmuskel als Quelle erkennen.

Normalwerte:

CK: 10-80 U/l
CK-MB unter 5 U/l
CK-MB in Prozent vom CK: < 6%
Die Bestimmung erfolgt aus dem Blut

Was ist CK oder CPK?

CK (Creatinkinase) und CPK (Creatinphosphokinase) sind zwei Ausdrücke für den selben Parameter. Die CK ist ein Enzym, das Phosphat auf Creatin überträgt. Ein entscheidender Schritt bei der Umwandlung von chemischer in mechanische Energie. Ohne dieses Enzym könnte der Muskel nicht arbeiten.

Die CK kommt im Organismus in Form verschiedener Untergruppen (Isoenzymen) vor:

- ➜ CK-MB. Es ist für den Herzmuskel, der etwas anders als der Skelettmuskel aufgebaut ist, typisch.

Ist CK erhöht, kann daraus alleine noch nicht auf eine Herzkrankheit geschlossen werden. Erst durch den charakteristischen Anstieg des CK-MB wird der Verdacht auf Herzinfarkt erhärtet.

Die anderen beiden Untergruppen der CK:

- ➜ CK-MM (M steht für Muskel - kommt im Skelettmuskel vor)
- ➜ CK-BB (B bedeutet Brain = Gehirn. Es kommt im Gehirn vor)

Was bedeutet ein Anstieg der CK?

Ist CK im Blut erhöht nachweisbar, drückt das eine Zellschädigung aus. Dann wird nämlich dieses Enzym in größerer Menge aus einem Muskel ins Blut freigesetzt.

Herzmuskelschädigung

Bei einem frischen Herzinfarkt ist die Bestimmung der CK von großer diagnostischer Bedeutung.

Steigt bei entsprechenden Symptomen oder bereits bestehenden EKG-Veränderungen die CK über 150 U/l an und liegt die CK-MB mehr als sechs Prozent über der CK, weiß der Arzt, dass es sich um einen Herzinfarkt handelt. Dabei reagieren das Myoglobin und das Troponin-T und Troponin-I schon vor der CK mit einem Anstieg.

- Eine Erhöhung von CK und CK-MB tritt meist erst nach vier bis sechs Stunden ein.
- Der maximale Anstieg von CK ist nach rund zwei Tagen erreicht, von CK-MB nach einem Tag.
- Bei komplikationslosem Verlauf normalisieren sich die CK-Werte nach vier bis fünf Tagen, die CK-MB-Werte nach zwei bis drei Tagen.

Aus der zeitlichen Abfolge des Enzymverlaufes von CK, GOT und LDH kann nicht nur der Zeitpunkt eines Infarktgeschehens relativ genau fixiert werden. Man stellt damit leider auch das wenig seltene Ereignis eines neuerlichen Infarktes (Reinfarkt) fest:

Erhöhte CK- und CK-MB-Werte bei niedrigem GOT und noch hohem LDH geben Hinweis auf einen zweiten Infarkt wenige Tage nach dem ersten.

➜ Bei diagnostischen Problemen kann das Verhältnis CK/GOT weiterhelfen. Beim unkomplizierten Herzinfarkt ist die CK etwa fünfmal so stark erhöht ist wie die GOT. Bei Skelettmuskelerkrankungen findet der Arzt eine mehr als zehnfache Erhöhung.

Die Höhe des Enzymanstieges nach einem Herzinfarkt gibt nur ungenau Auskunft über das Ausmaß des Muskelschadens.

Ein Anstieg der CK über 1600 U/l kann nicht mehr alleine durch einen Herzmuskeldefekt erklärt werden. Andererseits schließen normale CK- und CK-MB-Werte einen kleinen Infarkt nicht mit Sicherheit aus. Das völlig gesunde Herz hat einen geringeren CK-MB-Anteil. Deshalb zeigt ein Infarkt bei einem nicht vorerkranktem Herz nur einen geringen Anstieg des CK-MB.

Skelettmuskelschaden

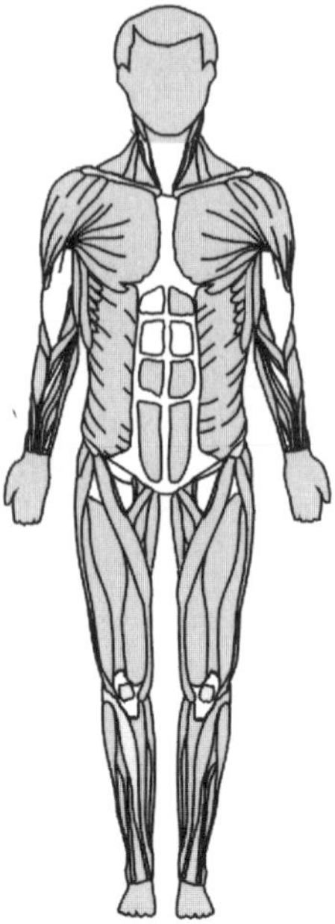

Wird die Skelettmuskulatur irritiert, tritt aus dem Muskel CK ins Blut über. Seine Erhöhung muss aber nicht unbedingt eine schwere Schädigung eines Muskels bedeuten. Schon sportliche Aktivitäten, Prellungen, Krämpfe und Injektionen können einen Anstieg des Wertes auslösen.

Eine massive CK-Erhöhung wird nach Quetschungen größerer Muskelgruppen, nach epileptischen Anfällen und auch bei Vergiftungen beobachtet: Der Wert kann über 10.000 U/l in die Höhe schnellen!

Mittels CK kontrolliert der Arzt den Verlauf entzündlicher Muskelerkrankungen (etwa Polymyositis, einer Autoimmunerkrankung mit Muskelschmerzen). Eine Erhöhung auf 1000 U/l gibt ihm Hinweis auf einen Entzündungsschub.

Bisweilen führt auch die Muskelstörung, die im Rahmen einer Unterfunktion der Schilddrüse auftreten kann, zum CK-Anstieg bis 800 U/l. Andererseits schließen normale CK-Werte eine Muskelerkrankung nicht völlig aus. GOT zeigt sich bei einer Skelettmuskelschädigung auch kaum erhöht.

Nach sportlichen Aktivitäten hängt der Anstieg der CK nicht nur vom Ausmaß der Belastung, sondern auch vom Trainingszustand der Muskulatur ab. Bei Muskelkater ist immer mit einem Anstieg des Wertes zu rechnen. Übermäßiges Training (Marathonlauf, Triathlon ...) kann in der Muskulatur zu einer veränderten Verteilung der CK-Isoenzyme führen. Somit ist es möglich, nach einer Extrembelastung im Blut eine CK-MB-Verteilung ähnlich eines Herzinfarktes zu beobachten. Vermehrte CK-MB-Bildung kann man auch bei chronischen Muskelerkrankungen erkennen.

Andere Ursachen

- Bei Patienten mit schwersten Entzündungen der Bauchspeicheldrüse und der Leber
- Bei manchen bösartigen Tumoren

werden CK- und CK-MB-Anstiege bemerkt.

Während der Geburt setzt die Gebärmutter einen Stoff frei (CK-BB), der den CK-MB-Wert scheinbar erhöht.

- Bei manchen älteren Menschen treten ständig CK-Werte über der Norm auf, ohne dass eine Krankheit vorliegt (Makro-CK). Es handelt sich dabei um ein harmloses Geschehen im Bereich der Körperabwehr.

In diesem Fall ist typischerweise der CK-MB sehr stark (über 25%) erhöht. Die Werte bleiben konstant in diesem Bereich.

CKMB-Masse

Die Bestimmung der CKMB-Konzentration erlaubt eine frühere Diagnose des Herzinfarkts. Ob sich diese Bestimmung durchsetzt, bleibt abzuwarten.

Normalwert:

< 5-8 mg/l
Die Bestimmung erfolgt aus dem Blut

Was ist die CKMB-Masse?

CKMB-Masse

In diesem Fall wird nicht die Enzymaktivität der Untereinheit des CK, sondern die Konzentration bestimmt.

Was bedeutet erhöhte CKMB-Masse?

Herzinfarkt

Ist die Symptomatik des Patienten passend, liefert der Wert einen guten Hinweis auf Herzinfarkt. Der Test fällt beim Herzinfarkt in den ersten 2 Stunden zu 30%, in den ersten 4 Stunden zu 70% und in den ersten 6 Stunden zu 90% positiv aus.

Angina pectoris

Treten die Anfälle stark auf, geht auch etwas Muskelgewebe zugrunde. Das bezeichnet der Mediziner als instabile Angina pectoris. Leicht erhöhte CKMB-Masse belegt diesen Zustand.

Muskelschädigung

Manchmal kann auch bei einer Schädigung der Skelettmuskulatur die CKMB-Masse erhöht sein. In den meisten Fällen liefert jedoch der Patient die Hinweise darauf.

Myoglobin

Mit Hilfe von Myoglobin kann spätestens 2-4 Stunden nach dem Infarkt Untergang von Muskelgewebe nachgewiesen werden. Das erleichtert seine Frühdiagnose, seinen Ausschluss oder eine Muskelschädigung.

Normalwert:

Im Blut: 7 bis 75 mg/l
Im Harn: < 0,3 mg/l
Die Bestimmung erfolgt aus Blut oder Harn

Was ist Myoglobin?

Unter Myoglobin versteht man den roten Muskelfarbstoff. Seine Funktion ist der Transport und die Speicherung von Sauerstoff. Vergleichbar dem Hämoglobin in den Erythrozyten, arbeitet das Myoglobin für den Muskel. Es bindet den Sauerstoff. Dadurch ist es in der Lage, den Sauerstoff vom Erythrozyten zu übernehmen und im Muskel zu verwerten. Myoglobin kommt sowohl im Herz- als auch im Skelettmuskel vor. Das Molekül ist so klein, dass es schnell ins Blut übergehen kann. Das beschleunigt die Diagnose von Muskelschäden.

Wann ist Myoglobin erhöht?

Herzinfarkt

Myoglobin ist einer der ersten Muskelmarker, die nach Beginn eines Herzinfarktes im Blut nachweisbar sind. Manchmal steigen seine Werte bereits eine halbe Stunde nach Infarktbeginn. Bisweilen sogar früher, als das EKG den Krankheitsprozess anzeigt. Spätestens aber nach 3-4 Stunden ist Myoglobin vorhanden. Ein einfacher Test (Latex-Bedside-Test) erlaubt den Nachweis innerhalb von Minuten.

Die frühe Diagnose eines Infarktes ist deshalb so wichtig, weil eine medikamentöse Auflösung von Thromben bzw. Dehnung der Herzgefäße nur innerhalb weniger Stunden sinnvoll ist.

Ist Myoglobin 6-10 h nach Beginn eines Brustschmerzes nach wiederholter Messung nicht erhöht, liegt sicher kein Herzinfarkt vor.

Myoglobin wird im Körper schon nach sehr kurzer Zeit abgebaut (nach rund 10 Minuten ist nur noch etwa die Hälfte des ursprünglichen Wertes vorhanden). Der Nachteil dieses Verhaltens ist, dass das Myoglobin bei einer Kontrolle bereits in den Normbereich abgefallen sein kann. Ungünstig beispielsweise bei einem Infarkt, der in der Nacht passiert. Er könnte übersehen werden. Als Vorteil gilt, dass mit der Überprüfung des Wertes der Erfolg einer Thromboseauflösung abgeschätzt werden kann.

Wird unmittelbar nach einem Infarkt versucht, den Thrombus im Herzen mit Medikamenten aufzulösen (der Patient wird "lysiert"), weist ein schneller Anstieg während der Lyse auf den Erfolg dieser Therapie hin.

Skelettmuskelschaden

Nach Unfällen mit Muskelquetschung, Entzündungen der Muskeln oder Muskeluntergang infolge eines Gefäßverschlusses kann das Myoglobin im Blut ansteigen. Bei einer Stoffwechselstörung, selbst nach einem Alkoholrausch geschieht das manchmal. Werden viele Muskeln geschädigt, ist Myoglobin auch im Harn nachweisbar. Extreme Mengen davon im Blut können sogar zum Nierenversagen führen.

Sportmedizin

In der Sportmedizin kann durch die Messung des Myoglobins der Trainingszustand der Muskulatur abgeschätzt werden. Bei muskulärer Überbeanspruchung steigt dieser Laborparameter stark an. Gut trainierte Sportler weisen nach einer Belastung einen geringeren Anstieg als untrainierte.

cTnT – Trop-T Test
Cardiales Troponin T

Ermöglicht einen ausgezeichneten, sehr empfindlichen und relativ schnellen Nachweis eines Herzinfarktes oder Herzmuskelschadens.

Normalwert:

Negativ oder
unter 0,1 mg/l
Die Bestimmung erfolgt aus dem Blut

Was ist cTnT (Trop-T Test)?

cTnT

Troponin ist ein Eiweißkörper, der ausschließlich im Herzen, nicht aber im gesunden Muskel eines Erwachsenen vorkommt. Für dieses Protein gibt es einen empfindlichen Schnelltest, der bei Herzinfarktverdacht durchgeführt wird.

Was bedeutet positives cTnT?

Herzinfarkt

Der Test ist in mehr als der Hälfte der Fälle binnen vier Stunden positiv. Fällt er 8-10 Stunden nach Beschwerdebeginn negativ aus, kann ein Herzinfarkt mit großer Wahrscheinlichkeit ausgeschlossen werden. Der Anstieg nach einem Infarkt beträgt etwa das 100fache. Auch kleine Herzmuskelareale, wie sie bei der

Schweren (instabilen) Angina pectoris

auftreten, werden vom Trop-T Test erfasst. Man nimmt an, dass sich dabei Mikroinfarkte ereignen.

Niereninsuffizienz

Bei erhöhten BUN oder Kreatinin-Werten kann cTnT bisweilen erhöht sein.

ANP
Atriales natriuretisches Peptid

ANP, das im Herz gebildete Hormon, ist bei Herzinsuffizienz erhöht. Sein Wert erlaubt eine gewisse Verlaufskontrolle bei Herzschwäche.

Normalwert:

0,11–0,60 nmol/l
Die Bestimmung erfolgt aus dem Blut

Was ist ANP?

ANP

ANP (genauere Bezeichnung der gemessenen Substanz ist NT-proANP) ist ein hormonartig wirkendes Peptid, das von den Vorhöfen des Herzens nach ihrer Dehnung freigesetzt wird. Das ist der Fall, wenn eine Überfüllung eingetreten ist.

Die Funktionen des ANP sind:

- Steigerung der Harnproduktion (wirkt entwässernd)
- gefäßerweiternd (entlastet das Herz)
- Hemmung der Hormone Renin und Aldosteron

Wann ist ANP erhöht?

Herzinsuffizienz

Bereits bei der mildesten Form der Herzinsuffizienz (NYHA-I) zeigt sich ANP erhöht. Ein normaler Wert schließt eine Herzschwäche nahezu aus. Eine weitere kardiologische Abklärung könnte sich deswegen als überflüssig erweisen. Bei Patienten mit bestehender Herzschwäche stellt ANP manchmal einen guten Verlaufsparameter dar.

Flüssigkeitsretention

Auch bei eingeschränkter Nieren- und Leberfunktion findet sich erhöhtes ANP. Das sind Zustände, bei denen Flüssigkeit im Körper zurückgehalten wird.

Es wird sich zeigen, ob diese Laboruntersuchung in den medizinischen Routinebetrieb Eingang findet.

Lunge

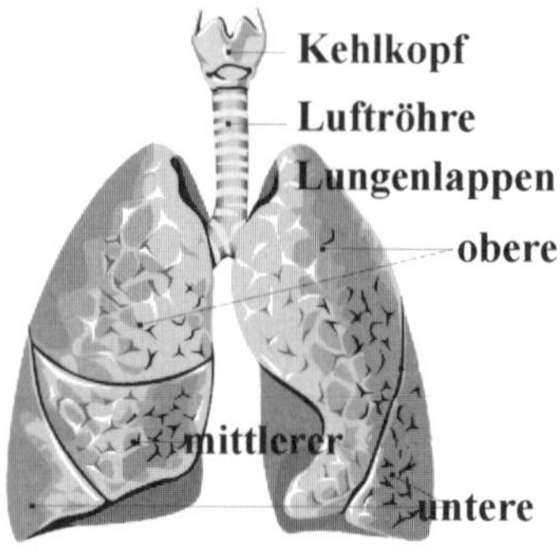

Erkrankungen der Lunge sind, da sie für den Patienten meist mit Atemnot einhergehen, sehr belastend und gefährlich. Sie zählen zu den häufigsten Todesursachen.

Früher hieß der "Killer" Tuberkulose. Heute sterben unzählige Menschen an Lungenkrebs, hauptsächlich verursacht durch Zigarettenrauchen, wenngleich Raucher das oft nicht wahrhaben wollen.

Wir beschäftigen uns mit den häufigen Lungenleiden:

Lungenentzündungen

Seit Entwicklung der Antibiotika haben vor allem die bakteriellen Lungenentzündungen (Pneumonien) ihren Schrecken weitgehend verloren. Dennoch zählen Entzündungen des Atmungsorgans auch heute noch zu den zehn häufigsten Todesursachen. Vor allem ältere Menschen sind gefährdet.

Als Erreger von Lungenentzündungen kommen in Frage:

- ☞ Bakterien
- ☞ Viren
- ☞ Mykoplasmen (sehr kleine Bakterien)
- ☞ Andere Erreger so genannter atypischer Pneumonien
- ☞ Tuberkulose
- ☞ Pilze (sehr selten)

Wie wird eine Lungenentzündung festgestellt?

Die Diagnose erfolgt in erster Linie durch Symptome, aber auch durch Röntgen und Laborbefunde. Anzeichen für eine Lungenentzündung sind Fieber, Kurzatmigkeit und Hustenreiz (nicht immer muss Auswurf vorhanden sein). Die Atmung ist beschleunigt.

Manchmal klagen Patienten über Schmerzen beim Husten und Atmen. Bei Kleinkindern ziehen sich beim Atmen charakteristisch die Nasenflügel ein.

Im Rahmen der Untersuchung kann der Arzt Veränderungen beim Abklopfen und Abhören wahrnehmen. Im Röntgen erkennt er Verschattungen der Lunge. An Laboruntersuchungen ist die Kontrolle des gesamten Blutbildes (vor allem der Leukozyten, der weißen Blutkörperchen) wichtig!

Weiters sollte der Arzt das CRP, die Blutsenkungsreaktion und – falls der Patient aushusten kann - das Sputum überprüfen. Im Auswurf können Keime angefärbt (Gram-Färbung) und unterschieden werden. Auch gelingt häufig eine Anzüchtung und Empfindlichkeitstestung aus Sputum oder Lungenspülflüssigkeit. Die Erreger können dann gegen verschiedene Antibiotika ausgetestet werden.

Fiebert der Patient gleich am Anfang sehr hoch, gelingt in vielen Fällen ein Nachweis der Keime durch das Anlegen einer Blutkultur (man lässt die Erreger gleichsam unter idealen Umständen wachsen). Allerdings sollten in diesem Fall immer zumindest zwei Blutkulturen hintereinander angesetzt werden. Das erhöht die Treffsicherheit.

Bei Virusinfektionen kann durch eine Veränderung der Konzentration von Antikörpern das jeweilige Virus entlarvt werden. Dazu sollten aber mindestens zwei Kontrollen im Abstand von etwa zwei Wochen durchgeführt werden.

Trotz genauer Kenntnis des Virus ergeben sich selten Möglichkeiten einer gezielten Behandlung. Bis jetzt wurden nämlich kaum wirksame Medikamente entwickelt. Der Arzt zielt mit seiner Behandlung in erster Linie darauf ab, den Allgemeinzustand des Patienten zu verbessern.

Lungenentzündung (Pneumonie) durch Bakterien

Die durch Bakterien verursachten Pneumonien treten häufiger bei älteren Menschen auf. Diese haben, aufgrund chronischer Krankheiten, eine geschwächte Abwehr. Das gibt den Erregern bessere Möglichkeiten, im Körper Schaden anzurichten.

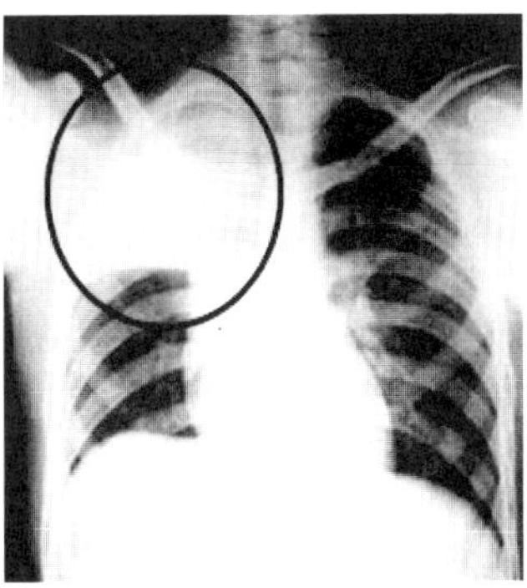

Bakterielle Pneumonie

Die Erkrankung beginnt meistens plötzlich mit Schüttelfrost und hoch ansteigendem Fieber. Die Patienten wirken äußerlich schwer krank. Lippen und Haut sind oft bläulich verfärbt (der Arzt spricht von Zyanose). Nicht selten kommt es zu Verwirrtheit. Das Röntgen zeigt größere Anteile der Lunge verschattet. Dazu kommt häufig ein Erguss im Brustraum. Bei den Laboruntersuchungen findet sich meistens eine starke Vermehrung der weißen Blutkörperchen (Leukozytose). Die Zahl der Leukozyten steigt auf mehr als

15.000 an. Fast immer ist auch CRP auf über 10 mg/dl erhöht, die Blutsenkung steigt binnen weniger Tage deutlich an. Dafür sinkt allmählich die Zahl der roten Blutkörperchen (Erythrozyten).

Hustet der Patient gelblich, kann der Arzt den Auswurf einfärben (Gram-Färbung). Manche Erreger lassen sich dadurch feststellen:

- Pneumokokken sehen aus wie geteilte Wecken (Stollen)
- Staphylokokken bilden ganze Kolonien von punktförmigen Bakterien
- Meningokokken sind zu zweit angeordnet, wie zwei nebeneinander liegende O (00)
- Streptokokken erscheinen als in Reihen angeordnete Bakterien
- Daneben gibt es noch eine Unzahl anderer Erreger, die durch Kulturen weiter unterschieden werden können

Lungenentzündung durch Viren und andere Erreger (atypische Pneumonien)

Im Gegensatz zu den bakteriellen Pneumonien betrifft diese Form der Lungenentzündung vermehrt jüngere Personen. Die Erkrankung entwickelt sich viel langsamer (über Tage) zum Vollbild. Die Temperatur steigt meist nicht extrem hoch an. Auch das Krankheitsgefühl der Patienten ist nicht so stark ausgeprägt wie bei der durch Bakterien verursachten Form. Der Husten ist weniger quälend, der Auswurf schwächer.

Folgende Erreger können diese Pneumonie bewirken:

- Viren
- Mykoplasmen
- Legionellen
- Chlamydien
- Tuberkelbazillen

Diese Erreger verursachen weniger deutliche Laborveränderungen als Bakterien. Die Leukozyten steigen weniger stark an, CRP bleibt meistens unter 10 mg/dl. Die Reaktion der Blutsenkung ist weniger beschleunigt (niedrigere Werte).

Mykoplasmen als Erreger

Mykoplasmen sind bakterienähnliche Lebewesen. Sie sind sehr klein und haben keine stabile Zellwand. Mykoplasmen dürften für rund ein Viertel aller Lungenentzündungen verantwortlich sein. Hauptsächlich junge Erwachsene und ältere Kinder werden von dieser Infektion befallen. Die Erkrankten fiebern, leiden unter Hustenreiz und nicht selten auch an starken Kopfschmerzen.

Im Laborbefund sind die Leukozyten entweder gar nicht oder nur geringfügig erhöht (unter 15.000). Die Blutsenkung steigt bei zwei Drittel der

Patienten auf über 40 mm/h. Mykoplasmen können nicht immer und erst nach zwei bis drei Wochen aus dem Auswurf (Sputum) gezüchtet werden. Ein möglicher Hinweis auf eine Mykoplasmenpneumonie kann ein positiver Kälteagglutinintest (bei 30-50%) sein. Dabei werden Antikörper nachgewiesen, die in der Kälte menschliche Erythrozyten der Blutgruppe 0 zum Ausflocken bringen. Ein positiver Test muss allerdings nicht unbedingt auf Mykoplasmen zutreffen. Besteht bei einem Erwachsenen jedoch eine Lungenentzündung und verläuft diese Untersuchung positiv, liegt mit großer Wahrscheinlichkeit eine Mykoplasmeninfektion vor.

Mit Sicherheit können die Bakterien nur mit Hilfe des Immunfluoreszenztests nachgewiesen werden. Damit bestimmt man IgG und Ig-M (zwei Immunglobuline), die sich gegen Mykoplasmen richten. Zeigt dieser Test bei der ersten Untersuchung Werte über 1:250 oder steigt der IgM-Titer binnen 14 Tagen stark an, ist eine Mykoplasmeninfektion sicher.

Legionellen als Erreger

Die Krankheit, die durch Legionellen verursacht wird, nennt man Legionärskrankheit. Sie tritt bisweilen als Epidemie auf und führt zu Infektionen der Atemwege. Die erkrankten Personen haben eine geschwächte Abwehr. Sie leiden unter starkem Husten mit schleimigem Auswurf. Das Fieber steigt bisweilen über 39° C an.

Obwohl sich der Keim in Warmwasseranlagen prächtig entwickelt, ist er im Labor nicht leicht zu züchten. Die Leukozyten im Blut sind erhöht, im Harn kommt es in 40 Prozent der Fälle zum Auftreten von Eiweiß. Wie die Mykoplasmen können auch die Legionellen heute bereits serologisch nachgewiesen werden (durch Bestimmung der Antikörper, die nur auftreten, wenn Legionellen in den Körper eingedrungen sind).

Tuberkulose und Lungenentzündung

Noch zu Beginn dieses Jahrhunderts zählte die Tuberkulose zu den häufigsten Todesursachen. Durch die Fortschritte in Hygiene und Ernährung und zum (geringeren) Teil auch durch die Einführung wirksamer Medikamente, hat die Krankheit ihren Schrecken zwar nicht völlig verloren, doch viel davon eingebüßt. Heute tritt Tuberkulose vorwiegend bei abwehrgeschwächten und verwahrlosten Menschen auf. Die Zahl der Erkrankungen stieg in den letzten Jahren vor allem in Großstädten wieder leicht an.

Die Krankheit beginnt meist mit dem Auftreten von Entzündungsherden in der Lunge. Im Röntgen beobachtet man eine Vergrößerung der dazugehörigen Lymphknoten. Ist die Erkrankung weiter fortgeschritten, tritt ein Erguss im Brustraum und eventuell auch der Befall anderer Organe auf. Die Patienten fiebern nur selten hoch. Oft liegt die Körpertemperatur im Grenzbereich. Meistens husten die Erkrankten viel, wobei der Auswurf blutig sein kann, Tuberkuloseleidende nehmen stark ab. Sie sind nicht mehr voll leistungsfähig (ständige Müdigkeit, Antriebslosigkeit).

Die Diagnose ruht auf mehreren Pfeilern:

- Der Verdacht kann durch bestimmte Röntgenveränderungen erhärtet werden.
- Scheidet der Erkrankte durch den Auswurf von Tuberkelbazillen aus, können diese auf zwei Arten nachgewiesen werden: Durch spezielle Färbung bzw. durch Züchtung der Keime auf Nährböden. Das dauerte bisher rund sechs Wochen, kann aber durch ein neues Verfahren heute bereits in acht bis zehn Tagen, durch gentechnologische Methoden sogar schon binnen weniger Stunden bewerkstelligt werden.
- Mit einem Hauttest (Tine-Test) ist es möglich, die Reaktion des Organismus auf Bestandteile der Bazillen zu kontrollieren. Dabei bringt der Arzt mit Hilfe eines Stempels, der Spitzen aufweist, das Antigen (Erreger) in die Haut ein.
    - Fällt der Test stark positiv aus (binnen zwei Tagen bildet sich eine starke Rötung an der getesteten Hautstelle), weist das auf eine bestehende oder eben erst überstandene Tuberkulose hin. Im Allgemeinen fällt dieser Test etwa sechs Wochen nach einer Infektion positiv aus.
    - Ein nur schwach positiver Test (geringe Rötung) schließt eine Infektion praktisch aus.
    - Ein negativer Hauttest (keinerlei Veränderung der Haut) kann bedeuten, dass der Patient noch nie mit Tuberkelbazillen in Berührung gekommen ist. Es ist aber auch möglich, dass sein Immunsystem auf die Erreger nicht reagieren kann. Letzteres ist der Fall bei der Miliartuberkulose. Hier breiten sich die Erreger über die gesamte Lunge und auch andere Organe aus. Eine sehr schwere Erkrankung!
    - In seltenen Fällen kann der Tine-Test auch negativ ausfallen, wenn an die Patienten Kortison in hohen Dosen verabreicht wurde. Auch kommt ein negativer Wert unter Umständen bei Krebskranken oder Patienten unter abwehrunterdrückender (immunsuppressiver) Behandlung vor.

Aufgrund besonderer Laborveränderungen kann die Diagnose "Tuberkulose" nicht gestellt werden.

AIDS

Im Zuge des erworbenen Abwehrschwächesyndroms (AIDS) tritt bei Erkrankten neben anderen Komplikationen auch eine besondere Form der Lungenentzündung (Pneumocystis carinii Pneumonie) auf.

Lungenkrebs (Bronchuskarzinom)

Die bösartigen Wucherungen in der Lunge können im frühen Stadium leider nicht durch Laboruntersuchungen nachgewiesen werden.

Bestimmung von Tumormarkern dienen also nicht zur Diagnose selbst, sondern eher einer Bestätigung eines bereits konkreten Verdachts sowie der Überwachung der Behandlung. Bei Bronchuskarzinomen ist das CEA, NSE und das TPA häufig nachweisbar. Allerdings muss ausdrücklich betont werden, dass ein Nachweis dieser Substanzen noch keinen Lungenkrebs bedeuten muss. (Siehe auch Kapitel Krebserkrankungen)

Bronchoalveoläre Lavage (BAL)

Die Gewinnung von Lungensekret durch Spülung der Lungenwege ist ein wichtiger Hinweis zur Diagnose von Lungenerkrankungen.

Die Lungenspülung (BAL) ist ein sicherer und relativ ungefährlicher Eingriff. Unter starker Sedierung oder Vollnarkose wird ein Fieberglasendoskop (Bronchoskop) in die Lunge eingeführt. Der Arzt bringt eine Spülflüssigkeit ein und saugt diese wieder ab. Gerade bei rätselhaften Lungenentzündungen, die sich eher in den Lungensepten (Zwischenwänden) abspielen und bei Verdacht auf einen Tumor ist diese Untersuchung sehr wertvoll.

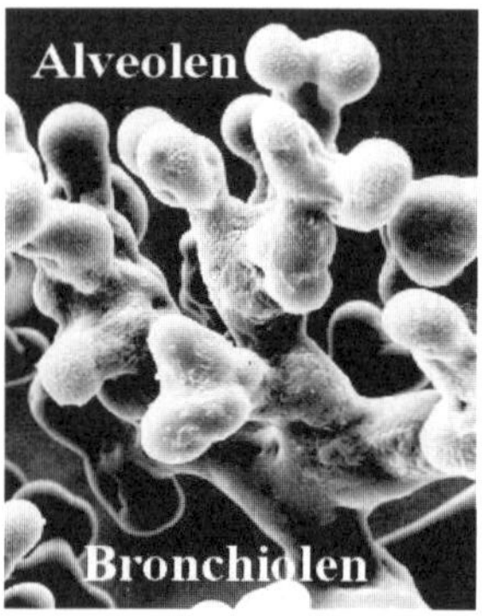

Elektronenmikroskopisches Bild von Bronchiolen und Alveolen

Mit der abgesaugten Spülflüssigkeit lassen sich Zellen der Bronchiolen (kleinste Bronchien) und der Alveolen (Lungenbläschen) gewinnen. Außerdem können auch Erreger in diesem Bereich nach außen befördert werden. Lichtmikroskopisch werden die angefärbten Zellen ausgezählt. Bei manchen Erkrankungen erhält man mittels der BAL die richtungsweisenden Hinweise.

- z.B. Sarkoidose (M. Boeck)
- exogen-allergische Alveolitis. Mit starkem Hustenreiz einhergehende allergische Reaktion auf unterschiedliche Substanzen.
- Mehrere sonst schwer diagnostizierbare und seltene Lungenerkrankungen

Ein Normalbefund der BAL schließt die meisten schwerwiegenden Lungenerkrankungen aus.

Blutgasanalyse

Störungen im Gasaustausch und im Säuren-Basen-Stoffwechsel können durch die Blutgasanalyse erkannt werden.

Normalwert:

pO_2 :	**71–104 mm Hg**
pH:	**7,37–7,45**
HCO_3-:	**21–26 mmol/l**
BA:	**-3 – +3**
pCO_2:	**35–46 mm Hg**

Die Bestimmung erfolgt aus dem arteriellen Blut

Wozu nützt die Blutgasanalyse?

Für Laien ist die Blutgasanalyse nicht leicht zu verstehen. Sie erfordert ein gewisses physikalisches und medizinisches Grundwissen. Dennoch versuchen wir, für den vorgebildeten Laien einige Grundbegriffe darzulegen:

Aus einer Arterie (oft an Handgelenksinnenseite) wird etwas Blut entnommen und gleich untersucht. Dabei bestimmt der Mediziner den Partialdruck des Sauerstoffs pO_2 und des Kohlendioxids pCO_2. Damit überprüft er, ob das Blut genügend Sauerstoff aufgenommen hat und genügend Kohlendioxid abgeatmet wurde. Durch den pH-Wert erkennt er, ob das Blut sauer oder basisch ist. Die Bestimmung des Bikarbonat (HCO_3-) oder der Basenabweichung zeigen ihm eine Alkalisierung oder Ansäuerung im Stoffwechsel.

Wie erfolgt die Interpretation des Ergebnisses?

Der Arzt erhält bei der Bestimmung immer alle Befunde der Blutgasanalyse zugleich. Dennoch ist es üblich, die Werte in einer gewissen Reihenfolge zu beurteilen:

Wie hoch ist der pO_2?

Zuerst wird geschaut, ob ein Sauerstoffmangel vorliegt. Ist der pO_2

- Über 70 besteht kein Sauerstoffmangel im Blut.
- Bei Werten zwischen 50 und 70 liegt ein leichter,
- bei Werten unter 50 ein schwerer und
- bei Werten unter 40 ein sehr schwerer, bald beatmungsbedürftiger Sauerstoffmangel vor

Wie hoch ist der pH-Wert?

- Ist der pH-Wert unter 7,37, liegt eine Azidose (Blutansäuerung) vor
- Unter 7,3 ist die Azidose bereits schwer
- Unter 7,1 besteht bereits Lebensgefahr
- Ist der pH-Wert über 7,45, liegt eine Alkalose (Blutalkalisierung) vor
- Über 7,5 zeigt das bereits eine schwere Alkalose
- Werte über 7,7 sind nur kurzfristig mit dem Leben vereinbar

Was ist die Ursache der Abweichung?

Besteht eine Azidose oder Alkalose, ist es interessant zu wissen, ob dieses Ergebnis durch eine Lungenfunktionsstörung oder durch eine Störung im Stoffwechsel verursacht wird. Das kann durch die Beurteilung des pCO_2, des Bikarbonats (HCO_3-) oder der Basenabweichung erkannt werden.

Azidose

Besteht eine Azidose und ist pCO_2 hoch, hat der Patient zu wenig Kohlendioxid abgeatmet. Es besteht eine durch verminderte Lungen-(Herz-)Leistung verursachte respiratorische Azidose. Ist hingegen BA oder HCO_3- erniedrigt, liegt die Ursache für die Ansäuerung im Stoffwechsel (oft Niere!). Es handelt sich um eine metabolische Azidose.

Alkalose

Auch bei der Alkalose sind zwei Entstehungsursachen möglich:

Der Patient könnte, vielleicht aus Aufregung oder bedingt durch eine organische Erkrankung, zu stark atmen. Dabei atmet er zuviel Kohlendioxid ab. In diesem Fall zeigt sich pCO_2 erniedrigt.

Bei einer stoffwechselbedingten Erhöhung des pH-Wertes (Alkalose) ist BA oder HCO_3- erhöht. Man spricht von einer respiratorischen Alkalose.

Schilddrüse

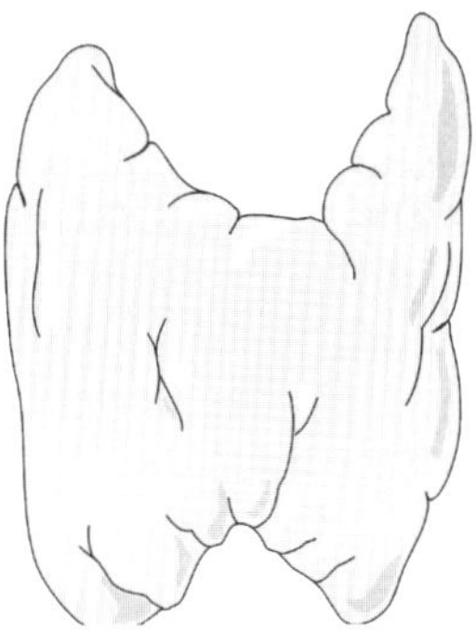

Erkrankungen der Schilddrüse zählen zu den häufigsten hormonellen Störungen des Menschen. Zur Abklärung einer Erkrankung sind neben Ultraschall und der Szintigraphie Laboruntersuchungen unumgänglich.

Die Schilddrüse ist ein lebenswichtiges Organ. Sie hat ein schmetterlingsförmiges Aussehen und befindet sich beim gesunden Menschen knapp unter dem Kehlkopf. Bei Vergrößerung ist sie für den Arzt dann tastbar, wenn er hinter den Patienten tritt. Er legt dann seine Finger beider Hände rechts und links auf die Kehle knapp unterhalb des Kehlkopfes. Die Testperson muss nun schlucken. Bei Vergrößerung des Organs schiebt sich die Schilddrüse dem Untersucher entgegen, er kann sie deutlich tasten. Manchmal ist die Drüse so groß (Kropf), dass sie bis unter das Brustbein reicht, die Luftröhre einengt und Atemnot bzw. bei Einengung der Speiseröhre auch Schluckbeschwerden verursacht.

Funktion der Schilddrüsenhormone

Die Schilddrüse produziert die beiden Hormone Thyroxin (T4) sowie Trijodthyronin (T3). Eigentlich aktives Hormon ist T3.

Schilddrüsenhormone beeinflussen sowohl das Körper- als auch das Zellwachstum und den Stoffwechsel in vielfältiger Weise:

- Sie regulieren den Stoffwechsel. Sie steigern den Sauerstoffbedarf und den Grundumsatz.
- Sie steigern die Wärmeproduktion.
- Sie verbessern die Aufnahme der Glukose aus dem Darm. Sie fördern die Bildung des Glukosespeichers Glykogen.
- Sie fördern die Fettverbrennung. Die Abbauprodukte werden für den gesteigerten Stoffwechselumsatz verwertet.
- Sie senken das Cholesterin.
- Sie regeln das Wachstum mit und fördern die Ausreifung heranwachsender Zellen.

Fast alle Zellen des Körpers haben Rezeptoren (Bindungsstellen) für die Schilddrüsenhormone (vorzugsweise T3).

Regulation der Schilddrüsenhormone

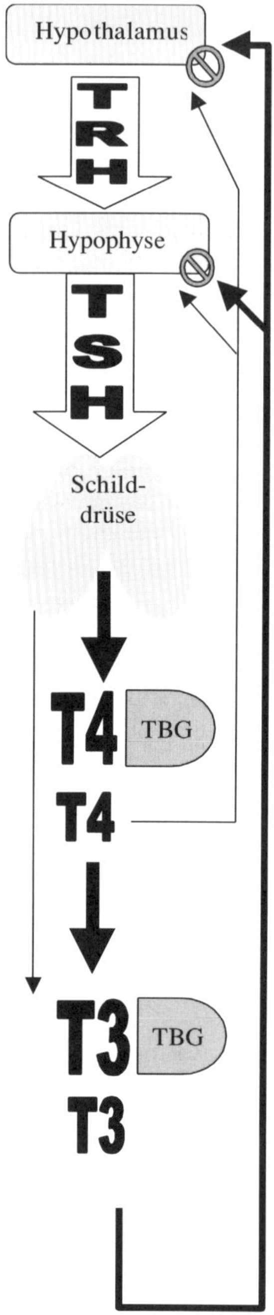

Der Befehlshaber und Kontrolleur der Schilddrüse sitzt im Zwischenhirn (Hypothalamus). Die dort gelegenen Zellen produzieren TRH (Thyreotropin releasing Hormon). Ist genügend T3, T4 vorhanden, wird wenig - ist zuwenig T3, T4 vorhanden, wird viel TRH an die Hirnanhangsdrüse (Hypophyse) weitergegeben.

TRH stellt gleichsam den Befehl vom "Chef" dar. Er bedeutet: Sagt der Schilddrüse, sie soll mehr arbeiten.

Darauf hin produziert die Hypophyse vermehrt TSH (Thyreoidea stimulierendes Hormon). Damit befiehlt sie der Schilddrüse eine gesteigerte Produktion von T4 und T3. Sind T3, T4 bei einer Schilddrüsenüberfunktion stark erhöht, hemmen sie die Hypophyse. Sie "schweigt" und sendet keine Aufforderung zur Hormonproduktion aus.

In der Schilddrüse werden nach Stimulation mit TSH T4 und im geringeren Maß T3 gebildet bzw. aus dem für zwei Wochen reichenden Depot freigesetzt.

Im Blut sind T4 und T3 an Transportproteine gebunden. Unter anderem an TBG (Thyroxin bindendes Globulin). Es verhindert, dass T4, T3 durch die Nieren verloren geht. Ein Teil der Hormone liegt aber frei im Blut vor (FT4, FT3).

Die Schilddrüse produziert vorwiegend T4. Das eigentlich wirksame Hormon ist aber T3. Daher muss es, bevor es im Gewebe seine Arbeit tun kann, aus T4 umgewandelt werden. Diesen Vorgang nennt man Konversion. Viele abnorme Konstellationen der Schilddrüsenhormone sind Folge einer verminderten oder vermehrten Konversion.

Sowohl T3 als auch T4 kommen im Blut vor, zirkulieren damit auch wieder zum Gehirn. Dort wird ein Zuviel oder Zuwenig registriert und mit Ausschüttung von TRH und TSH beantwortet.

Daneben bildet die Schilddrüse Calcitonin. Die Nebenschilddrüsen (Epithelkörperchen) stellen das Parathormon her. (Siehe Knochen-Kalziumstoffwechsel)

Funktionsstörungen der Schilddrüse

Erzeugt die Schilddrüse zu viele Hormone, spricht man von einer Überfunktion (Hyperthyreose). Eine Mangelproduktion wird Unterfunktion (Hypothyreose) genannt.

Welche Beschwerden verursacht eine Schilddrüsenüberfunktion (Hyperthyreose)?

Es gibt kein einzelnes Anzeichen für den Überschuss an Schilddrüsenhormonen im Blut. Wohl aber ein Zusammentreffen mehrerer Beschwerden, die den Verdacht auf eine Störung rechtfertigen:

➜ Übermäßiges Hitzegefühl
Der Kranke hat (etwa im Winter) ständig den Eindruck, dass zu stark eingeheizt wird. Seine Haut fühlt sich zumeist warm und angenehm an.

➜ Gewichtsabnahme trotz Appetit
Patienten mit Hyperthyreose werden von den Mitmenschen nicht selten beneidet, weil sie offenbar essen können, was ihnen schmeckt, ohne auch nur ein Gramm zuzunehmen. Tatsächlich verbrennt der Körper durch den Hormonüberschuss derart schnell, dass gar nicht rasch genug "nachgefüllt" werden kann. Ein Zustand, der alles andere als beneidenswert ist.

➜ Unruhe, Nervosität
Patienten mit Überfunktion der Schilddrüse wirken hektisch und nervös. Ihre Hände zittern oft, sie können schwer ruhig sitzen. Gleichzeitig ermüden sie leicht und klagen über Muskelschwäche.

➜ Durchfall
Nicht bei allen, aber bei vielen Kranken ist der Stuhlgang beschleunigt. Manchmal stellt das sogar das auffälligste Symptom dar.

➜ Herzjagen
Durch T3 und T4 wird das Herz-Kreislauf-System angekurbelt. So steigt der Blutdruck (der systolische, also der erste Wert, stärker als der diastolische, der zweite Wert). Das Herz schlägt deutlich schneller und oft nicht mehr ganz "rund". Das heißt, der Patient neigt zu Herzrhythmusstörungen. Er beschreibt seine Beschwerden als "Herzjagen" und "Herzstolpern".

➜ Psychische Veränderungen
Nicht wenige Leidende zeigen sich depressiv. Sie können auch häufig sehr schlecht schlafen.

Eine Überfunktion der Schilddrüse kann leichter in jungen Jahren festgestellt werden. Die Betroffenen bieten dem Arzt ein viel deutlicheres Krankheitsbild. Bei älteren Menschen wird oft nur ein einziges der erwähnten Symptome gefunden: Durchfall beispielsweise kann viele Ursachen haben.

Laborbefunde bei Hyperthyreose

Der Suchtest wird mit der Kontrolle von TSH durchgeführt. Dieser Wert ist bei Hyperthyreose nämlich erniedrigt. Aussagekraft haben überdies die Blutkonzentrationen der beiden Hormone T3 und T4 bzw. das freie Thyroxin (FT4) und das freie Trijodthyronin (FT3).

Ist die Diagnose nicht eindeutig, kann ein TRH–Test durchgeführt werden.

Folgende Laborwerte können bei Überfunktion zusätzlich von der Norm abweichen:

- Blutbild (leichte Anämie, etwas erniedrigte Zahl der Leukozyten, der weißen Blutkörperchen)
- Erhöhte Blutsenkung
- Erhöhter Blutzuckerspiegel
- Erhöhung von BUN und Kreatinin
- Erniedrigung von Kalium und Magnesium
- Zuviel Kalzium (durch Knochenabbau)
- Erhöhung der AP, GOT, Amylase und Bilirubin
- Erniedrigung von Albumin
- Unerwartete Erniedrigung der Blutfettwerte (Cholesterin, Triglyceride)

Welche Beschwerden verursacht eine Schilddrüsenunterfunktion (Hypothyreose)?

Patienten mit Mangel an Schilddrüsenhormonen, einer Unterfunktion des Organs, fallen durch Trägheit fast aller Körperfunktionen auf:

➜ Verlangsamung

Schon beim Sprechen kann man Patienten mit Hypothyreose bisweilen erkennen: Sie reden langsamer, die Stimme wird rauer und tiefer, oft heiser. Patienten zeigen meist wenig Initiative, sind auch in der Merkfähigkeit eingeschränkt.

➜ Müdigkeit

Dazu kommen ständige Müdigkeit, übermäßig viel Schlafbedürfnis und häufig auch depressive Verstimmung.

➜ Kälteempfindlichkeit

Die Kranken schwitzen extrem wenig. Dauernd klagen sie darüber, wie kalt es ist. Die Körpertemperatur ist messbar niedriger als beim Gesunden.

➜ Teigige Haut

Typisch für Patienten ist die Veränderung der Haut. Sie wird im Zuge der Krankheit nicht nur kühl, sondern auch trocken und blass, greift sich wie Teig an. Gesicht und Augenlider wirken geschwollen. Die Zunge ist manchmal klobig.

➜ Steife Muskeln

Zur charakteristischen Trägheit können auch Schwäche und Schmerzhaftigkeit der Muskulatur sowie Gelenkprobleme beitragen.

➜ Herzvergrößerung

Der Arzt wird bei Verdacht auch ein Röntgenbild anfertigen lassen und seine Vermutung nicht selten bestätigt finden. Diese Erscheinung tritt allerdings nur bei stark ausgeprägter Hypothyreose auf. Die Auswirkungen: Die Pumpleistung nimmt ab, der Blutdruck ist mitunter erniedrigt.

Laborbefunde bei Hypothyreose

T3 und T4 sind nicht die idealen Laborwerte zur Diagnose einer Unterfunktion. Am sichersten lässt sich diese mit Hilfe des TSH nachweisen. Ist der Wert deutlich erhöht und T3 und T4 im Normbereich, liegt eine latente Schilddrüsenüberfunktion vor (latent = drohend, schwelend). Ist TSH im Grenzbereich, sollte ein TRH-Test durchgeführt werden (siehe unten).

Folgende Laborwerte können bei einer Unterfunktion zusätzlich vom Normbereich abweichen:

- Blutbild (leichte Anämie, also Blutarmut)
- Erhöhte Senkung
- Erhöhung von CPK
- Erhöhung des Blutzuckerspiegels
- Erhöhung von BUN, Kreatinin und Harnsäure
- Erniedrigung von Natrium, Kalzium und Eisen
- Erhöhung von GOT, LDH und Albumin
- Erniedrigung von Ferritin
- Erniedrigung der Alkalischen Phosphatase (AP)

T4 - Thyroxin gesamt
FT4 – freies Thyroxin

Wenn TSH abnorm ist, gestattet die Bestimmung des Thyroxin, das in gebundener und ungebundener Form nachweisbar ist, weitere Aussagen zur Schilddrüsenfunktion.

Normalwerte:

T4: 55-110 µg/l (77-142 nmol/l)
FT4: 8-18 ng/l (10-23 pmol/l)
Die Bestimmung erfolgt aus dem Blut

Was ist T4 und FT4?

T4

Thyroxin ist eines der beiden Schilddrüsenhormone. Die Bestimmung seines Gehaltes im Blut zählt zu einer der Möglichkeiten, die Funktion der Schilddrüse zu überprüfen.

FT4

Biologisch aktiver Teil des Thyroxins ist das sogenannte freie Thyroxin (FT4). Dessen Bestimmung lässt noch genauere Rückschlüsse auf die Arbeitsweise des Organs zu.

Thyroxin ist nämlich im Blut an verschiedene Eiweißkörper gebunden, durch die es transportiert wird. Diese Eiweißkörper, TBG (Thyroxin-bindendes Globulin), TBA (Thyroxin-bindendes Albumin) und Transthyretin liegen allerdings nicht immer in gleicher Konzentration vor. Daher unterliegen die Thyroxinspiegel gewissen Schwankungen. Beim FT4 ist das seltener der Fall.

Was bedeuten normale T4- und FT4-Spiegel im Blut?

Eine sehr schwere Funktionsstörung der Schilddrüse kann durch dieses Ergebnis ausgeschlossen werden. Der Arzt zieht auch eine Unterfunktion kaum in Betracht. Das schließt jedoch keineswegs eine Erkrankung der Schilddrüse aus! So kann ohne weiteres eine Jodmangel-Struma (Kropf) vorliegen. Diese beeinträchtigt die Hormonausschüttung des Organs nicht. Weiters ist es durchaus möglich, dass eine bösartige Geschwulst aufgetreten ist. Auch in diesem Fall ist die Funktion des Organs oft längere Zeit nicht gestört. Schließlich besteht noch die sehr seltene Möglichkeit einer Überfunktion, die ausschließlich das zweite Hormon T3 (Trijodthyronin) betrifft. T4 zeigt sich dann völlig normal, T3 aber erhöht.

In fraglichen Fällen lässt der Arzt weitere Untersuchungen vornehmen (TSH-Bestimmung, TRH-Test).

Was bedeuten erniedrigte Spiegel von T4 und FT4?

Es besteht eine Unterfunktion (Hypothyreose). Ihre Ursache kann vielfältig sein:

- Bei Schilddrüsenentzündung (Kommt vor, wenn sich zum Beispiel Abwehrkräfte des Körpers gegen das eigene Organ richten. Man spricht dann von einem sogenannten Autoimmunprozess)
- Nach Schilddrüsenoperationen (Strumektomie)
- Nach Behandlung der Schilddrüse mit Radiojod
- Nach Behandlung mit Substanzen, welche die Hormonproduktion bremsen (Thyreostatika genannt)
- Bei extremem Jodmangel
- Bei Verminderung jener Eiweißkörper, die T4 im Blut transportieren

Sinkt dieses Transporteiweiß (TBG) im Serum, kann T4 fälschlich erniedrigt sein.

Hier erlangt die Bestimmung von FT4 Bedeutung: Es bleibt in diesem Fall nämlich im Normbereich. Folgende Ursachen können falsch erniedrigte T4-Werte haben:

- Mangel an Eiweiß (Hunger, Fastenkuren, Darmerkrankungen, durch die die Aufnahme von Eiweiß in den Körper behindert ist)
- Eiweißverlust durch Nieren und Darm (zum Beispiel bei schweren entzündlichen Erkrankungen dieser Organe)
- Angeborene Mangelproduktion von TBG (selten)
- Einfluss von Medikamenten (etwa Sulfonamide, Heparin, Antiepileptika, Kortison)

Was bedeuten erhöhte T4- und FT4-Spiegel?

Es besteht eine Schilddrüsenüberfunktion (Hyperthyreose)

Diese Untersuchung sollte nie unterlassen werden! Der TSH ist immer erniedrigt. Folgende Ursachen kommen in Frage:

- Morbus Basedow (besonders auffälliges Zeichen dieser Erkrankung ist eine Augenveränderung: Hervorquellende Augäpfel. Man spricht auch vom sogenannten Glanzauge)
- Autonomes Adenom (gutartige Geschwulst mit Überproduktion beider Hormone)
- Entzündungen der Schilddrüse, die mit Überproduktion einhergehen

- Hohe Dosierung von Medikamenten, die T4 enthalten
- Vermehrte Ausschüttung von T4 ins Blut nach Gabe von jodhaltigen Medikamenten (zum Beispiel Röntgenkontrastmittel)
- Sehr selten bei TSH-produzierenden Tumoren der Hypophyse (Einzige Ausnahme der Regel, dass eine Schilddrüsenüberfunktion mit erniedrigtem TSH einhergehen muss).

Vermehrung von TBG

Da T4 an TBG gebunden transportiert wird, kann jeder Anstieg dieses Transportproteins (Protein = Eiweiß) zu falsch hohen T4-Spiegeln führen. In diesen Fällen liegen FT4, TSH und der TRH-Test im Normalbereich.

Erhöhung des TBG kommt vor:

- In der Schwangerschaft (Mehrproduktion von TBG in der Leber durch den Einfluss der Östrogene, der weiblichen Sexualhormone)
- Bei der Einnahme der Pille (ebenfalls wegen des Östrogengehaltes)
- Bei bestimmten Lebererkrankungen
- Bei angeborener Vermehrung von TBG (selten)

TBG kann in Speziallaboratorien bestimmt werden.

T3 – Trijodthyronin
FT3 – freies T3

Ist TSH erniedrigt, bestätigt erhöhtes T3/FT3 eine Hyperthyreose selbst dann, wenn FT4 noch normal ist.

Normalwerte:

T3: 0,90-1,80 µg/l (1,4-2,8 nmol/l)
FT3: 3,5-8,0 pg/ml (5,4-12,3 pmol/l)
Die Bestimmung erfolgt aus dem Blut

Was ist T3 und FT3?

T3

FT3

T3 ist neben dem T4 das zweite Schilddrüsenhormon, und zwar das eigentlich wirksame. Wie T4 ist auch T3 an ein Transporteiweiß gebunden und unterliegt entsprechenden Schwankungen (abhängig vom Gehalt an diesem Protein im Blut). Somit dient das freie T3 (FT3) der genaueren Überprüfung der Schilddrüsenfunktion. Es spiegelt die momentane Stoffwechsellage unverfälschter wider.

Was bedeuten normale T3- und FT3-Spiegel?

Eine schwere Überfunktion der Schilddrüse liegt wahrscheinlich nicht vor. Allerdings schließen Normwerte eine mäßige Unterfunktion der Schilddrüse keineswegs aus. Daher darf normales T3 nicht automatisch mit einer gesunden Schilddrüsenfunktion gleichgesetzt werden.

Was bedeuten erniedrigte Spiegel von T3 und FT3?

Schwere Erkrankung (Low-T3-Syndrom)

Erhebliche chronische Leiden verschiedener Art können dazu führen, dass T3 sehr langsam aus T4 konvertiert (umgewandelt) wird. Es liegt dabei allerdings keine Unterfunktion der Schilddrüse vor. Diese Verminderung des T3 wird auch Low-T3-Syndrom genannt. Bei seiner Entstehung können drei Mechanismen beobachtet werden:

- Eine Funktionsstörung der Organe mit hoher Aktivität der T4-abbauenden Enzyme in Leber, Nieren und Muskulatur

- Medikamente, die in unterschiedlicher Weise hemmend in die Umwandlung von T4 zu T3 eingreifen (Kortison, Propranolol (ein β-Blocker = Inderal®, Amiodaron = Sedacoron®, Röntgen-Konstrastmittel)
- Fasten, eine Minderversorgung mit verwertbarer Glucose.

Bei fast allen Krankheiten, die zu einer Konversionshemmung (Hemmung der Umwandlung von T3 aus T4) führen, herrscht zumindest zeitweise ein relativer Kalorienmangel.

Was ein Low-T3-Syndrom für den Organismus bedeutet, ist nach wie vor nicht vollständig geklärt. Dieser Zustand zeigt möglicherweise einen einsparenden Effekt auf den Sauerstoffverbrauch. Klinische Zeichen (Symptome) einer Hypothyreose fehlen eigentlich immer. Das Syndrom kommt häufig auch bei sehr alten Menschen vor.

Bei schweren Erkrankungen findet sich häufig ein niedriges T3. Bei schwerstkranken Patienten fällt oft zusätzlich T4 ab.

Unterfunktion der Schilddrüse

Mögliche Ursachen wurden bereits geschildert.

Was bedeuten erhöhte Spiegel von T3 und FT3?

Es besteht eine Überfunktion der Schilddrüse (Hyperthyreose).

T3 zeigt diese Störung verlässlicher als T4.

Eine verminderte Bindung des T3 an die Zellen.

TSH (Thyreoidea stimulierendes Hormon) und TRH-Test

TSH ist der wichtigste Messwert zur Überprüfung der Schilddrüsenfunktion. Normale Werte machen eine Störung äußerst unwahrscheinlich. Liegt TSH im Grenzbereich, findet der hochempfindliche TRH-Test seine Anwendung.

Normalwerte:

TSH: 0,3–4,0 mU/l
TRH-Test: nach 30 Min. 3-30 mU/l
Die Bestimmung erfolgt aus dem Blut

Was ist TSH?

Die reine Hormonbestimmung von T3, FT3, T4 und FT4 hat sich nicht immer als zuverlässig erwiesen. In den letzten Jahren setzte sich zunehmend die Bestimmung des TSH durch.

Das ist ein Hormon der Hirnanhangdrüse (Hypophyse), welche über einen genialen und einfachen Regelmechanismus die Tätigkeit der Hormondrüsen steuert. Finden sich im Blut zu wenige Schilddrüsenhormone, geschieht Folgendes: Das Blut passiert das Zwischenhirn (Hypothalamus) und die Hypophyse. Es gibt zu erkennen, dass Hormonmangel besteht. Daraufhin wird die Hypophyse durch TRH stimuliert, um TSH zu erzeugen. Das Hypophysenhormon TSH gelangt nun in die Blutbahn. Es wird zur Schilddrüse transportiert und gibt dieser den Befehl, T3 und T4 zu produzieren.

Befinden sich jedoch zu große Mengen an Schilddrüsenhormonen in der Blutbahn, erhält die Hirnanhangdrüse den Befehl, die Erzeugung von TSH zu drosseln. Dadurch wird die Schilddrüse nicht weiter zur Produktion von T3 und T4 aufgefordert, der Hormonspiegel kann sich normalisieren.

Auf diese Weise bleibt der Gehalt an T3 und T4 beim gesunden Menschen immer konstant. Es kann keine Störungen geben, die auf Mangel oder Überschuss an Schilddrüsenhormonen beruhen.

Weicht TSH von der Norm ab, sollen T4 und T3 bestimmt werden, um das Ausmaß der Schilddrüsenüber- oder -unterfunktion zu erkennen.

Was bedeutet ein TSH-Wert unter 0,1 mU/l?

Schilddrüsenüberfunktion (Hyperthyreose)

Das TSH ist stark erniedrigt. Im genannten Regelkreis wird seine Erzeugung gehemmt, da sich zu viel Schilddrüsenhormon im Blut befindet. Das kommt nur vor, wenn die Schilddrüse zu stark produziert. T3 und T4 sollten bestimmt werden.

Was bedeutet ein TSH zwischen 0,1 und 0,3 mU/l?

Man spricht dann von einer sogenannten diagnostischen Grauzone. Das heißt, der Patient kann bereits unter einer Überfunktion leiden. Eine weitere Untersuchung ist nötig, und zwar ein TRH-Test. Natürlich interessieren den Arzt auch in diesem Fall T3 und T4.

Was bedeutet ein TSH zwischen 0,3 und 3,5 mU/l?

Normale Schilddrüsenfunktion (Euthyreose)

Weitere Maßnahmen sind im Rahmen der Routinediagnostik nicht erforderlich.

> ***Liegt TSH im Normbereich, kann eine Störung der Schilddrüsenfunktion praktisch ausgeschlossen werden.***

Was bedeutet ein TSH-Wert über 3,5 mU/l?

Es liegt wahrscheinlich eine Unterfunktion der Schilddrüse (Hypothyreose) vor. Die Bestätigung dieses Befundes liefert ein überschießender TRH-Test bzw. deutlich erniedrigte T4- und T3-Werte.

> ***Nimmt ein Patient Schilddrüsenhormone ein, um einen Mangel auszugleichen, sollte der TSH Wert im unteren Normbereich liegen.***

Was ist der TRH-Test?

TRH-Test

TRH heißt Thyreotropin Releasing Hormon. Es wird im Gehirn (Hypothalamus) produziert. Es bewirkt die Freisetzung von TSH aus der Hypophyse. Beim TRH-Test bestimmt der Arzt TSH. Anschließend verabreicht er dem Patienten TRH (in die Vene, durch die Nase oder zum Schlucken). Nach 30 Minuten wird das TSH noch einmal gemessen. Die Differenz zwischen den Werten bestimmt das Ergebnis:

Normalwert:

Beim Gesunden steigt TSH um 2 bis 25 (30) mU/l an.

Ein Anstieg in diesem Bereich beweist eine normale Schilddrüsenfunktion. Ein verminderter Anstieg bedeutet eine Überfunktion, ein erhöhter Anstieg deutet auf eine Unterfunktion hin.

Was bedeutet ein verminderter Anstieg? (<2 mU/l)

- T4, T3 normal ➜ Der Regelkreis ist gestört. Die Schilddrüsenhormone sind zwar noch normal, die Feinregulation funktioniert jedoch nicht mehr. Mögliche Ursachen: Beginnende Hyperthyreose, Knoten in der Schilddrüse, Schilddrüsenhormongabe oder eine Entzündung.
- T4, T3 erhöht ➜ Es liegt eine Schilddrüsenüberfunktion vor.
- T4, T3 erniedrigt ➜ Es besteht eine Verminderung der TSH-Ausschüttung. Die Ursachen liegen meist im Gehirn (Tumore, gestörte Hormonempfindlichkeit, schwere neurologische oder psychiatrische Erkrankungen, nach Gabe von Kortison, Dopamin, ungleichmäßige Einnahme von Schilddrüsenhormonen).

Was bedeutet ein erhöhter Anstieg? (>25 mU/l)

- T4, T3 erniedrigt ➜ Es liegt eine Schilddrüsenunterfunktion vor.
- T4, T3 normal ➜ Es besteht eine klinisch noch nicht in Erscheinung tretende (latente) Unterfunktion.

Tg – Thyreoglobulin

Bei der Verlaufskontrolle eines Schilddrüsenkarzinoms ist dieser Wert ein wertvoller Parameter.

Normalwert:

Bis 50 µg/l
Die Bestimmung erfolgt aus dem Blut

Was ist Tg?

Thyreoglobulin ist ein Eiweißkörper, den die Schilddrüse, angeregt durch TSH, bildet (synthetisiert). Tg ist der Speicher für Schilddrüsenhormone. Es kommt in den Follikeln (Speicherbläschen) der Schilddrüse in sehr hoher Konzentration vor. Im Blut ist Tg normalerweise nur in geringen Mengen nachweisbar.

Wann ist Tg im Blut erhöht?

Schilddrüsenkrebs

Bei dieser Erkrankung ist Tg fast immer in hoher Konzentration nachweisbar. Dennoch dient es nicht zum Screening, da sein Wert auch bei fast allen anderen Schilddrüsenerkrankungen erhöht ist. Sehr wichtig ist Tg bei der Verlaufskontrolle. Wurde nämlich die Schilddrüse entfernt, dürfte es kaum nachweisbar sein. Bestehen oder entwickeln sich Tochtergeschwülste, steigt der Wert wieder an und signalisiert entsprechenden Handlungsbedarf.

Andere Schilddrüsenerkrankungen

- Struma nodosa (Schilddrüsenknoten). Sowohl speichernde als auch nicht speichernde Schilddrüsenknoten gehen mit erhöhtem Tg einher.
- Morbus Basedow: Fast immer liegt stark erhöhtes Tg vor. In gewissem Maß kann damit auf die Aktivität der Krankheit geschlossen werden.
- Fehlende oder abgestorbene Schilddrüse: Bei diesen seltenen Missbildungen ist Tg kaum noch nachweisbar.
- Vergiftung mit Schilddrüsenhormonen: Es gibt Menschen, die, aus welchen Gründen auch immer (z.B. Vortäuschen einer Schilddrüsenüberfunktion), in großen Mengen Schilddrüsenhormone einnehmen. Dabei fällt Tg (im Gegensatz zu echten Schilddrüsenerkrankungen) sehr niedrig aus.

Schilddrüsen-Antikörper MAK – TPO – TAK – TSH-RAK

Mit Hilfe bestimmter Autoantikörper diagnostiziert der Arzt die Autoimmun-Schilddrüsenentzündung.

Eine große Anzahl von Schilddrüsenerkrankungen sind autoimmunologisch bedingt. Das heißt, dass sich aus einer bisher unbekannten Ursache Antikörper gegen gewisse Substanzen der Schilddrüse bilden. Diese unerwünschten Substanzen können sich an den entsprechenden Strukturen festsetzen und die Funktion der Schilddrüse beeinflussen. Sie regen das Wachstum der Schilddrüse an und/oder setzen einen Entzündungsprozess in Gang.

Man kennt eine Reihe von Autoimmunerkrankungen der Schilddrüse. Die drei wichtigsten sind:

Hashimoto-Thyreoiditis

Das ist die häufigste Form der Schilddrüsenentzündung. Sie tritt bei Frauen viel häufiger als bei Männern auf. Manchmal bestehen zugleich auch andere Autoimmunerkrankungen.

Die Krankheit entwickelt sich meist langsam und verursacht nur wenig Beschwerden wie Druck- und Engegefühl am Hals. Selten treten Schmerzen auf, die ausstrahlen können.

Meist sind es Symptome einer Schilddrüsenunterfunktion, die den Patienten veranlassen, den Arzt aufzusuchen. Zu diesem Zeitpunkt haben die Autoantikörper das Schilddrüsengewebe schon soweit zerstört, dass es nicht mehr ausreichend Hormone herstellen kann. Lymphozyten und Plasmazellen verbreiten sich in der Schilddrüse. Die Patienten klagen über allgemeine Schwäche, Antriebsmangel, Müdigkeit und Kältegefühl. Haut und Haare werden trocken und spröde, die Nägel brüchig. Seltener geht die Hashimoto-Thyreoiditis vorübergehend mit einer Überfunktion einher.

Mit einer Blutprobe ist die Krankheit am deutlichsten zu erkennen. Zwei der Autoantikörper (körpereigene Abwehrsubstanzen), die irrtümlich die eigene Schilddrüse angreifen, haben labordiagnostische Bedeutung:

Etwa 90 Prozent der an Hashimoto-Thyreoiditis Erkrankten weisen erhöhte TPO- oder MAK-Antikörper Werte auf, in 40 bis 70 Prozent liegen auch erhöhte TAK-Werte vor. Die Senkung ist üblicherweise erhöht.

Die Behandlung besteht in einer Schilddrüsenhormongabe, die meist lebenslang erfolgen soll.

Atrophe Autoimmunthyreoiditis

Das ist eine "Spielart" der Hashimoto-Thyreoiditis. Die Entzündungsvorgänge verlaufen so minimal, dass die Schilddrüse nicht vergrößert erscheint. Bemerkt wird später erst eine Unterfunktion.

Morbus Basedow

Bei dieser Erkrankung vermutet man als eine mögliche Ursache eine genetische Bereitschaft einzelner Menschen. Meist beginnt sie schleichend. Der Patient empfindet ein Nachlassen der Leistungsreserve. Erst später, wenn selbst kleinere Aktivitäten mühsam werden, die Hände zu zittern anfangen, das Herz zu jagen beginnt oder Durchfälle auftreten, wird Rat beim Arzt gesucht.

Hyperthyreose (Schilddrüsenüberfunktion) wird diagnostiziert.

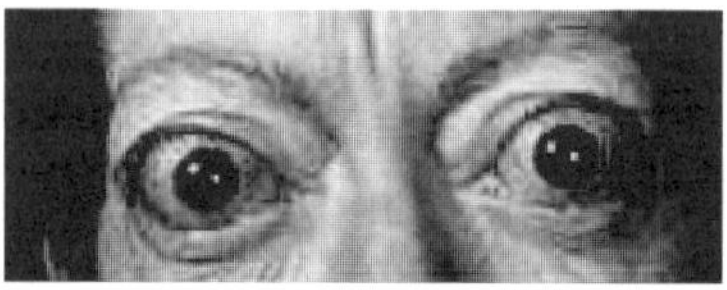

Eines der belastendsten Symptome für Basedow-Patienten sind die Augenbeschwerden (Glanzaugen, Froschaugen, Glotzaugen), die der Schilddrüsenüberfunktion vorauseilen oder sich im Verlauf der Krankheit einstellen. Nur bei etwa 1/3 der Patienten treten keine Symptome dieser Art auf. Am Schienbein werden oft Schwellungen beobachtet. Auch das ist ein typisches Symptom dieser Schilddrüsenerkrankung.

Als typischer Wert ist beim Morbus Basedow TSH-R-AK (oder TRAK) vermehrt nachweisbar.

Anti-TPO-Antikörper
TPO-AK oder MAK

Bei einer Abweichung der TSH vom Normwert lässt dieser Antikörper auf einen Autoimmunprozess schließen.

Normalwert:

Von Labor zu Labor verschieden
Die Bestimmung erfolgt aus dem Blut

Wann sind MAK oder TPO-AK vermehrt?

MAK

TPO-AK

TPO-AK und MAK sind ident. MAK steht für Mikrosomale SchilddrüsenAntiKörper. Das sind Antikörper, die gegen ein Enzym (Schilddrüsenperoxidase) gerichtet sind. Sie werden interessanterweise auch bei Schilddrüsengesunden (vorzugsweise älteren Personen) in geringen Konzentrationen nachgewiesen.

Geringfügig erhöhte Werte finden sich bei allen Schilddrüsenerkrankungen, anderen Autoimmunerkrankungen (z.B. Typ-I-Diabetes) und chronischen Lebererkrankungen. In 90% der Fälle mit Schilddrüsenentzündungen vom Typ Hashimoto und atropher Autoimmunthyreoiditis ist TPO-AK sehr stark erhöht. Auch beim Morbus Basedow steigen die Werte bei der Mehrzahl der Patienten extrem.

Thyreoglobulinantikörper (TAK)

TAK oder auch TG-AK stellt die Abkürzung für diesen Antikörper dar. Sie sind bei

TAK

TG-AK

- Hashimoto-Thyreoiditis in 60-70% der Fälle erhöht
- Atropher Autoimmunthyreoiditis in 60-70% der Fälle erhöht
- Morbus Basedow in 20-40% der Fälle erhöht

TSH-Rezeptor-Autoantikörper TSH-R-AK oder TRAK

TRAK

TSH-R-AK

Diese Antikörper binden an den Rezeptoren, den Bindungsstellen des TSH. Das allein könnte schon eine Störung der Schilddrüse verursachen.

Doch haben sie noch eine zusätzliche Fähigkeit: Sie aktivieren den TSH-Rezeptor ebenso wie TSH (Schilddrüsenstimulator) selbst. Dieses aktiviert die Produktion von Schilddrüsenhormonen. Dadurch können TSH-R-AK (oder TRAK) eine Schilddrüsenüberfunktion bewirken.

- Bei 80% der Patienten mit einem Morbus Basedow sind TSH-R-AK (oder TRAK) nachweisbar.
- Bleibt TSH-R-AK (oder TRAK) bei diesen Patienten auch nach einer Therapie, die die Funktion der Schilddrüse bremsen, erhöht, muss auch beim Absetzen des Medikamentes mit einem Rezidiv (Wiederausbruch) gerechnet werden.
- Bei der Hashimoto-Thyreoiditis steigt TSH-R-AK (oder TRAK) nur selten an.

Leber und Labor

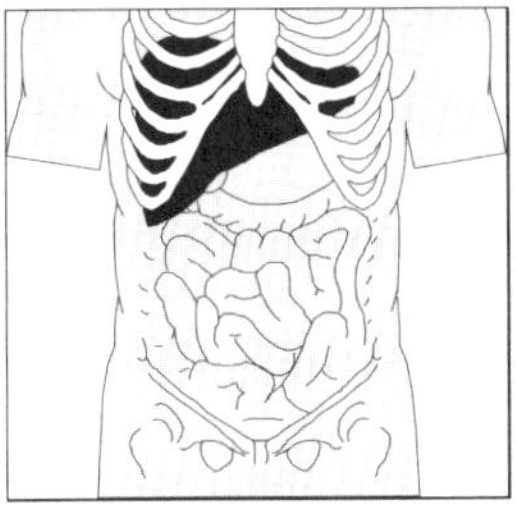

Größte Drüse und wichtigstes Stoffwechselorgan ist die Leber. Sie liegt im rechten Oberbauch und ist durch die Rippen geschützt. Sie endet beim Gesunden ungefähr im Bereich des rechten Rippenbogens.

Die Leber wird als "chemische Fabrik des Körpers" bezeichnet, weil sie eine Unzahl von Funktionen erfüllt.

Welche Funktionen hat die Leber?

- Sie produziert Gallenflüssigkeit. Diese wird in der Gallenblase gespeichert und bei Bedarf an den Dünndarm abgegeben. Im Darm ermöglicht die Galle die Emulgierung (Vermengung zwei miteinander eigentlich nicht mischbarer Flüssigkeiten, z.B. Wasser und Öl) von Fetten und damit deren Verdauung. Dadurch können diese vom Organismus genutzt werden.
- Aufbau aller Eiweißkörper (Proteine), die der Organismus benötigt.
- Abbau und Umbau von Hormonen, die ihre Aufgaben bereits erfüllt haben oder im Übermaß erzeugt wurden.
- Herstellung lebenswichtiger Faktoren für die Blutgerinnung. Andernfalls würde der Mensch selbst bei kleineren Verletzungen verbluten.
- Abbau roter Blutkörperchen (Erythrozyten). Diese werden im Knochenmark immer neu gebildet.
- Umwandlung von Nahrungsbausteinen in Einzelteile, die der Organismus verwerten kann.
- Speicherung von Stoffen, die in Mangelzeiten gleichsam als Reserve zur Verfügung stehen. Zum Beispiel Glykogen, die Speicherform des Traubenzuckers (Glukose). Glykogen wird in Leber und Skelettmuskel eingelagert, um bei Bedarf an die Blutbahn abgegeben zu werden.
- Mithilfe bei Umwandlung und Abtransport von Schadstoffen (Abfall), die den Körper wieder verlassen müssen (zum Beispiel Harnsäure).

Wir wollen uns nun näher mit der Bedeutung der Leber für den Stoffwechsel befassen. Eine Reihe von Laboruntersuchungen zielen nämlich darauf ab, diese Tätigkeit zu überprüfen.

Eiweißstoffwechsel

Die Leber ist der wichtigste Bildungsort der Proteine, wie Eiweiß in der Fachsprache genannt wird. Proteine sind aus Aminosäuren zusammengesetzt. Diese nimmt der Mensch einerseits mit der Nahrung auf, zum Teil werden sie aus zugeführten oder körpereigenen Proteinen wiedergewonnen. Zum Teil erzeugt sie die Leber neu.

Im Stoffwechsel kommen Enzyme (ebenfalls Eiweißkörper) zum Einsatz. Sie vermitteln bestimmte chemische Reaktionen, ohne dabei selber verbraucht zu werden. Sie funktionieren somit als Katalysatoren. Die Transaminasen (GOT (= AST), GPT) sind Enzyme, die für den Abbau der Aminosäuren benötigt werden. Sie kommen in der Leber in großer Konzentration vor. Freigesetzt werden sie bei Schäden der Leberzellen. Für die Diagnostik von Leberzellzerstörung hat auch das Enzym GLDH Bedeutung. Es bewirkt den Abbau von Glutaminsäure und befindet sich in den Mitochondrien der Zellen. Das ist jener Teil, der als "Kraftwerk" bezeichnet wird. Beim Untergang von Leberzellen wird GLDH frei.

Ein Abbauprodukt der Aminosäuren ist Harnstoff. Dieser wird aus Ammoniak gebildet, dem giftigen Endprodukt der Stickstoffumwandlung im Körper. Nur so kann Ammoniak, vorwiegend über die Nieren, ausgeschieden werden. Bei schweren Leberschäden wird Harnstoff vermindert gebildet. Das führt zur Anhäufung von Ammoniak im Blut und weist auf Leberversagen hin.

Nach der Muskulatur arbeitet die Leber als größter Eiweißerzeuger. So werden zum Beispiel die meisten im Blut vorkommenden Proteine in der Leber hergestellt. Das mengenmäßig wichtigste Eiweiß ist das Albumin. Die Leber bildet davon täglich 12 Gramm, etwa ein Viertel der gesamten Eiweißproduktion. Albumin ist Transporter vieler Stoffe durch das Blut. Es hält im Plasma den onkotischen Druck aufrecht (von Bedeutung für die Wasserbindung im Gewebe bzw. für die Wasserausscheidung durch die Niere). Lässt die Arbeitsfähigkeit der Leber nach, ist das daher auch am Abfall der Albuminkonzentration zu erkennen.

Weitere, in der Leber produzierte, für die Diagnostik nutzbare Stoffe sind Caeruloplasmin, Alpha-1-Antitrypsin, die meisten Globuline und die Gerinnungsfaktoren.

Kohlenhydratstoffwechsel

Die Leber leistet den größten Beitrag zur Aufrechterhaltung eines normalen Blutzuckerspiegels. Sie kann in großen Mengen Glukose aufnehmen und wieder freigeben. Diese Regulation wird durch mehrere Hormone gesteuert: Insulin führt zur Aufnahme, Glukagon, Wachstumshormon und Katecholamine zur Freisetzung von Glukose. Die Speicherform der Glukose ist Glykogen. Es macht bis zu sieben Prozent des normalen Lebergewichtes aus. Schon nach einem Fasttag sind die Speicher erschöpft. Leidet ein Patient an Leberzirrhose, ist die Leber kaum in der Lage, Glykogen anzuhäufen. Eine Unterzuckerung (Hypoglykämie) ist die mögliche Folge.

Fettstoffwechsel

Die Leber ist auch das aktivste Organ des Fettstoffwechsels. Fettsäuren können weiterverarbeitet oder neu gebildet werden. Sie erzeugt auch Triglyceride, Cholesterin und Phospholipide. Die Freisetzung der Lipide (Fette) erfolgt in Form von Lipoproteinen (zum Beispiel LDL, VLDL), den Fett-Eiweiß-Körpern.

Bei Lebererkrankungen mit gestörtem Gallabfluss (Cholestase) wird ein abnormes Lipoprotein (LPX) gebildet. Im Rahmen von Labortests wird daher gelegentlich danach gefahndet.

Hormonstoffwechsel

Die Leber ist für die Inaktivierung mancher Hormone zuständig. Zum Beispiel sind das Insulin, Glukagon, Thyroxin, Trijodthyronin, Steroidhormone, Testosteron und Östrogene.

Bei Leberzirrhose werden diese Hormone vermindert abgebaut. Das führt zu auffallenden Symptomen, nicht zuletzt durch den plötzlichen Hormonüberschuss. Bei Männern etwa bewirkt der Anstieg der Östrogene (weibliche Sexualhormone) den Verlust von Achsel- und Schamhaaren, Verkleinerung der Hoden oder Ausbildung von Brüsten. Weiters kann es auch zum Nachwachsen bereits schütter gewordener Kopfhaare kommen. Es ist aber kaum anzunehmen, dass sich Glatzengefährdete deswegen einer Behandlung mit weiblichen Sexualhormonen unterziehen würden.

Leberkrankheiten

Krankheiten der Leber äußern sich selten in dramatischen Beschwerden. Denn der Schmerz der Leber ist die Müdigkeit, heißt es. Wurde dieses Organ "beleidigt", fühlen sich die Betroffenen müde, schlapp, leistungsschwach, oft auch depressiv. Ein gewissenhafter Arzt wird bei diesen Symptomen auf jeden Fall die Leber "unter die Lupe nehmen".

Laboruntersuchungen helfen ihm dabei entscheidend.

Zuerst wird der Arzt jedoch Fragen stellen (Anamnese): "Wann waren Sie zum letzten Mal im Ausland? Wie ernähren Sie sich? Trinken Sie regelmäßig Alkohol? Nehmen Sie Medikamente? Litten Sie bereits unter Gelbsucht (infektiöse Gelbsucht als Vorschädigung der Leber)...?" Mit diesen Informationen kann der Doktor gezielter vorgehen, quält seine Patienten nicht mit unnötigen Untersuchungen.

Anatomische Veränderungen der Leber lassen sich durch Abtasten, in weiterer Folge durch Ultraschall, Computertomographie und eventuell Kernspintomographie feststellen. Erst nach dringendem Verdacht (unter Einbeziehung von Labortests) wird allenfalls eine Gewebsprobe entnommen (Leberbiopsie).

Aussagen über die Funktionstüchtigkeit des Organs sind nur durch Laboruntersuchungen möglich. Wobei sowohl Blut als auch Harn überprüft werden. Ist die Leber in ihrer Arbeitsweise gestört, erzeugt sie bestimmte Substanzen (Enzyme) in abnormer Menge. Diese gelangen ins Blut und werden im Zuge chemischer Analysen gemessen.

Welche Enzyme wie stark vermehrt sind, hängt mit bestimmten Erkrankungen zusammen. Auch das Auftreten mancher Stoffe im Harn bietet dem Arzt wichtige Zusatzinformationen.

Im Folgenden ein kurzer Überblick über wichtige Erkrankungen der Leber:

Hepatitis

Hepatitis ist eine Entzündung der Leber. Sie wird hauptsächlich durch Viren verursacht, ist aber mitunter auch Begleiterscheinung anderer Krankheiten. Nicht selten tritt die Erkrankung bei chronischem Alkoholmissbrauch (Fettleber-Hepatitis) mit einem Anstieg von GOT (= AST) und GPT auf. Besonders Gamma-GT liegt extrem über den Normwerten.

Erste Anzeichen einer akuten Leberentzündung sind neben den Allgemeinerscheinungen (Müdigkeit usw.) gelbliche Verfärbung der Augäpfel, grippeähnliche Beschwerden und schließlich oft Hellfärbung des Stuhles in Verbindung mit bierbraunem Harn. Die berühmte Gelbsucht, populärer Name der Hepatitis, muss nicht unbedingt auftreten. Die meisten Erkrankungen verlaufen "stumm", das heißt ohne Gelbfärbung der Haut.

Geht man davon aus, dass Keime die Ursache der Hepatitis darstellen, kommen verschiedene Viren in Frage. Teilte man früher lediglich in Hepatitis A, B sowie Non-A und Non-B ein, kennen die Forscher heute eine Reihe weiterer Erreger. Darauf werden wir später noch eingehen.

Relativ harmlos verlaufen die Hepatitis-Varianten A und E. Vom Zeitpunkt der Ansteckung bis zum Ausbruch der Krankheit (Inkubationszeit) vergehen rund sechs Wochen. Zwei Wochen größtmögliche Schonung, strikter Verzicht auf Alkohol, vernünftige Ernährung heilen das Leiden völlig. Eine Ansteckung erfolgt über verseuchte Nahrung (Im Urlaub auf ungewaschene Speisen wie Früchte oder Salate verzichten!).

Weit gefährlicher sind alle anderen Arten der Leberentzündung. Deren Erreger gelangen in der Regel über Körperflüssigkeiten von Mensch zu Mensch. Das bedeutet eine Übertragung durch Blut, Harn, aber auch Samenflüssigkeit. Die Hepatitis B wird (im Zuge von Tropenreisen) häufig durch Geschlechtsverkehr übertragen. Hepatitis B (und auch die anderen schweren Virusentzündungen der Leber) hat eine wesentlich längere Inkubationszeit: bis zu sechs Monaten. Daher fragt der Arzt bei Verdacht sinnvoller Weise nach dem letzten Urlaub in südlichen Gegenden. Selbst dann, wenn dieser schon monatelang zurückliegt, kann die Quelle der Ansteckung darauf zurückführen.

Alarmzeichen werden aber aufgrund der langen Zeit einer möglichen Ansteckung sehr oft missdeutet: Für Abgeschlagenheit, Kopfweh, Übelkeit, Abneigung gegen bestimmte Speisen (vor allem Fett, Fleisch, Alkohol), mitunter auch gegen Zigaretten macht man alles mögliche verantwortlich, nur keine Hepatitis. Auch Beschwerden wie Fieber und entzündliche Hautausschläge bringt der Patient meist nicht mit seiner Erkrankung in Zusammenhang. Erst eine – nicht immer auftretende – Gelbfärbung der Haut ist ein Symptom, das alle erkennen. Durch die Leberentzündung wird der Abtransport von Bilirubin (Gallenfarbstoff, der aus dem Hämoglobin, dem Farbstoff der roten Blutkörperchen, entsteht) behindert. Somit erhöht sich der Anteil des Bilirubins in Blut und Harn mitunter beträchtlich. Damit entsteht die gelbe Farbe der Haut.

Eine Hepatitis B klingt meist innerhalb von sechs Wochen ab. Leider besteht die Gefahr, dass aus der akuten Krankheit eine chronische Hepatitis resultiert. Bestimmte Laborbefunde lassen den Arzt eine Bedrohung erkennen. Gamma-GT, GOT (= AST), GPT, LDH und Bilirubin sind also für die Verlaufskontrolle überaus wichtig.

Ist die Krankheit noch nicht allzu weit fortgeschritten, werden gezielte Behandlungen der Virus-Hepatitis B und C durchgeführt. Leider fällt das Ergebnis (noch) nicht immer zufriedenstellend aus.

Der entscheidende Anteil eines schnellen Heilungsprozesses liegt am Patienten selbst: Jeder Tropfen Alkohol stellt für Hepatitis-Kranke pures Gift dar! Vorsicht auch mit Medikamenten: Gerade im Anfangsstadium des Leidens, wo Betroffene noch an Grippe glauben, werden oft Unmengen an Grippemitteln und Schmerzstillern eingenommen. Diese

Medikamente können sich ungünstig auf die Leber auswirken. Wir sollten deshalb lernen, ein gewisses Maß an Beschwerden auszuhalten. Es kann dem Körper schaden, bei jeder Beeinträchtigung des Wohlbefindens sofort zur Tablettenpackung zu greifen ...

Der Arzt wird strikte Bettruhe verordnen, unter Umständen im Krankenhaus. Dort können die erforderlichen Laborkontrollen nämlich am einfachsten vorgenommen werden. Sinken die Leberenzyme ab, befindet sich der Patient auf dem Wege der Besserung. Von beinharter Diät sind die Mediziner wieder abgekommen. Extrem fett- und eiweißarme Ernährung hat sich in der Praxis nicht eindeutig bewährt. Günstig kann allenfalls vitaminreiche Kost sein.

Immerhin zehn Prozent aller Fälle von chronischer Hepatitis entwickeln eine Leberzirrhose. Überdurchschnittlich oft neigen solche Patienten auch zu Leberkrebs.

Leberzirrhose

Jedes Organ ist aus Zellen aufgebaut, die dafür typisch sind. Dazwischen aber gibt es gleichsam "verbindende" Zellen. Dieses Gewebe heißt Bindegewebe. Es hat keine organspezifischen Aufgaben, kann also im übertragenen Sinn als "minderwertig" bezeichnet werden.

Ein Beispiel ist Narbengewebe: Nach einem Muskelfaserriss etwa wird der Defekt durch solches Bindegewebe geschlossen. An der betroffenen Stelle erlangt der Muskel nie wieder seine normale Funktion. Denn Bindegewebe ist nicht so elastisch, kann sich nicht zusammenziehen und wieder erschlaffen wie Muskelgewebe. Damit der betroffene Körperteil funktionstauglich bleibt, müssen umliegende Muskeln kräftiger werden, um die Aufgaben der verletzten Fasern zu übernehmen.

Werden nun Leberzellen nach und nach durch minderwertiges Bindegewebe ersetzt, wie das bei Leberzirrhose passiert, herrscht im Körper Alarmstufe 1! Bis zu einem gewissen Maß können die restlichen Leberzellen die lebenswichtigen Funktionen im Organismus zwar noch ausreichend betreuen. Dann aber versagt die chemische Fabrik ihren Dienst. Der Mensch hat keine Überlebenschance mehr: Er stirbt an einer Entgleisung des Stoffwechsels (Leberkoma).

Hauptursache der Leberzirrhose ist Alkoholmissbrauch. Allerdings kann nicht angegeben werden, welche Menge Alkohol eine Zirrhose hervorruft. Manche trinken unmäßig und werden alt. Andere ereilt schon bei wesentlich geringerem Konsum das traurige Schicksal.

Neben Alkoholmissbrauch und der chronischen Hepatitis kommen noch Erkrankungen, die mit einem Gallenstau einhergehen (primär biliäre Zirrhose) und Speicherkrankheiten (von Eisen und Kupfer) als Auslöser einer Leberzirrhose in Frage.

Laborbefunde, die bei Leberzirrhose oft abweichen, sind:

- GOT (AST) ist oft leicht erhöht. Stärker als GPT (ALT)
- Gamma-GT und Alkalische Phosphatase zeigen sich erhöht
- Albumin ist vermindert
- Gerinnungsfaktoren sind vermindert
- Gamma-Globuline liegen über der Norm
- Blutsenkung ist erhöht
- Alpha-fetoprotein steigt
- Hämoglobin ist erniedrigt
- Thrombozyten zeigen sich vermindert

Leberkrebs

Eine in unseren Breiten zum Glück nicht verbreitete Erkrankung. Sie tritt wesentlich häufiger in Afrika und Asien auf. Allerdings senden andere, viel verbreitetere Krebsarten ihre Tochterzellen (Metastasen) oftmals in die Leber aus. Die Ursachen des sogenannten Primärtumors der Leber sind neben chronischer Hepatitis die Leberzirrhose und mitunter bestimmte Schimmelpilze.

Welche Informationen bezüglich der Leber liefern uns die Laboruntersuchungen ?

Durch die Auswahl der geeigneten Tests erhalten wir folgende Informationen:

- Wie steht es um die Ausscheidungsfunktion der Gallensäuren?
  Bilirubin im Serum und Harn, Bilirubin im Harn
- Wie steht es um die Syntheseleistung?
  Albumin, Cholinesterase, Gerinnungsfaktoren
- Besteht ein Leberzellschaden? Wie sehr werden die Einzelzellen in Mitleidenschaft gezogen?
  GOT (= AST), GPT (ALT), GLDH
- Sind die Gallengänge beteiligt?
  Gamma-GT, alkalische Phosphatase (aP)
- Werden manche Substanzen vermehrt in der Leber gespeichert?
  Eisen, Kupfer
- Sind Erreger einer Hepatitis nachweisbar?
  Hepatitis A, B, C, D, E, Serologie, Epstein-Barr-Virus
- Bestehen Zeichen einer Autoimmunerkrankung und eines chronischen Entzündungsprozesses?
  Elektrophorese, Immunglobuline, Antimitochondriale Antikörper

Bei chronischen Lebererkrankungen wie chronischer Hepatitis und Leberzirrhose sind die Gamma-Globuline in der Eiweiß-Elektrophorese erhöht.

Diese Laboruntersuchungen sollen nicht ziellos eingesetzt werden. Der Arzt muss überlegen, welche Fragen er durch die Untersuchungen klären möchte. Nur so kann das Repertoire der Diagnostik unter vertretbaren Kosten eingesetzt werden. Neben der klinischen Untersuchung benötigt er in vielen Fällen eine zusätzliche bildgebende Diagnostik mit Ultraschall, Computertomographie und eventuell sogar einer Kernspintomographie.

Kann mit diesen Untersuchungen keine Diagnose gesichert werden, muss der Arzt eine

Leberbiopsie

überlegen. Diese wird nur durchgeführt, wenn es folgende Bedingungen gestatten:

- Es liegt kein bekanntes Blutungsübel vor
- Die PTT sind nicht stark erhöht
- Die Thrombozyten liegen über 50.000
- Der Patient nahm kein Aspirin in den letzten 1-2 Wochen ein

Unter Kontrolle des Ultraschalls wird dem lokal Betäubten eine Stanze aus der Leber entnommen. Der Arzt untersucht das Gewebe mit unterschiedlichen Färbungen und immunologischen Spezialverfahren.

Im Folgenden möchten wir die Parameter im einzelnen besprechen. Bei in anderen Kapiteln bereits erwähnten Untersuchungen helfen Ihnen Index und Inhaltsverzeichnis weiter.

Die Untersuchung auf GPT (= ALT, Besteht ein Leberzellschaden?), Gamma-GT (Liegt ein Gallengangsschaden vor?) und Cholinesterase (Leidet der Patient an Syntheseschwäche?) kommt als Screening auf Lebererkrankungen in Frage.

Hauptaussage verschiedener Laborwerte bei Lebererkrankungen *Nach: Sacher A.; McPherson R.: Widmann´s Clinical Interretation of Laboratory Tests 2000*	
Leberzellfunktion	
Bilirubin	Wie ist die Ausscheide- und Entgiftungsfunktion?
Albumin	Wie steht es um die Syntheseleistung?
(Immun)-Globuline	Spielen Immunprozesse eine Rolle?
Gerinnungstests	Wie aktiv ist die Syntheseleistung und die Vitamin-K-Resorption?
GOT, GPT, GLDH	Besteht eine Zellschädigung? Wie stark ist sie ausgeprägt?
Bromsulfalein-Test (Nuklearmedizin)	Wie steht es um die Ausscheidungsfunktion?
Fasten-Blutzucker	Bietet ungenauen Hinweis auf Glykogenspeicher und Glukosesynthese
Niedriges BUN	Zeigt eine geringe Entgiftungsfunktion an
Ammoniak	Zeigt Entgiftungsleistung und funktionierenden Portalkreislauf. Wie arbeiten die Dickdarmbakterien?
Gallengangssystem	
Bilirubin	Misst Transportkapazität der Galle
Stuhlfarbe und Fettgehalt	Zeigt Funktion des Gallensystems
Urobilinogen im Harn	Stellt Funktion des Gallensystems dar

Alkalische Phosphatase (aP)	Zeigt Irritation der Gallengänge und eine Stauung an
Bromsulfalein-Test (Nuklearmedizin)	Wie steht es um die Ausscheidungsfunktion?
Bilirubin im Harn	Wie ist Durchgängigkeit der Gallenwege?
Spezielle Aussagen	
Hepatitis A, B, C Serologie	Besteht, bestand Virushepatitis?
AFP	Hinweis auf Leberzellkrebs?
Alpha-Antitrypsin	Handelt es sich um eine angeborene Zirrhoseneigung?
Coeruloplasmin	Liegt eine Kupferspeicherkrankheit vor?
Ferritin	Besteht eine Hämochromatose? (Eisenspeichererkrankung)
z.B. Antimitochondriale Antikörper	Leidet der Patient unter einer autoimmunologischen Erkrankung?

Bilirubin

Bilirubin, der Gallenfarbstoff, ist für die gelbe Verfärbung der Haut bei Gelbsucht (Ikterus) verantwortlich. Erhöhte Werte findet der Arzt bei verminderter Ausscheidung durch die Galle und bei vermehrtem Untergang der Erythrozyten (Hämolyse).

Normalwerte:

Kinder und Erwachsene: bis 1,2 mg/dl
Direktes Bilirubin bis 0,2 mg/dl
Die Bestimmung erfolgt aus dem Serum

Was ist Bilirubin?

Nach einer Lebensdauer von rund vier Monaten werden die roten Blutkörperchen von sogenannten Fresszellen (Makrophagen) abgebaut. Im Zuge dieses Vorganges wird der rote Blutfarbstoff Hämoglobin in seine Bestandteile Globin, Eisen und Häm zerlegt. Letzteres baut der Körper weiter zu Bilirubin ab.

Dieses freie, also ungebundene Bilirubin ist eine wasserunlösliche Substanz. Es kann mit einer gewissen chemischen Reaktion nicht direkt nachgewiesen werden. Man nennt es deshalb auch indirektes Bilirubin. Es muss über die Gallenwege ausgeschieden werden. Damit es auch zur Leber gelangt, haftet es an Albumin (dem Transporteiweiß im Blut) an. Die Leberzelle nimmt Bilirubin auf und wandelt es in eine wasserlösliche Form um. Diese kann den Körper sowohl über die Galle als auch mit dem Harn verlassen (es entsteht das an Glukuronsäure gekoppelte = konjugierte Bilirubin). Diese Form kann der Arzt direkt nachweisen. Sie wird deshalb auch "direktes Bilirubin" genannt. Nun kommt es zur eigentlichen Einschleusung in die Gallenwege, der heikelste Schritt der Ausscheidung. Gelingt er nicht, kommt es zum Zurückfluten des Gallenfarbstoffes in das Blut. Die Nieren sind allerdings in der Lage, auch das direkte Bilirubin auszuscheiden. Es erscheint im Harn und gibt ihm die bierbraune Farbe.

Gelbsucht erkennt man bald an den Augen. Ab einem Bilirubin-Wert von 2-3 mg/dl färbt sich das Augenweiß.

Wann ist Bilirubin vermehrt?

Beim hämolytischen Ikterus (Gelbsucht bei beschleunigtem Abbau/Zerfall der roten Blutkörperchen)

Bei dieser Art der Gelbsucht ist die Leber nicht beteiligt. Ihr wird nur mehr Bilirubin angeboten, als sie verarbeiten kann. Die Ursache stellt meist ein beschleunigter Abbau von roten Blutkörperchen dar. Das trifft dann zu, wenn der tägliche Abbau 5 Prozent (anstatt normaler 0,8 Prozent) überschreitet.

Bei hämolytischem Ikterus (eine Hämolyse kann zum Beispiel durch krankhafte Prozesse im Abwehrgeschehen, defekte Erythrozyten oder durch Medikamenten-Nebenwirkung verursacht werden) liegen meist auch andere Laborwerte nicht im Normalbereich:

- LDH ist fast immer stark erhöht.
- LDH/GOT (= AST) ist größer als 8. Die LDH kommt im Gegensatz zum GOT (= AST) in den Erythrozyten vor.
- Vermehrung der Retikulozyten (unreife rote Blutkörperchen) im Blut. (Ausdruck vermehrter Nachproduktion von roten Blutkörperchen)
- Verminderung von Hämopexin und Haptoglobin. (Abtransporteure des Häm und Globins sind aufgebraucht)
- Im Harn erscheint Hämoglobin und Hämosiderin. (In akuter Phase auch im Serum)
- Urobilinogen ist im Harn vermehrt.
- Bilirubin hingegen tritt im Harn nicht auf. Es kann nicht ausgeschieden werden, da es von der Leber noch nicht konjugiert (in die wasserlösliche Form umgewandelt) wurde.

Eine Hämolyse kann akut als krankhafte Reaktion nach Bluttransfusionen auftreten (Der Patient verträgt das fremde Blut nicht, da es nicht ganz passt). Innerhalb weniger Minuten findet der Arzt freies Hämoglobin (also nicht eingebaut in die roten Blutkörperchen) im Serum. Auch das Haptoglobin fällt nach kurzer Zeit ab. Das ist ein Eiweißkörper, der freiwerdendes Hämoglobin im Blut bindet und sofort aus der Blutzirkulation entfernt. Bilirubin steigt nach sechs bis zwölf Stunden an. Hämosiderin lässt sich erst nach zwei Tagen im Harn nachweisen.

Bei der Hämolyse des Erwachsenen steigt Bilirubin kaum über 6 mg/dl an.

Ikterus, also Gelbsucht, ist bei Neugeborenen normal. Er tritt meistens am 2. oder 3. Lebenstag auf. Steigt dabei Bilirubin über 14 mg/dl an und dauert die Erscheinung länger als zwei Wochen, ist der Zustand krankhaft.

Bei Verschlussikterus

Diese Form der Gelbsucht tritt beim Erwachsenen am häufigsten auf. Ursachen:

- Verschluss der Gallenwege durch Steine
- Verschluss der Gallenwege bei Tumorerkrankungen

Bei Verschlussikterus steigt das direkte Bilirubin an. Es wurde ja bereits durch die Leberzellen ausscheidungsfähig gemacht. Da es infolge des gestörten Gallenabflusses nicht in die Gallenwege ausgeschieden werden kann, wird es in den Blutkreislauf zurückgespült. Bilirubin erscheint im Harn.

Urobilinogen hingegen zeigt sich im Harn nicht vermehrt. Normalerweise entsteht es ja erst aus dem Bilirubin, das über die Gallenwege in den Darm gelangt ist. Dort findet seine Umwandlung durch Darmbakterien statt. Das macht eine Rückresorption (Wiederaufnahme in den Körper) aus dem Darm wieder möglich. Aus dem Blut wird Urobilinogen über die Nieren ausgeschieden.

Bereits drei bis fünf Tage nach einem kompletten Gallengangsverschluss ist eine Gelbsucht erkennbar. Die Bilirubinwerte steigen täglich um 1 mg/dl bis 3 mg/dl an. Sie erreichen nach rund zwei Wochen einen Höhepunkt von maximal 30 mg/dl. Ein Wert darüber hinaus spricht für eine zusätzliche Komplikation, zum Beispiel Nierenversagen, schwere Infektion oder Blutzerfall (Hämolyse).

Bei hepatischem Ikterus (Leberzellbedingte Gelbsucht)

Bei dieser Form der Gelbsucht besteht eine Schädigung der Leberzellen. Es liegt weder eine Abflussbehinderung in den Gallenwegen noch ein Überangebot an Bilirubin vor. Die Schädigung der Zellen entsteht meistens im Rahmen einer Infektion (Hepatitis), einer Gifteinwirkung oder einer sogenannten Autoimmunerkrankung (die Körperabwehr ist fehlgesteuert und richtet sich gegen eigene Organe).

In diese Gruppe fallen auch die Bilirubin-Stoffwechselstörungen. Dabei handelt es sich um angeborene Abbaustörungen des Bilirubins. Die Leberwerte liegen im Normbereich, während bei Hepatitis (Leberentzündung) zum Beispiel die Transaminasen GOT (= AST) und GPT (ALT) stark erhöht sind.

Schließlich wird nicht selten (2-5% der Bevölkerung) eine harmlose Abartigkeit des Stoffwechsels mit einer Bilirubin-Erhöhung im Serum beobachtet: Das ist ein Zustand, der

Morbus Meulengracht (oder Gilbert-Syndrom)

genannt wird. Er kommt vornehmlich bei jungen Menschen vor, die nach seelischen oder körperlichen Anstrengungen eine leichte Gelbsucht entwickeln. Alle Leberwerte sind in Ordnung. Das Bilirubin steigt kaum über 6 mg/dl an. Zur Diagnose ordnet der Arzt einen Fastenversuch an: 48 Stunden Hungern bewirkt einen Anstieg des Bilirubins.

Nach einem Marathonlauf kann Bilirubin beim Gesunden um bis auf das Doppelte ansteigen.

Gamma-GT (Gamma-Glutamyl-Transferase) (γGT)

Die Gamma-GT ist ein Enzym der Leber, das bei einer Reihe von Leber- und Gallenwegserkrankungen sehr empfindlich reagiert. Besonders bei Gallenabflussstörungen und alkoholbedingten Leberleiden steigt der Wert oft stark.

Normalwerte:

Männer: 6-28 U/l
Frauen: 4-18 U/l
Ergebnis methodenabhängig
Die Bestimmung erfolgt aus dem Vollblut

Was ist die Gamma-GT?

Die Gamma-GT ist ein wichtiges Enzym im Eiweißstoffwechsel. Ihre Aktivität regelt die Aufnahme von Eiweißbausteinen (Aminosäuren) in die Leberzellen.

Im Organismus wird Gamma-GT auf den Zellwänden aller Gewebe gefunden, die in größerem Maße Sekret absondern. Dazu gehören auch die Deckzellen der Nieren, des Dünndarmes und die Zellen der Ausführungsgänge der Bauchspeicheldrüse (Pankreas). Die höchste Konzentration findet sich jedoch an den obersten Zellen in den Gallenwegen. Fast das ganze im Serum messbare Gamma-GT entstammt der Leber. Aus diesem Grund gilt es als lebertypisches Enzym.

Obwohl es hauptsächlich durch die Galle ausgeschieden wird, ist eine Erhöhung dieses Enzyms nicht durch seine verminderte Ausscheidung zu erklären. Vielmehr kann eine Störung des Gallenabflusses die Produktion des Gamma-GT eher ankurbeln. Das bewirkt aber auch Alkohol, ebenso wie manche Medikamente.

Eine normale Gamma-GT schließt mit hoher Wahrscheinlichkeit eine Leber-Gallenwegs-Erkrankung aus. Andererseits leidet nur jeder Vierte mit einer isolierten Gamma-GT-Erhöhung an einer eigenständigen Lebererkrankung. (nach L. Thomas)

Wann ist die Gamma-GT erhöht?

Die Gamma-GT reagiert sehr empfindlich auf Störungen durch Leber- und Gallenwegserkrankungen. Von allen Leberwerten steigt dieser am häufigsten. Das alleine beweist aber noch keine Lebererkrankung. Allerdings schließt ein normaler Wert diese mit hoher Wahrscheinlichkeit aus! Liegen jedoch Gamma-GT und andere Laborwerte wie GPT(ALT), GOT(AST) oder GLDH im krankhaften Bereich, besteht mit Sicherheit eine Lebererkrankung. Bei Übergewichtigen soll die Gamma-GT um 50% höher sein als bei schlanken Menschen.

Gallenwegserkrankungen

Mit Hilfe der Gamma-GT kann bei bestehender Gelbsucht (Ikterus) zwischen Lebererkrankungen mit einer vorwiegenden Störung des Gallenabflusses sowie solchen mit vorwiegendem Leberzellschaden unterschieden werden. Liegt nämlich eine Abflussbehinderung vor, sind auch andere Zeichen einer Stauung (Cholestase) erhöht: AP, LAP und LP-X. Bei reinen Leberzellschäden hingegen kommt es zum Anstieg der GPT(ALT), GOT(=AST) und GLDH.

Alkoholismus

> ***Nur bei chronischem Alkoholmissbrauch kommt es zur Erhöhung der Gamma-GT.***

Die Höhe des Enzymanstieges nach Alkoholzufuhr ist im Einzelnen sehr unterschiedlich. Frauen reagieren meistens empfindlicher als Männer. Bei drei von vier Männern im mittleren Lebensalter sind erhöhte Gamma-GT alkoholbedingt! Oft steigt zugleich das MCV an. (Die roten Blutkörperchen sind deutlich größer) Sind bei überhöhten Gamma-GT auch die Transaminasen GOT(=AST) und GPT(ALT) zu hoch, liegt ein dringender Verdacht auf eine alkoholische (Fettleber-) Hepatitis vor. Nach einer alkoholfreien Phase von höchstens zwei Monaten normalisieren sich die Werte. Bei einem Drittel der Alkoholiker bleibt die Gamma-GT jedoch auch nach dem Alkoholverzicht erhöht.

> ***Liegt die Gamma-GT unter 10, kann man annehmen, dass der Untersuchte kaum Alkohol zu sich nimmt.***

Medikamente

Medikamente können im Stoffwechsel die Aktivität gewisser Enzyme gleichsam "anheizen". Bei der Mehrzahl der Patienten, die Mittel gegen Epilepsie nehmen müssen, sind die Gamma-GT-Werte bis höchstens 100 U/l erhöht. Ein stärkerer Anstieg spricht für einen zusätzlichen Schaden.

Beispiele von Medikamenten, die die Werte erhöhen können:

- Antiepileptika (Antikonvulsiva): Hier kann der Anstieg ausgeprägt sein
- Thyreostatika (Hemmer der Schilddrüsenfunktion)
- Anabolika (wie sie auch von Bodybuildern verwendet werden)
- Thiazid-Diuretika (Entwässerungsmittel, die in kleiner Dosis in einigen Hochdruckmedikamenten zur Anwendung kommen)
- Manche Antirheumatika
- Umweltgifte wie Chlorkohlenwasserstoffe

Leberstauung

Bei einer chronischen Belastung des rechten Herzteils steigen oft als einzige die Gamma-GT an. Allerdings überschreiten die Werte nur selten 100 U/l. Patienten leiden meistens auch unter vergrößerter Leber, Beinschwellungen (Wasser) und bisweilen Ergüssen in der Lunge.

Hepatitis (Leberentzündung)

Bei Entzündungen der Leber zeigt sich die Gamma-GT meist geringer erhöht als die Transaminasen (GOT(AST), GPT(ALT)). Sind ihre Werte im Anstieg vergleichbar, spricht man von einer cholestatischen (also mit Gallenstau einhergehenden) Verlaufsform. Speziell bei der Hepatitis, die durch den Epstein-Barr-Virus (Mononukleose) oder den Cytomegalie-Virus ausgelöst wurde, ist die Gamma-GT in den meisten Fällen erhöht.

Pankreatitis

Auch bei Entzündung der Bauchspeicheldrüse werden Anstiege der Gamma-GT auf bis zu 100 U/l gefunden.

Leberkrebs, Lebermetastasen

Bestehen in der Leber Absiedelungen von Krebszellen (eine Reihe von Tumoren sendet Metastasen in die Leber), steigen die Gamma-GT in 90 Prozent der Fälle. Die Höhe des Wertes hängt eher von der Geschwindigkeit des Wachstums des Tumors als von dessen Größe ab.

Andere Erkrankungen

(In Klammer sehen Sie die Häufigkeit, mit der Gamma-GT-Erhöhungen beobachtet werden.)

Bei Herzinfarkt (bis 30%), Diabetes Mellitus (wenn Gefäßkomplikationen bekannt sind bis 50%), Pankreatitis (etwa 90%), Nierenleiden, Hirntumore und Hirnblutungen (50%) und bei Schilddrüsenüberfunktion (bis 60%) können ebenfalls Anstiege festgestellt werden.

Als Faustregel für den Arzt gilt:
• Gamma-GT fällt als einziges hoch aus ➜ Ist Alkohol beteiligt?
• Gamma-GT und alkalische Phosphatase (aP) sind erhöht ➜ Besteht ein Gallenstau?
• Alkalische Phosphatase (aP) allein ist erhöht ➜ Liegt eine Knochenerkrankung vor?

Alkalische Phosphatase (aP)

Darunter versteht man Enzyme, die in der Leber, den Gallenwegen und im Knochen gebildet werden. Erhöhte Werte liegen bei Erkrankungen mit Beteiligung des Gallengangsystems und bei Knochenprozessen vor. Ist eine Differenzierung (Unterscheidung) zwischen Knochen- und Gallenwegskrankheit notwendig, können entsprechende Isoenzyme bestimmt werden.

Normwerte:

Frauen: 55-150 U/l
über dem 50. Lj. oder bei Übergewicht 60-170 U/l
Männer: 70-175 U/l
Kinder: 1. Lj.: maximal 700 U/l — 2. Lj.: maximal 590 U/l
2. bis 9. Lj.: 110-500 U/l — 10.-15. Lj.: 130-700 U/l
Die Bestimmung erfolgt aus Serum bzw. Plasma

Was ist alkalische Phosphatase (aP)

Die alkalische Phosphatase ist ein Enzym, genauer ein Gemisch von Enzymen, das in großen Mengen auf folgenden Zellen gebildet wird:

- Leberzellen (Gallenwegszellen) (45%)
- Knochenzellen (45%)
- Dünndarmzellen (10%)
- Plazentazellen

Speziell bei Erkrankungen der Leber und des Knochens wird die alkalische Phosphatase (aP) vermehrt gebildet. Das Enzym steigt bei manchen Patienten der Blutgruppe 0 und B nach dem Essen an. Diese Personen produzieren die alkalische Phosphatase vermehrt im Dünndarm. Dort fällt die Bildung jedoch gering aus und ist somit zu vernachlässigen.

In den Knochen wird aP vorwiegend von den Osteoblasten (Knochenbildner) gebildet. Sie stellen die Grundsubstanz bereit, in die sich die Knochenmineralien ablagern. Sind die Osteoblasten in Ruhe, bilden sie keine aP. Wenn der Knochen hingegen wächst oder umgebildet wird, steigen die Werte stark an. Bei Kindern im Wachstum finden sich bis zu 5fach erhöhte Werte. Umgekehrt kann ein Abfall der Serumwerte bei Erwachsenen das Ende des Knochenwachstums signalisieren.

Der größte Wachstumsschub tritt bei Mädchen zwischen dem 8.-12., bei Knaben zwischen dem 10.-14. Lebensjahr auf. Das erkennt man an der Erhöhung der alkalische Phosphatase (aP). Bei Mädchen stoppt das Wachstum mit 16, bei Knaben mit etwa 20. Zu dieser Zeit normalisiert sich auch die aP.

Ein Teil der alkalischen Phosphatase wird auch von wachsenden Bindegewebszellen (Fibroblasten) gebildet.

Die aP wird durch die Leber abgebaut und zum Teil über die Gallenwege ausgeschieden. Zugleich bildet sie der Körper vermehrt bei vielen Gallenwegs- und Lebererkrankungen. Ihre Halbwertszeit im Serum beträgt drei bis sieben Tage.

Wann ist die alkalische Phosphatase (aP) erhöht?

Lebererkrankungen

Lebererkrankungen sind die häufigste Ursache krankhaft erhöhter alkalische Phosphatase (aP). Bei der Differentialdiagnose von Lebererkrankungen hilft sie, die Krankheiten zu erkennen, die auf einer Störung der Gallenwege beruhen. So treten bei Gallenausscheidungs-störungen fast immer zusätzlich erhöhte Gamma-GT und LAP auf. Bei alkoholischen Leberschäden steigt meist die Gamma-GT stark, die aP hingegen weniger an.

Bei infektiösen Leberentzündungen (Hepatitis A, B, C, D, E) weist ein Anstieg über 300 auf eine cholestatische (d. h. mit Galleabflussstörung einhergehende) Verlaufsform hin.

Bei den häufigeren Formen der Leberzirrhosen ist die aP nur gering erhöht. Es existiert aber auch eine seltene Form einer Zirrhose, die primär biliäre Zirrhose, bei der die Bindegewebsvermehrung vorwiegend in dem Bereich der Gallenkanälchen auftritt. Hier ist die aP deutlich erhöht. Bei der primär biliären Zirrhose handelt es sich um eine Autoimmunerkrankung (der Körper entwickelt Abwehrstoffe gegen sich selbst), bei der im Serum meist Antikörper gegen Mitochondrien (AMA) nachgewiesen werden können.

Bei einem Verschlussikterus (Ikterus = Gelbsucht) verlegen Gallensteine oder Tumoren die Gallenwege. Dabei kommt es zu einem Rückstau gallepflichtiger Substanzen, eine Gelbsucht entsteht. Der Anstieg der aP ist erst nach einigen Tagen feststellbar. Die Werte können bis über tausend ansteigen.

Medikamentenbedingte Gallenabflussstörungen können bei der Einnahme bestimmter Arzneimittel auftreten.

Knochenerkrankungen

Bei fast allen Erkrankungen, die mit einem gesteigerten Knochenumsatz einhergehen, findet der Arzt erhöhte Werte der alkalischen Phosphatase. Im Gegensatz zur aP-Erhöhung bei Lebererkrankungen sind hier die anderen Leberwerte normal. Als zusätzlicher Hinweis auf Störungen im Knochenstoffwechsel dienen hier manchmal von der Norm abweichende Werte von Kalzium, Phosphat, saure Phosphatase, Osteocalcin oder Hydroxyprolin.

Erhöhte aP-Werte bei bösartigen Erkrankungen:

- Knochentumore: Alle Knochentumore mit einem erhöhten Knochenumsatz bewirken einen aP-Anstieg. Sie können dabei von den Knochen ausgehen oder auch von Metastasen herrühren.

Bei folgenden gutartigen Knochenerkrankungen finden sich die aP-Werte am regelmäßigsten erhöht:

- Morbus Paget: Bei dieser Knochenerkrankung kommt es zu Verbiegungen und Verformungen von Knochen. Es finden sich regelmäßig stark erhöhte aP-Werte. Anstiege von einigen Tausend können erreicht werden.
- Rachitis und Osteomalazie: Bei beiden Erkrankungen liegt ein Mangel an Vitamin D oder eine Verwertungsstörung von Vitamin D vor. Es kommt zu Knochenverformungen, Knochenschmerzen und Schwäche von Muskeln. Eine isolierte Erhöhung der aP kann Hinweise auf das Vorliegen dieser Erkrankung geben.
- Hyperparathyreoidismus: Eine Überfunktion der Nebenschilddrüsen mit vermehrter Bildung des Parathormons verursacht Knochenveränderungen und erhöht die Neigung zu Nierensteinen. Auch hier werden erhöhte aP-Werte beobachtet.
- Bei Knochenbrüchen finden sich in der Heilungsphase über einige Wochen erhöhte Werte.

Wann ist die alkalische Phosphatase (aP) erniedrigt?

- Bei einer sehr seltenen Erkrankung, der Hypophosphatasie, werden erniedrigte aP-Werte gefunden. Bei dieser vererblichen Erkrankung sind die Osteoblasten nicht in der Lage, normale alkalische Phosphatase zu bilden. Die Erkrankten (meist Kinder) entwickeln abnorme Knochen. Sie neigen zu Nierensteinen und Kalkablagerungen außerhalb der Knochen.
- Bei der Unterfunktion der Schilddrüse (Hypothyreose) werden ebenfalls erniedrigte aP-Werte gefunden.

- Bei Unterernährung
- Nach Bypass-Operation am Herzen
- Bei Magnesiummangel
- Bei schwerer Anämie
- Bei Morbus Wilson (Kupferspeicherkrankheit)

Ausmaß des Anstieges der alkalischen Phosphatase		
Gering (bis ~450 U/l)	Mäßig (~450 bis ~700 U/l)	Stark (über 700 U/l)
Virushepatitis	Gut- und bösartige Wucherungen in Leber	Gallengangsverschluss in und außerhalb der Leber
Leberzirrhose	Mononukleose	Biliäre Leberzirrhose
Nach Knochenbruch	Knochenmetastasen	Morbus Paget
Schwangerschaft	Osteomalazie (Vitamin-D-Mangelerkrankung)	Sarkom des Knochens
Wachstum		Hyperparathyreoidismus

Nach Widman´s Clinical Interpretation of Laboratory Tests 2000, S. 548

GOT(=AST) GPT(=ALT) (die Transaminasen)

GOT und GPT werden auch als AST und ALT bezeichnet. Diese Enzyme werden in den Zellen von Leber und Muskulatur gebildet. Eine Erhöhung weist auf eine Schädigung von Leber, Herz und Skelettmuskeln hin.

Normalwert:

GOT(=AST)
Männer: bis 15 U/l
Frauern: bis 19 U/l
GPT(=ALT)
Männer: bis 19 U/l
Frauen: bis 23 U/l
Bei Kleinkindern können die Werte erhöht sein
Die Bestimmung erfolgt aus Serum oder Plasma

Was sind die Transaminasen?

GOT

Die Abkürzung der Buchstaben GOT(=AST) stehen für Glutamat-Oxalacetat-Transaminase bzw. Aspartat-Aminotransferase.

GPT

Die Abkürzung der Buchstaben GPT(=ALT) stehen für Glutamat-Pyruvat-Transaminase bzw. Alanin-Aminotransferase.

Diese Enzyme bewirken die Übertragung (Trans-) von Aminosäuren (-aminasen) auf Ketosäuren. Dieser Vorgang ist ein wichtiger Schritt beim Ab- und Umbau der Eiweißbausteine (Aminosäuren). Die gefährlichen Stickstoffgruppen in den Aminosäuren werden dadurch zurückgehalten und in eine Form gebracht, die vom Organismus leichter ausgeschieden werden kann.

Vorkommen dieser Enzyme

GOT(=AST) findet sich vorwiegend in Leber und Muskelzellen (Herz- und Skelettmuskel) in höherer, in Erythrozyten in niedrigerer Konzentration. Ein Zellschaden in diesen Organen bewirkt ihren Anstieg.

GPT(=ALT) ist in der Leber in zehnfach höherer Konzentration nachweisbar als in der Skelettmuskulatur. Daher weist eine stärkere Erhöhung der GPT(=ALT) (im Vergleich zur GOT(=AST) auf einen Leberzell-schaden hin. Daneben kommt die GPT auch in geringerem Ausmaß in den Nieren vor.

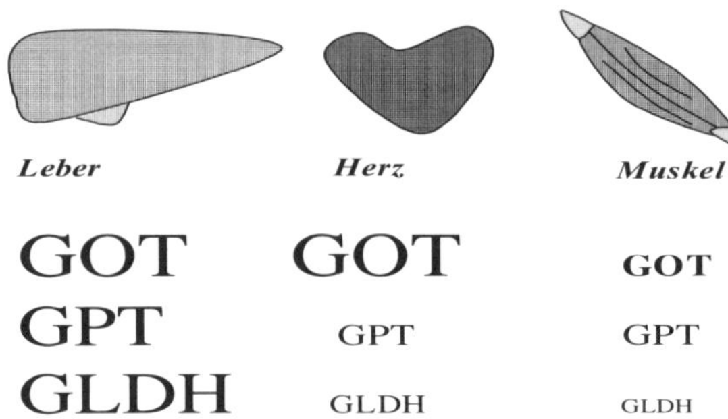

Hingegen steigt bei einem Herzinfarkt (Untergang von Herzmuskelgewebe) GOT im Verhältnis zu GPT stärker an. Im Herzmuskel kommt nämlich GOT in einer höheren Konzentration vor.

(Siehe Schema links)

Bei Lebererkrankungen kann aus dem Verhältnis der Erhöhung der Transaminasen zum Anstieg der LDH (Lactat-Dehydrogenase) auf das Ausmaß der Leberzellschädigung geschlossen werden.

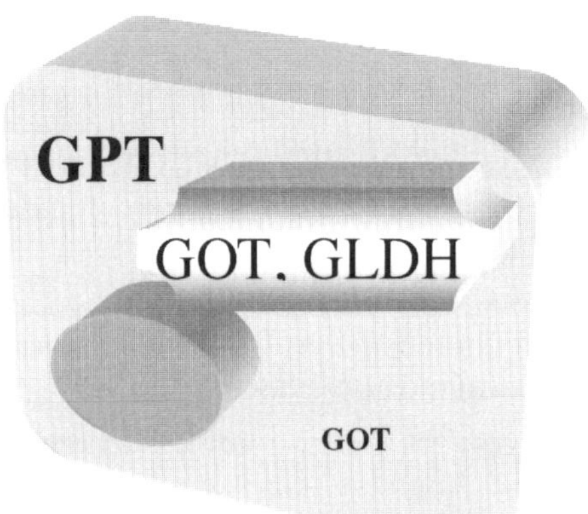

Während GPT vorwiegend in der Zellflüssigkeit (dem Zytoplasma) gelöst vorkommt, ist die GOT zum größeren Teil in den Mitochondrien (den "Kraftwerken" der Zellen, in denen die Energie erzeugt wird) daheim. Die GLDH, ein Leberenzym, das ebenfalls diagnostisch eingesetzt wird, kommt fast ausschließlich in den Mitochondrien vor. Durch diese unterschiedliche Verteilung der Enzyme in den Zellen kann der Arzt bei ihrem Anstieg das Ausmaß der Leberzellschädigung abschätzen. Geringere Schäden lassen lediglich die Leberzellwände undicht werden. Vorwiegend steigen GPT an. Je größer die Zerstörung, desto mehr erhöhen sich die GOT (=AST) im Verhältnis zum GPT (=ALT). Im selben Ausmaß gehen auch die Mitochondrien zu Grunde. GLDH wird eigentlich nur bei völliger Zerstörung der Leberzellen freigesetzt. Eine Erhöhung ist somit Zeichen des Unterganges von Leberzellen.

Zur Erleichterung der Diagnostik der verschiedenen Enzymanstiege werden verschiedene Quotienten, also Verhältniszahlen benutzt. Ein bekannter Quotient ist der De-Ritis-Quotient: GOT/GPT.

	GOT(=AST)	GPT(=ALT)
Vorkommen außer in der Leber:	Herz, weniger in Muskel, Niere, Hirn, Erythrozyten, Lunge, Pankreas	Andere Gewebe in niedriger Konzentration
Vorkommen in der Leberzelle:	Im Zytoplasma und in den Mitochondrien	Nur in Mitochondrien
Halbwertszeit	12 bis 22 Stunden	37 bis 57 Stunden
Anstieg bei akutem Schaden	Mäßig	Sehr stark
Anstieg bei Herzinfarkt	Deutlich	Gering

Was bedeuten erhöhtes GOT(=AST)/GPT(= ALT)?

Lebererkrankungen

Eine Erhöhung von GOT(=AST) und GPT(=ALT) findet sich bei allen Erkrankungen, die zu einer Schädigung der Zellwände in der Leber führen (zum Beispiel Virushepatitis). Es werden mitunter Enzymanstiege bis über 2000 U/l beobachtet. Verläuft die Krankheit unkompliziert, normalisieren sich die Werte innerhalb von zwei Monaten. Die GPT(=ALT) zeigt sich dabei immer stärker erhöht als GOT(=AST).

Je ausgeprägter aber der Anstieg von GOT(=AST) oder GLDH im Vergleich zu GPT(=ALT) ist, desto extremer ist die Zellschädigung und desto geringer sind die Heilungsaussichten für die betroffenen Zellen.

Haben sich die Werte innerhalb von sechs Monaten noch immer nicht normalisiert, liegt wahrscheinlich eine chronische Hepatitis vor. Die Unterscheidung zwischen einer sehr gefährlichen und einer etwas günstiger verlaufenden Form ist bisweilen nur durch Leberpunktion möglich. Dabei werden kleine Leberstückchen entnommen und unter dem Mikroskop untersucht.

Die verschiedenen Hepatitisformen können aus dem bloßen Verhalten der GOT(=AST) und GPT(=ALT) nicht unterschieden werden.

Eine Ausnahme stellt die alkoholische Fettleberhepatitis dar: Sie zählt zu den seltenen Hepatitisformen, bei denen der GOT(=AST)-Wert höher ansteigt als der GPT(=ALT). Zusätzlich sind natürlich auch Gamma-GT, LAP und AP erhöht.

Bei vielen (speziell infektbedingten) Erkrankungen kann die GPT (und eventuell auch die GOT) vorübergehend ansteigen. Das ist Ausdruck einer kurzen Mitbeteiligung der Leber.

Bei Vergiftungen können die Transaminasenanstiege je nach Art des Giftes sofort oder erst nach Tagen auftreten. Zum Beispiel sind nach dem Genuss von Knollenblätterpilzen deutliche Enzymerhöhungen erst nach rund drei Tagen feststellbar.

Ihre Bestimmung ist nicht zur Diagnostik einer Leberzirrhose geeignet. (Bei der inaktiven Leberzirrhose gehen die Leberzellen nämlich nicht vermehrt zugrunde, die Enzyme bleiben im Normbereich.) Allerdings geben neuerliche Anstiege oft entscheidende Hinweise auf krankhafte Prozesse in der Leber, die in weiterer Folge zur Leberzirrhose führen. Bei Verschlussikterus (Gelbsucht durch Verschluss der Gallenwege) steigen die Transaminasen nach einem Tag – nicht allzu ausgeprägt – an. (GPT-Werte über 500 U/l sind ungewöhnlich)

Herzerkrankungen

Bei einem Herzinfarkt steigt die GOT(=AST) nach vier bis sechs Stunden an. Ein bis zwei Tagen dauert es, bis der maximale Wert überschritten wird. Fünf Tage später normalisiert er sich bei unkompliziertem Verlauf wieder. Die Höhe des GOT(=AST)-Anstieges geht nur sehr locker mit der Ausdehnung eines Infarktes parallel. Der Arzt kann aus dem GOT(= AST) nicht auf die Größe des Infarktes rückschließen. Werte über 200 U/l bedeuten jedoch zunehmend ungünstigere Heilungsaussichten.

Die GPT(=ALT) steigt wesentlich weniger an. Fast immer liegen die GOT(=AST)-Werte doppelt so hoch, ist die Leber am Infarktgeschehen nicht mitbeteiligt.

Geringere Enzymanstiege werden bei anderen Herzkrankheiten wie Myocarditis (Herzmuskelentzündung), Pericarditis (Entzündung des Herzbeutels) oder Verletzungen des Herzens beobachtet.

Skelettmuskelerkrankungen

Dabei steigt die CPK stärker an als GOT(=AST). Der Arzt dividiert den CPK-Wert durch die GOT(=AST). Erhält er ein Ergebnis über 10, spricht das für einen geschädigten Skelettmuskel als Quelle der Enzymfreisetzung.

Sogar völlig gesunde Menschen können bei ungewohnter körperlicher Belastung, bei Krämpfen oder Prellungen erhöhte GOT(=AST) und CPK-Werte aufweisen. Der CPK-Wert dient sehr gut der Überwachung einer Muskelerkrankung.

Transaminasenanstiege können auch bei folgenden schweren Erkrankungen auftreten:

- Beginnendes Herzversagen
- Infektionen
- Unfälle
- Operationen
- Rheumatische Leiden
- Nierenschäden

Makro-GOT(=AST)

Selten kommt eine Laborabnormität vor, bei der Patienten kontinuierlich beträchtliche GOT(=AST)-Erhöhungen aufweisen. Ursache ist ein Verkleben der GOT mit Immunglobulinen. Der Körper scheidet diese Komplexe nur verlangsamt aus. Sie häufen sich dadurch im Blut an. Mittels Elektrophorese gelingt der Nachweis.

Extrem erhöhte GOT(AST) und GPT(ALT)

Transaminasenanstiege über 3000 weisen auf sehr ernsthafte Zellschädigungen hin:

Die Ursachen (der Häufigkeit nach geordnet) sind:

- Zustände nach Schocksituationen mit schwerem Blutdruckabfall
- Schwere Vergiftungen
  (z.B. Acetaminophen, Knollenblätterpilzvergiftung)
- Virushepatitis
- Unfälle mit Leberschädigung
- Tumormetastasen in der Leber
- Muskelzerfall (GOT(AST))

Ausmaß des Anstieges der GOT(=AST)		
Gering (bis ~60 U/l)	Mäßig (~60 bis ~100 U/l)	Deutlich (über 100 U/l)
Leberzirrhose	Gallengangsverschluss	Akuter Leberzellschaden
Schlaganfall	Herzschwäche	Herzinfarkt
Lungeninfarkt	Tumore in Leber	Kreislaufschock
Herzbeutelentzündung	Degenerative Muskelerkrankungen	Akute Pankreatitis
Alkoholentzug		Mononukleose

Nach Widman´s Clinical Interpretation of Laboratory Tests 2000, S. 551

Was bedeuten erniedrigtes GOT(AST)/GPT(ALT)?

Erniedrigte Werte finden sich bei manchen Zuständen mit gestörtem Stoffwechsel:

- Manche Alkoholiker
- Niereninsuffizienz – Urämie
- Mangelernährung
- Diabetes Mellitus

Die diagnostische Aussage ist allerdings eher gering.

GLDH

GLDH kommt nur in den Mitochondrien der Leberzellen vor. Ihr Anstieg informiert über das Ausmaß der Leberzellschädigung.

Normalwert:

Männer: bis 4 U/l
Frauen: bis 3 U/l
Die Bestimmung erfolgt aus dem Serum oder Plasma

Was ist die GLDH?

GLDH steht für Glutamat-Dehydrogenase. Dieses Enzym kommt zwar in allen Mitochondrien (den Energiezentren der Zellen) aller Gewebe vor, doch steigt es nur bei schwerwiegenden Leberzellschädigungen an. In diesem Fall werden die Mitochondrien aus den Zellen freigesetzt und lösen sich auf.

Ein Anstieg der GLDH weist immer auf einen Leberzelltod hin.

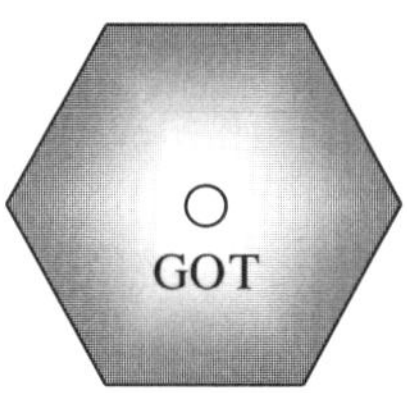

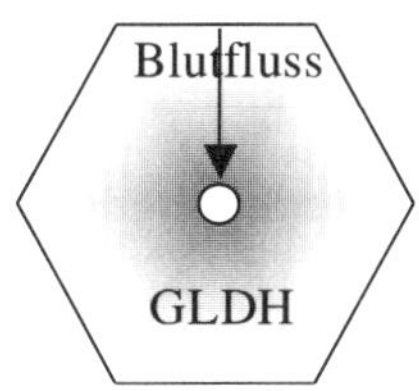

In den Leberläppchen ist GLDH vorwiegend in den inneren, zentralen Zellen konzentriert, die GOT eher in den äußeren, peripheren Zellen. Daher erhöhen Erkrankungen, die den inneren Teil der Läppchen betreffen (z.B. bei Sauerstoffmangel), die GLDH stärker.

Wann ist GLDH erhöht?

- Akutes Rechtsherzversagen (sehr starker GLDH-Anstieg)
- Schwerer Sauerstoffmangel (z.B. Thrombose der Lebervenen)
- Gallengangsverschluss (Verschlussikterus)
- Lebermetastasen
- Vergiftungen (Knollenblätterpilz, Tetrachlorkohlenstoff, Halothan, Arsenverbindungen)
- Fortschreitende Leberzirrhose
- Akute und chronische Virushepatitis

LDH und HBDH

LDH und HBDH kommen vorwiegend in Leber, Blutzellen, Herz, Niere und Muskulatur vor. Bei einer Schädigung dieser Organe kommt es zur Erhöhung. Eine nähere Zuordnung erlaubt der Quotient der Rechnung LDH : HBDH.

Normalwert:

LDH bei Männern und Frauen: 120–240 U/l
HBDH bei Männern und Frauen: 55–140 U/l

Die Bestimmung erfolgt aus dem Serum oder Plasma

Was sind LDH und HBDH?

LDH (Lactat-Dehydrogenase) und HBDH = LDH1 (Hydroxy-Butyrat-Dehydrogenase) sind Enzyme (plus Unterenzyme), die praktisch in allen Geweben auftreten. Eine alleinige Messung von LDH sagt deswegen wenig über den Ort eines krankhaften Geschehens aus.

Die LDH ist in der Zellflüssigkeit der Zellen (Zytoplasma) gelöst. Sie ermöglicht die Verbrennung von Milchsäure (Endprodukt des Zuckerstoffwechsels. Sie steigt bei Muskelarbeit an und verursacht den Muskelkater mit) zu sogenannter Brenztraubensäure. Diese dient nach einem äußerst komplizierten Verwandlungsprozess schließlich der Energiegewinnung. Bereits geringe Schäden in der Zellwand ermöglichen den Austritt von LDH.

LDH-Unterenzyme

Von LDH kennt man fünf Unterenzyme mit zum Teil unterschiedlichen Eigenschaften (LDH1–LDH5). Sie kommen eher im Zuge bestimmter Organkrankheiten vor als LDH. Ein wichtiges davon ist HBDH.
Das Verhältnis zwischen LDH und HBDH hat bei einigen Erkrankungen eine diagnostische Bedeutung:

- ➜ Ist LDH/HBDH kleiner als 1,30, besteht Verdacht auf einen abgelaufenen Herzinfarkt oder eine Hämolyse (Blutzersetzung).
- ➜ Ist das Verhältnis LDH/HBDH normal (zwischen 1,38 und 1,64) und ist dennoch LDH erhöht, kommen Infektionskrankheiten, Thrombosen (Blutpfropfen) und bösartige Tumoren in Frage.

➜ Ein Verhältnis LDH/HBDH von über 1,64 spricht für Lebergewebeschaden als Ursache für die Enzymerhöhung.

Was bedeutet erhöhte LDH?

Herzmuskelschaden

- Herzinfarkt: Von den bei Verdacht auf Herzinfarkt bestimmten Parametern Myoglobin, Troponin, CPK, CK-MB, GOT(=AST) und LDH reagiert dieses am langsamsten. Erst nach einem halben Tag steigen die Werte allmählich an und erreichen nach zwei bis drei Tagen ihren Höhepunkt. Die Normalisierung erfolgt erst nach ein bis zwei Wochen. Der Anstieg kann den oberen Normwert um das 10fache übersteigen, liegt aber meist unter 800. Erhöhungen darüber hinaus gehen mit einer schlechteren Chance auf Heilung einher.
- Entzündliche Erkrankungen des Herzens, Unfälle, Herzkatheter, Herzoperationen, Reanimationen können mäßige LDH-Erhöhungen hervorrufen.
- Künstliche Herzklappen: Mehr als die Hälfte aller Patienten mit künstlicher Herzklappe weisen erhöhte LDH-Werte auf. Ursache: Die mechanische Schädigung der roten Blutkörperchen durch die Herzklappen.

Lungenembolie, Lungeninfarkt

Bisweilen kann die Abgrenzung zwischen Lungeninfarkt (Lungenembolie) und Herzinfarkt schwierig sein. Auch bei letzterem steigt in 60 Prozent der Fälle die LDH an. Hier hilft dem Arzt der Quotient LDH/HBDH weiter: Ein Wert im Normalbereich (1,38 bis 1,64) spricht für eine Lungenembolie, ein Wert unter 1,30 für einen Infarkt.

Lebererkrankungen

Da LDH in allen Körpergeweben vorkommt, ist ein Anstieg auch bei schwereren Lebererkrankungen zu erwarten. Bei Vergiftungen etwa liegt der Quotient LDH/HBDH bei über 2,0, normalisiert sich bei der Besserung des Zustandes allerdings schon nach wenigen Tagen.

Während bei einer akuten Virushepatitis GOT und GPT höher sind als LDH, übersteigt z.B. bei einer Pilzvergiftung oder bei ausgeprägten Durchblutungsstörungen der Leber die LDH den Anstieg von GOT und GPT.

> ***Der Anstieg der LDH ist typisch für eine Infektion mit Mononukleose.***

Skelettmuskelerkrankungen

Im Gegensatz zu Herzmuskelschäden ist der Quotient LDH/HBDH dabei über 1,4 erhöht.

- Bei einer seltenen Muskelerkrankung, der Muskeldystrophie Duchenne, treten schon Jahre vor den ersten Beschwerden LDH-Erhöhungen über 1000 auf. Bei dieser Erkrankung besteht nämlich eine angeborene Störung in der Produktion gewisser Untereinheiten der LDH. Dieser Umstand ermöglicht durch Zufall (Routineuntersuchung) eine Früherkennung des Leidens.
- LDH-Erhöhungen werden auch bei entzündlichen und abbauenden (degenerativen) Muskelerkrankungen festgestellt.
- Schwere körperliche Arbeit als auch Leistungssport können, vergleichbar mit der CPK, auch eine Erhöhung der LDH auf bis das 5fache, verursachen.

Hämolytische Anämien

Bei der Erkennung einer Hämolyse (Blutzersetzung) und bei der Unterscheidung verschiedener Gelbsuchtursachen kann ein LDH-Anstieg Hinweise liefern. Besteht nur ein leichter Ikterus (Gelbsucht) und liegt Bilirubin unter 6 mg/dl, hilft ein weiterer Quotient weiter: LDH/GOT

LDH/GOT(=AST)	
über 12	unter 12
Hämolytischer Ikterus	Hepatischer Ikterus (Leberausfall)
Metastasenleber	
Mononukleose	

Nach Schmidt E, Schmidt FW, Diagnostik des Ikterus. DMW 1984; 109: 139-146.

Liegt der LDH/GOT(=AST)-Quotient über 12, kann eine Hämolyse als Ursache der Gelbsucht angenommen werden. Beträgt der Wert hingegen weniger als 12, spricht das für eine Leber-Gallenwegs-Erkrankung.

Bei chronischen Hämolysen sind LDH-Anstiege nur sehr selten und dann in geringen Maßen vorhanden.

Auch Erkrankungen mit erhöhtem Umsatz der Thrombozyten (Essentielle Thrombozythämie, thrombotisch thrombozytopenische Purpura) gehen mit einer LDH-Erhöhung einher.

Niereninfarkt

Ein LDH-Anstieg, der mit einem Abfall des LDH/HBDH-Quotienten unter 1,2 einhergeht, kann Folge eines Niereninfarktes sein. Diese Werte sind manchmal noch drei Wochen nach dem Infarkt nachweisbar.

Perniziöse Anämie

Perniziosa, eine Folge von Mangel an Vitamin-B12 oder Folsäure verursacht die höchsten LDH-Anstiege. Bereits zwei bis drei Wochen nach Therapiebeginn normalisieren sie sich allerdings wieder.

Behandlung mit Leukozyten-Wachstumshormon

Bei Patienten mit Leukopenie (Mangel an weißen Blutkörperchen, meist nach Chemotherapie bei Krebserkrankungen) werden im Rahmen der Therapie gentechnologisch gewonnene Wachstumsstimulatoren (G-CSF) eingesetzt. Zeigt die Behandlung Erfolg, geht das oft mit einem LDH-Anstieg einher.

Tumorerkrankungen

Als Suchtest ist die LDH ungeeignet, zeigt sich jedoch bei vielen Tumoren erhöht:

- 65% der Patienten mit Lebermetastasen haben erhöhte Werte
- 15% der Patienten mit Multiplem Myelom (ausgedehnter Tumor) weisen diese ebenfalls auf
- Häufig sieht man einen Anstieg auch beim Non-Hodkin-Lymphom

Infektionen

- Pneumocystis carinii (typische Pneumonie bei Aids-Erkrankung)
- Mononukleose
- Leberabszesse
- Medikamente

Bei folgenden Medikamenten wurde LDH-Anstieg beobachtet (Auswahl):

- Allopurinol
- Amiodaron
- Anabolika
- Aspirin
- Captopril
- Carbamazepin
- Cisplatin
- Curarine
- Diltiazem
- Erythromycin
- Antirheumatika
- Verapamil

Immer wenn LDH erhöht ist, weiß der Arzt, dass irgend etwas im Organismus nicht stimmt. Er hat die Möglichkeit, gezielte Maßnahmen zur Entlarvung der Ursache zu treffen.

Cholinesterase (ChE)

Nicht nur mit der Gerinnung und Albumin, auch mit der Cholinesterase kann die Syntheseleistung der Leber überprüft werden.

Es ist auch möglich, eine übermäßige Reaktion auf gewisse muskelentspannende Medikamente bei Operationen durch stark erniedrigte Cholinesterase zu erkennen.

Normalwert:

Männer und Frauen 3500 – 8500 U/l
Die Bestimmung erfolgt aus dem Serum oder Plasma

Was ist ChE?

ChE

Im Gegensatz zu anderen Enzymen, die nur bei Leberzellschaden freigesetzt werden, wird ChE auch von der gesunden Leberzelle abgesondert. Das lässt – mit Einschränkungen – die Syntheseleistung (Fähigkeit zur Bildung bestimmter Stoffe) der Leber erahnen.

Ein einzelner Wert ist nicht sehr aussagekräftig. Vielmehr ist ein Arzt bei Leberkranken an Verlaufskontrollen interessiert. So kann er an abfallenden Werten ein Fortschreiten der Erkrankung erkennen.

Die Bildung (Synthese) der ChE ist mit der Synthese des Albumin (dem Haupttransporter im Blut) gekoppelt. Bei unkomplizierter Hepatitis zeigt sich die ChE allerdings nicht vermindert.

Wann ist die ChE erniedrigt?[1]

- Bei chronischer Hepatitis: Sie gibt Hinweis auf eine eingeschränkte Leberfunktion.
- Bei Leberzirrhose: Die Leber ist von Bindegewebe durchwachsen und daher in der Funktion eingeschränkt.
- Bei akutem oder chronischem Leberschaden. Aufgrund der langen Halbwertszeit von etwa zwei Wochen sinkt die ChE bei einem akuten Schaden nur langsam ab.

[1] Die meisten Angaben stammen von Thomas Lothar in "Labor und Diagnose" 1988; Cholinesterasen

- Bei Lebertumoren: Mit zunehmender Ausdehnung der Tumorerkrankung fällt funktionstüchtiges Lebergewebe aus. Damit kommt es zum Abfall der ChE.
- Bei schwerstkranken Patienten: Infolge von Tumoren, schwersten Infektionen oder bei Darmerkrankungen haben diese eine verminderte Albumin- und damit ChE-Bildung. Das zeigt eine katabole (negative Bilanz) Stoffwechselsituation an.
- Bei gewissen Muskelerkrankungen (Muskeldystrophie)
- Bei Pestizidbelastung: Bei akuter und chronischer Belastung mit Insektenvertilgungsmitteln kann es zu einem extremen Abfall der ChE kommen.
- Unter Medikamenteneinfluss: Penicilline, Streptomycin, Neostigmin, Chinidin, Cyclophosphamid, Kortison, Kontrazeptiva und Lithium erniedrigen ChE.

Wann ist die ChE erhöht?

- Bei Diabetes Mellitus (häufigste Ursache)
- Bei KHK (Koronare Herzkrankheit)
- Bei Hyperlipoproteinämie
- Bei Fettleber
- Unter Eiweißverlusten (Nephrotisches Syndrom)
- Bei Schilddrüsenüberfunktion
- Bei schwerer Fettsucht
- Bei Morbus Meulengracht (gutartige Bilirubinerhöhung)
- Unter genetisch abnormem ChE (Cynthiana-Variante)

Gemeinsame Beurteilung der Cholinesterase und des Albumin im Blut			
Normale ChE		**ChE erhöht**	
Albumin normal	Albumin erniedrigt	Albumin normal	
GPT normal	GPT normal	GPT normal	GPT leicht erhöht
Leberzirrhose praktisch ausgeschlossen	Eiweißverlust durch Nieren	Hyperlipoproteinämie Diabetes Mellitus atypische ChE	Fettleber z.B. Alkohol
ChE erniedrigt			
Albumin normal	Albumin erniedrigt		
GPT normal	GPT normal	GPT erhöht	
Hemmung der ChE z.B. durch Pestizide	Leukämie, bösartige Tumore, Mangelzustände, Niereninsuffizienz	Leberzirrhose, akute + chronische Hepatitis	

Nach Thomas L. in Labor und Diagnose 1988; Cholinesterasen; S. 69

Ammoniak

Seine Bestimmung wird bei Bewusstseinstrübung und komatösen Zuständen Leberkranker durchgeführt. Eine Erhöhung bedeutet eine verminderte Entgiftungsfunktion.

Normalwert:

Männer und Frauen: bis 90 µg/l (53 µmol/l)
Bestimmung aus EDTA-Plasma, Heparin-Plasma

Was ist Ammoniak?

NH3

Ammoniak entsteht beim Abbau von Eiweiß oder von Aminosäuren (Eiweißbausteine). An sich eine giftige Substanz, die in der Leber zu Harnstoff umgewandelt und in dieser Form über die Nieren ausgeschieden wird. Auch Muskeln und Gehirn sind in der Lage, diese aufzunehmen und in Harnstoff umzuwandeln. Ein großer Teil des Ammoniaks wird aus dem Darm aufgenommen (resorbiert). NH3 entsteht dort im Gefolge der Zersetzung der Nahrung durch bestimmte (nützliche) Bakterien.

Was bedeutet ein erhöhtes Ammoniak?

Zwei Umstände bewirken ein erhöhtes Ammoniak:

- Vermehrte Aufnahme von Ammoniak aus dem Darm. Das ist besonders bei starken Blutverlusten in den Darm (etwa bei Blutungen aus Magen- oder Zwölffingerdarmgeschwüren) der Fall.
- Verminderter Umbau des Ammoniaks in der Leber. Das wird bei herabgesetzter Arbeitsleistung der Leber, sogenannter Leberzellinsuffizienz, beobachtet.

Ein normales Ammoniak schließt ein Koma infolge einer schweren Lebererkrankung aus (etwa Zirrhose im Endstadium, Krebs). Bei einer starken Erhöhung muss an diese Gefahr gedacht werden.

- Angeborene Stoffwechselerkrankungen

Schließlich gibt es noch eine Reihe von seltenen Stoffwechselerkrankungen, bei denen Enzyme, die an der Entstehung von Harnstoff beteiligt sind, unzureichend gebildet werden. Diese Erkrankungen sind vererblich und treten schon bald nach der Geburt auf. Die betroffenen Kinder sind meist schwachsinnig.

Hepatitis-A-Serologie

Hepatitis-A-Antikörper weisen auf eine bestehende oder überstandene Infektion hin. Nach Erkrankung oder Impfung besteht wahrscheinlich eine lebenslange Immunität.

Befunde:

Anti-HAV – Hepatitis-A-Antikörper: nach Infektion oder Impfung pos.
Anti-HAV-IgM = IgM-Antikörper gegen Hepatitis A
Anti-HAV-IgG = IgG-Antikörper gegen Hepatitis A
Die Bestimmung erfolgt aus dem Serum oder Plasma
Hepatitis-A-Ag = Direkter Virusnachweis
Die Bestimmung erfolgt aus Stuhl oder Gewebe
HAV-RNA = Nachweis der RNA, also der Erbsubstanz des Virus
Die Bestimmung erfolgt aus Blut oder Stuhl

Was ist die Hepatitis A?

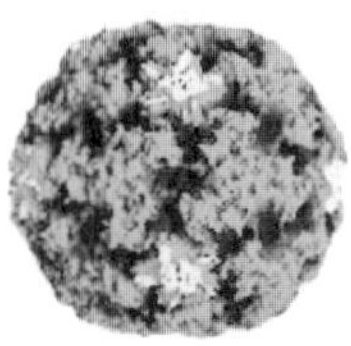

Diese Viruserkrankung wird durch einen sehr kleinen Virus (Picornavirus) übertragen. In den Entwicklungsländern besteht ein hohes Übertragungsrisiko. Dort erkranken über 90% der Einwohner an der infektiösen Gelbsucht. Die Infektion erfolgt über verschmutzte Nahrungsmittel, verunreinigtes Wasser und ungewaschene Hände, die mit höchst infektiösem Stuhl in Berührung gekommen sind. Auch über sexuelle Kontakte kann eine Ansteckung erfolgen.

Ungefähr 2-4 Wochen nach der Infektion treten die ersten Symptome auf: Der Patient entwickelt häufig, aber nicht immer, eine Gelbsucht. Müdigkeit, Appetitlosigkeit, Übelkeit und manchmal auftretende Bauchschmerzen und Durchfälle sind die häufigsten Beschwerden.

Die Erkrankung wird nie chronisch. Bei 15% der Betroffenen kann der Verlauf verzögert sein und die Symptome verschlechtern sich abermals. Bei Jugendlichen und Kindern verläuft die Erkrankung milder.

Hepatitis-A-Antigen (HAAg)

Bereits wenige Tage vor dem Auftreten von Beschwerden lassen sich im Stuhl HAAg (Hepatitis-A-Antigene, also Hepatitis-A-Viren) nachweisen. HAAg im Stuhl beweist eine frische Infektion. Patienten mit diesem Befund können andere Menschen anstecken. Bei tatsächlichem Krankheitsbeginn (Einsetzen der Symptome) ist nur noch etwa bei der

Hälfte der Patienten das HAAg im Stuhl zu finden. Die meisten Kranken sind schon wenige Tage nach Erkrankungsbeginn nicht mehr ansteckend.

Anti-HAV-IgM

Durch den Hepatitis-A-IgM-Antikörper kann eine momentan bestehende oder erst vor kurzem abgelaufene Hepatitis A diagnostiziert werden. Bereits zu Krankheitsbeginn ist dieser Antikörper im Serum feststellbar. Kann er nicht nachgewiesen werden, schließt das eine frische (innerhalb der letzten sechs Monate abgelaufene) Hepatitis A aus.

Anti-HAV

Schon zu Krankheitsbeginn ist zumeist auch Anti-HAV (Hepatitis-A-Antikörper (IgG+IgM)) im Serum nachweisbar. Fehlt es, schließt das eine frische Hepatitis A aus. Im Gegensatz zu Anti-HAV-IgM bleibt jedoch Anti-HAV ein Leben lang erhalten. Sein Vorkommen beweist eine früher überstandene Hepatitis A. Sein Fehlen hingegen bedeutet, dass der Untersuchte diese Erkrankung noch nie durchgemacht hat.

Menschen, die Anti-HAV im Serum aufweisen, brauchen bei Reisen in verseuchte Gebiete nicht gegen Hepatitis A geimpft werden!

HAV-RNA

Bei diesem Test wird die Erbsubstanz des Virus nachgewiesen. Bei Spenderblut kann eine Kontamination (Verseuchung) nachgewiesen werden. Der Test ist noch empfindlicher als der Nachweis des HAAg.

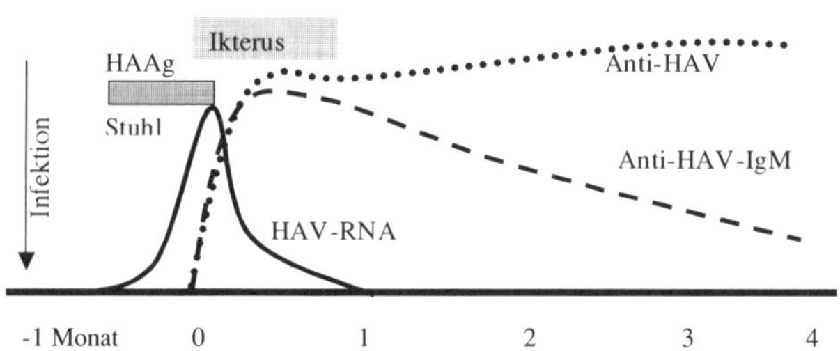

Die Abbildung zeigt den ungefähren zeitlichen Verlauf einer Hepatitis-A-Infektion:

Der graue Balken mit der Aufschrift "Ikterus" symbolisiert die klinische Erkrankung.
Der graue Balken unter HAAg stellt die Dauer des positiven HAAg im Stuhl dar.
Die durchgezogene Linie zeigt den HAV-RNA-Nachweis im Blut. Die strichlierte und getüpfelte Linie bedeutet den Nachweis der Anti-HAV-IgM bzw. Anti-HAV.

Hepatitis-B-Serologie

Mit Hilfe der verschiedenen Parameter der Hepatitis-B-Serologie können über Infektiosität, Immunität und Aktivität der Infektion Aussagen gemacht werden.

Folgende Bestimmungen können durchgeführt werden:

Hepatitis-B-Oberflächenantigen (HBsAg):
Ein Teil der Virushülle gibt
Hinweis auf wahrscheinliche Infektiosität

Antikörper gegen HBsAg (Anti-HBs):
Positiv: Patient ist immun (auch nach Impfung)

Antikörper gegen HBcAg (Anti-HBc):
Positiv: Patient hat oder hatte einmal eine Hepatitis-B

Anti-HBc der IgM-Klasse (Anti-HBc-IgM):
Nachweis akuter Infektion

Hepatitis-Be-Antigen (HBeAg):
Positiv: Patient ist infektiös

Antikörper gegen HBeAg (Anti-HBe):
Positiv: Patient ist wahrscheinlich nicht infektiös

HBV-DNS-Nachweis:
Empfindlichster Nachweis der Erbsubstanz des Hepatitis-B-Virus: Nachweis oder Ausschluss der Infektiosität.

Die Bestimmungen erfolgt aus dem Blut

Was ist die Hepatitis B?

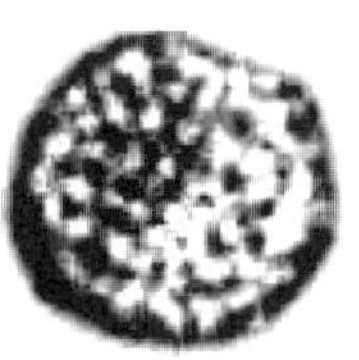

Hepatitis B ist eine Viruserkrankung der Leber. Sie ist weltweit verbreitet (etwa 350.000.000 Infizierte) und wird direkt von Blut zu Blut übertragen. Selbst unsichtbar kleine Blutmengen können für eine Infektion ausreichen. Die Übertragung erfolgt durch:

- Intravenösen Drogenmissbrauch
- Sexualverkehr, besonders männliche Homosexuelle
- Mutter auf Kind (vor, während und nach der Geburt)
- Piercing, Tattoo, Akupunktur

Blutsaugende Insekten stellen wahrscheinlich kaum eine Gefahr dar.

Der genetische Code des Virus ist bereits bekannt. Auch weiß man gut über den Aufbau der einzelnen Viruspartikel Bescheid:

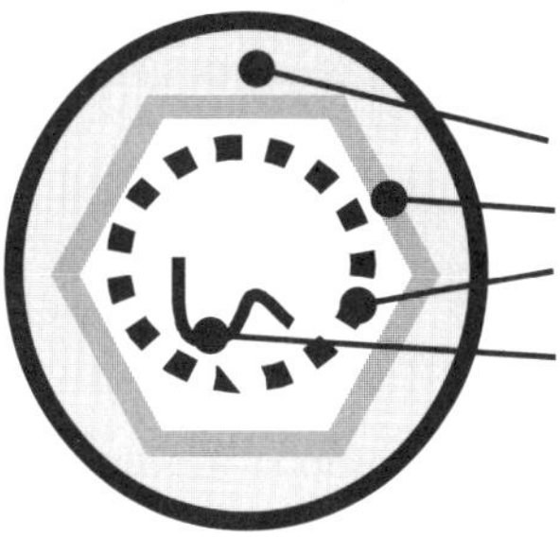

Das Hepatitis-B-Virus besteht aus einer Hülle (surface, entspricht dem HBsAg) und einem Kern (core, HBcAg).

HBeAg ist ein Nebenprodukt, das bei der Bildung des HBcAg entsteht. HBcAg selbst kann im Serum nicht bestimmt werden. Die Inkubationszeit (Zeit zwischen Infektion und Auftreten von Symptomen) beträgt ein bis drei Monate. In Einzelfällen kann sie bis zu sechs Monaten dauern. Das Virus vermehrt sich ausschließlich in der Leber.

5 bis 10 Prozent aller Infizierten entwickeln eine chronische Hepatitis. Einer von 30 Infizierten wird zum Virusausscheider. Die Symptome einer Infektion treten wie bei der Hepatitis A anfangs relativ untypisch auf. Manche Patienten leiden sogar kaum unter Beschwerden. Normalerweise machen Appetitlosigkeit, Krankheitsgefühl, Übelkeit, Erbrechen und Fieber den Betroffenen das Leben schwer. Nicht selten entwickeln Raucher eine Aversion gegen Zigaretten. Der Harn färbt sich dunkel, der Stuhl hell. Gelbsucht macht sich bemerkbar. Manche Patienten leiden unter Hautjucken.

Nach 4-8 Wochen verschwinden im unkomplizierten Fall die Symptome, die nicht selten als "Grippe" missinterpretiert werden.

Menschen reagieren unterschiedlich auf eine Hepatitis-B-Virus infektion:

- Betroffene mit einer starken Immunantwort werden schneller mit dem Virus fertig. Sie erkranken jedoch auch stärker.
- Bei schwachem Immunsystem verläuft die Krankheit mild. Es besteht aber ein großes Risiko, dass sie chronisch verläuft.

Zwei Risiken gehen mit einer Hepatitis-B-Infektion einher:

- Leberzirrhose (Folge einer chronisch aktiven Hepatitis)
- Leberzellkrebs (siehe AFP). Chronisch an Hepatitis-B-Erkrankte sind etwa 200fach stärker gefährdet, einen Krebs zu entwickeln. Der Tumor macht sich erst 20-30 Jahre nach der Infektion bemerkbar.

Während und nach der Erkrankung können im Serum gegen die drei Hepatitis-B-Virus-Bestandteile entsprechende Antikörper nachgewiesen werden. Das sind Anti-HBs, Anti-Habe und Anti-HBc.

Sinnvoll ist eine zusätzlich Bestimmung des IgM-Anteils des Anti-HBc. IgM sind die Immunglobuline der ersten Kampfphase der Immunabwehr. Sie weisen einen erst kürzlich abgelaufenen Infekt nach.

Das Hepatitis-B-Virus selber verursacht an der Leberzelle keinen Schaden. Die Leberzellschädigung ist Folge der Immunabwehr des Organismus.

Im Folgenden werden die einzelnen Marker der Hepatitis und deren Bedeutung besprochen:

Hepatitis-B-Oberflächenantigen (HBsAg)

HBsAg entspricht der Hülle des Hepatitis-B-Virus. Es ist schon Wochen vor Erkrankungsbeginn im Serum nachweisbar. Bei über 90 Prozent der Untersuchten ist es noch zu Erkrankungsbeginn vorhanden.

HBsAg weist entweder auf eine akute Infektion oder ein chronisches HBsAg-Trägerstadium hin.

Bei einem normalen Verlauf der Krankheit verschwindet HBsAg binnen vier Monaten aus dem Serum. Ist es noch nach sechs Monaten vorhanden, bleibt der Patient wahrscheinlich weiterhin ein chronischer HBsAg-Träger.

Man kann heute HBsAg auch mengenmäßig erfassen. Fällt ihre Menge im Rahmen einer akuten Infektion innerhalb von zwei Wochen auf die Hälfte ab, entwickelt der Patient wahrscheinlich keine chronische Hepatitis.

Antikörper gegen HBsAg (Anti-HBs)

Anti-HBs ist der letzte Antikörper, der nach einer Hepatitis B auftritt. Er kann bei den meisten Patienten nach zwei bis sechs Monaten nachgewiesen werden. Zu diesem Zeitpunkt ist HBsAg nicht mehr vorhanden. Da zwischen seinem Verschwinden und dem Auftreten des Anti-HBs ein Zeitraum von Wochen bestehen kann (diagnostische Lücke), ist es nicht möglich, den Ablauf einer Hepatitis B allein mit der Bestimmung dieser beiden Werte zu überwachen.

Anti-HBs-positive Menschen sind immun gegenüber einer Hepatitis B.

Anti-HBs beweist die Immunität (als Folge der Infektion oder einer Impfung) gegen Hepatitis B. Nach einer durchgemachten Infektion ist Anti-HBc positiv, nach einer Impfung nicht.

Impfung gegen Hepatitis B:

Seit mehreren Jahren steht ein Impfstoff zur Verfügung.

Der Titer von Anti-HBs informiert über die Notwendigkeit einer Auffrischungsimpfung.

Üblicherweise impft der Arzt zweimal im Abstand von einem Monat. Eine weitere Impfung erfolgt nach 6-12 Monaten. Nur wenn ein schneller Impfschutz erforderlich ist, werden drei Impfungen im Abstand von je einem Monat durchgeführt.

Entwickelt ein Geimpfter Antikörper, ist er praktisch 100% geschützt. Leider gibt es aber auch Menschen, die nur unzureichend Antikörper gegen Hepatitis B entwickeln. In diesem Fall wird nach untenstehender Tabelle aufgefrischt.

Da auch die Schutzdauer sehr stark variiert (zwischen wenigen Monaten bis zwanzig Jahre, Durchschnitt 5 Jahre) sollten diese vor allem bei Infektionsgefährdeten mittels Blutuntersuchung festgelegt werden.

4-6 Wochen nach der 3. Teilimpfung der Grundimmunisierung wird die Bestimmung des Anti-HBs (quantitativ) empfohlen. Dieser Rat gilt für Menschen, bei denen keine Störung des Immunsystems anzunehmen ist.

Anti-HBs-Wert in mIE/ml	Auffrischungsimpfung gegen Hepatitis-B
≥ 100	in 10 Jahren meist ausreichend (War der Patient bei Erstimpfung älter als 50 Jahre, dann ist bereits nach 5 Jahren eine Auffrischung empfehlenswert)
20-100	innerhalb von 1 Jahr
< 20	innerhalb von 3–6 Monaten und Fortführung von wiederholten Impfungen entsprechend der Serologie

Empfehlung des Zentrum für Reisemedizin:
http://www.reisemed.at/hepatitis_b.html

Antikörper gegen HBcAg (Anti-HBc)

Ist Anti-HBc im Serum nachweisbar, sichert das eine abgelaufene oder ablaufende Hepatitis B.

Schon vor Auftreten klinischer Symptome kann der Arzt Anti-HBc im Serum bestimmen.

Ein negativer Befund schließt eine bestehende oder abgelaufene Hepatitis B aus.

Eine anhaltend hohe Konzentration (Titer über 1:5000) spricht für eine chronische Hepatitis B, auch wenn HBsAg negativ ist.

Anti-HBc der IgM-Klasse (Anti-HBc-IgM)

Schon zu Beginn einer Hepatitis-B-Erkrankung kann man Anti-HBc-IgM in einer hohen Konzentration nachweisen.

Die Bestimmung dieses Antikörpers erlaubt die Diagnose einer akuten Hepatitis B. Anhaltend hohe Titer werden bei chronischen Infektionen beobachtet.

Anti-HBc-IgM verschwindet binnen eines Jahres aus dem Serum. Bleibt es nachweisbar, spricht das für eine chronische Hepatitis B. Dabei ist die Höhe des Titers ein Maß für die Aktivität der Entzündung.

Hepatitis-Be-Antigen (HBeAg)

Patienten mit HBeAg sind praktisch immer sehr infektiös.

Ein positiver HBsAg-Wert bedeutet, dass sich im Blut reichlich Viren befinden. Der Patient ist hochinfektiös.

Sämtliche Körperprodukte – Blut, Speichel, Stuhl, Harn, Tränenflüssigkeit, Samenflüssigkeit und Schweiß – können die Hepatitis übertragen.

Titerbewegungen geben bei chronischen Infekten gewisse Hinweise auf die Prognose (Heilungsaussichten) der Hepatitis B. Abfallende Titer sind ein günstiges Zeichen.

Antikörper gegen HBeAg (Anti-HBe)

Das Auftreten von Anti-HBe ist ein günstiges Zeichen.

Im Gegensatz zum HBeAg macht es ein nachweisbares Anti-HBe eher unwahrscheinlich, dass die betroffene Person infektiös ist. Als Beweis dient das jedoch nicht. (Dafür ist der HBV-DNA-Nachweis zuständig.) Man kann damit rechnen, dass der Patient die Infektion überwinden und nicht chronisch erkranken wird. Auch im Rahmen einer Therapie (z.B. mit Interferon) verspricht das Auftreten des Anti-HBe ein günstiges Ansprechen des Patienten auf die Medikamente.

HBV-DNS-Nachweis

Diese aufwendige Untersuchung ist extrem empfindlich. Sie erlaubt den sicheren Beweis, dass das Blut nicht infektiös ist.

Hier wird mittels unterschiedlicher Verfahren das Erbmaterial des Virus, die DNR (Desoxyribonukleinsäure) nachgewiesen. Damit sichert der Arzt die Abheilung nach einer Hepatitis (behandelt oder unbehandelt) praktisch ab. Blutprodukte (z.B. Blutkonserven), die negativ sind, gelten bezüglich Hepatitis-B als unbedenklich.

Delta-Hepatitis-Serologie

Das Delta-Virus kommt im Mittelmeerraum vor. Es befällt nur Menschen, die an einer Hepatitis B leiden (HbsAg fällt positiv aus).

Folgende Bestimmungen können durchgeführt werden:

HDAg – Diagnose der akuten D-Hepatitis
Hepatitis D-Virus RNA – gentechnologischer Virusnachweis
Anti-HDV – IgM und IgG – Nachweis der akuten und chronischen D-Hepatitis
Die Untersuchungen erfolgen aus dem Serum

Was ist die Delta-Hepatitis?

Man kann diese Erkrankung ohne Übertreibung als sonderbar bezeichnen. Das Delta-Virus kann den Körper nur befallen, wenn bereits eine akute oder chronische Hepatitis B vorliegt.

Viren sind keine kompletten Lebewesen. Sie sind Parasiten, die sich nur unter bestimmten Umständen vermehren können: Sie benötigen lebende Zellen. Ohne diese sind sie nur leblose Bausteine. Das Delta-Virus nennt man ein inkomplettes Virus. Für seine Vermehrung reicht nicht einmal eine normale lebende Zelle aus. Die Leberzelle muss zusätzlich von einem Hepatitis-B-Virus befallen sein.

Das Delta-Virus schädigt im Gegensatz zum Hepatitis-B-Virus die Leberzelle unmittelbar selbst. Betroffen sind meistens Risikogruppen. Zum Beispiel Drogensüchtige und Homosexuelle, also dieselben Menschengruppe, die auch durch AIDS besonders gefährdet sind. Im Nahen Osten und im Mittelmeerraum ist die Delta-Hepatitis verbreiteter als in Mitteleuropa.

Besonders schwerer Verlauf einer Hepatitis B oder plötzliche Verschlechterung des Befindens im Rahmen einer infektiösen Gelbsucht sollte an eine Zusatzinfektion mit Delta-Viren denken lassen.

Bei der Diagnose wird im Blut nach Delta-Antigenen (HDAg, das gleichzeitig das Delta-Virus ist) und Delta-Antikörpern (Anti-HDV, speziellen Abwehrstoffen, die gezielt gegen die Delta-Viren gerichtet sind) gefahndet.

Bei der akuten Infektion ist das Virus nur kurzfristig im Serum nachweisbar. Bei schwerem Verlauf und bei chronischen Infektionen der Leber werden hohe Werte der Antikörper gemessen.

Hepatitis-C-Serologie

Diese häufig chronisch verlaufende Hepatitis erkennt der Arzt serologisch. Auch ein gentechnologischer Virusnachweis ist möglich.

Folgende Bestimmungen können durchgeführt werden:

Anti-HCV: Nachweis einer Hepatitis-C-Infektion

RIBA (recombinant immunoblot assay): Bestätigungstest nach positiver Anti-HCV

HCV-RNA-Untersuchung: Gentechnologischer Nachweis der Hepatitis-C-Viren

Die Untersuchungen erfolgen aus dem Serum

Was ist die Hepatitis C?

Die Entdeckung des Hepatitis-C-Virus ist und bleibt ein Meilenstein der molekularen Virologie. Die Wissenschaft kannte seinen kompletten genetischen Code, bevor es erstmals überhaupt gesehen werden konnte.

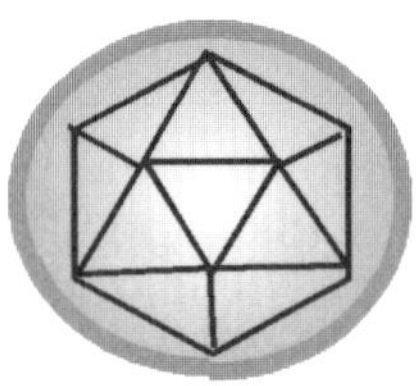

Hepatitis C ist eine bei über 80% aller Infizierten chronisch verlaufende Viruserkrankung. In den entwickelten Ländern sterben viermal mehr Menschen an den Folgen dieser Infektion als an Aids.

Sie erfolgt am häufigsten über intravenösen Drogenmissbrauch. Bevor man sie routinemäßig auf Antikörper gegen Hepatitis C überprüfte, waren medizinische Produkte (Blutkonserven, Seren ...) die häufigste Infektionsquelle. Eine direkte Übertragung von Mensch zu Mensch ist auch beim sexuellen Kontakt kaum der Fall.

Nach einer Inkubationszeit von zwei bis vier Monaten kommt es zu einem Anstieg der Leberenzyme. Dabei erhöhen sich GOT und GPT nicht so stark wie bei Hepatitis A und Hepatitis B. Nur jeder vierte Erkrankte leidet unter Gelbsucht. Innerhalb von 20 Jahren entwickeln etwa 20% der Infizierten eine Leberzirrhose. Das Risiko, an einem Leberzellkrebs zu erkranken, ist für sie sehr hoch. Autoimmunerkrankungen treten ebenfalls gehäuft auf.

Heute gibt es bereits wirksame Therapien. Sie sollten jedoch beginnen, wenn die Krankheit noch in einem frühem Stadium ist. Eine Impfung wird wahrscheinlich in den nächsten Jahren entwickelt. Gut so, denn Hepatitis C soll bereits zu den 10 häufigsten Todesursachen in Deutschland gehören!

Wie wird Hepatitis C diagnostiziert?

Mit den heute zur Verfügung stehenden Tests können die meisten Patienten erfasst werden.

Anti-HCV (Antikörper gegen Hepatitis C)

Meist sind die Antikörper schon nach 2-3 Monaten, also zu Krankheitsbeginn nachweisbar. Bei Menschen mit einem Immundefekt oder medikamentös unterdrücktem Immunsystem (AIDS, Patienten nach Organtransplantation, unter Cortisongabe, Dialysepatienten) kann die Antikörperbildung sehr verspätet (bis ein Jahr) eintreten oder gänzlich ausbleiben. Eine Diagnose ist dann nicht so leicht möglich.

Ein positiver Test lässt zwar eine Infektion vermuten, beweist sie aber noch nicht. Fälschlicherweise positive Tests finden sich bei Paraproteinämien und manchen Autoimmunerkrankungen.

Die Diagnose kann mit einem RIBA-Test bestätigt werden.

Bleiben Kontrollen über ein Jahr positiv, liegt eine chronische Infektion vor.

HCV-RNA-Untersuchung

Der Beweis der existierenden Erkrankung (das Virus selbst) und der Infektiosität kann mit gentechnologischen Methoden erbracht werden. Dieser Nachweis ist erforderlich, wenn der Arzt eine Therapie, die sowohl für den Patienten als auch für den Kostenträger belastend ist, plant. Die HCV-RNA-Untersuchung wird bereits wenige Wochen nach der Infektion positiv. Heilt eine Hepatitis-C ab, zeigt sich der Wert nach 4-6 Monaten wieder negativ.

Hepatitis-E-Serologie

Die Hepatitis E verläuft ähnlich der Hepatitis A. Sie wird ebenfalls nicht chronisch.

Folgende Bestimmungen können durchgeführt werden:

Anti-HEV: IgM – Nachweis einer frischen Hepatitis E
Anti-HEV: IgG – Nachweis einer abgelaufenen Hepatitis E
HEV-RNA – Diagnose einer frischen Hepatitis E
(auch aus Stuhl möglich)
Die Untersuchungen erfolgen aus dem Serum

Was ist die Hepatitis E?

Vergleichbar mit der Hepatitis A wird die diese Virusinfektion der Leber nie chronisch. Die Erkrankung kommt in Entwicklungsländern Afrikas, Asiens, Mittel- und Südamerikas und selten auch in Europa vor.

Die Übertragung erfolgt über verunreinigte Nahrung. Nach einer Inkubationszeit von zwei Wochen bis zwei Monaten erkranken die Patienten an der infektiösen Gelbsucht. Im Allgemeinen klingt die Entzündung nach ein bis zwei Wochen langsam ab und hinterlässt eine lebenslange Immunität. Der Stuhl des Erkrankten ist hochinfektiös.

Antikörper gegen Hepatitis E (Anti-HEV-IgM)

Er tritt bei 80% der Erkrankten auf und ist nach über drei Monaten nicht mehr nachweisbar. Ist er nicht vorhanden, kann diese Hepatitisform nicht absolut ausgeschlossen werden.

Antikörper gegen Hepatitis-E (Anti-HEV-IgG)

Im Gegensatz zum Anti-HEV-IgM sind diese Antikörper über mehrere Jahre nachweisbar. Auch treten sie nicht bei allen Patienten mit Hepatitis E auf.

HEV-RNA-Nachweis

Mit diesem gentechnologischen Test kann das Erbgut des Virus im Stuhl und im Serum nachgewiesen werden.

Bauchspeicheldrüse und Labor

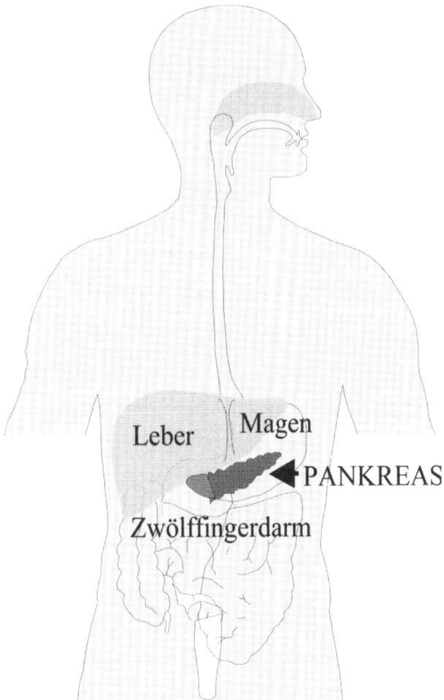

Neben der Leber ist die Bauchspeicheldrüse (Pankreas) die zweite große Verdauungsdrüse. Sie liegt im hinteren Oberbauch, eher links. Sie besteht aus Kopf, Körper und Schwanz. Der Kopf befindet sich im Bereich des Magens. Die Bauchspeicheldrüse erzeugt wichtige Verdauungssäfte, die in den Zwölffingerdarm gelangen. Sie helfen dort mit, den Speisebrei weiter zu zerlegen.

Zum anderen schüttet das Pankreas aber auch zwei Hormone aus, die für die Steuerung des Blutzuckerspiegels notwendig sind: Insulin und Glukagon.

Erkrankungen der Bauchspeicheldrüse sind gut durch entsprechende Laborbefunde erkennbar.

Wir wollen hauptsächlich die akute und chronische Entzündung (Pankreatitis) und das Pankreaskarzinom besprechen:

Akute Pankreatitis

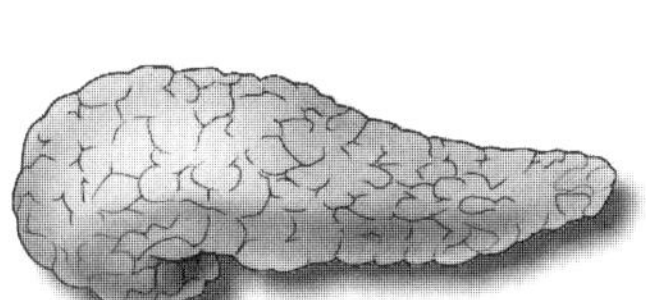

Bauchspeicheldrüse (Pankreas)

Bei 90 Prozent aller Patienten mit akuter Bauchspeicheldrüsenentzündung liegt entweder ein Gallensteinleiden oder Alkoholmissbrauch vor.

Seltenere Ursachen sind erhöhte Kalzium- und Triglyceridwerte im Blut. Schließlich kann die Bauchspeicheldrüse auch durch Unfall, Magen- oder Zwölffingerdarmgeschwür, Medikamente, Viren oder selten auch durch eine Schwangerschaft entzündet sein.

Die akute Entzündung ist eine schwere und auch heute noch gefährliche Erkrankung. Sie tritt nicht selten am Tag nach einem üppigen Mahl auf. Der Patient leidet unter Übelkeit, heftigen Schmerzen im Oberbauch, ausstrahlend in den Rücken. Eine Krankenhausbehandlung ist immer erforderlich.

Im Spital wird üblicherweise ein Röntgen, eine Ultraschalluntersuchung oder/und eine Computertomographie angeordnet. Daraus ergeben sich Hinweise für die Diagnose.

Weitere Untersuchungen sind allenfalls eine ERCP (eine komplizierte Art der Spiegelung, bei der der Untersucher mit einer Sonde den Ausführungsgang der Bauchspeicheldrüse, der in den Zwölffingerdarm mündet, aufsucht und mit Kontrastmittel auffüllt. Ist dieser Gang nämlich durch ein Abflusshindernis blockiert, verdaut sich die Drüse durch Rückstau ihrer eigenen Enzyme selbst).

An Laboruntersuchungen sind bei der Pankreatitis das komplette Blutbild, das CRP, Blutzucker, Leberfunktionsproben, Kalzium, Triglyceride, BUN und Kreatinin, vor allem aber die beiden Enzyme Amylase und Lipase nötig.

Befunde bei einer akuten Pankreatitis:

- Die Amylase ist schon wenige Stunden nach Erkrankungsbeginn erhöht. Klingt die Entzündung ab, normalisiert sich der Wert binnen zwei bis zehn Tagen. Amylase kann auch im Harn nachgewiesen werden. Dort normalisiert sie sich langsamer.
- Die Lipase steigt bei Entzündungsprozessen ebenfalls stark an. Im Gegensatz zur Amylase erfolgt die Erhöhung jedoch wesentlich langsamer (binnen 24 Stunden). Auch tritt die Normalisierung später ein. Im Harn ist Lipase nicht zu bestimmen.
- Die Blutzuckerwerte sind bei schwerer Pankreatitis sehr häufig erhöht. Das hängt damit zusammen, dass die Insulin-produzierenden Zellen in der Bauchspeicheldrüse in Mitleidenschaft gezogen sind.
- Bisweilen stark erhöht zeigen sich auch die weißen Blutkörperchen (Leukozyten), ebenso die Blutsenkung und das CRP.
- Kalzium kann zu Beginn der Entzündung erhöht sein und im weiteren Krankheitsverlauf abfallen.
- Die Triglyceridspiegel sind bei den Kranken ebenfalls häufig erhöht. Jedoch ist der Zusammenhang mit der Bauchspeicheldrüse noch nicht ganz klar.
- Bei sehr schwerer Krankheit kommt es zu Schockzeichen. Dann steigen auch die Nierenwerte BUN und Kreatinin.
- Mitunter wird ein Absinken der Zahl der Blutplättchen (Thrombozyten) beobachtet.

- Erhöhte Leberwerte (GOT, GPT, Gamma-GT, LDH) können Ausdruck einer Gallenstauung sein. Das ist eine der häufigsten Ursachen der akuten Pankreatitis.

Chronische Pankreatitis

Die Diagnose einer chronischen Entzündung der Bauchspeicheldrüse kann sehr schwierig sein. Klassische Zeichen sind Zuckerkrankheit (Diabetes mellitus), Fettstühle und Verkalkungen der Drüse (im Röntgen sichtbar). Die Patienten leiden oft unter bohrenden Schmerzen, die tief im Bauchraum empfunden werden. Mit Hilfe der ERCP (Wie eine Magenspiegelung. Dabei werden die Gänge der Bauchspeicheldrüse sondiert und mit Kontrastmittel gefüllt) werden Unregelmäßigkeiten des Pankreasganges beurteilt.

Welche Tests helfen nun bei der Diagnose der chronischen Pankreatitis weiter?

Einen Hinweis bieten erhöhte Amylasewerte im Serum. Das Enzym muss allerdings nicht unbedingt erhöht sein. Bei rund 60 Prozent der Patienten sind die Trypsinwerte erniedrigt. (Trypsin ist ein Verdauungsenzym, das Eiweiß spaltet und damit verwertbar macht.) Erhöhte Blutzuckerwerte bieten einen wichtigen Hinweis. Ob die kranke Bauchspeicheldrüse überhaupt noch ausreichend Verdauungsenzyme erzeugt, kann mittels Pankreas-Funktionstests überprüft werden.

Pankreaskarzinom

Die Aussichten sind beim Krebs dieses Organs nicht die besten. Wenn bereits Beschwerden vorliegen, ist eine Heilung durch Operation nur noch schwer möglich. Umso wichtiger ist daher die Früherkennung!

Beim geringsten Verdacht des Arztes wird dieser neben (Spiral-) Computertomographie, Ultraschall oder Kernspintomographie das Blut auch auf Erhöhung der Tumormarkers CA-19/9 sowie CEA untersuchen lassen. Erhöhte Werte erlauben dann bisweilen eine rechtzeitige Diagnose. Das erhöht die Chance auf eine erfolgreiche Operation.

Amylase

Die Serum- und Harnamylase ist ein Enzym, das bei Entzündungen der Bauchspeicheldrüse und der Mundspeicheldrüsen erhöht ist.

Normalwerte:

Je nach Methode unterschiedlich:
Als Alpha-Amylase zum Beispiel bis 110 U/l.
Der Harnwert entspricht etwa dem Fünffachen.
Die Bestimmung erfolgt aus Serum oder Harn

Was ist Amylase?

Die Amylase ist ein Enzym, das im Pankreas und in der Parotis (Ohrspeicheldrüse, bei Mumps stark vergrößert) gebildet wird. In geringen Mengen produzieren es auch Eierstöcke und Eileiter. Es bewirkt den Abbau von Stärke (Kohlenhydrat) zu Glukose (kleinster Zuckerbaustein). Die Amylase ist dafür verantwortlich, dass Brot und Semmeln bei längerem Kauen süßlich schmecken.

Wann ist Amylase erhöht?

- Bei Bauchspeicheldrüsenentzündung (Pankreatitis)

Die Amylase kann im Blut sehr rasch (binnen weniger Stunden) auf das Fünffache ansteigen. Am Höhepunkt einer akuten Pankreatitis sogar auf das 20fache.

Ein Abfall der Amylase bedeutet eine Besserung der Krankheit. Allerdings nicht grundsätzlich: Geht es dem Patienten nämlich weiterhin sehr schlecht und deuten andere Untersuchungen (Ultraschall, Computertomographie) auf ein Einschmelzen der Drüse (Selbstverdauung) hin, kann der Abfall des Wertes auch das "Ausbrennen" des Organs anzeigen.

- Bei Parotitis, also Entzündung der Ohrspeicheldrüsen

Diese Krankheit wird durch Viren oder chronischen Alkoholmissbrauch verursacht. In letzten Fall ist die Amylase erhöht, die Lipase aber nicht.

- Bei akuten Entzündungen im Bauchraum (Gallenblase, Magen, Dünndarm) als Ausdruck der Mitbeteiligung der Bauchspeicheldrüse.

- Nach ERCP

Im Rahmen der endoskopischen Untersuchung (wie Gastroskopie) wird im Zwölffingerdarm der Ausführungsgang der Bauchspeicheldrüse und des Gallenganges sondiert. Die Organe werden für die anschließend erfolgende Röntgenuntersuchung mit einem Kontrastmittel aufgefüllt. Danach kann die Amylase vorübergehend auf das Dreifache ansteigen. Nach drei Tagen sollten die Werte wieder normal sein.

- Bei Tumoren

Nicht nur bei Tumoren der Bauchspeicheldrüse, sondern auch der Lunge, Prostata, Eierstöcke und des Darmes werden häufig erhöhte Amylasewerte beobachtet.

- Anorexia nervosa und Bulimia nervosa

Bei der nervösen Magersucht und der Fress-Brech-Sucht kann die Amylase auf das Dreifache der Norm steigen.

- Chronische Niereninsuffizienz bewirkt eine Erhöhung auf das 3- bis 4fache.

- Bei Makroamylasämie

Hinter diesem gefährlich klingenden Ausdruck verbirgt sich die einzige völlig harmlose Ursache einer Amylaseerhöhung im Blut. Durch Verklumpungen von Amylasemolekülen können diese nicht durch die Nieren ausgeschieden werden. Infolge dessen bleiben sie im Blutkreislauf, was eine bis zu vierfache Erhöhung der Werte bewirken kann. Diese Erscheinung hat keinen Krankheitscharakter. Die Harnamylase ist nicht erhöht, was diese Diagnose bestätigt.

Lipase

Neben der Amylase ist die Lipase das zweite spezielle Bauchspeicheldrüsenenzym, das bei Entzündungen dieses Organs erhöht ist.

Normalwerte:

Bei turbidimetrischem Test bis 190 U/l
Die Bestimmung erfolgt aus dem Serum

Was ist Lipase?

Die Lipase ist ein Enzym, das in der Bauchspeicheldrüse gebildet wird. Es wird in das Gangsystem der Drüse abgegeben und gelangt in den Zwölffingerdarm. Dort ist es für die Aufspaltung von Fett verantwortlich. Ohne Lipase könnte Fett kaum verdaut werden.

Die Aktivität der Lipase ist zur Erkennung einer Erkrankung der Bauchspeicheldrüse wichtiger als die Aktivität der Amylase.

Was bedeutet erhöhte Lipase?

- Pankreatitis

Bei jeder Entzündung der Bauchspeicheldrüse gelangt Lipase vermehrt in den Blutkreislauf. Die Erhöhung hält meist länger an als bei der Amylase. Bei einer akuten Entzündung können Erhöhungen bis auf das 80fache festgestellt werden. Allerdings bedeuten so massive Steigerungen keine schlechteren Heilungsaussichten. Ist die Entzündung beendet, normalisiert sich die Lipase schneller als die Amylase.

- Nach ERCP

Auch hier kann die Lipase stark (auf das etwa 12fache) ansteigen. Der Wert normalisiert sich aber innerhalb von etwa drei Tagen.

- Niereninsuffizienz

Da Lipase vorwiegend in den Nierenkanälchen abgebaut wird, kann Zerstörung von Nierengewebe zu geringem Anstieg der Lipasewerte führen.

- ohne Krankheitswert

In seltenen Fällen kann ebenso wie die Amylase auch die Lipase erhöht sein, ohne dass eine Erkrankung vorliegt. In diesem Fall sind die anderen Laborwerte normal und der Patient hat keine nennenswerten Beschwerden.

Pankreasfunktionstests

Spricht der Mediziner von Pankreasfunktion, meint er meist die exokrine Funktion. Darunter versteht man die Ausscheidungsfunktion von Verdauungssäften in den Darm. Ein Fehlfunktion macht sich durch eine "schlechte Verdauung" bemerkbar. Patienten leiden nach dem Essen unter furchtbaren Blähungen. Der Stuhl stinkt faulig und erscheint fettig (Fettstühle) mit unverdauten Nahrungsresten.

Die im Folgenden nur im Prinzip der Durchführung beschriebenen Tests weisen die mangelnde Ausscheidung der Verdauungsenzyme aus der Bauchspeicheldrüse in den Dünndarm nach:

Sekretin-Pankreozymin-Test

Sehr aufwendig und für den Patienten ziemlich belastend, aber der einzige direkte Funktionstest. Das bedeutet, dass die Konzentration von Pankreozymin dabei direkt im Pankreassaft gemessen wird.

Der Patient muss nüchtern sein und darf in den letzten 24 Stunden vor der Untersuchung keine Verdauungsenzyme eingenommen haben. Er bekommt durch Mund oder Nase eine doppelte Sonde (zwei Schläuche nebeneinander) bis in den Zwölffingerdarm gelegt. Ein Lauf der Sonde liegt im Magen und fördert Magensaft, der andere Teil nimmt direkt seine Stellung im Zwölffingerdarm ein und fördert Pankreassaft (Absonderung der Bauchspeicheldrüse). 15 Minuten lang wird nun Pankreassaft gesammelt.

Danach injiziert der Arzt dem Patienten eine sekretfreisetzende Substanz (Sekretin, Cholezystokinin). Das daraufhin vermehrt gebildete Pankreassekret wird eine Stunde lang gesammelt. Die erhaltenen Sekrete werden der Menge nach gemessen. Zusätzlich bestimmt der Medziner noch die Enzyme Amylase, Lipase, Chymotrypsin und Trypsin.

Was geschieht bei der Stimulation?

98 Prozent der Bauchspeicheldrüse bestehen aus jenem Gewebe, das Pankreassaft erzeugt. Gelangt die vom Magensaft angesäuerte Verdauungsflüssigkeit in den Zwölffingerdarm, werden eine Reihe von Hormonen freigesetzt, welche die Bauchspeicheldrüse zur Bildung ihres Verdauungssekretes anregen. Mit den injizierten Hormonen wird beim Test eine maximale Anregung der Bauchspeicheldrüse zur Produktion erreicht.

Was bedeuten erniedrigte Werte?

Der Test ist derzeit die verlässlichste Methode, um eine Sekretionsschwäche des Pankreas feststellen zu können. Verminderte Werte beweisen sie. Ist der Schaden noch nicht so groß, vermindert sich lediglich die Ausscheidung der Enzyme (Amylase, Lipase usw.). Bei schwerer Schädigung ist auch die Sekretion von Bicarbonat herabgesetzt.

Chymotrypsin im Stuhl

Das ist keine direkte Methode, belastet dafür den Patient nicht. Durch den Nachweis von Chymotrypsin im Stuhl kann die Vermutung einer Leistungsschwäche der Bauchspeicheldrüse bestätigt werden.

Normalwert: Über 15 IU/g Stuhl.

NBT-PABA-Test

Der absolut nüchterne Patient muss eine Testsubstanz (NBT-PABA) schlucken. Diese wird im Darm durch das Sekret der Bauchspeicheldrüse Chymotrypsin gespalten. Der Darm resorbiert (nimmt auf) das Spaltprodukt vom Darm ins Blut. Es wird über die Nieren ausgeschieden. Der Untersucher sammelt den Harn 6 Stunden und analysiert ihn dann.

Ein normales Ergebnis schließt eine schwere Funktionsstörung der Bauchspeicheldrüse aus.

Pankreolauryl-Test

Der Test verläuft praktisch ebenso wie der vorhergehende. Die Aussage ist vergleichbar gut.

Gehirn und Nervensystem

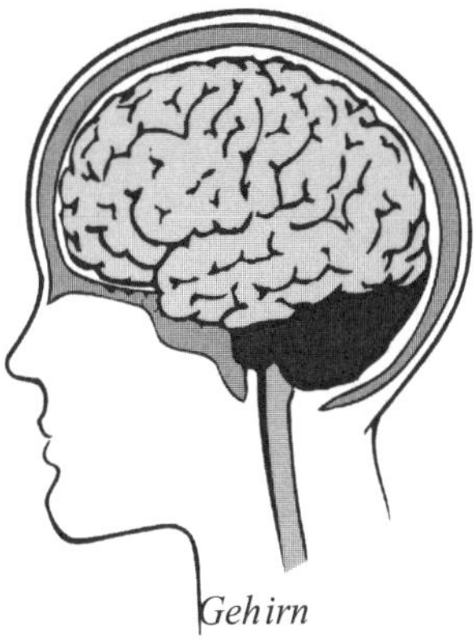

Gehirn

Übergeordnetes Steuerorgan, Archiv unserer Erinnerungen, Computer und Hormonproduzent. Alles das ist das etwa 1,3 Kilogramm schwere Gehirn.

Es ist grandios, wie viel Information und Quervernetzungen im Gehirn gespeichert sind. Und dennoch werden nur etwa 15% der Schaltstellen genutzt. Der Großteil liegt brach. Ein Hinweis dafür, wie viel wir noch lernen könnten, ohne unsere Gehirnkapazität zu erschöpfen.

Das gesamte Nervensystem besteht aus 100.000.000.000 Nervenzellen. Davon gehen täglich etwa 30.000 bis 50.000 Zellen zugrunde. Das erscheint zwar sehr viel, macht aber bis zum 65. Lebensjahr nur etwa 10% Verlust aus. 100.000 chemische Reaktionen spielen sich jede Sekunde im Gehirn ab. Dafür ist viel Energie notwendig.

Für die Labordiagnostik ist das Gehirn nicht so ergiebig. Dennoch können einige Funktionen kontrolliert werden. Neben den Gedanken produziert das Gehirn nämlich noch eine Vielzahl an Hormonen. Diese lenken die Hormonproduktion anderer Drüsen im Körper oder wirken auch zum Teil direkt.

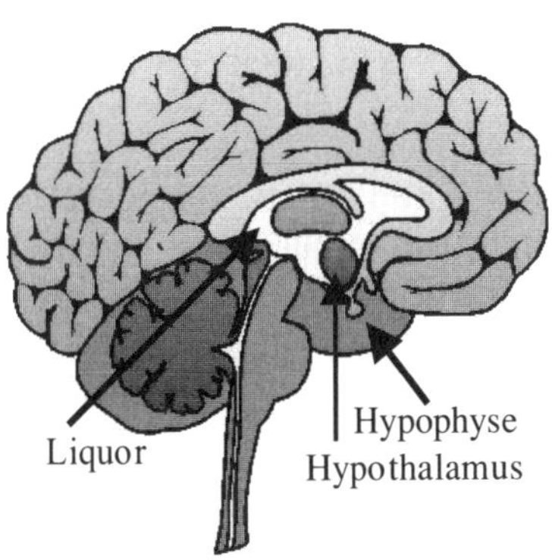

Schnitt durch das menschliche Gehirn

Der Hypothalamus ist das Oberkommando aller Hormondrüsen. Dort werden aktuelle Hormonkonzentrationen gemessen, wird der Hormonbedarf des Körpers überprüft.

Besteht Hormonmangel, befiehlt der Hypothalamus der Hypophyse, dass sie die entsprechenden Drüsen anfeuern soll. Das geschieht über die sogenannten Releasing Hormone (TRH, GnRH, LHRH).

In der Hypophyse werden daraufhin weitere Hormone gebildet und freigesetzt. Damit leitet das Gehrin das Kommando zum Körper weiter. In der Diagnostik hat die direkte Bestimmung der Releasing Hormone keine Bedeutung.

Hormone des Hypothalamus

Thyrotropin-releasing hormone (TRH)

Es ist das einfachste Hypothalamushormon. TRH regt in der Hypophyse die Freisetzung von TSH an. Daneben beeinflusst es auch die "Anfeuerung" von Prolactin. TRH kontrolliert die Körpertemperatur und beeinflusst, (zumindest bei Tieren) das Verhalten.

Gonadotropin-releasing hormone (GnRH, LHRH)

Diese zwei Hormone stimulieren die Produktion des LH und FSH.

Corticotropin-releasing hormone (CRH)

Es besteht aus 41 Aminosäuren und verursacht die Ausschüttung von ACTH aus dem Vorderlappen der Hypophyse. Damit reagiert das Gehirn auf jegliche Art von Stress.

Growth hormone releasing hormone (GHRH)

Führt zur Freisetzung des Wachstumshormons.

Somatostatin

Hemmt die Ausschüttung von Wachstumshormon, aber auch anderer Hormone.

Prolactin Inhibiting Hormon (PIH)

Hemmt die Ausschüttung von Prolactin. Dieses Molekül entspricht dem biogenen Amin Dopamin (Transmitter).

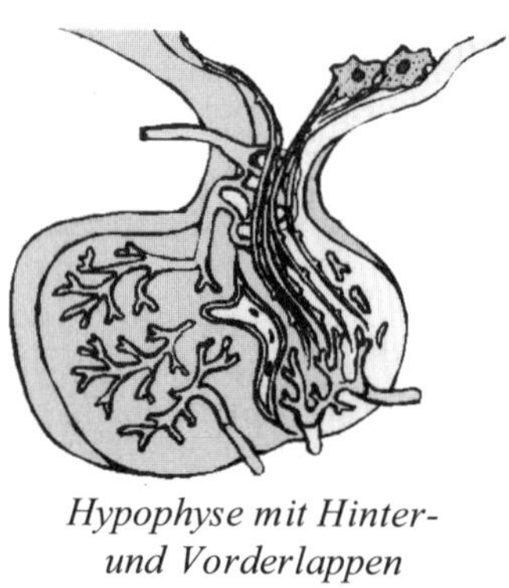

Hypophyse mit Hinter- und Vorderlappen

Hypophysenhormone

Die Hypophyse ist ein kleines Organ, das in einer Nische der Schädelbasis liegt. Sie ist über den Hypophysenstiel mit dem Hypothalamus verbunden. Die Sekretion der Hypophysenhormone wird durch die Hypothalamushormone gesteuert.

Die Hypophyse besteht aus zwei Lappen:

- Vorderlappen (Adenohypophyse)
- Hinterlappen

Hormone des Hypophysenhinterlappens

Vasopressin, Antidiuretisches Hormon (ADH)

ADH wird bei Flüssigkeitsmangel (Durst) aus dem Hinterlappen der Hypophyse ausgeschieden und hemmt die Harnbildung. Bei Bewegungskrankheit (Seekrankheit, Reisekrankheit) scheidet er vermehrt ADH aus. Ein ansteigender Alkoholspiegel hingegen hemmt die Bildung.

Der Normalwert hängt von der Konzentration (Osmolarität) des Blutes ab.

➜ **Erniedrigte Wert**e bei Diabetes insipidus: Der Patient verliert massiv Flüssigkeit durch den Harn. Er muss täglich bis 20-30 Liter trinken.

➜ **Erhöhte Werte** beim relativ häufigen SIADH:
- Nach Erkrankungen des Gehirns,
- Bei manchen Tumoren und
- Lungenerkrankungen
- Manche Medikamente

Bei dieser Erkrankung sinkt der Natrium-Wert unerklärlich tief. Das ist die Folge der unangemessen hohen Ausschüttung von ADH.

Oxytocin

Oxytocin ist das zweite Hormon des Hypophysenhinterlappens (HHL). Es spielt besonders in der Zeit um und nach der Geburt eine wichtige Rolle. Das dem Vasopressin sehr ähnliche Hormon wird reflektorisch (durch einen Reflex bedingt) freigesetzt. Das geschieht bei der Dehnung der Genitalorgane während der Geburt oder beim Saugen des Kindes an der Brustwarze der Mutter. Dadurch kommt es zu

- Kontraktion (Zusammenzug) der Uterus-Muskulatur (Geburt – Wehen)
- Kontraktion der glatten Muskulatur der Milchdrüsen (Säugen)

Allgemein bewirken auch Reizung der Genitalorgane sowie visuelle oder Geruchsreize die Sekretion dieses Hormons. Diagnostisch hat seine Bestimmung kaum Bedeutung.

Hormone des Hypophysenvorderlappens

Corticotropin = ACTH = adrenocorticotropes Hormon

ACTH ist ein Eiweißkörper. Der CRH-Spiegel reguliert seine Sekretion im Blut.

Wirkung:

- Stimuliert die Bildung und Ausschüttung von Glucocorticoiden (Cortisol) (in der Nebennierenrinde)
- Stimuliert teilweise die Produktion und Sekretion von Mineralcorticoiden (Aldosteron) und Sexualsteroiden (in der Nebennierenrinde)

Normalwerte:	**morgens (8-9 h) :**	**5-60 ng/l (1,1-13,3 pmol/l)**
	nachts (24 h):	**<10 ng/l (<2,2 pmol/l)**

Die Bestimmung ist ***dann sinnvoll, wenn erhöhte Cortisolwerte*** bereits nachgewiesen wurden, wenn also bereits eine Nebennierenüberfunktion (Morbus Cushing) vorliegt.

➜ ACTH stark erniedrigt: Ein Nebennierenrindentumor liegt vor
➜ ACTH leicht erhöht: Eine Störung im Hypothalamus-Hypophysenbereich ist anzunehmen
➜ ACTH exzessiv erhöht: Ein Tumor (oft kleinzelliges Bronchuskarzinom) ist wahrscheinlich Quelle des fehlgebildeten ACTH.

Manchmal hilft die ACTH-Bestimmung auch bei ***erniedrigtem Cortisolspiegel*** weiter:

➜ ACTH erhöht: Die Nebenniere ist ausgefallen (Entzündung? Tumor? ...)
➜ ACTH erniedrigt: Die Störung liegt im Gehirn
➜ Durch spezielle Tests (CRH- Stimulationstest) kann nun zwischen Hypophyse und Hypothalamus als Ort der Erkrankung unterschieden werden.

Gonadotropine (FSH und LH)

Siehe Sexualhormone

Thyreoidea-stimulierendes Hormon (TSH)

Siehe Kapitel Schilddrüse

Wachstumshormon (GH) Somatomedin-C (IGF-1)

Minderwuchs, Riesenwuchs und Akromegalie sind die bekanntesten Erkrankungen, die durch eine GH-Fehlfunktion bedingt sind.

Normalwerte:

GH – Abhängig vom Testmethode meist 0,5–5,0 ng/ml
IGF-1 – Abhängig vom Testmethode und Alter

Was ist das Wachstumshormon?

Das Wachstumshormon wird auch als Somatotropin oder somatotropes Hormon bezeichnet. GH ist die Abkürzung von "Growth Hormone". GH besteht aus einer einzelnen Kette von 191 Aminosäuren. Gemeinsam mit anderen Hormonen ist es für die Regulierung des Längenwachstums zuständig.

Die Menge des von der Hirnanhangdrüse (Hypophyse) produzierten Wachstumshormons stimmt gut mit dem messbaren Wachstum eines Kindes überein. Wird kein oder nur sehr wenig Wachstumshormon gebildet, kommt es zu Zwergwuchs. (Das betrifft eines von 2.500 Kindern.)

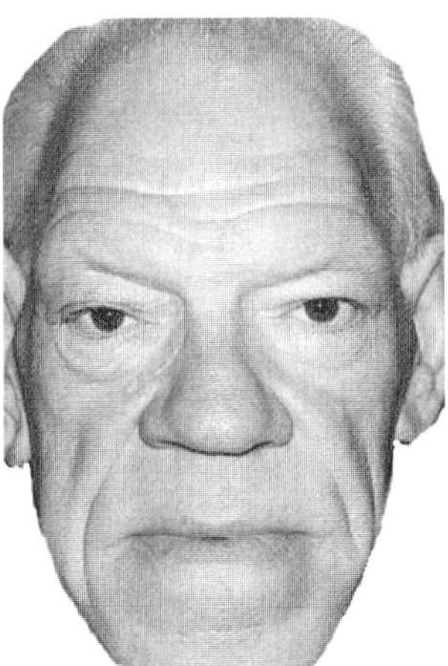

Akromegalie: vergröberte Gesichtszüge

Viele Wirkungen des Wachstumshormons werden nicht direkt, sondern über Hilfshormone (IGF-1, Intermedine-C) ausgeübt. Diese werden zu einen großen Teil in der Leber gebildet. Das Wachstumshormon wird nicht gleichmäßig, sondern stoßweise abgegeben. Die Werte steigen während der Nacht. Bei Hunger, körperlicher Belastung sowie in verschiedenen Angst- und Stresssituationen schüttet der Körper ebenfalls vermehrt Wachstumshormon aus. Kohlenhydrate vermindern die Konzentration.

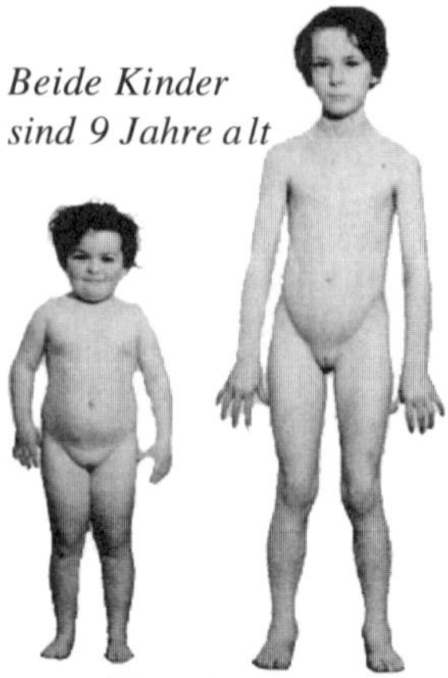

Hypophysärer Minderwuchs

- ➜ Erhöhte Werte
  - o Deuten auf einen Großwuchs bei Kindern hin (Riesenwuchs)
  - o Zeigen Akromegalie bei Erwachsenen
  - o Findet man bei STH-Überproduktion oder durch ein Pankreas- oder Bronchuskarzinom sowie Karzinoiden
- ➜ Verminderte Werte
  - o Deuten auf einen proportionalen Zwergwuchs – Minderwuchs hin
  - o Zeigen eine Wachstumsverzögerung an

Stresssituationen, die zu einer vermehrten Ausschüttung von STH führen, sollten bei der Bestimmung vermieden werden. Die Blutentnahme erfolgt am besten morgens nach ca. 10-12 Std. ohne Nahrung.

Setzen Sie bitte bestimmte Medikamente, wenn möglich 3-4 Tage vor der Blutentnahme ab. Darunter fallen Levodopa, Insulin, β-Blocker (Propranolol) oder Östrogene. Sie führen zur GH-Erhöhung. Manche Neuroleptika senken GH.

Bei Wachstumshormonmangel kann ein **Hypophysenstimulationstest mit GHRH** durchgeführt werden. Mit diesem Test unterscheidet der Arzt zwischen einer Sekretionsstörung im Hypothalamus und einem Ausfall der Hypophyse.

Was ist Somatomedin-C?

Somatomedin-C wird auch IGF-I (Insulin-like-growth-factor I) genannt. Es zeigt die Wirkung des Wachstumshormons im Gewebe.

Erhöhte Werte:

- o Zeigen einen hypophysären Großwuchs bei Kindern (Akromegalie)
- o Deuten auf eine Akromegalie bei Erwachsenen hin

Erniedrigte Werte:

- o Bedeuten einen hypothalamisch-hypophysären Minderwuchs
- o Zeigen Hypothyreose, Leberzirrhose, Nierenerkrankungen, Malabsorptionssyndrome, Insulinmangel oder Diabetes an

SM-C wird in der Differentialdiagnose bei konstitutioneller Entwicklungsverzögerung eingesetzt.

Prolactin (PRL)

Bei Störungen der Sexualfunktion, Sterilität und auffälligem Größerwerden der Brust ist die Bestimmung des Prolactin sinnvoll.

Normalwert:

Erwachsene:	**Männer**	**3,8-23,2 µg/l**	**(91-557) mU/l**
	Frauen	**3,0-14,7 µg/l**	**(72-353) mU/l**

Die Bestimmung erfolgt aus dem Blut

Was ist Prolactin?

PRL

Prolactin ist ein Hormon des Hypophysenvorderlappens. In seinem Aufbau ist es dem Wachstumshormon verwandt. Es besteht aus 198 Aminosäuren. PRL ist ein "Vielzweckhormon". Man kennt über 100 verschiedene Wirkungen. Die wichtigsten:

- Nach der Geburt stimuliert und unterhält Prolactin die Milchproduktion in der Brustdrüse.
- Es unterdrückt die Ovulation (Eisprung). Dadurch können Frauen, solange sie stillen, kaum schwanger werden.
- In der Schwangerschaft steigt PRL kontinuierlich an und erreicht vor der Geburt den zehnfachen Wert. In dieser Zeit nimmt die Hypophyse um etwa 70% an Größe zu.
- Beim Mann ist bei normalen Prolactinspiegeln keine Wirkung bekannt.

Der Prolactinspiegel bei Frauen ist etwa 1,5 mal höher als bei Männern. Bei beiden Geschlechtern unterliegt er einem tageszeitlichen Rhythmus mit Maximalspiegeln am Morgen, kurz vor dem Aufwachen. Die mechanische Reizung der Brust (selbst ein schlecht sitzender BH reicht dazu aus) führt zu erhöhter Ausschüttung.

Prolactin soll morgens abgenommen werden. Vor der Bestimmung darf weder die Brust noch der Unterbauch untersucht worden sein. Selbst Stress beeinflusst die Ausschüttung.

Im Gegensatz zu anderen Hormonen wird die Prolactinabgabe überwiegend durch Hemmung (Dopamin) reguliert. Ihr Ausfall (durch Medikamente oder Erkrankungen) bewirkt erhöhte Prolactinwerte.

Erniedrigte Prolactinwerte haben allerdings keine diagnostische Bedeutung.

Was bewirken erhöhte Prolactinwerte?

Frauen

- Gestörte Regelblutungen, Ausbleiben der Regel
- Libidostörungen
- Vermehrter Haarwuchs (Frauenbart), Seborrhöe (krankhaft gesteigerte Absonderung der Talgdrüsen)
- Zunahme der Brustgröße, Einschießen von Milch

Männer

- Libidostörungen und Potenzstörungen
- Größerwerden der Brüste

Was bedeuten erhöhte Werte?

Von Prolactinom verursacht

Das ist der häufigste Tumor der Hypophyse. Er kommt bei Frauen häufiger vor. Bei Obduktionen finden sich bis zu 20% kleinste Prolactinome. Ihre medizinische Bedeutung ist eher gering.

Beschwerden sind einerseits durch die erhöhte Hormonproduktion bedingt, andererseits durch Verdrängungszeichen im Gehirn. Dabei handelt es sich um Sehstörungen, Verkleinerung des Gesichtsfeldes und Kopfschmerzen.

> ***Prolactin > 200 µg/l (5000 mU/l) beweist beinahe ein Prolactinom***

Zum Glück kann der größte Teil der Prolactinome heute mit Medikamenten behandelt und zum Schrumpfen gebracht werden.

Von Medikamenten verursacht

Psychopharmaka, α-Methyldopa, Reserpin, Metoclopramid und Östrogene erhöhen die Werte.

Andere Erkrankungen

Erkrankungen des Gehirns, andere Tumore im Gehirn, Entzündungen im Gehirn, Niereninsuffizienz und Verletzungen des Brustkorbes sind in der Lage, erhöhtes Prolactin zu provozieren.

In Zweifelsfällen werden Stimulationstests mit TRH oder Metoclopramid durchgeführt. Das ist bei Sterilitätsuntersuchungen angebracht, bei denen die Prolactinwerte Grenzwerte zeigen.

Liquordiagnostik

Liquor kann bei manchen Erkrankungen untersucht werden, wenn mit anderen Methoden keine definitive Diagnose möglich ist.

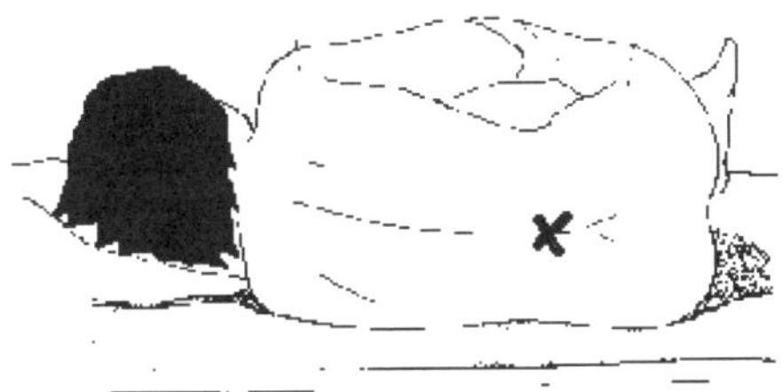

Lumbalpunktion: Lage und Punktionsort

Liquor wird durch eine Punktion am Rücken gewonnen. Der Patient sitzt oder liegt gekrümmt in Seitenlage. Der Arzt sticht mit einer Nadel zwischen dem 3. und 4. Lendenwirbelkörper ein. Einige Milliliter Liquor werden zur Untersuchung abgelassen und anschließend im Mikroskop und chemisch untersucht.

Aussehen des Liquor

- **Klar-wässrig:** Normal
- **Trüb:** Wenn sich mehr als 200-500 Leukozyten im Mikroliter befinden, erscheint der Liquor bereits trüb.
- **Blutig:** Weist auf eine Blutung im Zentralnervensystem hin. Wenn nicht sicher ist, ob das Blut durch die Punktion entstand, wird der Liquor in verschiedene Eprouvetten abgelassen. Zeigt sich die Blutbeimengung unterschiedlich, stammt das Blut von der Punktion.
- **Gelblich:** Dieses Ergebnis weist entweder auf eine frühere Blutung oder auf einen hohen Eiweißgehalt hin.

Zellen im Liquor

- **Normal:** Keine Erythrozyten, bis 5 Leukozyten/µl
- **Reichlich Granulozyten:** Bakterielle Hirnhautentzündung
- **Reichlich Lymphozyten:** Eher virale Hirnhautentzündung
- **Mehrere Monozyten:** Reizung der Hirnhäute aus unterschiedlichen Ursachen
- **Granulozyten, Lymphozyten, Monozyten zu etwa gleichen Anteilen:** Besteht Tuberkulose? Lues?
- **Tumorzellen**
- **Eosinophile:** Liegen Parasiten vor?

Glukose im Liquor

- **Normal:** > 45 mg/dl – etwa 60-70% der Blutglukose
- **Unter 40 mg/dl:** Bei Gehirnhautentzündung (Bakterien, Tuberkulose, Pilze) und bei Tumorbefall der Hirnhäute

Eiweiß im Liquor

- **Normal:** 10-50 mg/dl
- **Erhöht:**
  - o Die Höhe des Eiweißspiegels geht bei Entzündungen mit der Anzahl der weißen Blutkörperchen parallel
  - o Tumore, Unfälle, Autoimmunerkrankungen, Multiple Sklerose und Niereninsuffizienz steigern die Werte

Bakterienkultur aus dem Liquor

Natürlich können bei Infektionen die Keime im Liquor sowohl mikroskopisch, mittels Kulturen als auch gentechnologisch nachgewiesen werden.

Immunglobuline und deren Auftrennung

Bei der Diagnose bzw. zur Bestätigung der Diagnose von chronischen Entzündungen des Nervensystems hilft die Bestimmung der Immunglobuline weiter.

Nieren und Harn

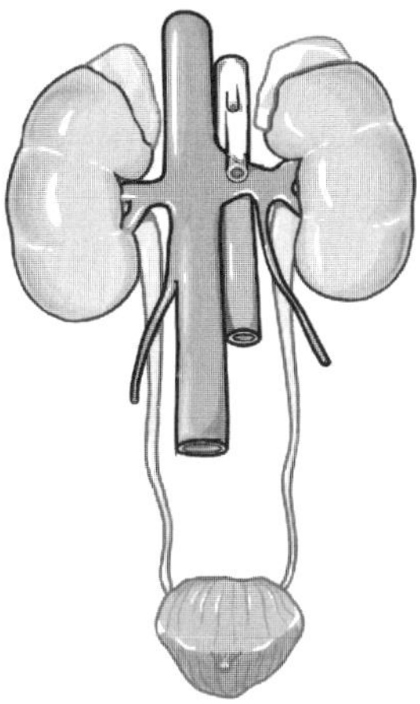

Harn ist gefiltertes Blut. Viele Stoffe, die im Blut vorkommen, können deswegen auch aus dem Harn bestimmt werden.

Die Untersuchung des Urins gehört neben Bluttests zu den wichtigen Diagnosemethoden für Erkrankungen der Harnwege (Nieren, Harnleiter, Blase, Harnröhre).

Eine Schlüsselfunktion bei der Ausscheidung von Giftstoffen aus dem Körper nehmen die Nieren ein. Zusätzlich erfüllen sie einige weitere Aufgaben, wie zum Beispiel die Regelung des Wasserhaushaltes sowie die Hormonerzeugung (Erythropoetin). Ohne sie würde der Mensch binnen kurzer Zeit an innerer Blutvergiftung zugrunde gehen. Durch Blut- und Harnuntersuchungen können Erkrankungen bzw. Funktionsstörungen der Nieren oft bereits zu einem Zeitpunkt festgestellt werden, an dem der Kranke noch keine Beschwerden empfindet.

Funktionen der Nieren

Elektrolytkorrektur	Ausscheidung und Rückresorption (Rückaufnahme) von Na, K, Ca, P ...
Säurehaushalt	Ausscheidung und Rückresorption von Säuren und Basen
Volumenregulation	Ausscheidung und Rückresorption von Wasser (über das Natrium)
Entgiftung	Abbau und Ausscheidung von Chemikalien und Stoffwechselprodukten
Hormonproduktion	Erythropoetin (Blutbildendes Hormon) und Calcitriol (Calciumregulierendes Hormon)
Blutdruckregelung	Über Hormone / Regulatoren wie Renin, Kallikrein, Prostaglandine

Untersuchung der Nierenfunktion

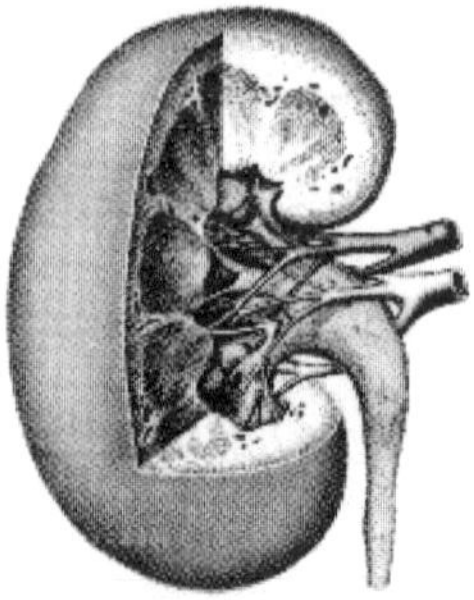

Zur groben Überprüfung der Arbeitsweise der Nieren genügt es im Allgemeinen, Creatinin und BUN (Reststickstoff) im Serum zu bestimmen. Beide Werte steigen bei Nierenschwäche (Niereninsuffizienz) an.

Diese Bestimmungen liefern allerdings nicht hundertprozentig dieselbe Information. Creatinin und BUN sind nämlich nicht nur von der Nierenfunktion abhängig, sondern auch durch andere Einflüsse veränderbar.

So ist zum Beispiel die Höhe des Creatinin auch von der Größe der Muskelmasse eines Menschen abhängig. BUN wiederum steigt bei Schockzuständen, Unfällen, schweren Infektionen, Tumoren, sogar bei sehr eiweißreicher Ernährung an.

Bedingt aussagekräftig ist auch die Harnsäure. Eine Erhöhung deutet in erster Linie auf Gicht hin. Allerdings schädigt diese Krankheit auch die Nieren. Bei eingeschränkter Nierentätigkeit steigt ebenfalls oft die Harnsäure.

Erhöhte Laborwerte von BUN und Creatinin stellen für den Arzt ein Signal dar, weitere Untersuchungen anzuordnen. Gleichzeitig können mit diesen nichtbelastenden Blutuntersuchungen vorerst Verdachtsmomente erhärtet werden.

Untersuchung des Harns

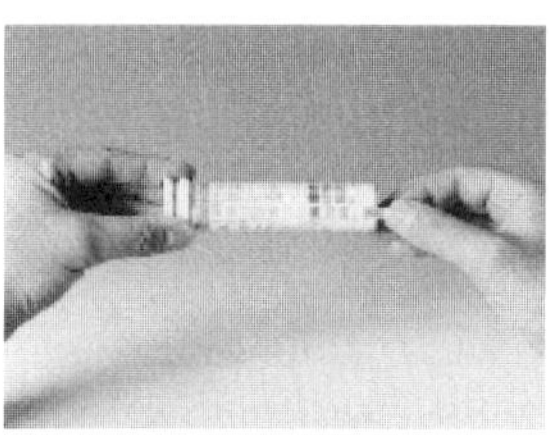

Zur groben Abklärung von Erkrankungen der Harnwege gehört unbedingt auch eine Beurteilung des Harns nach verschiedenen Gesichtspunkten: Farbe, pH-Wert (Säuregrad), Gehalt an Eiweiß, Zucker, Bilirubin, Blut, weißen Blutkörperchen (Leukozyten), Keton oder Nitrit.

Das geschieht heute relativ unkompliziert mittels eines Teststreifchens, das in den Harn getaucht wird. Entsprechende Felder verfärben sich in typischer Weise, weicht ein Wert von der Norm ab. Ist das der Fall, können weitere, aufwendigere Tests durchgeführt werden.

Besteht beispielsweise ein Hinweis auf eine Infektion durch Bakterien, wird eine sogenannte Harnkultur angelegt. Der Arzt sieht dann nicht nur, welche Bakterien vorhanden sind, sondern kann auch feststellen, welches Antibiotikum dagegen wirkt. Unter dem Mikroskop wird nach Zellen, Bakterien, Zylindern und Kristallen gefahndet.

Creatinin

Mit Creatinin kann die Nierenfunktion abgeschätzt werden. Eine genauere Messung ist mit Hilfe des Creatinin-Clearance möglich.

Normalwerte:

Creatinin: 0,5 bis 1,3 mg/dl
Die Bestimmung erfolgt aus dem Blut

Creatinin-Clearance: 95 bis 160 ml/min
Für diese Untersuchung wird Blut und Harn untersucht

Was ist Creatinin?

Creatinphosphat ist ein Energiespeicher der Muskulatur. Wird sie betätigt, spaltet der Körper von diesem Molekül Phosphat ab. Creatinin bleibt übrig und wird durch die Nieren ausgeschieden. Somit ist die Creatininmenge im Blut einerseits von der Muskelmasse, andererseits aber auch von der Ausscheidungsfähigkeit der Nieren abhängig.

Da Creatinin fast ausschließlich in den Nierenkörperchen (Glomeruli, Filterstation der Nieren) gefiltert wird, kann mit seiner Hilfe abgeschätzt werden, ob die Nieren ordentlich arbeiten (glomeruläre Filtrationsrate). Grob geschätzt bedeutet ein Creatininwert von 2, dass nur die Hälfte der Niere funktioniert. Bei 3 ein Drittel, bei 4 nur noch etwa ein Viertel.

Was bedeutet erhöhtes Creatinin?

Niereninsuffizienz

Erst ein Abfall der Nierenleistung unter 50 Prozent macht sich als Erhöhung des Creatinins bemerkbar. Ist die Nierentätigkeit akut eingeschränkt, steigt das Creatinin zeitverzögert an. Das heißt, erst nach rund zwei Tagen hat der Wert Aussagekraft. Dann kann das Ausmaß der Funktionsstörung abgeschätzt werden. BUN reagiert in dieser Hinsicht schneller.

- Die Normalwerte des Creatinin unterscheiden sich in geringem Maße zwischen Männern und Frauen. Männer sind meist muskulöser. So kann bei muskulösen Männern ein Creatinin von 1,3 mg/dl noch durchaus als normal angesehen werden.

- Werte zwischen 1,3 und 1,9 mg/dl bei Männern und 1,1 bis 1,9 bei Frauen sind ein Hinweis auf eine leichte Niereninsuffizienz.
- 2 bis 4 mg/dl kennzeichnen bereits eine mittelgradige Nierenschwäche
- Steigt Kreatinin über 4 mg/dl (unabhängig vom Geschlecht) an, liegt eine schwere Funktionsverminderung der Nieren vor.

Muskelzerfall

Werden Muskeln durch Quetschung, Verbrennung oder auf irgendeine andere Weise zerstört, kommt es ebenfalls zum Anstieg von Creatinin im Serum. In diesem Fall findet man es aber auch im Harn vermehrt.

Was bedeutet erniedrigtes Creatinin?

Im Allgemeinen liefern zu niedrige Creatininwerte noch keinen Verdacht auf eine Krankheit. Dennoch gibt es Zustände, bei denen das Creatinin ungewöhnlich tief ist.

Geringe Muskelmasse

Das betrifft Menschen mit schwach ausgeprägter, völlig untrainierter Muskulatur. Andererseits leiden darunter auch Patienten mit Krankheiten, die zu Muskelschwund führen. Dazu reicht bereits lange Bettlägerigkeit.

Schwangerschaft

Eine gesteigerte Nierendurchblutung verbessert auch die Nierenleistung.

Frisch entdeckter Diabetes Typ I

In den ersten Jahren werden beim Diabetes des Jugendlichen die Nierenglomeruli besser durchblutet. Bei längerer Erkrankung steigt das Creatinin jedoch langsam an.

Creatinin-Clearance

Der Erfassung leichter Einschränkungen der Nierenfunktion dient die sogenannte Creatinin-Clearance.

Normalwert:

85-160 ml/min.
Der Wert wird aus Sammelharn (über definierte Zeitperiode) und Blutabnahmen errechnet

Warum ist die Creatinin-Clearance interessant?

GFR (die glomeruläre Filtrationsrate) ist die Menge des Blutvolumens, das pro Zeiteinheit in der Niere gereinigt wird. Ist diese Menge groß, funktioniert die Niere gut, fällt es ab, lässt die Nierenfunktion nach. Die GFR sinkt im Laufe des Lebens allmählich ab. Es handelt sich dabei um 10 ml/min pro Lebensdekade. Die ursprünglichen Werte (in ml/Minute) von durchschnittlich 120 in den 20ern fallen auf 110 in den 30ern, 100 in den 40ern usw. Obwohl auch die GFR im hohen Lebensalter (70 ml/min in den 70ern) noch keine klinische Bedeutung hat, weist sie doch auf eine kontinuierlich abnehmende Leistungsreserve der Niere hin. Tritt eine zusätzliche Schädigung auf, ist das Organ bedeutend stärker gefährdet.

➜ Kleinere Veränderungen im Creatininwert spiegeln nicht unbedingt eine Veränderung in der GFR (Nierenfunktion) wider.

So kann das Creatin zum Beispiel nach Einnahme des Säureblockers Cimetidin (z.B. Cimetag®) oder des Antibiotikums Trimethoprim (z.B. Triprim) ansteigen, ohne dass die Nierenfunktion beeinträchtigt ist. Auch nach reichlichen Fleischmahlzeiten oder bei sehr muskulösem Körperbau zeigt sich der Creatinin-Wert normalerweise stark erhöht.

Die Bestimmung des Creatinin allein sagt im normnahen Bereich wenig aus. Daher wurde der Creatinin-Clearance eingeführt. Mit dieser Untersuchung können auch kleine Veränderungen der Nierenfunktion erkannt werden.

Was ist die Creatinin-Clearance?

Diese relativ genaue Messung der Nierenleistung erfordert das Sammeln des Harns über 24 Stunden. Gleichzeitig ist auch die Bestimmung des Serum-Creatinins vor und nach dieser Sammelperiode notwendig.

Aus den Daten lässt sich die Clearance nach folgender Formel berechnen:

Creatinin-Clearance = Creatinin-Konzentration im Harn x Harnmenge in Sammelperiode x 1,73 / Serumkonzentration des Creatinin (Mittel aus den zwei Messungen) x Sammelzeit in Minuten x Körperoberfläche des Patienten.

Was bedeutet eine verminderte Creatinin-Clearance?

Zeigt sich die Creatinin-Clearance erniedrigt, weist das Ergebnis eine eingeschränkte Nierentätigkeit nach. Bei einem Abfall des Wertes unter 5 ml/min (Urämie) muss eine Blutwäsche (Dialyse) vorgenommen werden.

Die Einstufung der Creatinin-Clearance kann in etwa so erfolgen.

- 85–160 ml/min: normale, gute Nierenleistung
- 75–85 ml/min: minimale Einschränkung (im Alter normal)
- 60–75 ml/min: leichte Einschränkung der Nierenfunktion
- 40–60 ml/min: mäßige Einschränkung
- 10–40 ml/min: mittelschwere Niereninsuffizienz
- 5–10 ml/min: schwere Niereninsuffizienz
- < 5 ml/min: Auftreten von Vergiftungszeichen (= Urämie) Eine Dialyse wird erforderlich.

BUN (Harnstoff-Stickstoff)

Wie Creatinin dient auch BUN der Überwachung der Nierenfunktion. Lässt ihre Leistung nach und geht ein verstärkter Abbau von Gewebe einher, steigt BUN deutlich an.

Normalwert:

7 bis 20 mg/dl
Die Bestimmung erfolgt aus dem Blut

Was ist BUN?

BUN

Eiweiß besteht aus aneinandergeketteten Aminosäuren. Der Großteil des Eiweißabbaus geschieht in der Leber. Dabei wird es wieder in seine Bestandteile (Aminosäuren) zerlegt. Bei seiner weiteren Auflösung entsteht Ammoniak. Damit es aus dem Körper abtransportiert werden kann, ist ein Umbau erforderlich. Ammoniakmoleküle schließen sich dabei zu Harnstoff zusammen. Nun können sie über die Nieren ausgeschieden werden. Harnstoff ist somit das Endprodukt des Eiweißstoffwechsels. Der menschliche Organismus baut täglich bis zu 100 Gramm Eiweiß ab. Dieses stammt zum Teil aus der Nahrung, zum Teil entsteht es durch Um- und Abbau von körpereigenem Eiweiß (Proteine). Somit ist klar, dass die Höhe des BUN im Serum von Nierenfunktion, Nahrungszufuhr und diesen Umbauprozessen im Organismus abhängig ist. Für die Diagnostik von Nierenerkrankungen hat nur die Erhöhung des BUN Bedeutung.

Was bedeutet erhöhter BUN?

Niereninsuffizienz (Nierenschwäche)

Bei normalem Eiweißstoffwechsel steigt BUN erst an, wenn die Nierenleistung bereits um 75 Prozent eingeschränkt ist. Bei einer weiteren Beeinträchtigung erhöht sich BUN allerdings sprunghaft. So zeigt der Körper eine Verminderung der Filtertätigkeit der Nieren auf 10 Prozent durch einem BUN-Anstieg auf das rund 10fache! Bei akutem Nierenversagen steigt BUN stärker an als bei chronischem.

Mit seiner Hilfe kann bei Patienten mit chronischer Niereninsuffizienz kontrolliert werden, ob sie die dringend notwendige eiweißarme Diät einhalten. "Sünden" schlagen sich in der Erhöhung nämlich nieder.

Verstärkte Eiweißzufuhr

Dazu kommt es zum Beispiel bei hohem Fleischverzehr, eiweißreichen Infusionen, nach Magen- und Darmblutungen (Bluteiweiß wird im Darm frei). Auch bei einer normalen Nierenfunktion kann unmäßige Zufuhr von Eiweiß (Kraftsportler) einen starken BUN-Anstieg verursachen.

Verstärkter Eiweißabbau

Zum Beispiel bei:

- Herzinsuffizienz
- Erkrankungen mit Gewebezerstörung
- schweren Infektionen
- nach Unfällen und bei Gefäßverschlüssen

Was bedeutet ein erniedrigtes BUN?

Eine Erniedrigung des BUN ist an sich nicht krankhaft. Bisweilen werden zu niedrige Werte bei folgenden Zuständen beobachtet:

- Eiweißmangel

Etwa der Fall bei Durchfall, längerem Fasten und häufigem Erbrechen.

- Leberstörungen

Dabei wird sehr wenig Eiweiß gebildet.

- Nierenfunktionsstörungen, die mit reichlich Harn einhergehen

BUN/Creatinin-Quotient	Aussage
10-16	normal
< 10	Eiweißmangel, Unterernährung, Leberzirrhose, verminderte BUN-Rückresorption infolge Schäden der Nierentubuli
> 16	Hohe Eiweißzufuhr, Gewebszerfall, Magen-Darm-Blutung, Hungerkur, hochdosiertes Kortison, Flüssigkeitsmangel, schwere Herzinsuffizienz, Abflussstörung der Harnwege

Nach L. Thomas: Labor und Diagnose 1998, S. 385

Harnuntersuchungen

Die Untersuchung des Harns erlaubt zahlreiche Rückschlüsse auf Erkrankungen der Harnwege (Nieren, Harnleiter, Blase, Harnröhre). Auch die Diagnose Zuckerkrankheit, Störungen der Gallenfarbstoffausscheidung und eine Entgleisung im Säuren-Basen-Haushalt kann aus dem Harn erkannt werden.

Normalwerte:

Harnfarbe: Goldgelb
pH-Wert 5 bis 6
Streifchentests negativ

Welche Eigenschaften hat der normale Harn?

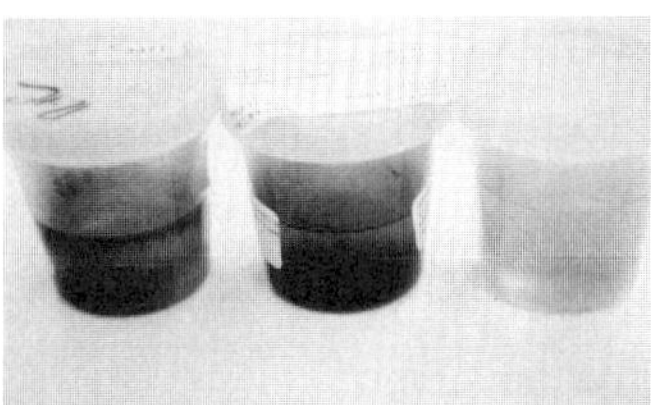

Der Arzt kann alleine aus der Untersuchung des Urins wichtige Hinweise für weiterführende Maßnahmen (sowohl hinsichtlich Diagnose als auch Behandlung) erhalten. Wir wollen Ihnen hier die wichtigsten Möglichkeiten vorstellen.

Harnfarbe

Zuerst wird der Harn nach seiner Farbe beurteilt. Normalerweise sollte er durch den Harnfarbstoff Urochrom goldgelb sein. Dieser wird in konstanter Menge erzeugt. Das heißt, dass die Farbe bei wenig konzentriertem Harn hell, bei stark konzentriertem Harn dunkel ist.

Hellen Harn beobachten wir, wenn wir viel trinken. Aber auch im Zuge einer Behandlung mit entwässernden Medikamenten, schlecht eingestellter Zuckerkrankheit oder der krankheitsbedingten Unfähigkeit der Nieren, konzentrierten Harn zu produzieren. Dunkler Harn bedeutet etwa Harneindickung, zu beobachten bei Flüssigkeitsmangel. Allerdings färbt auch der Stoff Bilirubin bei Lebererkrankungen den Harn dunkel (bei Leberentzündung, auch Hepatitis genannt, und bei einem Verschluss der Gallenwege ist er oft richtig bierbraun).

Tritt Blut im Harn auf (viele harmlose, aber auch einige gefährliche Ursachen!), erscheint dieser rötlich bis braun.

Farbe des Harns	**Ursache (Krankheiten, Substanzen)**
hellgelb bis bernsteingelb	normal (bei üblicher Flüssigkeitszufuhr)
farblos (wasserklar) bis blassgelb	nach sehr reichlicher Flüssigkeitszufuhr, schlecht eingestelltem Diabetes mellitus oder Diabetes insipidus (unbehandelt), Gabe von Entwässerungsmitteln, bei Nierenerkrankungen, wenn die Nieren den Harn nicht mehr konzentrieren können.
orangegelb	Flüssigkeitsverlust (starkes Schwitzen, Durchfälle, Fieber, Erbrechen), geringe Flüssigkeitszufuhr, Lebererkrankungen?
bierbraun mit hellgelben Schüttelschaum	Gelbsucht mit vermehrter Bilirubinausscheidung (Lebererkrankungen, Gallengangsverschluss)
rot, schmutzig rot	rote Rüben, frisches Blut im Harn, Hämoglobin, Porphyrine, Chemikalien?
braun bis dunkelbraun	Bilirubin, Hämoglobin, Porphyrine, Phenolkörper, Phenacetin, N-Acetyl-p-aminophenol
grünlich	Biliverdin, Fluorescin (Kontrastmittel), div. Chemikalien, vermehrtes Indican nach Oxydation bei längerem Stehen
blau	Methylenblau, Indigocarmin
milchig, gelblich-milchig	Fett (Chylurie), Eiter
fleischwasserähnlich	Erythrozyten, Makrohämaturie
Trübungen (mit bloßem Auge erkennbare)	Normaler Harn ist klar und zeigt nur leichte Trübungen, wenn er länger steht. Weist der Harn bereits beim Wasserlassen Trübungen auf, so sollte man das Harnsediment mikroskopisch untersuchen. Trüber Harn tritt häufig bei fiebrigen Erkrankungen auf

Harnsäuerung/Harn-pH

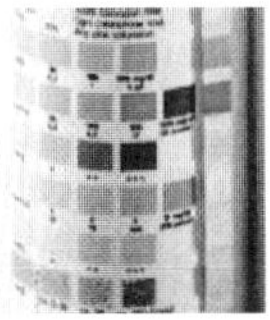

Nicht zu verwechseln mit der Harnsäure! Gemessen wird der pH-Wert, also der Säuregrad des Harns mittels Teststreifchen. Er liegt beim gesunden Menschen zwischen 5,0 und 7,0.

Die Niere ist in der Lage, den Harn anzusäuern oder ihn basisch (alkalisch) zu halten. Damit wird ein Ausgleich des Säuren-Basen-Haushaltes im Organismus erreicht.

Bei Übersäuerung (zum Beispiel durch zu eiweißreiche Kost, zuviel Fleisch, Wurst) werden vermehrt saure Stoffe im Harn ausgeschieden. Eine vegetarische Kost bewirkt eine Alkalisierung des Harns. Nicht jede Abweichung in diesem Zusammenhang hat Krankheitswert. Zu basischer Harn lässt allerdings den Verdacht zu, dass die Nieren den Säuren-Basen-Haushalt nicht mehr ausreichend steuern können. Auch eine Harnwegsinfektion könnte vorliegen.

Alkalischer Harn	**Ursache**
Nach dem Essen (speziell bei fleischloser Kost)	Normalbefund
Alkalose des Organismus	Nach Erbrechen, Hyperventilation (übertriebener Atmung)
Harnwegsinfekte	Speziell bei Infektionen mit Proteus oder Pseudomonas
Alkalisierende Therapie	Zur Harnsteinprophylaxe (Harnsäure-, Oxalat-, Cystinsteine)
Abgestandener Harn	Durch Bakterienbesiedlung alkalisch
Renal tubuläre Azidose	Nierenerkrankung mit Unfähigkeit sauren Harn zu produzieren
Saurer Harn	**Ursache**
Ketoazidose	Diabetische Stoffwechselentgleisung, Hungerzustände, fiebernde Kinder
Azidose im Organismus	Im Rahmen eines Nierenversagens oder von Vergiftungszuständen
Ansäuernde Therapie	Zur Harnsteinprophylaxe (Ca-Carbonat-, Phosphatsteine)

Harndichte
Spezifisches Gewicht des Harns

Die Bestimmung der Harndichte ist bedeutsam zur Prüfung der Funktionstüchtigkeit der Nieren.

Mit dem Test wird die Konzentration des Harns bestimmt. Teststreifen erlauben die Bestimmung der Harndichte zwischen 1,000 und 1,030.

Der Normalwert eines Erwachsenen liegt bei normaler Nahrungsaufnahme und Flüssigkeitszufuhr etwa zwischen 1,015 und 1,025.

Bei extremer Flüssigkeitszufuhr kann die Harndichte auf 1,000 abfallen. Bei sehr langer Flüssigkeitsentbehrung hingegen steigt die Dichte bis 1,040 an.

Was sagt das spezifische Gewicht des Harns (Harndichte) aus?

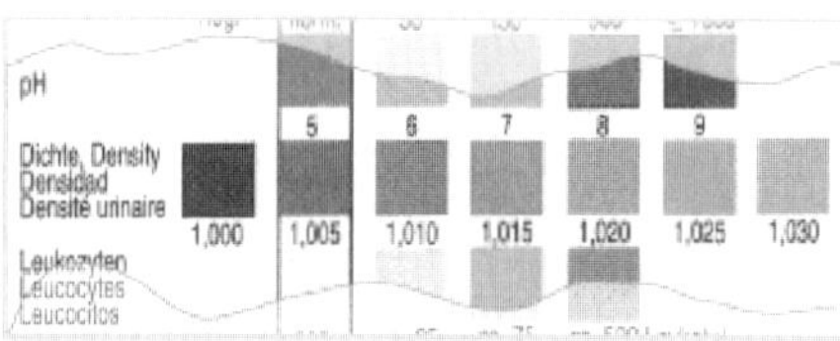

Bei der Harndichtebestimmung wird die Ionenkonzentration im Harn erfasst. Nichtionische Bestandteile wie Glukose oder Harnstoff beeinflussen das Messergebnis kaum.

Die Bestimmung ist in mancher Hinsicht interessant:

- Sie informiert über die Funktion der Nierenkanälchen (Nierentubuli).
- Sie informiert über die Unfähigkeit der Harnkonzentrierung bei anderen Erkrankungen: z.B. Diabetes insipidus, schwere Schilddrüsenüberfunktion ...
- Sie lässt andere Abweichungen der Teststreifenuntersuchung leichter interpretieren. So erscheint eine Proteinurie (Eiweiß tritt im Harn auf) bei konzentriertem Harn ausgeprägter.

Eine gesunde Niere ist in der Lage, den Harn bei Flüssigkeitsmangel stark zu konzentrieren. Erstes Anzeichen nachlassender Nierenfunktion ist oft die mangelnde Fähigkeit dazu.

Die Eindickung des Harns geschieht in den Nierenkanälchen (Nierentubuli). Er kommt aus den Glomeruli und wird während der Passage der Nierentubuli zunehmend konzentriert. Dabei wird Wasser ins Blut zurückgefiltert.

Ist dieses System nicht mehr in Ordnung, verliert die Niere diese Fähigkeit. Der Harn bleibt unkonzentriert. Im schlimmsten Fall hat er die selbe Dichte wie das Plasmafiltrat → 0,010. Das bemerkt der Patient dadurch, dass mehr Harn produziert wird und er nachts öfters urinieren muss. Folglich kann häufiges Wasserlassen in der Nacht neben den anderen Ursachen:

- Zuckerkrankheit
- Diabetes insipidus (Wasserverlustkrankheit)
- Zu hohes Calcium im Blut
- Schilddrüsenüberfunktion
- Herzschwäche

seine Ursache auch in einer Nierenerkrankung haben.

Mit Hilfe der handelsüblichen Teststreifen ist es möglich, die mangelnde Konzentrationsfähigkeit nachzuweisen:

Ohne, dass der Patient vorher willentlich große Mengen an Flüssigkeit zu sich genommen hat, darf er 16-17 Stunden nichts trinken. Nach dieser Durstperiode sollte das spezifische Gewicht auf über 1,020 ansteigen. Das stellt bereits einen Grenzwert dar. Die selben Werte gelten bei der zweiten möglichen Testung: Hier wird Vasopressin (entspricht dem Hypophysenhormon ADH) als Depot gespritzt. Der Arzt bestimmt danach die Harnkonzentration.

Kann also kein konzentrierter Harn ausgeschieden werden, liegt eine Nierenschädigung (Tubuli) vor. Allerdings muss das nicht die einzige Ursache sein: Bei Diabetes insipidus (Ausfall des Hypophysenhormons ADH), bei schwerer Schilddrüsenüberfunktion, sehr strenger salzarmer Diät, Einnahme von Entwässerungsmitteln und Sichelzellanämie ist der Wert ebenfalls erniedrigt.

Andererseits kann eine hohe Eiweiß-Konzentration im Harn die Dichtewerte fälschlicherweise anheben. 10 g Eiweiß/Liter hebt sie um 0,003 an. Bei der Dopingkontrolle im Sport ist es möglich, mittels der Harndichte eine Manipulation der Harnprobe (Verdünnung mit Wasser) nachzuweisen.

Eiweiß im Harn

Die Bestimmung von Eiweiß im Harn hilft bei der Diagnose vieler Nierenerkrankungen.

Eine wesentliche Aufgabe der Nieren besteht darin, den Verlust von lebenswichtigen Substanzen durch den Harn zu verhindern. Dazu gehört auch Eiweiß. Findet sich im Urin zuviel davon (Proteinurie), ist das ein Zeichen dafür, dass die Nieren dieser Aufgabe nicht mehr ausreichend nachkommen. Es muss dann nach der Ursache der Störung geforscht werden.

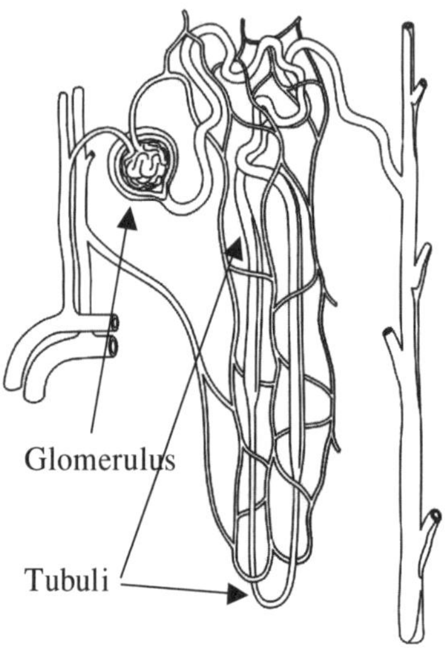

Die meisten Eiweißkörper (Proteine) werden in den Filterstationen der Niere (Glomeruli) zurückgehalten. Ein Glomerulus ist ein winziges Bündel von mikroskopisch kleinen Blutgefäßen, die von einer Kapsel umschlossen sind. Glomeruli werden auch Nierenkörperchen genannt. Sie filtern in den Nieren größere Eiweißkörper zurück.

Nur sehr kleine Proteine können durch diesen Filter schlüpfen. Ein Großteil davon wird in anderen Nierenabschnitten (Tubuli oder Harnkanälchen; diese bilden mit den Glomeruli Arbeitseinheiten, die man Nephrone nennt) wieder zurück in den Körper aufgenommen (der Vorgang heißt in der Fachsprache Rückresorption).

Treten nun vermehrt Eiweißkörper im Harn auf, spricht man von Proteinurie. Das ist ein Hinweis auf eine Funktionsstörung der Nieren. Aufgrund der Zusammensetzung der Proteine im Harn kann sogar auf die Art der Schädigung geschlossen werden.

Nicht jede Proteinurie ist Symptom einer Krankheit!

Die Eiweißausscheidung unterliegt deutlichen täglichen Schwankungen. Lassen sich im Harn Proteine nachweisen, soll der Test wiederholt werden. Selbst die körperliche und psychische Belastung eines Arztbesuches kann zu leicht erhöhten Eiweißwerten im Harn führen (Stress-Proteinurie).

Auch gesunden Menschen ist es möglich, in 24 Stunden 100 mg Eiweiß durch den Harn zu verlieren.

Untersuchungsmethoden

Streifchentest

Mit dieser sehr einfachen Methode kann auf bequeme Weise Eiweiß im Harn (Albumin und Transferrin) nachgewiesen werden. Allerdings nur dann, wenn die Konzentration mehr als 60 mg/l beträgt. Für eine grobe Diagnostik ist dieser Test ausreichend. Bei Verdacht müssen noch andere Untersuchungen durchgeführt werden. Gesunde Menschen haben einen negativen Befund.

Quantitative (mengenmäßige) Bestimmung

Falls der Streifchentest positiv ausfällt, also Eiweiß im Harn gefunden wurde, wird diese Methode angewendet. Die Bestimmung des genauen Eiweißgehaltes erfolgt meistens aus jener Harnmenge, die im Verlauf von 24 Stunden gesammelt werden muss.

Spezifischer Albuminnachweis

Der Nachweis geringer Albuminmengen (Albumin ist der mengenmäßig am stärksten vertretene Bluteiweißkörper) ist für die Frühdiagnose von Nierenschädigungen durch Zuckerkrankheit (Diabetes mellitus) enorm wichtig. Sehr geringe Albuminmengen im Harn werden als Mikroalbuminurie bezeichnet. Dafür gibt es spezielle Teststreifen. Weiters lässt sich Albumin bei Erkrankungen aller Nierenteile (also sowohl Tubuli als auch Glomeruli) nachweisen.

Nachweis von Mikroglobulin

Die Bestimmung des Alpha-1-Mikroglobulins im Harn ist heute die bedeutendste Maßnahme für die Diagnostik von Schäden der Nierenkanälchen (Tubuli). Diese können durch Schwermetalle und bestimmte Medikamente wie z.B. Zytostatika verursacht werden. Nach Nierentransplantationen ist es möglich, das Ausmaß der Nierenschädigung mit Hilfe des Mikroglobulins zu erfassen. Der Arzt erfährt sehr rasch, ob die neue Niere ordentlich arbeitet.

Elektrophorese

Mit dieser aufwendigeren Untersuchung kann eine genaue Auftrennung der einzelnen Proteinarten nach dem Gewicht ihrer Moleküle erfolgen. Das erlaubt es dem Arzt, Ort und Schweregrad der Schädigung genauer herauszufinden. Auch eine Frühdiagnostik von Nierenerkrankungen ist mit dieser Methode in vielen Fällen möglich.

Was bedeutet Eiweiß im Harn (Proteinurie)?

Praktisch alle Nierenleiden, selbst Belastungen dieser Organe, die sich noch gar nicht schädigend auswirken (sportliche Betätigung im Leistungsbereich), können eine Proteinurie verursachen. Ein positiver Streifchentest sollte zur Untersuchung des 24-Stunden-Harns führen:

- Bei einem Eiweißgehalt bis 1,5 Gramm und hauptsächlichem Vorkommen von Proteinen mit niedrigem Molekulargewicht liegt eine Schädigung der Harnkanälchen (Tubuli) vor. Eiweiß kann nicht ausreichend wieder zurück in den Körper aufgenommen werden. Überwiegen hingegen Albumin oder größere Proteine, liegt eine leichte Schädigung der Glomeruli (Nierenkörperchen) vor.
- Beträgt die Ausscheidung 1,5 bis 3 Gramm und kommen Proteine aller Größen vor, besteht wahrscheinlich bereits eine chronische Schädigung der Glomeruli.
- Bei Proteinurie über 3,5 Gramm (die Werte können auch deutlich über 20 Gramm ansteigen) spricht man vom sogenannten nephrotischen Syndrom (starke Schädigung der Glomeruli). Dabei kommt die Eiweißproduktion der Leber dem Verlust nicht mehr nach. Die Patienten entwickeln Ödeme an den Augenlidern und weichen Hautarealen, wirken aufgedunsen.
- Eine wichtige Ausnahme ist der Nachweis von Bence-Jones-Eiweißkörpern. Das sind Bruchstücke von Immunglobulinen, die bei bestimmten Tumoren (z.B. Multiples Myelom – Plasmozytom Immunoblastom) in großem Maße gebildet und über die Nieren ausgeschieden werden.

Was bedeuten geringe Mengen Albumin (Mikroalbuminurie) im Harn?

Im Harn des gesunden Menschen kommen maximal 20 mg/l, im 24-Stunden-Harn maximal 30 mg Albumin vor. Liegen größere Mengen vor, kann der Arzt auf diese Weise oft sehr frühzeitig auf Schäden der Glomeruli schließen, bzw. er weiß bei Diabetikern schon frühzeitig, ob bereits eine Nierenschädigung vorliegt. Die Albuminbestimmung ist auch bei diabetischen Schwangeren wichtig. Es können rechtzeitig Maßnahmen gegen Komplikationen für Mutter und Kind getroffen werden.

Bei Diabetikern erlaubt die Bestimmung des Mikroalbumin bereits relativ früh die Diagnose einer drohenden Nierenschädigung.

Zucker im Harn

Steigt der Blutzuckerspiegel über einen bestimmten Wert an (rund 180 mg%), wird Glukose (kleinster Zuckerbaustein) im Harn nachweisbar. Das bietet oft einen klaren Hinweis auf Diabetes mellitus (Zuckerkrankheit).

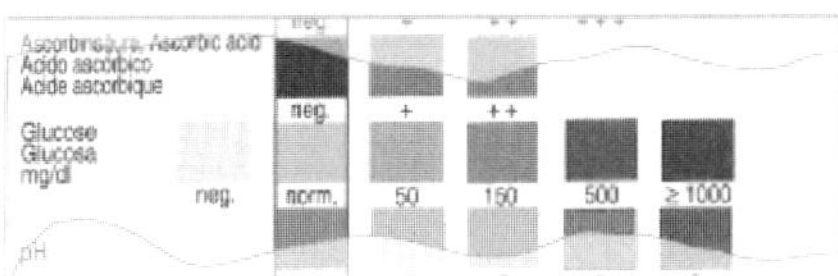

Mittels regelmäßiger Harnzuckertests kann, allerdings sehr ungenau, der Stoffwechsel von Diabetikern kontrolliert werden.

Ist der Blutzucker zu hoch, sind die Nieren nicht mehr in der Lage, den gefilterten, gereinigten Harn wieder in den Körper rückzuführen (Rückresorption). Dann wird Harnzucker nachweisbar. Die Nierenschwelle, also der Blutzuckerwert, ab dem auch Glukose im Harn nachweisbar ist, liegt bei 150-180 mg/dl. Bei älteren Menschen oder länger bestehender Zuckerkrankheit kann diese Nierenschwelle über 200 mg/dl ansteigen.

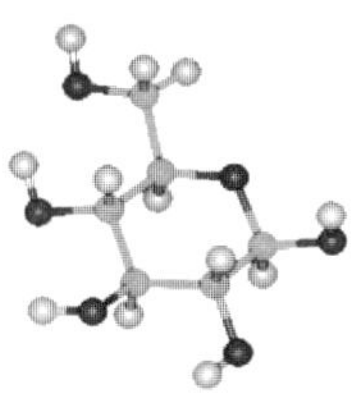

Glukose

Während der Schwangerschaft und bei Kindern ist die Schwelle niedriger.

Allerdings gibt es auch Menschen, die trotz eines erhöhten Blutzuckerwertes keinen Zucker im Urin ausscheiden. Bei ihnen ist die Nierenschwelle erhöht. Hier sind unbedingt Blutzucker-Selbstmessungen erforderlich.

Der Normalwert beträgt bis 15 mg%. Bis zu diesem Wert spricht man von einem negativen Befund. Die Bestimmung erfolgt sowohl aus Sammelharn als auch aus dem frisch abgegebenem Urin mittels Teststreifen. Die üblichen Teststreifen haben eine Nachweisgrenze von etwa 40-50 mg/dl.

Was bedeutet erhöhter Harnzucker?

Diabetes Mellitus (Zuckerkrankheit)

Wird ganz allgemein nach Zuckerkrankheit gefahndet (Screening), bedient sich der Arzt oft der Bestimmung des Harnzuckers. Fällt der Streifchentest negativ aus, kann zumindest angenommen werden, dass ein allfälliger Diabetes noch kein akut bedrohliches Ausmaß erreicht hat. Ein positiver Befund jedoch rechtfertigt rasche Maßnahmen zur weiteren Abklärung und natürlich auch eine Behandlung dieses so häufigen und gefährlichen Stoffwechselleidens.

Mäßig erhöhte Blutzuckerwerte können mit dem Harnzuckertest nicht erfasst werden. Auch ist die Bestimmung einer Hypoglykämie (Unterzucker, für Diabetiker eine ernste Komplikation) nicht möglich.

Warum dann überhaupt Harnzuckerbestimmung? Weil der Blutzuckerwert nur eine Momentaufnahme des Stoffwechsels liefert. Stellen Sie sich bitte den menschlichen Stoffwechsel als Film vor und den Blutlaborwert als Stehkader daraus. Eine Größe also, die sich schon kurz nach der Bestimmung wieder ändern kann oder die kurz vorher anders war. Der Harnzucker hingegen informiert über die Zeitspanne bis zum letzten Urinieren. Wir können demnach einen viel längeren Zeitraum (wenn auch ungenau) überblicken.

Nierenerkrankungen

Bei Nierenerkrankungen mit Schädigung des oberen Anteils der Harnkanälchen (Tubuli), wie das zum Beispiel bei Vergiftungen der Fall sein kann, tritt mitunter Harnzucker auf, obwohl der Blutzuckerwert völlig normal ist.

Renaler Diabetes

Das ist ein erbliches Nierenleiden, bei dem die Rückaufnahme der Glukose aus dem Harn gestört ist. Die Kranken weisen auch normale Blutzuckerwerte auf. Meist allerdings findet man neben Glukose noch andere Substanzen (wie etwa Phosphat), die nicht rückresorbiert (in den Körper wieder aufgenommen) werden können.

Schwangerschaftsglukosurie

Nicht selten ist während einer Schwangerschaft die Nierenschwelle für Glukose vermindert. Weiters kann gerade eine Schwangerschaft der Zeitpunkt sein, zu dem sich eine Zuckerkrankheit erstmals zeigt. Daher sollte bei Schwangeren der Glukosestoffwechsel grundsätzlich überprüft werden.

Fehlermöglichkeiten

Wenn vor der Harnuntersuchung sehr viel Ascorbinsäure (Vitamin C) eingenommen wurde, kann der Teststreifentest falsch negativ ausfallen. Bei neueren Teststreifen ist diese Erscheinung nicht mehr sehr ausgeprägt.

Sind die Ketonkörper stark positiv, wird der Test unempfindlicher.

Keton im Harn

Keton(körper) sind im Harn immer dann nachweisbar, wenn Fett abgebaut wird.

Normalwert:

Ketonkörper nicht nachweisbar

Was ist Keton (Ketonkörper)?

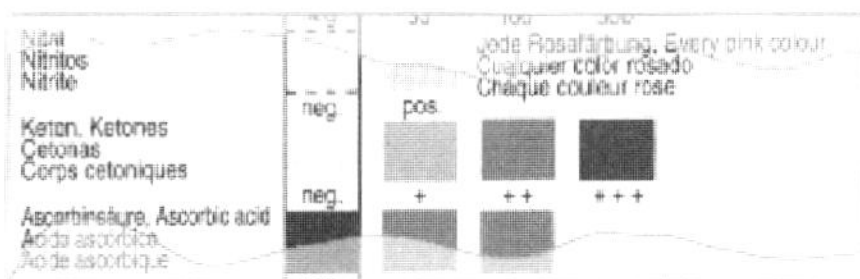

Mit den Teststreifen werden die Ketonkörper Acetessigsäure und Aceton im Harn erfasst. Normalerweise treten diese Substanzen nicht in nennenswerter Menge im Harn auf. Erst wenn durch Störungen im Stoffwechsel oder bei Hungerzuständen Fett abgebaut wird, tritt Keton in den Harn über und wird nachweisbar.

Was bedeuten positive Ketonkörper?

Hungerzustände

Menschen, die hungern (z.B. Fastenkuren), weisen immer + bis ++ Keton im Harn auf. Bei Null-Kalorien-Diäten (werden heute kaum noch durchgeführt) kann man die Disziplin der Patienten mittels Teststreifen überwachen.

Diabetische Ketoazidose

Ketonkörper +++ oder ++++ ist der typische Befund bei Insulinmangeldiabetes. Weil Insulin fehlt, müssen Fettsäuren verbrannt werden. Das führt zu einer massiven Übersäuerung des Blutes durch Ketonkörper.

Liegt bei einem Patienten Keton ++ oder +++ vor, riecht die Atemluft bereits nach Aceton (Nagellackentferner).

Schwerer Alkoholismus

Wiederholtes Erbrechen, Durchfallerkrankungen

Bei jedem 4. bis 5. Krankenhauspatienten ist zum Zeitpunkt der Aufnahme Keton im Harn nachweisbar.

Urobilinogen im Harn

Urobilinogen ist ein Abbauprodukt des Blutfarbstoffes. Es tritt im Harn auf, wenn der Blutabbau gesteigert ist oder die Leber mit dem normalen Abbau nicht mehr zurecht kommt.

Normalwert:

Urobilinogen mittels Teststreifen nicht nachweisbar

Was ist Urobilinogen?

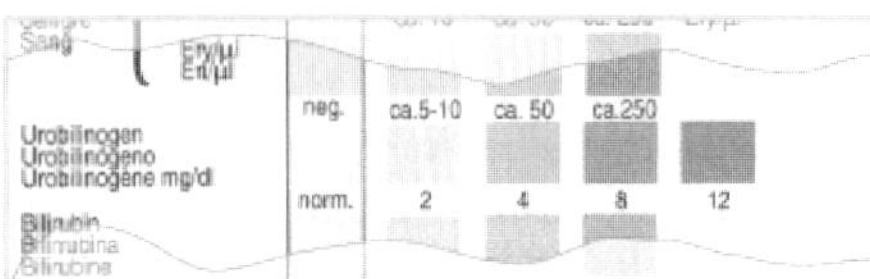

Um den Urobilinogenwert interpretieren zu können, muss man den Stoffwechsel des Blutgallenfarbstoffes ein bisschen verstehen.

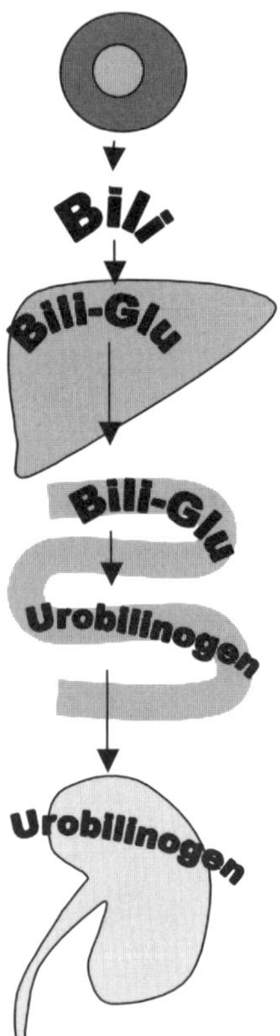

Erythrozyten altern und werden abgebaut. Der dabei freiwerdende Blutfarbstoff Häm wird zu Bilirubin abgebaut. Dieses ist weder gallen- noch nierengängig. Damit die Ausscheidung klappt, wird Bilirubin in der Leber zum Bilirubin-Glukuronid (Bili-Glu) umgewandelt. Dieses kann nun über die Galle in den Darm kommen. Dort erfolgt durch Bakterien ein weiterer Abbau zu Urobilinogen. Ein Teil davon wird wieder in den Kreislauf rückresorbiert (aufgenommen). Die Leber baut einiges davon ab, zum Teil wird es über die Nieren ausgeschieden. Urobilinogen ist farblos.

Wann ist Urobilinogen vermehrt?

Hämolyse

Zu schneller Abbau der Erythrozyten.

Gestörte Leberfunktion

Wenn die Leber auch normal anfallendes Urobilinogen nicht ausreichend abbauen kann, steigt die Konzentration im Harn an.

Bilirubin im Harn

Bei Galleabflussstörung durch die Gallenwege tritt Bilirubin in den Harn über und wird dort nachweisbar.

Normalwerte:

Bilirubin mittels Teststreifen nicht nachweisbar

Was ist Bilirubin im Harn?

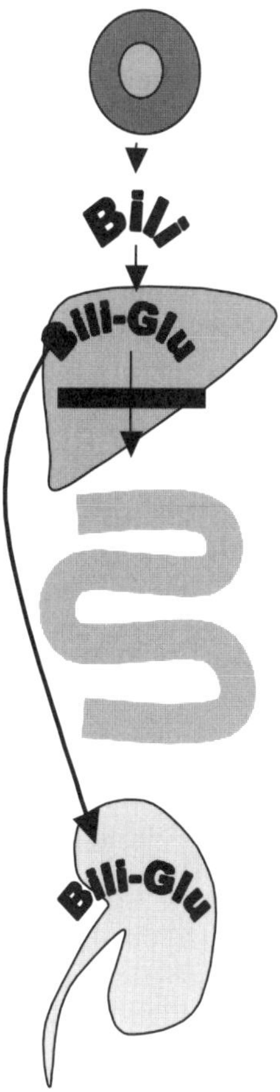

Bilirubin ist ein Abbauprodukt des roten Blutfarbstoffes. Es ist weder nieren- noch Gallengängig. Damit es ausgeschieden werden kann, muss Bilirubin in der Leber leicht verändert werden. Das geschieht durch den Anbau von Glukuronsäure. Glukuronisiertes Bilirubin wird durch die Gallenwege in den Darm ausgeschieden.

Im Falle eines Gallestaus (Verschluss-Ikterus) wird Bilirubin wieder in das Blut zurückgepresst. Es erscheint dann im Harn, wo es mittels der Teststreifen nachweisbar ist.

Wann ist Bilirubin im Harn vorhanden?

Gallengangsverschluss

Dieser ist meist durch Gallensteine bedingt, kann jedoch auch im Gefolge von Tumoren, Entzündungen oder im Rahmen einer Zirrhose auftreten.

Schon zwei bis drei Tage, bevor eine Gelbsucht bemerkbar wird, tritt Bilirubin vermehrt in den Harn über und färbt diesen bierbraun.

Liegt das konjugierte (mit Glukuronsäure verbundene) Bilirubin über 2 mg/dl, ist Bilirubin im Harn praktisch immer nachweisbar.

Fehlerquellen:

Ein negatives Ergebnis kann vorkommen, wenn Harn länger steht. Positive Werte liegen manchmal nach Einnahme von Chlorpromazin bzw. Medikamenten vor, die den Harn rot färben.

Nitrit im Harn

Befinden sich im Harn Bakterien, die Nitrat zu Nitrit umwandeln, fällt dieser Test positiv aus.

Normalwerte:

Nitrit ist mittels Teststreifen nicht nachweisbar

Wann ist Nitrit im Harn nachweisbar?

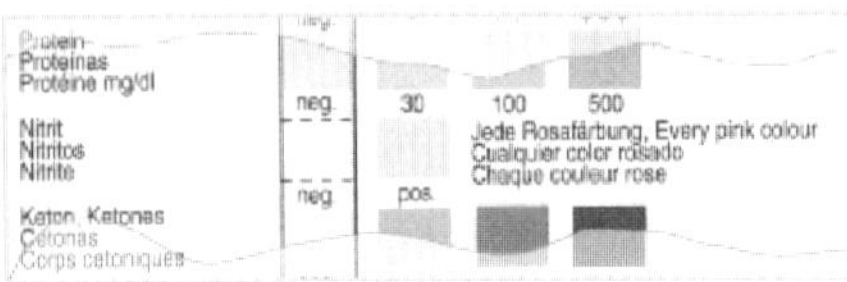

Befinden sich im Harn Bakterien, die Nitrit zu Nitrat umwandeln können, schlägt dieser Test an und zeigt ein positives Ergebnis.

Bakterien, die das bewirken, sind E.coli, Proteus und Aerobacter. Negative Ergebnisse findet man meist bei Infekten mit Staphylokokken und Enterokokken.

Ein negativer Test schließt eine Infektion nicht aus. Ein positiver Test macht diese sehr wahrscheinlich.

Mit Nitrit allein erfasst der Arzt nur 65% der Harnwegsinfektionen. In Ergänzung mit der Bestimmung der Leukozyten steigt die Verlässlichkeit dieser Untersuchung auf über 95%.

Für die Kontrolle ist der Morgenharn am besten geeignet.

Falsch negatives Ergebnis:

- Der Patient trinkt viel und uriniert sehr häufig. Dadurch ist die Verweildauer des Harnes in der Blase zu kurz. Es sind nicht ausreichend Bakterien vorhanden.
- Abgestandener Harn: Bakterien haben Nitrit weiter zu Stickstoff abgebaut.
- Wenn der Patient durch die Niere kaum Nitrat ausscheidet, kann auch kein Nitrit entstehen. Das ist der Fall bei Hungerzuständen, gemüsefreier Kost oder reiner Sondenernährung.

Falsch positives Ergebnis:

- Verunreinigtes Gefäß – abgestandener Harn

Der Nitrittest kann eine Harnkultur nicht ersetzen.

Ascorbinsäure im Harn

Zur Vermeidung von Fehlinterpretationen wird bei manchen Teststreifenherstellern ein Nachweisfeld für Ascorbinsäure angefügt.

Warum wird Ascorbinsäure (Vitamin C) im Harn nachgewiesen?

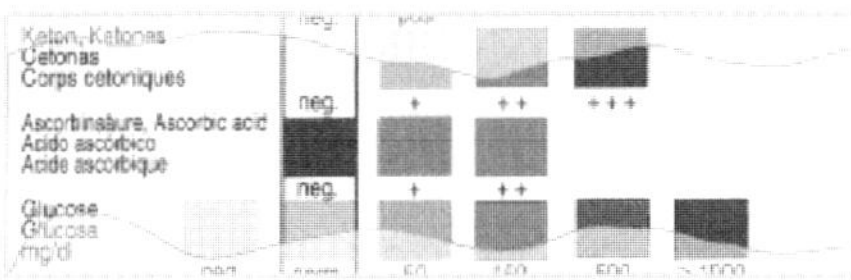

Ascorbinsäure (Vitamin C) wird heute in der Therapie und als Stabilisator vieler Medikamente eingesetzt. Als Konservierungsmittel in der Lebensmittelindustrie verwendet man es ebenfalls (Wurstwaren!).

Das führt zu einer raschen Sättigung des Organismus an Vitamin C und zu einer renalen (über die Nieren) Ausscheidung des Überschusses. Allein nach Fruchtsaftgenuss oder reichlichem Obstverzehr ist es möglich, störende Ascorbinsäurekonzentrationen im Harn zu beobachten. Ein Zuviel an diesem Stoff kann bei dem Nachweis von Glukose, Harnsäure, Kreatinin und anorganischem Phosphat zu Fehlergebnissen führen. Ähnlich dem Harnglucosewert wird auch der Blutnachweis durch geringe Ascorbinsäurekonzentrationen gestört. Die Testbezirke für Nitrit und Bilirubin stören erst relativ hohe Mengen Vitamin C.

Vitamin C kann bei den Untersuchungen der Stuhlproben auf Blut zu falsch negativen Resultaten führen.

Leukozyten im Harn

Weiße Blutkörperchen (Leukozyten) im Harn weisen auf eine Entzündung der Harnwege hin. Meistens liegen harmlose Infektionen durch Viren oder Bakterien vor.

Normalwerte:

Leukozyten sind mittels Teststreifen nicht nachweisbar

Was bedeuten Leukozyten im Harn?

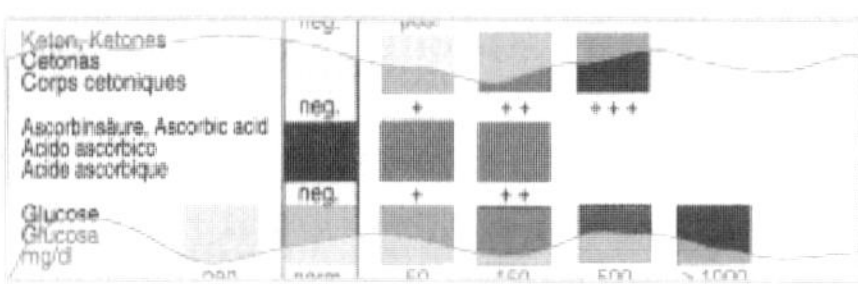

Mit dem Testfeld "Leukozyten" wird ausschließlich das in Leukozyten und Histiozyten vorkommende Enzym Esterase nachgewiesen. Das bedeutet, dass andere Entzündungszellen wie Lymphozyten nicht erfasst werden.

Leukozyten im Harn sind Leitsymptom einer Entzündung

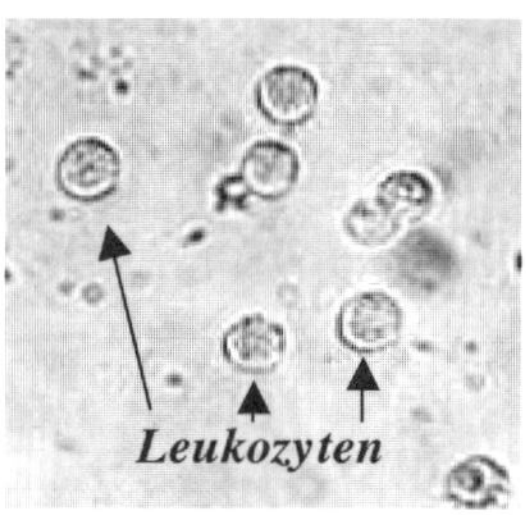

In den meisten Fällen handelt es sich um eine simple Infektion der Harnwege. Die Patienten empfinden ein Brennen beim Urinieren.

Eine besondere Bedeutung haben die Leukozyten im Harn bei der Diagnose der chronischen Pyelonephritis (eitrige Nierenentzündung). Sie sind zwischen den akuten Schüben oft das einzige Symptom.

Als weitere Ursachen einer Vermehrung der Leukozyten im Harn (Leukozyturie) kommen auch nicht entzündliche Erkrankungen der Nieren, Tumore und gewisse Vergiftungen in Frage. Ursprungsort der Leukozyten können die Nieren, die Harnleiter, die Harnblase und die Prostata sein.

Meist sind bakterielle Infekte die Ursache vermehrter Leukozyten im Harn.

Erscheint der Harn infolge vermehrten Auftretens von Leukozyten trüb, spricht man von Pyurie (eitriger Harn).

Erythrozyten im Harn

Rote Blutkörperchen haben im Harn nichts verloren. Werden sie dennoch gefunden, bedeutet es eine gesundheitliche Störung.

Normalwerte:

Erythrozyten sind mittels Teststreifen nicht nachweisbar

Was bedeuten Erythrozyten im Harn?

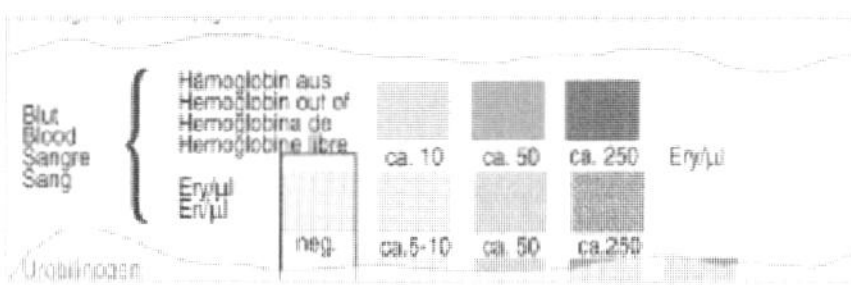

Die Teststreifen reagieren auf einzelne Erythrozyten, die auf dem Indikatorpapier einen kleinen grünen Punkt bilden. Gleichzeitig auch auf zerfallene rote Blutkörperchen, die das Testfeld diffus (unklar) anfärben.

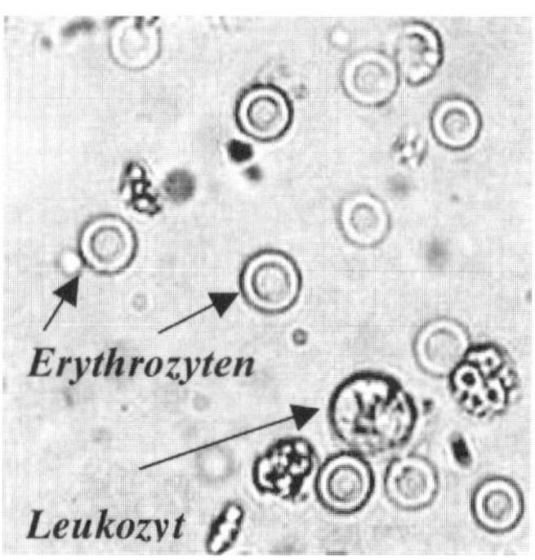

Bereits 5 Erythrozyten/µl kann mittels Teststreifen nachgewiesen werden. Falsch negative Resultate erhält man bei erhöhtem Vitamin C (Ascorbinsäure) im Harn. Fälschlicherweise positive Resultate kommen vor, wenn im Sammelgefäß noch Reste von einem Reinigungsmittel enthalten sind.

Im Bild sieht man Erythrozyten und Leukozyten bei der mikroskopischen Untersuchung des Harns.

Hämaturie ist der Fachausdruck für Erythrozyten (rote Blutkörperchen) im Harn. Von einer Mikrohämaturie spricht man, wenn diese nur im Mikroskop oder durch Teststreifen erfassbar sind. Erkennt man das Blut im Harn bereits mit bloßen Augen, liegt eine Makrohämaturie (oft nur Hämaturie genannt) vor.

Blut ist eine stark färbende Flüssigkeit. Bereits wenige Milliliter lassen den Urin düsterrot erscheinen. Als Laie überschätzt man deshalb oft den Blutverlust.

Erythrozyten im Harn sollten immer kontrolliert und diagnostisch abgeklärt werden. Mit einer Ausnahme: Bei Frauen ist der Harn während der Menstruation meistens mit etwas Blut versetzt. Harntests auf rote Blutkörperchen (Erythrozyten) sollten daher nicht im Zeitraum der Regel durchgeführt werden. Blut im Harn kann dann nicht wirklich beurteilt werden.

Ursachen von Blut im Harn

Rote Blutkörperchen im Harn können aus allen Bereichen der Harnwege stammen. Also aus den Nieren, den Harnleitern, der Blase oder aus der Harnröhre. Gewisse Hinweise auf die Blutungsquelle erhält der Arzt aus der Drei-Gläser-Probe:

Der Harn wird in eine Anfangs-, eine Mittel- und eine Endportion aufgeteilt. Finden sich Erythrozyten in der ersten Probe, spricht das für die Harnröhre (also den untersten Teil der Harnwege) als Blutungsquelle. Ist Blut auf alle drei Proben gleichmäßig verteilt, kommt eine höher gelegene Quelle in Frage (etwa die Nieren). Lässt sich hingegen Blut in der letzten Portion nachweisen, könnte die Blutungsquelle die Blase oder bei Männern auch die Prostata sein. Das Auftreten von Blutklumpen (Koageln) im Harn weist ebenfalls auf eine außerhalb der Nieren gelegene Quelle hin.

Bewiesen ist die Niere als Blutungsort dann, wenn sogenannte Erythrozytenzylinder im Harn gefunden werden. Grundsätzlich können rote Blutkörperchen aus allen Anteilen der Nieren stammen.

Sie werden im Harn häufig gefunden bei:

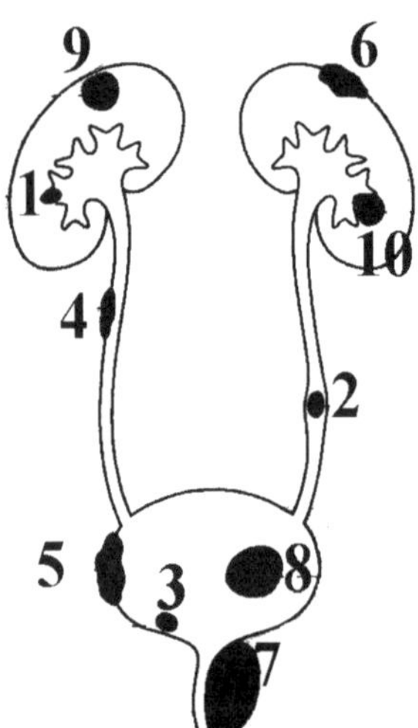

Steinleiden

1. Nierenstein
2. Harnleiterstein
3. Blasenstein

Tumore

4. Harnleitertumor
5. Blasentumor
6. Nierentumor
7. Prostataadenom, Prostatakrebs

Entzündungen

8. Blasenentzündung
9. Pyelonephritis (infektiöse Nierenkelchentzündung)
10. Glomerulonephritis (Entzündung der Nierenbällchen)

Weitere Ursachen

11. Blutungsübel (Marcoumartherapie)
12. Herz-Kreislauf-Erkrankungen
13. Blutkrankheiten
14. Nach starken Belastungen (Langstreckenlauf)

15. Unfälle oder Muskelerkrankungen mit Untergang von Muskelgewebe. Dabei wird aus dem Muskel Myoglobin freigesetzt, das ebenfalls das Erythrozytenfeld der Harnteststreifen reagieren lässt.
16. Während der Menstruation sind oft im Harn Erythrozyten feststellbar. Das hat jedoch keine diagnostische Bedeutung.
17. Nach dem Geschlechtsverkehr
18. Nach einem frisch gelegten Harnkatheter

Harnsediment

Die mikroskopische Untersuchung des Harnsedimentes liefert wichtige Zusatzinformationen zu einer Reihe von Erkrankungen des Nieren-Harn-Traktes.

Weil der Streifchentest nur einen groben Überblick über den Gehalt an störenden Stoffen im Harn gibt, wird er bei gezieltem Verdacht (etwa positiver Streifentest) auch unter dem Mikroskop untersucht. Dabei findet man zweifelsfrei zum Beispiel rote und weiße Blutkörperchen, Kristalle, Zylinder und andere Strukturen, die beim gesunden Menschen nicht vorhanden sind.

Harnsediment ist der Bodensatz des Harnes, der nach dessen Zentrifugation im Mikroskop untersucht wird.

Die Untersuchung ist eine sehr einfache diagnostische Methode. Dennoch erlaubt sie wertvolle diagnostische Aussagen:

Der möglichst frische Harn wird zentrifugiert und ausgeschüttet. Am Boden der Eprouvette bleibt ein meist hellgrauer Niederschlag haften. Dieser wird mit einer Pipette auf einen Objektträger übertragen und entweder nativ (ohne irgend einen Zusatz) oder nach einer Einfärbung untersucht.
Im Mikroskop sind dann vom geübten Auge

- Zelluläre Elemente
- Nicht zelluläre Substanzen

erkennbar.

Zellen im Harn

Erythrozyten (rote Blutkörperchen)

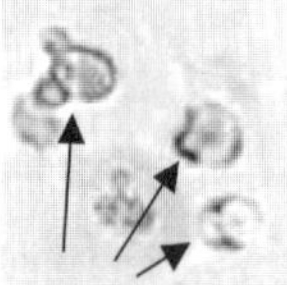

Dysmorphe Erythrozyten

(Siehe ➜ Erythrozyten im Harn)

Die mikroskopische Untersuchung liefert zusätzliche Informationen. Oft ist es möglich, anhand von Formveränderungen der roten Blutkörperchen auf deren Herkunft zu schließen.

Stammen die Erythrozyten nämlich von den Nieren (Glomeruli), erfahren die Zellen im Laufe ihrer Wanderung durch die Nierenkanälchen deutliche Unterschiede im osmotischen Druck. Das führt zu Formveränderungen. Ohrartige Ausstülpungen treten auf. Diese entstellten Erythrozyten geben Hinweis auf eine Nierenerkrankung.

Für die Untersuchung soll nur frischer Harn verwendet werden. Kein Morgenharn, da dieser schon zu lange in der Blase war.

Epithelzellen

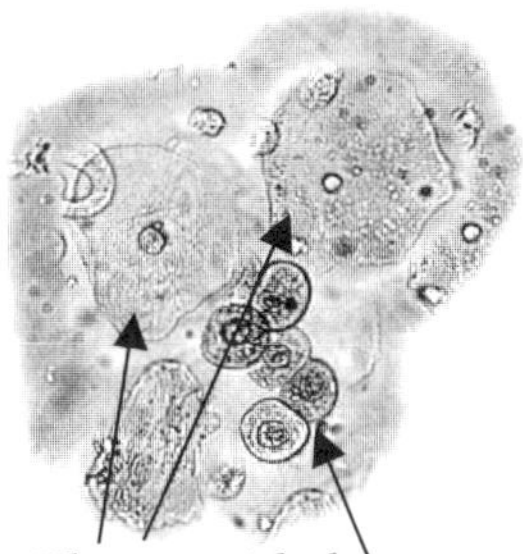

Plattenepithel
Rundepithel

Epithelzellen sind die oberflächlichen Zellen von Schleimhäuten.

Oft beschriebene Befunde ohne Krankheitswert sind Plattenepithelzellen, die aus der Harnröhre und der Scheide stammen. Sie werden besonders häufig bei Frauen gefunden. Rundepithelien, deren Ursprungsort die Nierenbecken, der Harnleiter oder die Harnblase ist, gehören ebenfalls zu dieser Gruppe. Keine diese Zellen haben einen Krankheitswert.

Sonstige Strukturen im Harn

Samenzellen

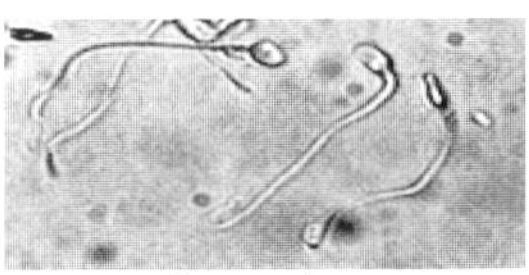

Spermien

Spermien im Harn sind nicht ungewöhnlich. Sie haben keinen Krankheitswert.

Erregernachweis im Harn

Bei Hinweis auf Harnwegsinfektionen (häufiges Urinieren, Brennen, Leukozyten im Streifchentest positiv) werden die Erreger durch Anlegen einer Harnkultur entlarvt. Manchmal entdeckt der Arzt Keime aber auch schon bei der mikroskopischen Untersuchung.

Bakterien

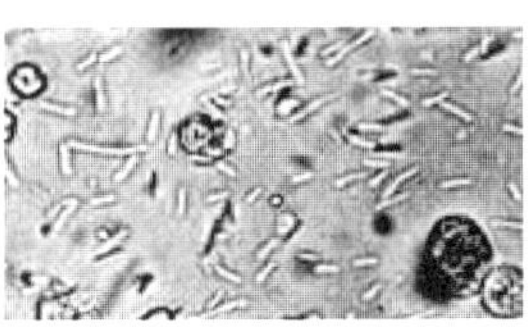

Bakterien

Bei keimfrei (steril) entnommenem Harn oder beim Mittelstrahlharn können Bakterien als Ursache einer Infektion entlarvt werden. Das funktioniert jedoch nicht bei nicht mehr ganz frischem Harn oder bei der Verwendung nichtsteriler Gefäße.

Trichomonaden

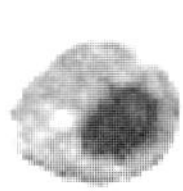

Trichomonade

Trichomonaden sind bewegliche, rundliche Gebilde, die häufiger im Harn von Frauen gefunden werden. Ansteckungsquellen stellen neben Geschlechtsverkehr auch warme Kurbäder oder Saunas dar. Trichomonaden können unbehandelt unangenehme Entzündungen der Blase sowie der Nieren verursachen.

Pilze und Pilzsporen

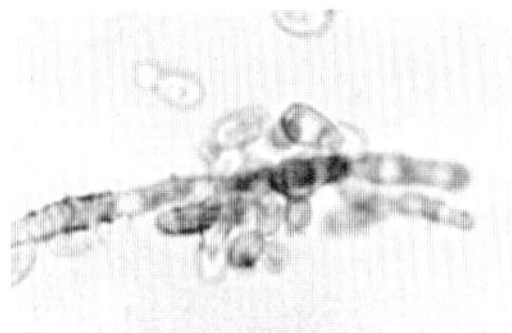

Pilze im Harn

Pilzfäden müssen nicht immer Beweis einer tatsächlichen Pilzinfektion sein. Häufig kommen sie im zuckerhaltigen Harn vor. Candida-albicans-Fäden (verursacht die bei Frauen besonders häufige Soor-Infektion) können sowohl aus der Scheide als auch von einer Pilzinfektion der Harnwege herrühren.

Schleimfäden

Das Auftreten von Schleimfäden im Harn hat keine diagnostische Bedeutung.

Zylinder im Harn

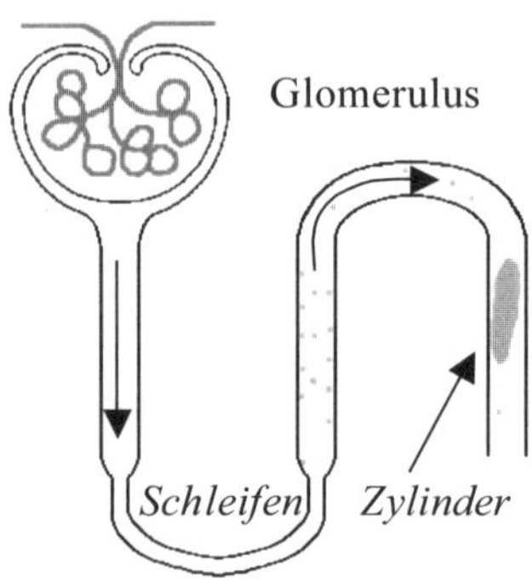

Aus den "Filterstationen" der Niere, den Nierenbällchen (Glomeruli) treten bisweilen auch Zellen, Eiweißkörper oder andere Substanzen aus.

Wenn der Harn, während er durch die Nierenkanälchen (Tubuli) wandert, eingedickt wird, kann es zum Zusammenklumpen dieser Zellen/ Substanzen in den Kanälchen kommen. Es entstehen zylinderförmige Gebilde. Diese Form beweist, dass sie aus der Niere stammen.

Zylinder sind somit Ausgüsse der Nierenkanälchen. Sie können aus Zellen oder auch anderem Material bestehen. Ihr Auftreten bedeutet fast immer, dass eine Nierenerkrankung vorliegt. Lediglich so genannte hyaline Zylinder werden vereinzelt auch bei Gesunden gefunden.

Hyaline Zylinder

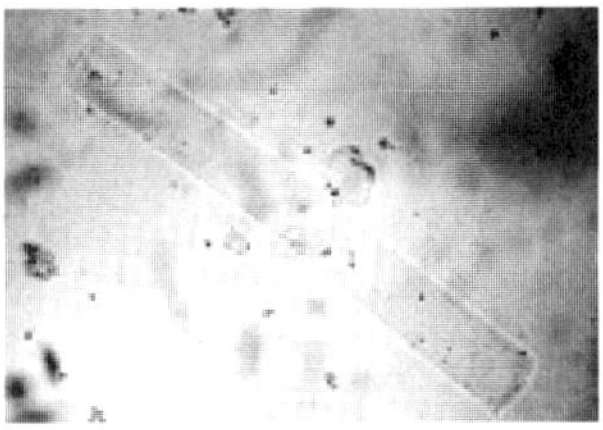

Hyaliner Zylinder

Hyaline Zylinder können leicht übersehen werden. Diese gläsern aussehenden Säulen oder Schläuche treten manchmal nach körperlichen Anstrengungen (Sport), bei Fieber, aber auch bei Herzkranken nach Einnahme von Entwässerungsmitteln (Diuretika) auf. Sie gehen nicht immer mit einer Krankheit einher.

Wachszylinder

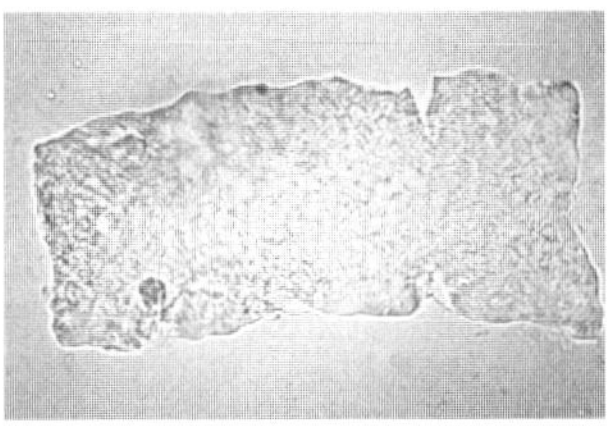

Wachszylinder

Wachszylinder sind meist relativ dick. Sie bestehen aus den Eiweißkörpern des Blutes. Ihr Auftreten ist ein starker Hinweis auf eine chronische Nierenschädigung. Sie werden dann sichtbar, wenn Eiweiß im Harn vorhanden ist (z.B. bei der diabetischen Nephropathie).

In den meisten Fällen ist auch die Nierenfunktion eingeschränkt (Niereninsuffizienz).

Erythrozytenzylinder

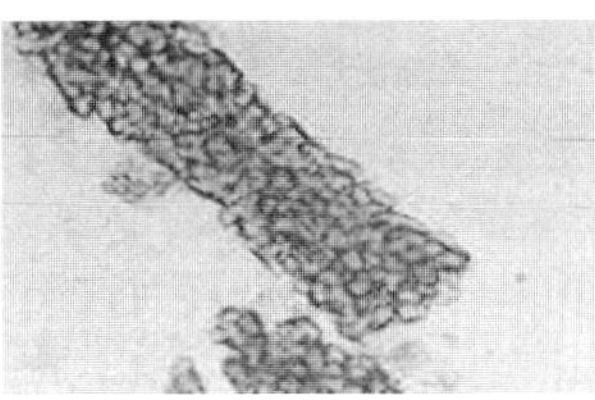

Erythrozytenzylinder

Das Auftreten von Erythrozytenzylindern ist ein schwerwiegender Befund.

Diese entstehen dadurch, dass sich rote Blutkörperchen in den Nierentubuli aneinander kleben und Zylinder bilden.

Dieser Befund weist auf eine Glomerulonephritis (Entzündung der Nierenbällchen) oder einen schweren Schaden im Bereich der Nierenkanälchen hin. Gelegentlich treten Wachszylinder auch nach akutem Nierenversagen auf, wenn die Harnerzeugung wieder einsetzt.

Leukozytenzylinder

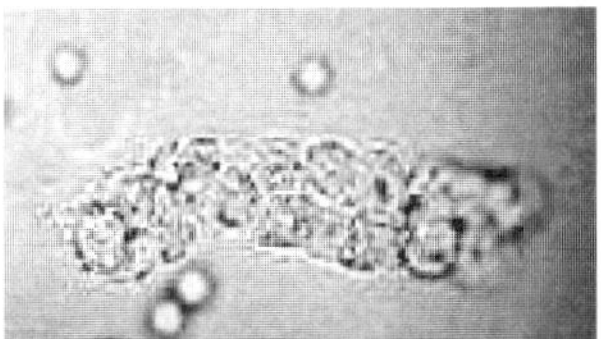

Leukozytenzylinder

Auch dieser Befund festigt eine Diagnose. Patienten mit Leukozytenzylindern leiden fast immer unter chronischer Pyelonephritis, also einer bakterielle Infektion der Nieren. Ganz selten treten solche Zylinder auch bei Autoimmunerkrankungen auf (z.B. Lupus-Nephritis).

Granulierte (körnige) Zylinder

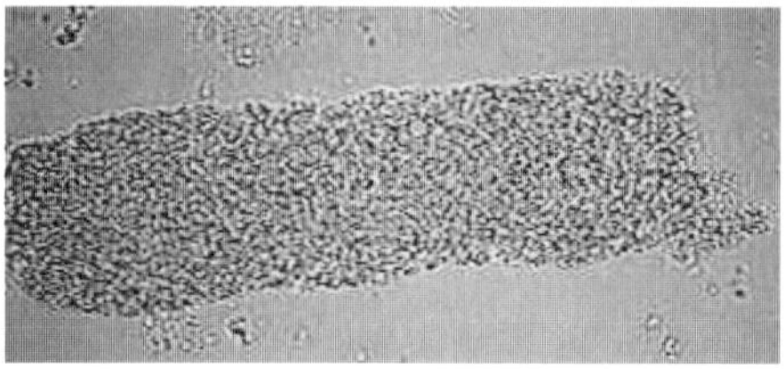

Granulierter Zylinder

Über ihre Entstehung ist man sich nicht ganz einig. Sie können zerfallene Zellzylinder (Leukozytenzylinder) sein. Es ist aber auch möglich, dass es sich bei den granulierten Zylindern um ausgefallenes Eiweiß bei Patienten mit Eiweißverlust handelt. Vielleicht liegt auch eine Eiweißausscheidung der Nierengangszellen vor.

Obwohl granulierte Zylinder auch bei Nierengesunden (z.B. nach stärkerer körperlicher Belastung) auftreten können, sind sie meist Ausdruck einer Nierenschädigung.

Unter welcher Art der Schädigung der Patient leidet, kann man nicht sagen. Infrage kommen:

- Gefäßkrankheiten der Niere
- Infektionen der Nieren
- Schädigung der Nieren durch chemische Substanzen

Epithelzylinder

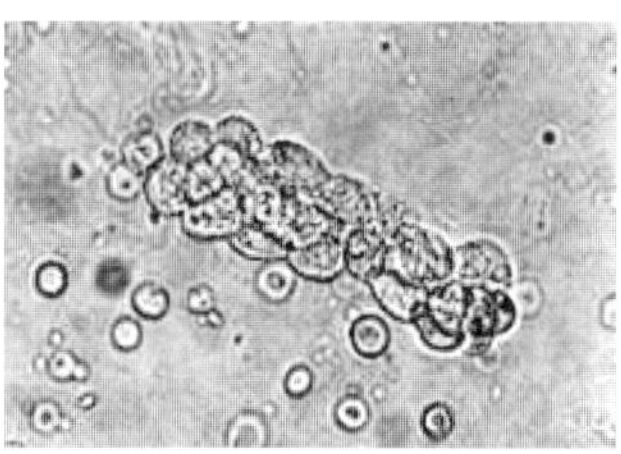

Epithelzylinder

Diese seltenen Zylinder bestehen aus den obersten Zellen in den Nierenkanälchen. Man sieht sie nach akutem Nierenversagen beim Wiederbeginn der Harnausscheidung. In diesen Zylindern werden abgestorbene Teile der Tubuli (Kanälchen) ausgeschieden.

Kristalle im Harn

Bei Routineuntersuchungen haben Kristalle im Harn keine krankhafte Bedeutung. Bestehen jedoch Nierensteine, können Kristalle Hinweise auf ihre Zusammensetzung liefern. Art und Zahl der Kristalle ist auch vom Säuregrad des Harns (pH-Wert) abhängig. So finden sich Urate, Harnsäurekristalle und Kalziumoxalate im sauren, Phosphate hingegen im basischen Harn.

Amorphe Urate

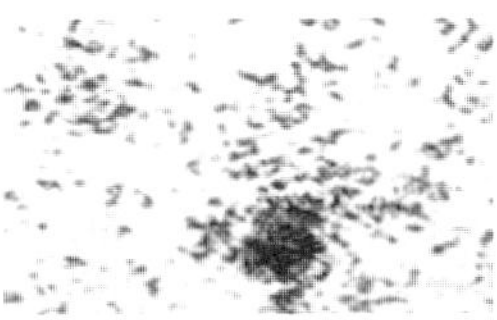

Amorphes Urat

Urate fallen oft als feiner Staub oder Sand im konzentrierten Harn auf. Sie sind bisweilen schon mit freiem Auge erkennbar, und zwar als rötlich-brauner Niederschlag (wie Ziegelmehl). Urate finden sich oft bei Fieber. Obwohl sie auch bei Gicht auftreten, beweisen sie alleine keine Krankheit.

Harnsäure

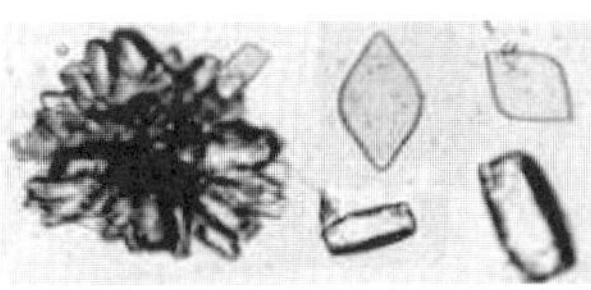

Harnsäurekristalle

Harnsäurekristalle können sehr unterschiedlich aussehen. Sie nehmen mitunter die Form von Rhomben oder Fässern an. Sie sind auch häufig bei Fieber und erhöhtem Blut-Harnsäure-Spiegel zu finden. Weiters auch in höchst konzentriertem Harn.

Kalziumoxalat

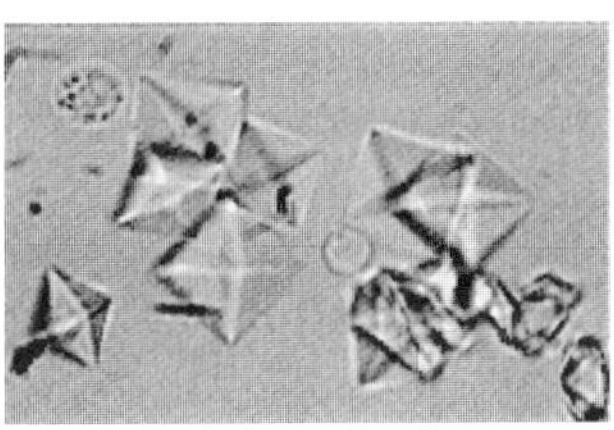

Kalcium-Oxalat

Diese Kristalle haben die Form von Briefkuverts und ebenfalls kaum Krankheitswert. Schon reichlicher Genuss von oxalathaltigen Nahrungsmitteln (Rhabarber, Tomaten, Orangen ...) kann zu ihrem Auftreten führen. Ein Zusammenhang mit einer Krankheit besteht nur bei der Oxalose. Bei diesem seltenen Leiden treten Oxalsteine auf, die zu Nierenschäden führen.

Tripelphosphat

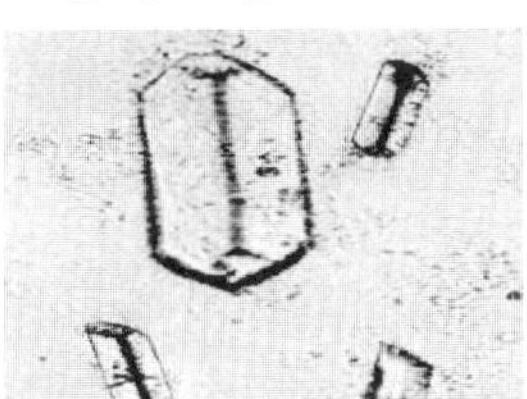

Tripelphosphat

Diese Kristalle haben die Form von Sargdeckeln. Sie treten bei Harnwegsinfekten auf. Ebenso im Harn, der durch längeres Stehen bakteriell verunreinigt wurde.

Knochen und Calcium- Stoffwechsel

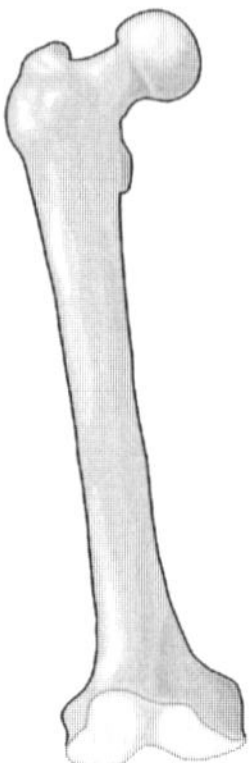

Unser Skelett besteht aus 206 Knochen. Der größte ist der Oberschenkelknochen, der kleinste ein Gehörknöchelchen von etwa 3 mm Größe. Das Gesamtgewicht aller Knochen beträgt etwa 8-10 Kilogramm.

Die wichtigsten Aufgaben des Skeletts:

- Stütz- und Schutzfunktion. (Das Schienbein kann das 20fache unseres Gewichtes tragen.)
- Reservoir für Calcium und andere Mineralstoffe. Der Knochen enthält 99% des Calciums im Körper.
- Das Innere des Knochens, das Knochenmark, ist der Ort der Blutbildung. Zum Teil sind im Knochen auch Fettdepots untergebracht.

Das lebenswichtige Ion Calcium wird im Blut auf einem verblüffend stabilen Wert gehalten. Bereits kleine Abweichungen können schwere Krankheitssymptome verursachen.

Die hormonale Regelung des Calcium ist ein sehr kompliziertes Geschehen. Vereinfacht kann man den Calciumstoffwechsel mit der Währung vergleichen. Braucht der Staat Geld, bleiben der Regierung grundsätzlich drei Möglichkeiten, um Geld mobil zu machen:

- Vermindern der Ausgaben (Sparpaket)
- Erhöhen der Einnahmen (Steuererhöhung)
- Freistellung von Geld aus verschiedenen Reserven (Goldreserve, Verkaufen von Gütern ...)

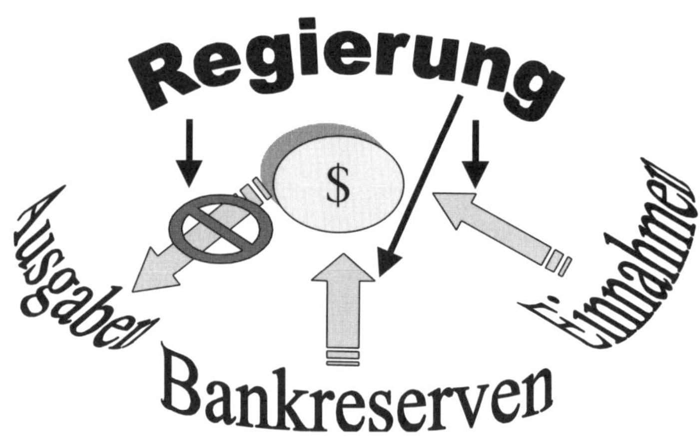

Andererseits wird im seltenen Fall eines Geldüberflusses eine Regierung

- Mehr Geld ausgeben
- Steuern erniedrigen
- Wieder Bankreserven anlegen

Überträgt man diesen Vergleich auf den Calciumstoffwechsel, entspricht das Geld dem Calcium. Die Regierung stellt das Calciumregulierende

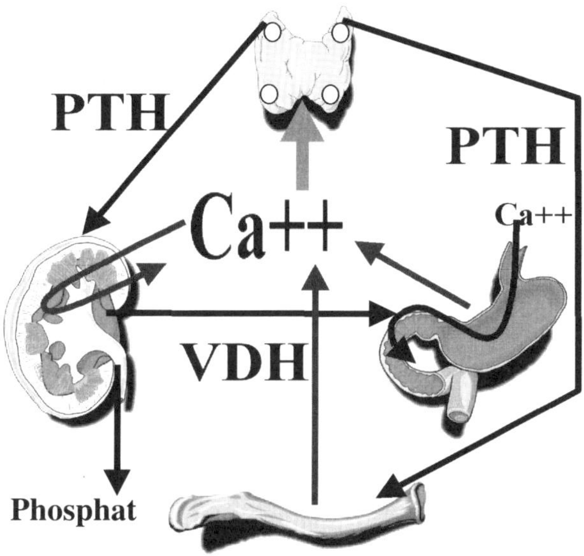

Abb: Schema der Mechanismen der Calciumregulation, PTH=Parathormon, VDH=Vitamin D-Hormon

Hormon – Parathormon (PTH) dar, das in den Epithelkörperchen der Schilddrüse gebildet wird. Es reguliert den Calciumhaushalt sehr genau.

Besteht ein Calciummangel, wird er von den vier Epithelkörperchen, die der Schilddrüse angelagert sind, registriert. Daraufhin schüttet der Körper PTH aus. Dessen Aufgabe ist es, den Calciumspiegel anzuheben.

Das geschieht auf drei verschiedenen Wegen:

- Durch die direkte Einwirkung auf den Knochen wird Calcium von dort freigesetzt (Bankreserven).
- In der Niere verhindert PTH die Ausscheidung von Calcium. Die Rückresorption (Wiederaufnahme in den Körper) aus dem Primärharn wird gefördert. Als Gegenleistung scheidet der Körper vermehrt Phosphat durch den Harn aus (verminderte Ausgaben).

- Auch der dritte Wirkmechanismus verläuft über die Nieren. Dort wird nämlich die Bildung des Vitamin-D-Hormons (VDH) "Calcitriol" angekurbelt. Dieses gelangt zum Magen-Darm-Trakt, wo es die Aufnahme von Calcium fördert (vermehrte Einnahmen).

Im Falle eines Calciumüberschusses fallen diese Mechanismen aus oder werden umgedreht.

Osteoporose

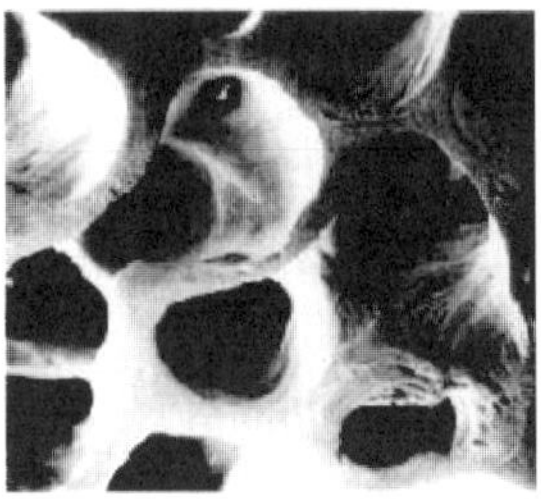

Knochenbälkchen bei gesunden Menschen

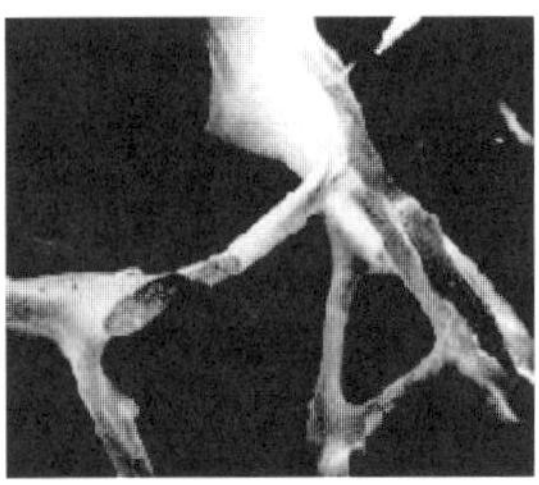

Osteoporose: die Knochenbälkchen gehen verloren.

Knochen ist kein totes Gewebe. Solange wir leben, unterliegt es einem kontinuierlichen Umbau. Zu jedem Zeitpunkt wird die Substanz durch abbauende Zellen (Osteoklasten) abgetragen, um anschließend durch knochenaufbauende Zellen (Osteoblasten) ergänzt zu werden. Im Alter läuft dieser Prozess langsamer ab als in der Jugend.

Es ist ein natürlicher Vorgang, dass die gesamte Knochenmasse des Organismus ab dem 30. Lebensjahr allmählich schwindet. Ist dieser Massenverlust nicht übermäßig, bedeutet das keine wesentliche Einschränkung für den Menschen. Der Knochen bleibt bis ins hohe Alter intakt. Wenn der Abbau jedoch nur eine kleine Spur den Anbau übersteigt, tritt eine Osteoporose (Knochenschwund) auf.

Hinter diesem Begriff verbirgt sich erhöhte Knochenbrüchigkeit. Schon geringe Belastungen können dabei einen Knochenbruch (Wirbelsäule, Hüfte, Unterarme, Oberarme ...) verursachen.

Eine Osteoporose an sich verursacht keine Schmerzen. Diese treten erst nach einem Knochenbruch auf.

Auf- und Abbau des Knochens werden wesentlich beeinflusst durch:

- Lebensweise (Sport ist wichtig, Meiden Sie Genussgifte!)
- Ernährung (Der calciumreichen Kost in unserer Jugend verdanken wir im Alter einen besseren Knochen)
- Hormone (Weibliche und männliche Sexualhormone schützen den Knochen)
- Geschlecht und Erbgut (Vorfahren mit niedriger Knochendichte, weibliches Geschlecht, zarter Körperbau, blonde Haare und hellblaue Augen sind Risikofaktoren für Osteoporose).

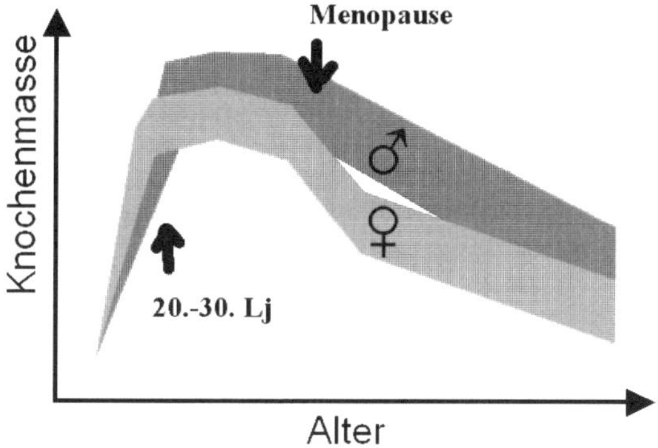

Knochendichte/Masse während des Lebens. Mit etwa 30 Jahren wird die maximale Knochendichte erreicht. Nach der Menopause verlieren Frauen mehr an Knochenmasse als Männer. Im hohen Alter gleichen sich die Werte wieder an.

Die Diagnose einer Osteoporose (OP) erfolgt durch

- Röntgenaufnahmen (Wirbelkörpereinbrüche werden gefunden, ohne dass in der Vorgeschichte ein schwerer Unfall stattgefunden hat)
- Eine (quantitative) Computertomographie
- Der Knochendichtemessung (Osteodensitometrie)
- Eventuell durch Ultraschallmessungen der Knochen
- Aber nicht durch Laboruntersuchungen

Risiken für die Entwicklung einer Osteoporose (OP)	
Vererbung	Litten Eltern unter OP, ist das Risiko bereits hoch
Lebensalter	Im höheren Lebensalter steigt das Risiko stark an
Geschlecht	Frauen sind stärker gefährdet als Männer
Menopause	Früh eintretende Menopause ist ein Risikofaktor
Hormonersatz	Hormonersatztherapie nach der Menopause ist günstig
Körpergewicht	Schlanke Frauen haben ein höheres Risiko als dicke
Rasse	Blonde, blauäugige sind stärker Osteoporose-gefährdet
Knochenbrüche	Vorbestehende Frakturen sind ein starker Risikofaktor
Inaktivität	Inaktive Lebensweise (Bettlägerigkeit!) ist OP-Risiko
Vorerkrankung	Jede länger dauernde schwere Erkrankung ist ungünstig
--Durchfälle	Chron. entzündl. Darmerkrankungen, Sprue ...
--Entzündungen	Alle länger verlaufenden entzündlichen Erkrankungen
--Tumore	Substanz-kostender Effekt schädigt auch die Knochen
--Schilddrüse	Sehr häufig führt Schilddrüsenfunktionsstörung zur OP
--Hormonstrg.	Nebennieren-Hypophysen-Sexualhormonstörungen
--Nieren	Nierenfunktionsstörungen, Nierenleistungsschwäche
--Ovarektomie	Entfernung der Eierstöcke ohne Hormonsubstitution
Medikamente	Kortison, Antiepileptika, Thyroxin
Alkohol	Starker Nikotin- und Alkoholgenuss sind ein Risiko

Interpretation der Knochendichtewerte (BMD)	
Normal Knochendichtewerte T-Score= < -1 Weniger als eine Standardabweichung, unterhalb des Mittelwertes für junge Erwachsene	**Osteopenie (niedrige Knochenmasse)** Knochendichtewerte T-Score= -1,5–2,5 Vorbeugung und Nachkontrollen empfehlenswert
Osteoporose (präklinische Osteoporose) Knochendichtewerte T-Score = < -2,5	**Schwere Osteoporose (etablierte Osteoporose)** Knochendichtewerte T-Score = < -2.5 SD Vorhandensein von einem oder mehreren Osteoporose-bedingten Knochen(ein)brüchen.

Die Osteoporose wird nicht durch Laboruntersuchungen, sondern durch Röntgen, Densitometrie oder Ultraschall diagnostiziert.

Dennoch sind Laboruntersuchungen nicht nutzlos:

- Bei der Erstdiagnose der OP kann der Arzt aus den Laborbefunden eine eventuell bestehende Erkrankung erkennen, die eine OP begünstigt (z.B. Schilddrüsenüberfunktion).
- Bei der Verlaufsbeurteilung können Knochen-Stoffwechsel-Parameter darüber informieren, ob die Therapie greift oder ob der Patient noch immer gefährdet ist.

Calcium (Ca)

Veränderungen des Calciumspiegels werden bei Knochenerkrankungen, Fehlfunktionen der Nebenschilddrüsen, Vitamin-D-Störungen und bei manchen Krebserkrankungen festgestellt.

Normalwert:

2,2 bis 2,7 mmol/l
Die Bestimmung erfolgt aus dem Serum.

Was ist Calcium?

Calcium gehört zu den so genannten Erdalkalimetallen (Gruppenbezeichnung für die Elemente Calcium, Magnesium, Strontium, Barium, Radium und Beryllium). Es zeichnet im Organismus für viele Funktionen verantwortlich:

- Calciumsalze sind die tragende Struktur in den Knochen . Sie verleihen ihnen erst die Festigkeit.
- Calcium ist für die normale Funktion aller Nervenzellen unerlässlich.
- Alle glatten (Eingeweide, Gefäße) und quergestreiften Muskeln (Skelettmuskeln, also an Armen, Beinen usw.) benötigen für ihre Funktion Calcium.
- Calcium wirkt als Helfer vieler Enzyme.
- Calcium wird für die Blutgerinnung benötigt.

Durchschnittlich enthält der Körper eines Erwachsenen rund 1 bis 2 Kilo Calcium. 98 Prozent davon befinden sich im Skelett.

Im Plasma (Blutflüssigkeit ohne Zellen, aber mit Gerinnungsfaktoren) liegt Calcium zu 50 Prozent in ionisierter (elektrisch geladener) und zu 40 Prozent in eiweißgebundener Form vor. Für den Arzt wichtig zu wissen, da bei Erkrankungen mit hohem Eiweiß (etwa Plasmozytom = Morbus Kahler) oder niedrigem Eiweiß (zum Beispiel nephrotisches Syndrom) falsch hohe oder falsch niedrige Calciumwerte gemessen werden könnten.

Ohne Kenntnis des Eiweißspiegels oder der Elektrophorese kann der Calciumspiegel nicht beurteilt werden.

Calcium wird im Zwölffingerdarm und im nachfolgenden oberen Teil des Dünndarmes aus der Nahrung aufgenommen. Diese Aufnahme (Resorption) fördert ein Calcium-bindendes Eiweißsystem. Dieses System wiederum wird vom Vitamin D gesteuert. Die Ausscheidung des Calciums erfolgt hauptsächlich über die Nieren.

Das Parathormon, das in den Nebenschilddrüsen gebildet wird, reguliert den Calciumhaushalt, indem es den Calciumspiegel erhöht.

Erhöhte Werte werden in der Fachsprache als Hypercalciämie, erniedrigte als Hypocalciämie bezeichnet.

Auswirkungen von zu niedrigem Calcium

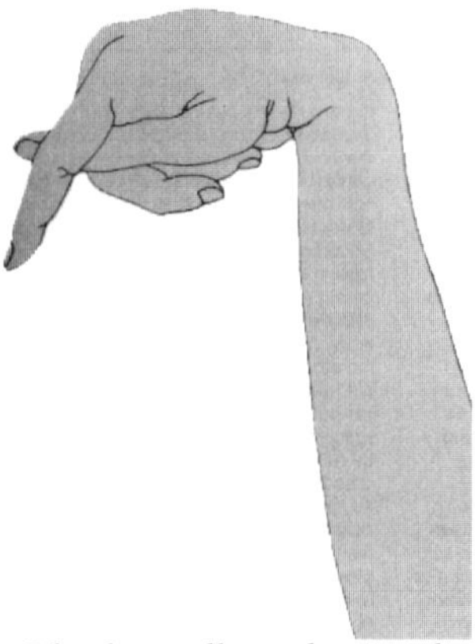

Pfötchenstellung der Hand bei Hypocalciämie

Ein Abfall des Calciumspiegels im Serum hat gesteigerte Erregbarkeit der Nerven und der Muskeln zur Folge. Patienten mit sehr schneller Erniedrigung entwickeln eine Tetanie (schmerzhafte Muskelkrämpfe durch Übererregung).

Folgende Anzeichen sprechen dafür:

- Kribbelndes Gefühl um den Mund
- Kribbeln an Händen und Beinen
- Krampfartige Versteifung an Händen und Füßen ("Pfötchenstellung" der Hände)
- Unruhe und Angstzustände
- Epileptische Anfälle
- Erschwerte Atmung durch Bronchospasmus (Verkrampfung der Bronchien und Stimmritzen)
- Typische EKG-Veränderungen

Was bedeutet erniedrigtes Calcium?

Fehlbestimmung

Häufigste Ursache abnormer Calciumwerte ist zum Glück die Fehlbestimmung im Labor oder ein Fehler bei der Blutabnahme. Kaum ein Messwert ist so störungsanfällig wie der Calciumspiegel. Daher wird bei Ergebnissen außerhalb des Normalbereiches immer nachkontrolliert, ehe sich der Arzt zu Behandlungsmaßnahmen entschließt.

Aufnahmestörungen im Darm

- Bei allen schweren und lange anhaltenden Durchfallerkrankungen
- Bei chronischen Entzündungen des Darmes und auch der Bauchspeicheldrüse
- Bei Zöliakie (Allergie gegen Klebereiweiß, das heißt gegen die meisten Mehlprodukte)
- Bei Missbrauch von Abführmitteln
- Bei Mangelernährung

kann nicht genügend Calcium über den Darm in den Körper aufgenommen werden.

Unterfunktion der Nebenschilddrüse

Ein sogenannter Hypoparathyreoidismus bewirkt eine verminderte Ausscheidung von Parathormon. Das führt zu verminderter Freisetzung von Calcium aus den Knochen und verminderter Rückgewinnung dieses Elementes in den Nieren. Der Phosphatspiegel ist meist gleichzeitig erhöht. Häufigste Ursache dieser Erkrankung stellt die Schädigung der Nebenschilddrüse im Zuge einer Struma-(Kropf-)Operation dar.

Chronische Niereninsuffizienz

Vitamin D wird in den Nieren zum wirksamen Vitamin-D-Hormon umgebaut. Kann dieses nicht ausreichend gebildet werden (eben im Zuge einer Nierenschwäche), so ist eine ausreichende Calciumaufnahme aus dem Darm nicht möglich.

Mangel an Vitamin D

Bei Rachitis (so nennt man diesen Vitaminmangel bei Kindern) bzw. Osteomalazie (Mangel beim Erwachsenen) sind in der Regel die Werte der Alkalischen Phosphatase (AP) erhöht. Diese Erkrankungen treten heute nur noch bei Patienten mit sehr einseitiger Ernährung und gleichzeitigem Mangel an Sonnenbestrahlung auf. Sonnenstrahlen sind nämlich nötig, damit das Vitamin D überhaupt erst erzeugt werden kann. Muskelschwäche, unklare Schmerzen und Knochenverbiegung stellen die auffallendsten Anzeichen dar.

Auswirkungen von zu hohem Calcium

Die Anzeichen einer Hypercalciämie sind nicht so typisch wie jene bei Erniedrigung des Calciumspiegels:

- Appetitlosigkeit
- Übelkeit
- Erbrechen
- Gewichtsverlust
- Müdigkeit
- Depressionen
- Muskelschwäche
- Verstopfung
- Bauchschmerzen
- Niedriger Blutdruck (Hypotonie)
- Herzrhythmusstörungen

- EKG-Veränderungen
- Nierensteine
- Durst
- vermehrte Harnbildung
- Kalkablagerungen
  in Blutgefäßen, Nieren, Haut

Was bedeutet erhöhtes Calcium?

Fehlbestimmung

Bösartige Erkrankungen

Krebs in praktisch allen Körperbereichen ist die zweithäufigste Ursache erhöhter Calciumwerte (nach der Fehlbestimmung). Bei Tumoren, die zu Metastasen in den Knochen führen, kann der Calciumüberschuss durch den örtlichen Knochenschwund erklärt werden. Dabei werden große Mengen an der Substanz frei. Es ist aber auch möglich, dass Tumoren Stoffe erzeugen, die wie das Parathormon wirken und somit auch ohne Metastasen eine Hypercalciämie hervorrufen.

Überfunktion der Nebenschilddrüse

Meist infolge eines Adenoms (gutartige Drüsengeschwulst) kommt es zur Überfunktion der Nebenschilddrüse und damit zur vermehrten Ausschüttung des in dieser Drüse erzeugten Parathormons. Die Patienten leiden besonders häufig an Nierensteinen. Oft ist gleichzeitig der Phosphatspiegel erniedrigt. Die Erkrankung wird durch Bestimmung des Parathormons bewiesen.

Überdosierung mit Vitamin D

Eine Vitamin-D-Behandlung soll in regelmäßigen Abständen mit der Bestimmung des Calciumspiegels kontrolliert werden.

Überdosierung mit Vitamin A

Bei der Behandlung von Akne werden seit einigen Jahren immer häufiger Vitamin-A-Präparate eingesetzt. Das kann unter anderem zum Anstieg des Calciumspiegels im Blut führen.

Medikamente

Weibliche Sexualhormone (Östrogene), manche entwässernde Mittel (Diuretika), Lithium (Medikament zur Verlängerung der symptomfreien Zeit bei der manisch-depressiven Erkrankung) und Calcium-haltige Mittel gegen Magenübersäuerung (Antazida) können eine Hypercalciämie verursachen. Allerdings führt auch übermäßiger Genuss von Milch dazu, weil sie viel Calcium enthält.

Phosphat (P)

Veränderungen des Spiegels an organischem Phosphat werden bei Störungen der Nierenfunktion, der Nebenschilddrüse und des Vitamin-D-Haushaltes beobachtet.

Normalwert:

0,84 bis 1,45 mmol/l
Die Bestimmung erfolgt aus dem Blut

Was ist Phosphat?

Phosphate sind Salze der Phosphorsäure. Sie stellen wichtige Bausteine des Knochens dar. Auch im Gewebe haben sie lebenswichtige Aufgaben zu erfüllen. Alle Stoffwechselprozesse im Organismus benötigen Phosphat. In den roten Blutkörperchen (Erythrozyten) gewährleistet es mit die Sauerstoffversorgung der Gewebe. Sogenannte Adenosinphosphate sorgen für den Energietransport in den Zellen.

Im Körper eines erwachsenen Menschen finden sich etwa ein Kilogramm Phosphate. 85 Prozent davon sind in den Knochen abgelagert. Im Gegensatz zum Calcium, das im Serum zur Hälfte an Eiweiß gebunden wird, kommt Phosphat zum Großteil in Form elektrisch geladener Teilchen (Ionen) vor. Die Konzentration im Serum wird durch das Zusammenspiel mehrerer Hormone gesteuert.

So erhöht das Wachstumshormon den Spiegel, weibliche Sexualhormone (Östrogene) senken ihn. Das Parathormon und Cortisol fördern zugleich die Freisetzung aus den Knochen und auch die Ausscheidung durch die Nieren.

Der Phosphatspiegel darf nur gemeinsam mit Calcium, Creatinin und der alkalischen Phosphatase beurteilt werden. Der Patient sollte bei der Blutabnahme nüchtern sein, da das Phosphat nach Zufuhr von Kohlenhydraten vorübergehend abfallen kann (Phosphorylierung der Glukose).

Ein Überschuss heißt Hyperphosphatämie, Mangel im Blut nennt man Hypophosphatämie.

Das Hormon der Nebenschilddrüsen (Parathormon) regelt die Phosphatausscheidung durch die Nieren.
Niedriges Phosphat im Blut: Parathormon ist aktiv.
Hohes Phosphat im Blut: Parathormon ist unterdrückt.

Was bedeutet erniedrigtes Phosphat?

Leicht erniedrigtes Phosphat (>0,45 mmol) wird relativ häufig gefunden. Meist können keine Symptome beobachtet werden. Bei schwerer Hypophosphatämie jedoch treten folgende Beschwerden auf: Schwindel, Schwäche der Muskulatur (Watschelgang), Appetitlosigkeit, Herzschwäche, Gefühlsstörungen und Knochenschmerzen.

Das Serumphosphat ist erniedrigt bei:

Zuständen, die mit verminderter Zufuhr oder gesteigerter Ausscheidung einhergehen

Dazu zählen

- Alkoholismus
- Magersucht
- extreme Diät (Hungerkuren über einen längeren Zeitraum)
- schwere Magen-Darm-Erkrankungen
- Überfunktion der Schilddrüse
- Nebenschilddrüsenüberfunktion
- Rachitis
- viele Nierenleiden
- unkontrollierte Einnahme von Entwässerungsmitteln.

Wenn Phosphat deutlich erniedrigt ist (<0,7 mmol/l), kann seine Bestimmung im Sammelharn über 24 Stunden weiterhelfen. Enthält dieser weniger als 1,3 mmol/l, ist ein Phosphatverlust über die Nieren unwahrscheinlich.

Zustände, bei denen es zur plötzlichen Verlagerung von Phosphat in das Innere der Zellen kommt

Das kann allerdings nur passieren, wenn ohnedies schon ein schleichender Phosphatmangel bestanden hat.

- Bei der Behandlung von schwerem Diabetes mellitus
- Bei Zufuhr großer Mengen an Kohlenhydraten (Zucker) nach schweren Hungerzuständen
- Auch bei der Behandlung von Alkoholikern
- Bei schnell wachsenden Tumoren
- Syndrom des hungrigen Knochens: Nach der Entfernung eines Nebenschilddrüsenadenoms oder bei der Behandlung einer Rachitis saugt der genesende Knochen das angebotene Phosphat gleichsam auf.

Was bedeutet erhöhtes Phosphat?

Ein Überschuss an Phosphat verursacht keine direkten Krankheitszeichen. Falls die Phosphatspiegel jedoch über längere Zeit hindurch erhöht sind, führt das manchmal zur Auskristallisation von Calciumphosphat in Geweben. Gefürchtete Komplikation: Niereninsuffizienz. Bei einem schnellem Phosphatanstieg über 1,95 mmol kann es aufgrund des gleichzeitig stattfindenden Calciumabfalls zu Tetanie (Krämpfen) kommen.

Erhöhtes Phosphat wird bewirkt durch:

Vermehrte Zufuhr

Kaum durch Essgewohnheiten, eher medikamentöse Zufuhr ist hier die Ursache.

Medikamente

Cortison und bestimmte Entwässerungsmittel (Thiazide) kommen in Frage.

Gewebezerfall

Muskelschäden, Hämolyse, schwerstes Fieber

Chemotherapie

Bei der Behandlung bösartiger Tumoren, aber auch beim Untergang von größeren Gewebeteilen (Muskelzerstörung durch Unfälle usw.) kann Phosphat aus den Zellen gelangen und den Blutspiegel erhöhen.

Hormonstörungen

➜ **Hypothyreose**
Bei Unterfunktion der Schilddrüse

➜ **Akromegalie (Riesenwuchs)**
Durch eine Störung in der Hirnanhangdrüse (Hypophyse) wird häufig ein Überschuss an Phosphat festgestellt.

➜ **Hypoparathyreoidismus**
Beim einem Ausfall der Nebenschilddrüsen (Parathormon) kommt es zu hohem Phosphat und niedrigem Calcium im Blut. Diese Erkrankung geht mit erhöhter Reizbarkeit des Nervensystems und Neigung zu Krämpfen einher.

Niereninsuffizienz

Das ist die häufigste Ursache erhöhten Phosphats. Wenn die Nieren nicht mehr in der Lage sind, dieses ausreichend auszuscheiden, kommt es zur Ansammlung im Körper. Zugleich ist Calcium vermindert.

Knochen-Isoenzym der alkalischen Phosphatase

Die Bestimmung dieses Isoenzyms erlaubt die Messung der Knochenneubildung.

Normalwert:

Männer:	**< 100 U/l**
Frauen:	**< 80 U/l**
Die Bestimmung erfolgt aus dem Blut	

Was ist das Knochen-Isoenzym der alkalischen Phosphatase?

Die alkalische Phosphatase (aP) wurde bereits eingehend im Kapitel Leber besprochen. Etwa die Hälfte der im Blut bestimmbaren aP stammt aus der Leber, die andere Hälfte vom Knochen. Dort sind die aufbauenden Zellen, die Osteoblasten, der Bildungsort dieses Enzyms. Immer wenn es zu vermehrter Knochenneu- oder -umbildung kommt, zeigen sich seine Werte im Blut erhöht.

Besteht keine Lebererkrankung, kann durch die gesamte aP auf den Knochenumsatz geschlossen werden. Liegt sie aber vor oder will man diskrete Veränderungen im Stoffwechsel erkennen, ist die Bestimmung des Isoenzyms sinnvoll.

Wann ist das Knochen-Isoenzym der aP erhöht?

- Im Wachstum: Je nach Alter steigt der Wert auf das etwa 3- bis 5fache an
- Nach Knochenbruch: Erhöhte Werte noch mehrere Monate nach Fraktur
- Morbus Paget: Bei dieser wahrscheinlich durch einen Virus verursachten Knochenerkrankung kommt es zu Verformungen der Knochenneu-bildungen. Das Isoenzym ist meist sehr stark erhöht.
- Osteomalazie: Typischerweise ist bei dieser Vitamin-D- Mangelerkrankung ebenfalls eine Erhöhung des Isoenzyms feststellbar
- Nach langjähriger Einnahme von Antiepileptika
- Nierenerkrankungen
- Knochenmetastasen
- Akromegalie: Wachstumshormonüberschuss

Osteocalcin (OC)

OC ist ebenso wie das Knochen-Isoenzym der alkalischen Phosphatase ein Maß für den Knochenanbau.

Normalwert:

Abhängig vom Labor: etwa 2-12 ng/ml
Die Bestimmung erfolgt aus dem Blut: morgens, nüchtern

Was ist Osteocalcin?

Osteocalcin wird von den knochenaufbauenden Zellen, den Osteoblasten, synthetisiert (gebildet). Es scheint bei der Knochenneubildung die vorzeitige Einlagerung von Calcium zu verzögern. Zu seiner Synthese ist Vitamin K notwendig. Um eine Neubildung zu erreichen, "feuert" der Körper das Vitamin-D-Hormon Calcitriol an.

Wann ist Osteocalcin vermehrt?

In allen Zustände, die mit einem erhöhten Knochenumsatz einhergehen:

- Wachstum
- Nebenschilddrüsenüberfunktion (prim.+ sek. Hyperparathyreoidismus)
- Knochenmetastasen
- Osteomalazie (Vitamin-D-Mangelerkrankung)
- Morbus Paget (Virusbedingter lokalisierter Knochenumbau)
- Osteoporose mit gesteigertem Knochenumbau

Niereninsuffizienz

Da Osteocalcin über die Nieren ausgeschieden wird, finden sich bei verminderter Nierenleistung erhöhte Werte.

Crosslinks Pyridinolin (PYD) und Desoxypyridinolin (DPD)

Um osteoporosegefährdete Patienten zu erkennen, kann die Bestimmung dieser Parameter sinnvoll sein. Die Crosslinks werden beim Knochenabbau freigesetzt.

Normalwerte:

Pyridinolin: 160-280 mg/g Creatinin – 13-93 µmol/mol
Desoxypyridinolin: 26-65 mg/g Creatinin – 1,3-9,3 µmol/mol
Die Bestimmung erfolgt aus dem Harn

Was sind Pyridinolin und Desoxypyridinolin?

PYD

Beide Substanzen werden auch als Crosslinks bezeichnet. Das sind die Verbindungsmoleküle, die die Kollagenmoleküle (das Eiweißgerüst des Knochens) im Knochen miteinander vernetzen.

DPD

Wann immer der Körper Knochenmasse abbaut, werden beide Substanzen freigesetzt und im Harn nachweisbar. Pyridinolin und Desoxypyridinolin sind somit Marker, die einen gesteigerten Knochenabbau erkennen lassen.

Wann sind PYD und DPD erhöht?

Gesteigerter Knochenabbau

Alle Zustände mit gesteigertem Knochenabbau (Schilddrüsenüberfunktion, vermehrtes Parathormon, Metastasen ...) gehen mit erhöhten Werten einher.

Früherkennung der Osteoporosegefährdung

PYD und DPD werden am besten im ersten Morgenurin bestimmt. Zu diesem Zeitpunkt kann ein gesteigerter Knochenabbau optimal anzeigt werden. Es ist nämlich vielleicht möglich, dass das hormonell weniger gut geschützte Skelett auf die Bettruhe stärker reagiert. Mit körperlicher Aktivität tagsüber kehrt der erhöhte Knochenabbau wieder in die Norm zurück.

Nach der Menopause steigen PYD (um etwa 30%) und DPD (um etwa 50%) stetig an. Bei Frauen, die eine Osteoporose entwickeln, sind die Werte um etwa das Doppelte erhöht. Frühestens 2 Jahre nach der letzten Regelblutung sollte deshalb die Messung der Pyridinoline im ersten Morgenurin vorgenommen werden. Ebenso ist eine Kontrolle bei Hormonsubstitution (Hormonersatztherapie) nach 6-12 Monaten sinnvoll. (Der Knochenstoffwechsel reagiert auf die Östrogenversorgung nur langsam).

Wird eine Therapie mit resorptionshemmenden Substanzen (z.B. Bisphosphonate) intravenös (in die Vene injiziert) durchgeführt, kann man schon nach wenigen Tagen ein Absinken der Crosslinks beobachten. Nimmt der Patient die Bisphosphonate oral (durch den Mund) ein, sinkt der Spiegel erst nach einem Monat ab.

Bei unkomplizierter postmenopausaler Osteoporose reicht die Kontrolle mit PYD oder DPD aus. Nach neuen amerikanischen Empfehlungen wird die Kombination von Knochendichte und Knochenabbaumarkern als optimal zur Früherkennung und gegebenenfalls Sicherung des Therapieerfolges anerkannt. Diese Ansicht wird nicht überall unwidersprochen hingenommen. Wahrscheinlich genügt bei den meisten Frauen die alleinige Kontrolle der Knochendichtemessung zur Verlaufskontrolle einer Osteoporose jedoch.

Hydroxyprolin (HYP)

Mit seiner Bestimmung im Harn kann der Knochenabbau beurteilt werden.

Normalwert:

Freies Hydroxyprolin im Serum: 0,5-1,8 mg/l
Hydroxyprolin im Harn: 4,8-24,9 mg/24 h/m^2
Die Bestimmung erfolgt nach zwei Tage kollagenfreier Kost

Was ist Hydroxyprolin?

Diese Aminosäure kommt fast ausschließlich im Kollagen vor. Das Eiweiß findet sich in Bindegewebe und Knochen. Es verleiht dem Knochen seine Elastizität. Zur Synthese (Bildung) wird nur Prolin (Aminosäure ohne –OH) verwendet. Erst am Molekül angelagert entsteht daraus das Hydroxyprolin. Es wird beim Knochenabbau frei und kann nicht weiter verwertet werden. Daher scheidet es der Körper im Harn aus.

Wann ist Hydroxyprolin erhöht?

- Wachstum
- Wachstumshormonüberschuss (Akromegalie)
- Nebenschilddrüsenüberfunktion (prim. + sek. Hyperparathyreoidismus)
- Knochenmetastasen
- Osteomalazie (Vitamin-D-Mangelerkrankung)
- Morbus Paget (Virusbedingter lokalisierter Knochenumbau)
- Osteoporose mit gesteigertem Knochenumbau

- Manchmal
    - o Schilddrüsenüberfunktion
    - o Rheumatoider Arthritis

Parathormon (PTH)

Bei Störungen des Calcium-Stoffwechsels ist die Bestimmung dieses Calcium-regulierenden Hormons von großer diagnostischer Bedeutung.

Normalwert:

2,0 bis 6,5 pmol/l
Die Bestimmung erfolgt aus dem Serum

Was ist das Parathormon?

PTH

PTH wird in den Nebenschilddrüsen (Epithelkörperchen) gebildet. Zu niedriger Calciumspiegel im Blut sowie Vitamin D und Magnesium regen die Drüsen zur Produktion von Parathormon an.

Es bewirkt:

- ➜ Freisetzung von Calcium aus den Knochen
- ➜ Steigerung der Wiederaufnahme (Rückresorption) von Calcium in den Nieren. Im Ausgleich dazu wird durch den Harn vermehrt Phosphat ausgeschieden.
- ➜ Förderung der Bildung des Vitamin-D-Hormons Calcitriol (1,25-Dihydroxycholecalciferol) in den Nieren
- ➜ Unterstützung der Aufnahme (Resorption) von Calcium aus dem Darm.

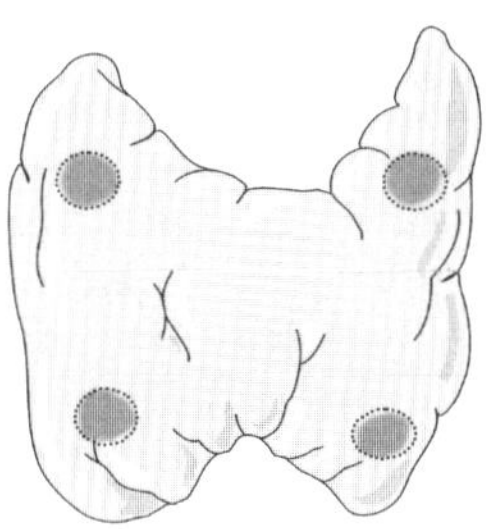

Schilddrüse mit den 4 Epithelkörperchen

Insgesamt regt Parathormon alle Mechanismen an, die zum Anstieg des Calciumspiegels im Blut führen.

Wann ist das Parathormon erhöht?

Erhöhte Blutspiegel an PTH können infolge einer Überfunktion der Nebenschilddrüsen sowie als Gegenmaßnahme bei Erkrankungen mit zu niedrigem Calciumspiegel auftreten.

Primärer Hyperparathyreoidismus

Hier besteht eine Überfunktion der Nebenschilddrüsen. Das häufigste Symptom, das die Patienten zum Arzt führt, sind immer wiederkehrende Nierensteine. Zusätzlich werden Knochenschäden sowie Neigungen zu

Geschwüren im Magen und im Zwölffingerdarm (Duodenum) beobachtet. Neben dem Parathormon zeigt sich auch der Calciumspiegel erhöht, das Phosphat meistens erniedrigt.

Ist das Serumcalcium zu hoch, muss PTH bei funktionierenden Nebenschilddrüsen erniedrigt sein. Liegt in dieser Situation kein niedriger PTH vor, weist das bereits auf eine Nebenschilddrüsenüberfunktion hin.

Bei erhöhtem Calcium muss Parathormon immer erniedrigt sein. Andernfalls besteht eine Nebenschilddrüsenüberfunktion.

Sekundärer Hyperparathyreoidismus

Darunter versteht man eine Überproduktion dieses Hormons bedingt durch andere Krankheitszustände

- Bei Niereninsuffizienz (Nierenschwäche):

Infolge eines verminderten Calciumspiegels wird dabei vermehrt PTH ausgeschieden. Damit versucht der Organismus, möglichst rasch den gefährlichen Calciummangel auszugleichen. Das Phosphat im Serum ist erhöht, da es durch die Niere nicht ausreichend ausgeschieden werden kann.

- Bei Malabsorption:

So bezeichnet man den Umstand, dass Nahrungsstoffe nicht ausreichend über den Darm in den Körper aufgenommen werden können. Diese Fehlfunktion tritt zum Beispiel bei schweren chronischen Entzündungen der Darmschleimhaut und anderen Störungen in diesem Bereich auf, die mit chronischen Durchfällen einhergehen. In diesem Fall ist PTH erhöht. Im Gegensatz zur Nierenschwäche zeigen sich Calcium und Phosphat erniedrigt.

Wann ist das Parathormon erniedrigt?

Entfernung der Nebenschilddrüsen

Werden im Rahmen einer Schilddrüsenoperation auch die Nebenschilddrüsen (vier linsengroße Drüsen, die hinten an der Schilddrüse liegen) entfernt oder beschädigt, tritt ein Hypoparathyreoidismus, also eine Unterfunktion auf. Die Patienten leiden unter Krämpfen (Tetanie). Der Calciumspiegel ist erniedrigt, der Phosphatspiegel erhöht.

Magnesiummangel

Bei schweren Alkoholikern und auch bei Malabsorption kann es zu einem Mangel an Magnesium kommen. Das führt zur Unterfunktion der Nebenschilddrüsen.

Autoimmunerkrankung

Im Rahmen einer seltenen Autoimmunerkrankung richtet sich der Körper plötzlich gegen eigene Substanzen. In diesem Fall zerstört er die Nebenschilddrüsen.

Reaktion auf erhöhten Calciumspiegel

Bei allen Erkrankungen oder Zuständen, bei denen der Calciumspiegel im Körper ansteigt (wie zum Beispiel bei vielen Knochenmetastasen oder der Überdosierung mit Vitamin D) wird die Ausschüttung des Parathormons unterdrückt. Das geschieht im Rahmen natürlicher Ausgleichsbestrebungen des Organismus.

Parathormon related Protein (PTHrP)

Diese hormonartige Substanz kann bei bestimmten Tumoren einen Calciumanstieg bewirken.

Normalwert:

< 2,5 pmol/l
Die Bestimmung erfolgt aus dem Blut

Was ist das Parathormon related Protein?

PTHrP

PTHrP ist ein dem Parathormon ähnliches Protein, das ähnliche Eigenschaften aufweist. Es wird während der Stillperiode von den Brustdrüsen gebildet und soll das Calcium aus den Knochen für die Milch mobilisieren.

Ende der 80er Jahre wurde es als der Faktor identifiziert, der bei manchen Tumorerkrankungen den gefährlichen Calciumanstieg bewirkt.

Wann ist Parathormon related Protein erhöht?

- Tumorhypercalcämie (Erhöhung des Calciums bei Brust-, Lungen-, Nieren-, Blasen- und Speiseröhrenkrebs)

Diese Tumore können auch Knochenmetastasen bilden. Doch die nicht selten zu beobachtende Erhöhung des Calcium ist nicht durch ihr Wachstum, sondern durch die PTHrP-Überproduktion bedingt.

- Stillende Frauen

Vitamin D (25(OH)D) = Calcidiol Vitamin-D-Hormon = 1,25(OH)2D3 = Calcitriol

Bei Verdacht auf Mangel oder Überschuss an Vitamin D ist seine Bestimmung sinnvoll.

Normalwerte:

25-Hydroxy-Vitamin D, (25(OH)D), (Calcidiol)		
Sommer:	**50-300 nmol/l**	
Winter:	**25-125 nmol/l**	
1,25-Dihydroxy-Vitamin D3, (1,25(OH)2D3), (Calcitriol)		
Erwachsene:	**30-80 ng/l**	**75-200 pmol/l**
Kinder:	**40-100 ng/l**	**100-200 pmol/l**
Die Bestimmung erfolgt aus dem Blut		

Was ist Vitamin D?

Unter dem Namen Vitamin D werden verschiedene Substanzen zusammengefasst, von denen Calcidiol und Calcitriol die wichtigsten sind. Heute weiß man, dass die D-Vitamine Vorstufen des Calcitrols sind.

Vitamin D wird nur zum Teil durch die Nahrung zugeführt, da es in Nahrungsmitteln nur in geringer Konzentration vorkommt. Bei den pflanzlichen Lebensmitteln bilden Pilze, Spinat, einige Kohlarten und Hefe die Ausnahme. In Nahrung tierischen Ursprungs sind nur in fettreichen Fischen (Lachs, Forelle, Thunfisch, Hering usw.) größere Mengen zu finden. Da es hitzestabil ist, geht auch beim Kochen oder Braten kaum Vitamin D verloren. Lediglich Sauerstoff und Licht können es zerstören.

Ein großer Teil des Vitamin-D wird bei Sonnenbestrahlung in der Haut gebildet. Daher laufen Menschen, die wenig ans Licht kommen, Gefahr, einen Mangel zu erleiden (alte, immobile Menschen, Vermummte ...)

Das in der Haut gebildete oder durch die Nahrung aufgenommene Vitamin D wird zunächst in der Leber zwischengespeichert. Sind die Speicher voll, ist der Mensch für mehrere Monate vor Vitamin-D-Mangel geschützt. Die eigentlich wirksame Substanz, das Vitamin-D-Hormon Calcitriol entsteht schließlich in den Nieren. Dieser Prozess wird durch das Calcium-regulierende Hormon PTH (Parathormon) geregelt.

Die wichtigste Aufgaben des Vitamin-D-Hormons sind:

- Förderung der Calciumaufnahme durch den Darm.

- Förderung der Einlagerung von Calcium in die Knochen
- Hemmung der Freisetzung von Parathormon aus den Nebenschilddrüsen
- Beeinflussung der Insulinausschüttung in der Bauchspeicheldrüse
- Förderung der Muskelfunktion über die Regulierung des Calciumeinstroms in die Muskelzellen
- Förderung der Zellreifung in der Haut und den Blutzellen

Das sind erst einige der bekannten Funktionen des wichtigen Vitamin-D. Die Mehrzahl aller Körperzellen weisen Rezeptoren (Empfänger) für Calcitriol auf.

Zwei Mangelerkrankungen sind bekannt:

Rachitis

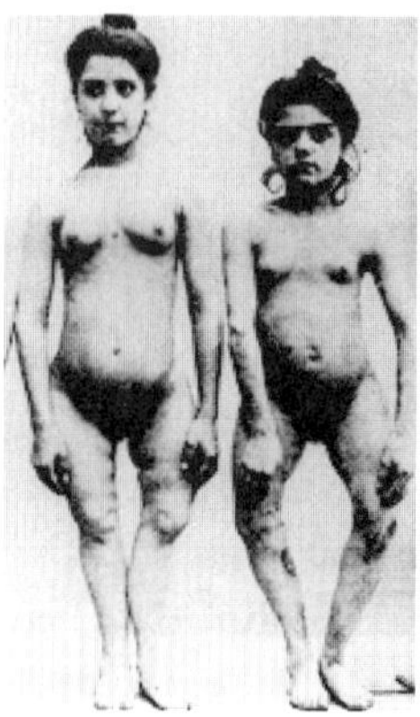

Mädchen mit Rachitis

Da die Erkrankung früher in England häufig vorkam, ist sie auch als "Englische Krankheit" bekannt. Als Folge des Vitamin-D-Mangels kommt es zu einer gestörten Calciumeinlagerung in die Knochen. Der Knochen verliert seine Stabilität. Es entstehen die für diese Krankheit typischen Knochenverformungen: "O-Beine".

Die **Symptome** sind:

- Knochenverformungen: "O-Beine"
- Unruhe und Ängstlichkeit
- Muskelschwäche mit Erschlaffung der Bauchdecke (sog. "Froschbauch")
- Erweichung des Schädelknochens (sog. "Krani-otabes"), Quadratschädel "Caput quadratus"

Osteomalazie

So nennt man die Rachitis des Erwachsenenalters. Sie kommt nur dann vor, wenn bei einem Patienten mehrere Risiken zusammentreffen: Keine Sonnenexposition (Aussetzung des Sonnenlichts) (z.B. alte Menschen), Vitamin-D-arme Ernährung (z.B. Alkoholiker), verminderte Aufnahme aus dem Verdauungstrakt (z.B. nach Magenoperation) oder Schäden an Leber oder Nieren.

Die **Symptome** dieser gar nicht so seltenen Erkrankung sind

- Schmerzen am "ganzen Körper", vorzugsweise aber im Hüft- und Oberschenkelbereich
- Muskelschwäche: Erkrankte müssen beim Aufstehen mit den Händen nachhelfen, Stiegensteigen gestaltet sich mühsam, "Watschelgang"

- Da der Knochen "gummiartiger" wird, kann es in schweren Fällen zu Verbiegungen kommen (typische Röntgenbilder, bei denen der Knochen verschwommen erscheint. Es treten am Rand Einrisse auf (= Looser´sche Zonen)
- Die alkalische Phosphatase ist typischerweise erhöht! Manchmal zeigen sich Calcium und Phosphat im Blut niedrig.

Mit Calcium und Vitamin-D-Gaben sind diese Erkrankungen bestens behandelbar.

Was bedeutet erniedrigtes 25(OH)D oder Calcidiol?

25(OH)D

Der Serumwert stellt ein relativ gutes Maß für die Vitamin-D-Reserven im Körper dar. Bei reichlicher Vitamin-D-Zufuhr werden die Leberspeicher aufgefüllt, der Calcidiolspiegel steigt.

Die Haut bildet etwa die Hälfte des Vitamin D nach UV-Einwirkung. Da Menschen im Winter weniger an die Sonne kommen, sind die Serumspiegel in dieser Jahreszeit niedriger als im Sommer.

- 25-50 nmol/l   es besteht ein leichter Vitamin-D-Mangel
- 10–25 nmol/l   es besteht ein mittelgradiger Vitamin-D-Mangel
- < 10 nmol/l   es liegt ein schwerer Vitamin-D-Mangel vor

Ursachen des Vitamin-D-Mangels sind

- **Wenig Sonnenlicht (UV-Licht):** Viele Menschen neigen im Winter dazu. Dunkelhäutige Menschen in nördlichen Ländern (noch dazu, wenn sie vermummt gehen) sind gefährdet.
- **Störungen im Verdauungstrakt:** Magen-Darm-Operationen, chronische Durchfallerkrankungen, Störungen der Funktion der Bauchspeicheldrüse und manche Lebererkrankungen bedingen den Mangel.
- **Einseitige Ernährung:** Alkoholiker, die den größten Teil ihres Energiebedarfs mit Alkohol decken, führen Calcium nur gering zu.
- **Medikamenteneinnahme:** Manche Medikamente (z.B. Antiepileptika) beschleunigen bestimmte Stoffwechselfunktionen. Dadurch kommt es zu einem schnelleren Abbau des D-Vitamin.
- **Bei Nierenerkrankungen:** Geht viel Eiweiß durch den Harn verloren, kann es zu einem Mangel an Calcidiol kommen.

Es dauert oft ein halbes Jahr, bis der Vitamin-D-Mangel Beschwerden oder Laborveränderungen (Anstieg der alkalischen Phosphatase) verursacht. Siehe ➔ Osteomalazie.

Was bedeutet erniedrigtes $1{,}25(OH)_2D_3$ = Calcitriol?

1,25(OH)2D3

Dieses in den Nieren produzierte "Hormon" ist das eigentlich wirksame Vitamin D.

Stark erhöhte Werte führen zu einem Anstieg des Calcium.

Erhöhtes Calcitriol

- Kommt üblicherweise während der Schwangerschaft und im Wachstumsalter vor.
- Bei Sarkoidose (Morbus Boeck). Bei der mit Granulomen (gutartigen Gewebsneubildungen) einhergehenden Erkrankung wird dieses Hormon von den Granulomen gebildet.
- Seltener können auch bösartige Geschwülste Calcitriol aus Calcidiol bilden.

Erniedrigtes Calcitriol

- Bei deutlichem Vitamin-C- bzw. Calcidiolmangel
- Bei bestimmten Vitamin-D-Stoffwechselerkrankungen, die zu Rachitis-ähnlichen Störungen führen. Diese Erkrankungen sind meist vererblich, sehr selten und werden nur von ganz speziellen Kliniken betreut.
- Bei Niereninsuffizienz. Da Calcitriol in der Niere aus den Vitamin-D-Hormon-Vorläufern gebildet wird, ist es verständlich, dass es bei Nierenleistungsschwäche auch zu wenig gebildet wird. Im Allgemeinen treten derartige Synthesestörungen erst dann auf, wenn Creatinin über 2 mg/dl angestiegen ist.

Mineralstoffe (Elektrolyte)

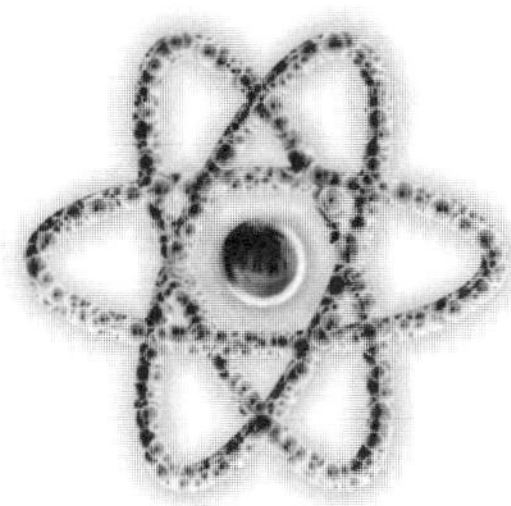

Neben organischen Verbindungen wie Fett, Eiweiß und Kohlehydraten enthält der menschliche Körper auch anorganische Substanzen, die Mineralstoffe genannt werden.

Es handelt sich dabei um essentielle Nährstoffe. Essentiell heißt, dass sie vom Körper benötigt werden, aber nicht selbstständig hergestellt werden können. Sie müssen mit der Nahrung zugeführt werden.

Man unterscheidet sowohl nach dem Bestand im Körper als auch nach dem Bedarf zwei Gruppen: Mengen- und Spurenelemente.

- ☞ **Mengenelemente** sind Natrium, Kalium, Calcium, Magnesium, Phosphat und Chlorid.
- ☞ Die wichtigsten **Spurenelemente** sind Eisen, Zink, Kupfer, Jod, Mangan, Kobalt, Molybdän, Selen, Jod, Fluor und Zinn.

Mineralstoffe haben im Körper eine Reihe wichtiger Aufgaben zu erfüllen. Dazu gehören zum Beispiel:

- Stützfunktion als unlösliche Salze im Knochensystem
- Funktion als Elektrolyte

Das sind Verbindungen, die in wässriger Lösung in geladene Teile, also Ionen, zerfallen. Diese Eigenschaft sorgt dafür, dass der Körper nicht übersäuert (Azidose) oder mit Basen überladen wird (Alkalose), beides Zustände, die zu schwersten gesundheitlichen Problemen führen. Der Elektrolythaushalt muss demnach immer im Gleichgewicht sein.

- Aufrechterhaltung des osmotischen Drucks

Durch halbdurchlässige Membranen, wie zum Beispiel Zellwände, aber auch die Wände der Blutgefäße kommt es im Körper zu einem Austausch von Flüssigkeiten und Stoffen. Das ist ein enorm wichtiger Vorgang, den man Osmose nennt und der vom sogenannten osmotischen Druck geregelt wird.

- Bestandteil biologisch wirksamer Verbindungen
  - Eisen im Hämoglobin,
  - Jod in Schilddrüsenhormonen, um nur zwei Beispiele zu nennen.

Akute Mangelzustände an Mengenelementen treten nur im Zuge schwerer Krankheiten oder nach massiven Verlusten auf. Natrium, Kalium und Chlorid fehlen dem Körper etwa nach heftigem Brechdurchfall oder übermäßigem Schwitzen, wenn nicht für entsprechenden Ersatz gesorgt wurde. Chronische Mangelzustände können mit einem Defizit an Calcium und Magnesium, mitunter auch an Kalium einhergehen.

Ein Mangel an Spurenelementen ist vor allem bei Eisen und Jod ein aktuelles Problem.

Gerade in den vergangenen Jahren wurden auch andere Spurenelemente genauer erforscht und zahlreiche wichtige Aufgaben im Organismus festgestellt (zum Beispiel Selen und Zink). Normalerweise würde bei halbwegs ausgewogener Zusammenstellung der Nahrung nie ein Mangel an Spurenelementen auftreten. Dennoch lassen sich manchmal durch zum Teil neue Analyseverfahren solche Zustände nachweisen. Moderne Ernährungsgewohnheiten, aber auch "tote" Ackerböden haben allmählich zu einer Verarmung an wichtigen Mineralstoffen geführt.

Diese Tatsachen können zu Beschwerden führen, die nicht so recht zu einem bestimmten Krankheitsbild passen wollen. Daher gehen immer mehr Ärzte dazu über, im Labor auch die Spurenelemente überprüfen zu lassen. Bisweilen kann dann wirklich ein Mangel nachgewiesen werden. Ein gezielter Ersatz der fehlenden Stoffe führt auch nach jahrelangem Leiden eine Linderung mancher Beschwerden herbei.

Es ist jedoch nicht sinnvoll, manche Spurenelemente als "Wundersubstanzen" und Alleskönner hochzujubeln. Eine zu kritische Betrachtung darf andererseits aber auch nicht in einer Unterversorgung mit diesen Stoffen münden.

Mengenelemente

Verschiedene Mengenelemente sind für den Aufbau der Knochen notwendig. Die Mineralstoffe Calcium und Phosphat werden im Kapitel Knochen- und Mineralstoffwechsel besprochen.

Die als **Elektrolyte** bezeichneten Mengenelemente sorgen im menschlichen Körper als positiv geladene Kationen und negativ geladene Anionen für die wichtige Elektroneutralität der Körperflüssigkeiten. Sie bestimmen auch die Löslichkeit der Eiweißkörper. Die Ionen (Kationen und Anionen) sind zwischen dem Zellinneren und Zelläußeren (Extrazellulärraum) nicht gleich verteilt. Das bedeutet, dass im Inneren der Zelle eine andere Ladung und Elektrolytverteilung besteht als außerhalb.

Diese unterschiedliche Ladung ist Voraussetzung für Reizweiterleitung und Erregbarkeit von Zellen. Um diesen Unterschied zu regulieren und aufrecht zu halten, ist ein hoher Energieaufwand nötig. Die Ausscheidung der osmotisch wirkenden Elektrolyte ist nur zusammen mit Wasser möglich. Darum ist die Balance der Elektrolyte (Mengenelemente) eng mit dem Wasserhaushalt verknüpft. Sowohl zu niedrige als auch zu hohe Spiegel an Mengenelementen im Serum können schwere Funktionsstörungen im Körper verursachen. Zum Beispiel Herzrhythmusstörungen, die bis zum Herzstillstand führen bei schwerem Mangel an Kalium, genauso aber bei starkem Überschuss. Daher ist Überprüfung des Gehaltes an Mengenelementen bei vielen Beschwerdebildern ein absolutes Muss.

Spurenelemente

Deren Funktion ist zur Zeit noch nicht vollständig bekannt. Manche wirken als Aktivatoren oder Bestandteile von Enzymen, Hormonen oder Vitaminen.

Bevor die einzelnen Mineralstoffe ausführlicher beschrieben werden, wichtige Fakten tabellarisch angeführt:

Mengenelemente				
Element und Körperbestand	Empfohl. Zufuhr	Funktionen	Mangel- und Überflusserscheinung	Bedarfsdeckung
Natrium (Na) 70-100 g vorwiegend extrazellulär	2-3 g	Regelung des Wasserhaushaltes, Gewebespannung, Enzymaktivierung	Mangel: Schwäche, niederer Blutdruck Überschuss: Bei Bluthochdruck	Kochsalz, salzige Nahrungsmittel
Kalium (K) 90-150 g vorwiegend intrazellulär	3-4 g	Gewebespannung, Nervenerregbarkeit, Muskelfunktion, Enzymaktivierung	Mangel: Schwäche, Muskel-, Nervenstörung Überschuss: Herzblock, Gefühlsstörungen	Obst, Gemüse, Getreide, Fleisch
Calcium (Ca) 1-1,5 Kg 99% Skelett	1-1,5 g	Knochen/Zähne, Funktion v. Nerven, Muskel, Gerinnung, Zellaktivierung	Mangel: Tetanie, Wachstumsstörung, Knochenerweichung Überschuss: Nierensteine	Milchprodukte, Gemüse, Vollkorn
Phosphor (P) 700 g vorwiegend Knochen, Muskel	1,2-1,4 g	Knochen/Zähne, Zellstruktur, Enzymbestandteil	Mangel: Schwäche Überschuss: Gewebsverkalkungen	Milch, Fisch, Fleisch
Magnesium (Mg) 20-30 g vorwiegend Skelett, Zellen	0,2-0,4 g	Knochen/Zähne Muskel- und Nervfunktion Enzymaktivierung	Mangel: Muskelkrämpfe Gehirnfunktionsstörung Überschuss: Schwäche, Hypotonie, EKG-Störung	Getreide, Gemüse, Fisch, Fleisch
Chlorid (Cl) 80 g vorwiegend extrazellulär	3-5 g	Gewebespannung, Wasserhaushalt, Magensäure	Mangel: Schwäche, Wasserverlust, führt zu Kaliumabfall	Kochsalz, Wurstprodukte

Spurenelemente				
Element und Körperbestand	Empfohl. Zufuhr	Funktionen	Mangel- und Über flusserscheinung	Bedarfs-deckung
Eisen (Fe) 4-5 g Speichereisen und Hämoglobin	12-18 mg	Sauerstofftransport, Enzymbestandteil	Mangel: Anämie, Haut-Schleimhautstörungen Überschuss: Eisen-Überladung	Leber, Fleisch, Dotter, Gemüse
Fluor (F) ~3 g Skelett und Zähne	1 mg	Bestandteil von Knochen und Zähnen	Mangel: Karies 521,0 Überschuss: Fluorose (Zahnschmelzstörung)	Meeres-fische, Tee, Ei
Zink (Zn) 2-3 g	10-15 mg	Enzymbestandteil, Insulinspeicherung	Mangel: Wachstums-störung,Hautschäden, Hormonstörungen	Fleisch, Innereien, Milch
Kupfer (Cu) 80-100 mg Leber, Muskel, Skelett	1,5-3 g	Enzymbestandteil, Blutbildung	Mangel: Leukopenie, Anämie, Durchfall Überschuss: Hämolyse, Magen-Darm-Störung	Innereien, Fische, Nüsse, Kakao
Jod (J) 10-15 mg Schilddrüse	0,1-0,2 mg	Schilddrüsen-hormon	Mangel: Kropfbildung	Seefische, Eier, Kochsalz
Mangan (Mn) ~20 mg	2-5 mg	Enzymbestandteil, Enzymaktivierung	Mangel: Störung von Wachstum, Knorpel, Knochen, Stoffwechsel	Getreide, Gemüse, Nüsse
Molybdän (Mb) 8-10 mg	0,05-0,35 mg	Enzymbestandteil	Überschuss: Gicht-ähnliche Erkrankung	Innereien, Getreide, Gemüse
Kobalt (Co) 1-2 mg	0,008-1 mg	Bestandteil von Vitamin B12	Mangel: Anämie, Nervenschäden	Leber, Fisch, Getreide
Selen (Se) 10-15 mg	0,05-0,1 mg	Enzymbestandteil	Mangel: Blut- und Zellmembranschäden	Leber, Fisch, Getreide
Chrom (Cr) 2 mg	0,01-0,2 mg	Kohlenhydrat-Stoffwechsel	Mangel: Insulin-Unempfindlichkeit, Nervenstörungen	Leber, Vollkorn, Bierhefe

Natrium (Na^+)

Die Bestimmung des Natriums im Blut erlaubt die Beurteilung des Flüssigkeitshaushaltes im Organismus. In den meisten Fällen bedeutet erhöhter Wert einen Mangel an Flüssigkeit, ein erniedrigter ein Zuviel an freiem Wasser im Körper.

Normalwert:

135 bis 145 mmol/l
Die Bestimmung erfolgt aus dem Serum

Was ist Natrium?

Natrium wird als Alkalimetall bezeichnet. Es ist ein lebensnotwendiges Ion (elektrisch geladenes Teilchen) des Körpers. Der Mensch führt es hauptsächlich in Form von Kochsalz zu. Der tägliche Natriumbedarf liegt bei 5 g. Die tatsächliche Zufuhr beträgt bei uns etwa 12-15 g, ist also deutlich überhöht.

98 Prozent des Natriums befinden sich außerhalb der Zellen (im Gegensatz zum Kalium, das wiederum vorwiegend im Inneren der Zellen gefunden wird). An den Zellwänden (Membranen) wird Natrium gegen Kalium ausgetauscht. Das hat zum Beispiel für die Erregbarkeit von Zellen (Herztätigkeit) eine entscheidende Bedeutung. Natrium wird vorwiegend durch die Nieren ausgeschieden. Drei Hormone (Hormonsysteme) regulieren den Kochsalzhaushalt des Organismus:

☞ ADH (Anti-Diuretisches Hormon)

ADH wird bei hohen Kochsalzspiegeln sowie bei Flüssigkeitsmangel ausgeschieden. Es vermindert die Harnmenge und steigert den Durst. Es gibt dem Körper gleichsam den Befehl: Trinken!

☞ Renin-Angiotensin-Aldosteron

Das sind miteinander auftretende Hormone, die bei Flüssigkeitsmangel und auch Blutdruckabfall ausgeschüttet werden. Sie bewirken eine verstärkte Rückresorption (Wiederaufnahme) von Natrium und Wasser aus dem Darm.

☞ ANP (Atriales Natriuretisches Peptid)

ANP wird im Herzen gebildet. Eine verstärkte Dehnung des rechten Vorhofes führt zur Ausschüttung dieses Hormons. ANP bewirkt in der Folge eine verstärkte Flüssigkeitsausscheidung über die Nieren.

Eine Bewertung des Natriums ist nur dann möglich, wenn der klinische Zustand eines Patienten bekannt ist. Das heißt, wenn Informationen darüber vorliegen, ob ein Flüssigkeitsmangel, Flüssigkeitsüberschuss oder ein normaler Flüssigkeitshaushalt besteht. Auch kann eine Beurteilung nur im Zusammenhang mit den anderen Elektrolyten erfolgen.

> ***Man kann sagen, dass der Natriumspiegel im Blut über Mangel und Überfluss an freier Flüssigkeit informiert. So bedeutet eine hohes Natrium meist Flüssigkeitsmangel, ein niedriges Flüssigkeitsüberschuss.***

Erniedrigte Natriumwerte im Befund werden als Hyponatriämie, erhöhte als Hypernatriämie bezeichnet.

Was bedeutet erniedrigtes Natrium?

Niedriges Natrium gehört zu den häufigsten abnormen Laborwerten bei Patienten im Spital. In der Regel sind diese gering ausgeprägt. Fällt der Wert jedoch unter 120 mmol/l ab, wird der Patient lethargisch, müde und kann in ein Koma fallen. Sinkt Natrium sehr langsam ab, werden von den Patienten bisweilen auch sehr tiefe Werte gut vertragen.

Pseudohyponatriämie

"Pseudo" bedeutet immer, dass es "eigentlich gar nicht so ist". Fälschlich erniedrigte Natriumwerte finden sich bei exzessiv erhöhtem Eiweiß, Fetten, Immunglobulinen, infundiertem (mit Infusionen zugeführt) Mannit (sechswertiger Alkohol) oder Blutzuckerwerten.

☞ Niedriges Natrium bei Flüssigkeitsmangel

Die Patienten haben entweder nach außen, über Schweiß, Harn, Stuhl oder Erbrochenem Flüssigkeit verloren. Sie sind ausgetrocknet. Die Stimme wird heiser, der Blutdruck fällt ab. Typischerweise werden Hautfalten schlapp und bleiben beim Abheben, zum Beispiel am Arm, gleichsam stehen. Zunge, Schleimhäute und Haut sind trocken.

Ob der Patient durch die Niere oder einen anderen Weg Natrium verloren hat, kann relativ gut aus dem Natriumgehalt im Harn abgeschätzt werden: Ist der Natriumgehalt unter 10 mmol/l, verliert der Patient irgendwo im Körper Natrium. Liegt der Natriumgehalt über 20 mmol/l, findet der Verlust über die Nieren statt.

Hohe Blutzuckerwerte

Sehr hoher Blutzuckerwert ist osmotisch aktiv. Das heißt, es kommt zum Austreten von Flüssigkeit aus den Zellen. Dadurch erfolgt die Verdünnung des Blutes und ein Abfall des Natriumspiegels. Die Patienten müssen aufgrund des erhöhten Blutzuckers öfters urinieren und haben Durst.

Ein Anstieg der Glukose um 100 mg% bewirkt einen Abfall des Natriums um 1,6 mmol/l.

Erbrechen und Durchfall

Der Verlust größerer Mengen an Flüssigkeit aus dem Magen-Darm-Trakt geht zwangsweise mit Verlusten an Kochsalz einher. Damit verliert der Körper automatisch auch Natrium.

Ergussbildungen und Darmverschluss (Ileus)

Auch bei der Ausbildung von Ergüssen in den Bauchraum (zum Beispiel Aszites oder Bauchhöhlenwassersucht bei schweren Lebererkrankungen) oder in den Darm (bei einem Darmverschluss) kann gleichzeitig ein Flüssigkeitsmangel und damit ein erniedrigter Natriumspiegel (Hyponatriämie) im Blut entstehen.

Verluste durch die Nieren

Bei verschiedenen Nierenleiden kann die Konzentrationsfähigkeit der Nieren eingeschränkt sein. Ebenso bewirkt manchmal eine Dauerbehandlung mit entwässernden Medikamenten (Diuretika) eine Hyponatriämie.

> ***Das ist die häufigste Ursache von niedrigem Natrium bei Flüssigkeitsmangel.***

Werden einem Patienten mittels Infusion größere Mengen an Bikarbonat verabreicht, kann das unter Umständen zu einer Überlastung der Nieren führen und ebenfalls einen Natriummangel bewirken.

Verlust durch die Haut

Bei übermäßigem Schwitzen (Langstreckenläufern) kann es durch einen beträchtlichen Flüssigkeits- und Elektrolytverlust zu Hyponatriämien kommen.

Morbus Addison

Die Addison-Krankheit beruht auf einem teilweisen oder gänzlichen Ausfall von Hormonen aus der Nebennierenrinde (zum Beispiel Aldosteron und Kortison). Beim Ausfall von Aldosteron kann die Niere nicht mehr ausreichend Natrium gegen Kalium und Wasserstoffionen tauschen. Die Folge ist Flüssigkeitsverlust, erniedrigtes Natrium und erhöhtes Kalium.

☞ Niedriges Natrium bei normalem Flüssigkeitsvolumen

Die Patienten zeigen keine Anzeichen eines Flüssigkeitsmangels. Die Stimme klingt normal, die Hautspannung ist gesund und der Blutdruck wie gewohnt.

Stress

Starke seelische oder körperliche Belastungen (etwa Schmerzen, Fieber) können zu einer Erniedrigung des Natriumspiegels führen.

Medikamente

Eine Reihe von Medikamenten wie Schlafmittel, Schmerzmittel (Morphine, Antirheumatika), aber auch Nikotin (!) können eine Freisetzung des ADH (Anti-Diuretisches Hormon) anregen und damit den Natriumspiegel senken.

Hormonstörungen

Schilddrüsenunterfunktion und verminderte Hormonausschüttung durch die Hypophyse erniedrigen Natrium.

Gehirnerkrankungen

Bei Tumoren, Entzündungen, Blutungen, aber auch nach Stromunfällen und anderen Erkrankungen des Gehirns kann eine verstärkte ADH-Freisetzung aus der Hypophyse (Hirnanhangdrüse) erfolgen. Dieser Natriumabfall bei Erkrankungen des Gehirns wird SIADH (= Syndrom der inadäquaten ADH-Sekretion) oder auch Schwartz-Bartter-Syndrom genannt.

> ***SIADH ist die häufigste Ursache erniedrigten Natriums bei normalem Flüssigkeitsbestand.***

Tumore

Bei einer Vielzahl von Krebserkrankungen kann durch die bösartige Geschwulst eine Mehrproduktion von ADH stattfinden.

Lungenleiden

Ähnliches wie für die Tumore gilt auch bei allen Arten von entzündlichen Lungenerkrankungen. Auch diese verursachen manchmal über eine Mehrproduktion von ADH in der Folge erniedrigtes Serumnatrium.

☞ Erniedrigtes Natrium und Flüssigkeitsüberschuss

Bei den folgenden Erkrankungen führt eine vermehrte Ausschüttung von Aldosteron (Hormon aus der Nebennierenrinde) oder ADH zum Zurückbehalten von Flüssigkeit und zur Verdünnung des Blutes. Wird der Natriumspiegel dann gemessen, ist er erniedrigt. Die Patienten haben manchmal Ödeme.

Herzinsuffizienz (Herzschwäche)

Meist liegen Beinödeme vor. Im Brustkorb können Ergüsse auftreten.

Leberzirrhose

Auch diese Patienten neigen zu Ödemen und Ergüssen, speziell im Bauchraum.

Eiweißverluste

Wie bei niereninsuffizienten Patienten treten Schwellungen auf, nicht selten im Bereich weicher Gewebe (Augenlider, Gesicht).

Niereninsuffizienz

Was bedeutet erhöhtes Natrium?

Erhöhte Natriumspiegel im Serum werden seltener beobachtet als erniedrigte. Man spricht dann von Hypernatriämie. Dieser Zustand wird vorwiegend bei Kranken gefunden, deren Wasserhaushalt durch einen Wassermangel gestört ist (etwa bei Säuglingen, sehr alten Menschen und Schwerkranken). Bei schwerer Hypernatriämie sind die Patienten müde, verwirrt und können in ein Koma fallen. Die Beschwerden treten ausgeprägter auf, wenn die Elektrolytstörung rasch erfolgte.

☞ Hohes Natrium und Flüssigkeitsmangel

Auch hier stehen die Zeichen eines Flüssigkeitsdefizits im Vordergrund: Heisere Stimme, verminderte Hautspannung, Blutdruckabfall, Schwäche, trockene Haut und Schleimhäute.

Durchfälle und Fieber bei Kindern

Die Kinder bekommen in diesem Fall zwar ausreichend salzhaltige Nahrung, trinken aber zuwenig Flüssigkeit.

Osmotisch wirksame Substanzen

Bei hohen Blutzuckerwerten, Infusionen mit bestimmten Substanzen (Mannit, Sorbit), bei chronischer Nierenschwäche und hochkaloriger Infusionsernährung kann erhöhtes Natrium auftreten.

Diabetes insipidus

Im Zuge von Hirnerkrankungen kann es zur verminderten Ausschüttung des Hormons ADH kommen. Das führt zu der Krankheit, die mit gewaltigem Flüssigkeitsverlust über den Harn sowie quälendem Durst mit entsprechend großer Flüssigkeitsaufnahme einhergeht. Dadurch verschiebt sich natürlich auch das Elektrolytgleichgewicht. Erhöhtes Natrium tritt unter anderem auf.

Extremes Schwitzen

Gleichzeitig erfolgt keine ausreichende Flüssigkeitszufuhr.

☞ Hohes Natrium und normale Körperflüssigkeitsmenge

Conn-Syndrom

So bezeichnet man die Folgen verstärkter Ausschüttung von Aldosteron. Das bewirkt eine verstärkte Rückgewinnung von Natrium in den Nieren und eine verstärkte Ausscheidung von Kalium und Wasserstoffionen. Im Serum wird ein erhöhter Natriumspiegel gefunden.

Kochsalzvergiftung

Bei im Meer Ertrinkenden und bei Kleinkindern, die große Mengen salzhaltiger Lösungen trinken, können Vergiftungen beobachtet werden, die mit erhöhtem Natriumspiegel einhergehen.

Kalium

Im Gegensatz zu Natrium befindet sich Kalium vorwiegend innerhalb der Körperzellen. Es ist ein positiv geladenes Teilchen (Kation) und an elektrischen Vorgängen an Nerven und Muskeln beteiligt. In den Zellen regelt Kalium die Gewebespannung. Der Kaliumspiegel ist vom Säure-Basen-Haushalt abhängig.

Normalwert:

3,5 bis 5,0 mmol/l
Die Bestimmung erfolgt aus dem Serum

Was ist Kalium?

K+

Kalium ist ein sogenanntes Alkalimetall (wie Natrium, Lithium, Rubidium und Cäsium). Von den insgesamt rund 3000 mmol im Körper (entspricht 90-150 g) sind 98% in den Zellen und nur 2% außerhalb, im Serum, zu finden.

Bei gemischter Kost nehmen wir täglich etwa 50-150 mmol zu uns. Die empfohlene tägliche Kaliumzufuhr liegt bei 3-4 g. Im Essen findet sich dieses Kation vorwiegend im Fleisch, Kartoffeln, Gemüse und Obst. Unter normalen Bedingungen wird Kalium vorwiegend durch die Nieren ausgeschieden. Etwa 10 Prozent des täglichen Kaliumverlustes erfolgt durch den Stuhl. Bei Durchfall kann dieser Anteil jedoch beträchtlich zunehmen, was unangenehme Begleiterscheinungen nach sich zieht.

Kalium hält die Gewebespannung in den Zellen, den so genannten osmotischen Druck, aufrecht. Es ist auch für die Wirksamkeit einer Reihe von Enzymen (Stoffe, die im Körper gewisse chemische Reaktionen einleiten) unerlässlich. Darüber hinaus beeinflusst Kalium aufgrund der ungleichen Verteilung in bzw. außerhalb der Zelle die Erregbarkeit von Nerven- und Muskelzellen. Es spielt weiters eine Rolle beim Aufbau von Eiweiß (Proteinen) und bei der Verwertung von Zucker (Kohlenhydraten). Rote Blutkörperchen sind besonders reich an Kalium. Eine Erhöhung bezeichnet man als Hyperkaliämie, eine Erniedrigung heißt Hypokaliämie.

Mehrere Systeme im Körper beeinflussen den Kaliumbestand im Organismus:

- Säure-Basen-Haushalt

Bei niedrigem pH-Wert (Übersäuerung) strömt Kalium aus dem Inneren der Zellen in den Extrazellulärraum. Andererseits strömt bei erhöhtem pH (Alkalisierung) Kalium in die Zellen ein. Daraus folgt:

Eine Übersäuerung (Azidose) geht mit erhöhtem Kalium (Hyperkaliämie) einher, eine Alkalose (Überschuss an Basen) bewirkt einen erniedrigten Kaliumspiegel (Hypokaliämie).

- **Aldosteron**

Dieses Hormon aus der Nebenniere fördert die Kaliumausscheidung über die Nieren. Ein Mangel bewirkt daher eine Hyperkaliämie, ein Überschuss eine Hypokaliämie.

- **Insulin**

Dieses Hormon der Bauchspeicheldrüse fördert nicht nur den Einbau von Glukose, sondern auch den Einstrom von Kalium in die Zellen. Erhöhte Insulinausschüttung führt also im Laborbefund zu niedrigem Kalium. Bei der Behandlung von schweren Stoffwechselentgleisungen bei Diabetes mellitus wird daher der Spiegel in kurzen Abständen kontrolliert.

Bevor man die Bedeutung des Kalium bei der Behandlung schwerster Blutzuckerentgleisungen kannte, starben nicht wenige Patienten an Herzrhythmusstörungen. Diese waren Folge des bei der Behandlung auftretenden Kaliumabfalls.

Was bedeutet erniedrigtes Kalium?

Bei niedrigem Kalium spielt nicht nur das Ausmaß der Erniedrigung eine Rolle, sondern auch die Geschwindigkeit des Kaliumabfalls.

Ein schneller geringerer Abfall wird oft schlechter vertragen als ein stärkerer, der sich über einen längeren Zeitraum entwickelt.

Die auffallendsten Anzeichen eines zu niedrigen Kaliumspiegels betreffen die Muskeln. Patienten klagen über deren Schwäche. Ist der Mangel besonders krass ausgeprägt und auch sehr schnell aufgetreten, können sogar Lähmungserscheinungen auftreten. Die Patienten fühlen sich leicht ermüdbar und antriebslos. Auch die Muskulatur des Darmtraktes und der Blase erschlafft. Betroffene leiden an Verstopfung und an Störungen beim Urinieren. Im EKG treten typische Veränderungen auf. Herzrhythmusstörungen bis hin zum gefährlichen Kammerflimmern sind gefürchtete Komplikationen. Besonders Patienten, die Herzmedikamente (Digitalispräparate) einnehmen, sind bei Kaliummangel von Rhythmusstörungen bedroht.

Die Nieren verlieren ihre Fähigkeit, konzentrierten Harn zu erzeugen. Daher müssen die Patienten häufiger urinieren (Polyurie). Sie verlieren auf diese Weise Flüssigkeit. Das kann die Kreislaufsituation verschlechtern.

Eine Erniedrigung des Kaliums um etwa 1 mmol/l bedeutet einen Gesamtverlust von rund 100 bis 200 mmol.

Abfall des Kaliumspiegels unter 1,5 mmol/l und Anstieg über 11 mmol/l führt zum Tod.

Ungenügende Zufuhr

Im Gegensatz zu Natrium kann schon ungenügende Zufuhr mit der Nahrung einen Mangel an Kalium verursachen. In den meisten Fällen aber ist das nur eine Teilursache. Schwere Alkoholiker und Patienten mit Anorexie (Magersucht) sind besonders betroffen.

Chronisches Erbrechen

Beim Erbrechen, aber auch bei Dauerabsaugung von Magensaft durch Sonden gehen große Mengen an Salzsäure verloren. Als Folge davon tritt Alkalose (Basenüberschuss) auf. In diesem Zustand wird vermehrt Kalium in die Zellen aufgenommen. Auch in den Nierenkanälchen (Tubuli) erfolgt erhöhte Aufnahme von Kalium, um die Alkalose auszugleichen. Das führt natürlich zur Erniedrigung des Kaliumspiegels im Serum, also außerhalb der Zellen.

Medikamente

Es gibt eine Reihe von Medikamenten, die zu einer Verschiebung von Kalium in die Zellen führen

- Asthmamittel (β-Sympathomimetika)
- Theophyllin
- Coffein
- Insulin

Chronische Durchfälle

Bei allen Durchfallerkrankungen, aber auch bei missbräuchlicher Anwendung von Abführmitteln können schwere Kaliumverluste auftreten. Ein Liter Stuhlflüssigkeit enthält 60 bis 90 mmol Kalium.

Kaliumverlust durch die Nieren

Er kann relativ leicht nachgewiesen werden: Der Arzt misst das Kalium im Harn. Wird mehr als 20 mmol/l ausgeschieden, sind Verluste durch die Nieren für den Kaliummangel verantwortlich. Eine funktionierende Niere versucht durch Verminderung der Kaliumausscheidung einen Mangel zu verhindern.

Die Hintergründe vermehrter Kaliumausscheidung durch die Nieren können sehr vielfältig sein:

Entwässerungsmittel (Diuretika)

Häufigste Ursache! Die Mehrzahl von Entwässerungsmitteln ruft nicht nur einen Verlust an Flüssigkeit, sondern auch an Kalium hervor. Der Arzt wird sich also im Bedarfsfall für kaliumsparende Präparate entscheiden, um Komplikationen durch einen Mangel zu vermeiden.

Aldosteronerhöhung

Alle Krankheiten, die zum Anstieg des Hormons Aldosteron führen, gehen mit erhöhtem Kaliumverlust durch die Nieren einher. Aldosteron ist zum Beispiel bei Bluthochdruck, der durch Nierenschäden bewirkt wird, vermehrt. Bei einer als primären Aldosteronismus (Conn-Syndrom) bezeichneten Krankheit mit verstärkter Ausschüttung von Aldosteron aus der Nebenniere zählt Kaliummangel zu den wichtigsten Anzeichen. Aldosteron kann auch im Zuge eines Nebennierentumors im Überschuss produziert werden.

Überschuss an Kortison

Auch Kortison kann eine ähnliche Wirkung wie Aldosteron haben. Darauf ist bei der Behandlung mit diesem Hormon, das auch aus den Nebennieren stammt, aufzupassen.

Nierenerkrankungen

Bestimmte Nierenerkrankungen bewirken verstärkten Kaliumverlust. So ist bei renalem (nierenbedingten) Diabetes der Harnzucker positiv, ohne dass Blutzuckererhöhungen vorliegen. Patienten mit dieser Erkrankung verlieren durch die Nieren Aminosäuren (Eiweißbausteine) und Phosphate.

Was bedeutet erhöhtes Kalium?

Wie bei Kaliummangel überwiegen auch hier die Symptome seitens der Muskulatur. Zum Beispiel sind die Reflexe gesteigert. Allerdings tritt bei sehr starker Erhöhung genauso wie bei Mangel eine Lähmung der Muskeln auf. Im EKG sind auch hier typische Veränderungen erkennbar. Man muss Herzrhythmusstörungen befürchten. Bei extremen Werten tritt der Tod infolge Kammerflimmerns ein. Hyperkaliämie (erhöhtes Kalium) wird hervorgerufen durch:

Fehlbestimmung

Wird bei der Blutabnahme der Arm sehr lange gestaut oder das Blut bis zur weiteren Verarbeitung mehr als eine Stunde lang stehen gelassen, zerfallen rote Blutkörperchen (Erythrozyten). Dadurch wird Kalium frei und verfälscht die Laborwerte.

Medikamente

Nach der Einnahme kaliumsparender Entwässerungsmittel (Diuretika), bei der Verwendung von Ersatzsalzen (Elektrolytgetränke), bei Überdosierung von Digitalis (Herzpräparat) und der Gabe von sogenannten ACE-Hemmern kann der Spiegel ansteigen. Besonders betroffen sind Patienten mit eingeschränkter Nierenfunktion.

Azidose

Bei akut auftretender Übersäuerung (Azidose) kommt es zum Übertritt von Kalium aus den Zellen ins Plasma (Blutflüssigkeit).

Gewebezerfall

Dasselbe wie bei Azidose passiert bei verstärktem Gewebeuntergang (Hämolyse, also Zerfall von roten Blutkörperchen nach Gewebsquetschung oder nach Behandlung mit Krebsmedikamenten).

Nierenschwäche (Insuffizienz)

Bei schweren Störungen der Nierenausscheidung kann das Kalium im Serum erhöht sein.

Mangel an Aldosteron

Beim Morbus Addison, einer Erkrankung der Nebennieren mit verminderter Produktion des Hormons Aldosteron, wird immer ein Anstieg des Kaliumwertes beobachtet. Zugleich ist der Natriumwert erniedrigt.

Chlorid (Cl)

In der Mehrzahl der Fälle weist eine Veränderung des Chloridspiegels auf Störungen im Säure-Basen-Haushalt bzw. auf einen Chloridverlust hin, bedingt durch chronisches Erbrechen.

Normalwert:

95 bis 110 mmol/l
Die Bestimmung erfolgt aus dem Blut

Was ist Chlorid?

Chlorid ist das wichtigste Anion (negativ geladenes Teilchen) im Serum. Gemeinsam mit Natrium hält es den osmotischen Druck (Gewebespannung) aufrecht. Damit wird auch das Blutvolumen und der arterielle Blutdruck beeinflusst. Chloride als stärkste (saure) Ionen im Körper sind für die Regulation des Säuren-Basen-Haushaltes wichtig. Der Körper enthält etwa 80 Gramm (2200 mval) Chlorid. Davon befinden sich 88 Prozent außerhalb und 12 Prozent innerhalb der Zellen. Ein Drittel des Chlorids ist in den Knochen enthalten.

Täglich werden mit der Nahrung rund 120 bis 260 mval zugeführt. Die Ausscheidung geschieht fast ausschließlich über die Nieren. Der Magensaft enthält Salzsäure (HCl) und ist damit sehr reich an Chlorid. Chlorid ist gleichsam Partner des Natriums im Kochsalz und hat daher außerhalb der Zellen und der Knochen annähernd dessen Verteilung im Organismus.

Erniedrigung der Chloridkonzentration im Serum wird Hypochlorämie, eine Erhöhung hingegen Hyperchlorämie genannt.

Was bedeutet erniedrigtes Chlorid?

Chronisches Erbrechen

Bei starkem, immer wiederkehrenden Erbrechen, aber auch bei Absaugung von Magensaft durch eine Sonde geht viel HCl (Salzsäure) verloren. Es erfolgt ein Abfall des Chloridspiegels.

Bestimmte Entwässerungsmittel

Manche entwässernde Medikamente, sogenannte Schleifendiuretika (z.B. Lasix) verhindern die Wiederaufnahme von Chlorid in den Nierenkanälchen. Dadurch erniedrigen sich die Werte.

Bestimmte Hormone

Aldosteron (Hormon aus der Nebenniere) und einige andere Hormone, die als Medikament verabreicht oder im Überschuss (Tumor) produziert werden, können den Chloridspiegel im Blut senken.

Was bedeutet erhöhtes Chlorid?

Chronische Durchfälle

Der Saft der Bauchspeicheldrüse (Pankreassekret) und die Dünndarmflüssigkeit sind reich an Bikarbonat, also alkalisch (basisch). Durch chronische Durchfälle kann Übersäuerung (Azidose) entstehen, weil diese Säfte verloren gehen. Die Nieren versuchen dann, die Übersäuerung auszugleichen, indem sie Chlorid verstärkt wieder zurückgewinnen (Rückresorption). Das erhöht natürlich den Chloridspiegel im Blut.

Nierenleiden

Eine Reihe von Nierenerkrankungen bewirken einen Anstieg des Chloridspiegels. Diese selten diagnostizierten Leiden werden als "renal tubuläre Azidosen" bezeichnet. Sie kommen vererbt, als Autoimmunerkrankungen oder als Folge von Medikamenteneinnahme vor. Die Patienten leiden an Muskelschmerzen, Knochenschmerzen, Wachstumsstörungen und Nierensteinen.

Chronische Hyperventilation (übermäßiges Atmen)

Wenn Patienten (zum Beispiel bei hohem Fieber oder Erkrankungen des Gehirns) längere Zeit hindurch tief atmen, wird das Blut alkalisch. Dieses vertiefte Atmen bezeichnet man als Hyperventilation. Die Nieren versuchen nun, das Blut durch vermehrte Rückresorption von Chlorid wieder auf einen normalen pH-Wert zu bringen.

Magnesium (Mg)

Magnesium ist ein lebensnotwendiges Elektrolyt, das unter anderem für die normale Muskelfunktion notwendig ist. Ein Mangel kann bei chronischen Darmerkrankungen, bei der Verwendung von Entwässerungsmitteln und einseitiger Ernährung eintreten.

Normalwert:

0,8 bis 1,3 mmol/l
Die Bestimmung erfolgt aus dem Blut

Was ist Magnesium?

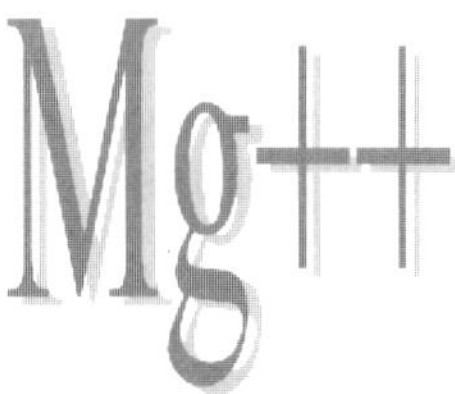

"Magnesium hat keine klinische Bedeutung", so stand es noch vor drei Jahrzehnten in den medizinischen Lehrbüchern. Heute wissen wir bereits um die große Bedeutung des Magnesiums für den Menschen. Es ist ein Erdalkalimetall, das die Funktion einer Reihe von Enzymen unterstützt. Magnesium ist auch für die Aktivität der Nerven und Muskeln notwendig. Die Hälfte des körpereigenen Magnesiums ist in den Muskeln verborgen. Vom Rest befindet sich der Großteil innerhalb der Zellen. Pro Tag wird durch die Nahrung etwa 500 mg Magnesium aufgenommen. Eine mangelhafte Zufuhr kann bei schweren Alkoholikern beobachtet werden.

Eine Erniedrigung des Magnesiums heißt Hypomagnesiämie, eine Erhöhung wird als Hypermagnesiämie bezeichnet.

Was bewirkt ein Magnesiummangel?

Eine erhöhte Erregbarkeit der Muskeln mit Zuckungen, Zittern, Krämpfen und Herzjagen sind die augenfälligsten Symptome eines Magnesiummangels. Allerdings muss man diese Beschwerden erst bei einem Abfall des Wertes unter 0,60 mmol/l befürchten.

Insgesamt ähneln die Symptome jenen des Calciummangels. Auch treten Störungen des Calcium- und des Magnesiumhaushaltes häufig gemeinsam auf. Oft ist ein Magnesiummangel auch mit einem Kaliummangel verknüpft.

Geringgradige Mangelzustände können lediglich Müdigkeit, Nervosität oder Appetitlosigkeit bewirken. Ausgeprägtere Symptome treten erst unter 0,5 mmol/l auf.

Solange ein Magnesiummangel nicht ausgeglichen ist, kann auch ein Calciummangel oder Kaliummangel kaum korrigiert werden.

Was bedeutet erniedrigtes Magnesium?

Ungenügende Zufuhr

Schwerer Alkoholismus, langdauernde Unterernährung und schwere Resorptionsstörungen im Magen-Darm-Trakt können erniedrigte Magnesiumspiegel verursachen.

Verluste durch den Magen-Darm-Trakt

Chronisches Erbrechen und chronische Durchfallserkrankungen führen manchmal zu Mangelzuständen an verschiedenen Elektrolyten, darunter auch Magnesium.

Vermehrte Verluste durch die Nieren

Durch die Gabe mancher Entwässerungsmittel und bei schweren Stoffwechselentgleisungen kann die Ausscheidung durch die Nieren die Zufuhr übersteigen.

Hormonelle Störungen

Ein Magnesiummangel tritt manchmal bei Diabetes mellitus, Schilddrüsenüberfunktion, Störungen der Nebenschilddrüsen und bei der Überproduktion von Aldosteron auf.

Was bewirkt ein erhöhtes Magnesium?

Muskelschwäche, Verminderung und Ausfall der Reflexe, Herzrhythmusstörungen, Blutdruckabfall, Blasenfunktionsstörungen und Verstopfung sind die wesentlichsten Symptome einer Hypermagnesiämie. Niedriges Calcium und erhöhtes Kalium können die Beschwerden noch verstärken. Insgesamt tritt Magnesiumüberschuss seltener als Magnesiummangel auf. Die Symptome zeigen sich ab einer Erhöhung des Magnesiums über 2,5 mmol/l. Ab einem Wert von 5 mmol/l besteht bereits Lebensgefahr. Der Tod tritt infolge einer Lähmung der Atemmuskeln ein.

Was bedeutet erhöhtes Magnesium?

Nierenschwäche und Einnahme säurebindender Medikamente, die Magnesium enthalten

Eine Hypermagnesiämie findet man praktisch ausschließlich bei Patienten mit schwerer Niereninsuffizienz, wenn diese große Mengen magnesiumhaltiger Antazida (säurebindende Medikamente) einnehmen.

Leichte Hypermagnesiämien treten auf bei:

Morbus Addison (Nebennierenversagen)

Schilddrüsenunterfunktion

Therapie mit Lithium

Virushepatitis

Übermäßige Zufuhr von Milch oder Antazida

Spurenelemente

Wie der Name schon ausdrückt, handelt es sich dabei um Stoffe, die der Körper nur in sehr geringen Mengen, eben Spuren, benötigt. Mangel an Spurenelementen ist nur in wenigen Fällen durch Beschwerden bzw. Veränderung von Befunden nachweisbar. Die medizinischen Forscher sind sich heute aber sehr wohl darüber im Klaren, dass eine Reihe von Störungen des Wohlbefindens auf ein Defizit zurückgeführt werden kann. Bei Eisen und Jod bestand darüber ja auch früher kein Zweifel.

Man unterscheidet zwischen Spurenelementen, für die bislang keine physiologische Funktion bekannt ist, die vielleicht sogar schädlich (toxische Schwermetalle) und jenen, die für den Organismus notwendig sind. Diese werden "essentielle Spurenelemente" genannt.

Essentielle Spurenelemente

- Eisen
- Jod
- Chrom
- Cobalt
- Kupfer
- Mangan
- Molybdän
- Nickel
- Selen
- Zink

Eisen (Fe)

Eisen ist ein unersetzbarer Bestandteil des roten Blutfarbstoffes Hämoglobin. Dieses wiederum sorgt mit Hilfe des Eisens für den Sauerstofftransport im Blut. Ohne Sauerstoff könnte kein Körpergewebe überleben.

Bei Verdacht auf Eisenmangel sowie auf Eisenüberladung ist die Bestimmung des Serumeisenspiegels noch üblich, aber ungeeignet. Wichtig ist auch zu wissen, dass schwere Infektionen, aber auch Krebs den Eisenspiegel senken.

Normalwert:

Kinder:	**22-155 µg/dl (Mikrogramm)**
Frauen:	**40-150 µg/dl**
Männer:	**60-150 µg/dl**

Die Bestimmung erfolgt aus dem Serum

Was ist Serumeisen?

Eisen ist ein Metall-Ion, das für die Zellteilung, den Sauerstofftransport und den Energiestoffwechsel in den Zellen unerlässlich ist.

Da Eisen infolge seiner hohen Reaktionsbereitschaft für den Organismus nicht nur notwendig ist, sondern zugleich auch eine potentielle Gefahr darstellt, hat der Organismus einen sehr aufwendigen Apparat entwickelt. Dieser reguliert die Resorption, den Transport und die Speicherung im Körper. Sowohl Eisenmangel als auch Eisenüberschuss sind für den Organismus schädlich.

Der Eisengehalt eines Menschen schwankt zwischen 35 und 55 Milligramm pro Kilo. Täglich nimmt der Mensch etwa 1 bis 2 mg Eisen mit der Nahrung auf. Schon bei normalen Regelblutungen (eine wichtige Ursache für Eisenmangel ist übermäßiger Blutverlust während der Menstruation) und bei erhöhtem Eisenbedarf in der Schwangerschaft (es müssen ja zwei Menschen versorgt werden) kann Eisenmangel auftreten. Das Risiko ist noch größer, wenn eine Verdauungsstörung besteht. Dann kann unter Umständen nicht genügend Eisen aus der Nahrung aufgenommen werden.

Eisen wird im Blut an das Transferrin gekoppelt weitertransportiert. Auf diese Weise bringt dieses jenes Eisen, das in "Fresszellen" (Makrophagen) abgelagert ist, wieder zurück zu den Bildungsstätten der roten Blutkörperchen (hauptsächlich Knochenmark).

Die Bestimmung des Serumeisens erlaubt nicht das Abschätzen eines Eisenmangels oder Eisenüberschusses.

Was bedeuten niedrige Eisenwerte?

(Vielleicht) Eisenmangel

Eisenwerte unter 50 Mikrogramm/dl deuten auf Eisenmangel hin. Mit der Bestimmung des Transferrins, der Eisenbindungskapazität oder des Ferritins kann der Verdacht jedoch bestätigt oder widerlegt werden.

Von latentem (schleichend vorhandenem) Eisenmangel spricht man, wenn neben dem Serumeisen auch das Ferritin erniedrigt ist bzw. Transferrin oder Eisenbindungskapazität erhöht sind. Häufigste Ursachen sind chronische Blutverluste und Aufnahmeprobleme im Darm (chronische Entzündungen der Darmschleimhaut führen zu einem Mangel an vielen notwendigen Substanzen, auch an Eisen). Zudem kommt es auch bei Menschen, die sich sehr einseitig ernähren (Alkoholiker, strenge Vegetarier), häufig zu einem Eisenmangel.

Besteht zusätzlich bereits eine Anämie (Blutarmut), so spricht man nicht mehr von latentem, sondern von manifestem Eisenmangel. Bei der Eisenmangelanämie sind die roten Blutkörperchen klein und typischerweise arm an Hämoglobin.

Eisenverteilungsstörungen

Der Abfall des Eisenspiegels bei einer schweren Infektion ist ein durchaus sinnvoller Mechanismus. Eisen stellt nämlich für viele Bakterien einen wesentlichen Wachstumsfaktor dar.

Indem Eisen soweit wie möglich aus dem Serum entfernt wird, entzieht der Organismus den Eindringlingen gleichsam die Existenzgrundlage. Das kann bei der Abheilung von Infektionen helfen. Verminderte Eisenspiegel finden sich auch bei chronisch entzündlichen Erkrankungen, Tumoren, bei Urämie (Blutvergiftung durch Nierenversagen), aber auch zu Zeiten schwerer seelischer Belastung (Stress!).

Was bedeuten erhöhte Eisenwerte?

Eisenüberladung

Nach zahlreichen Bluttransfusionen, im Zuge chronischer, hämolytischer Anämien (bei diesen Krankheiten zerfallen verstärkt die roten Blutkörperchen) kommt es nicht selten zu einer beträchtlichen Anreicherung von Eisen im Körper.

Lebergewebsschädigung

Durch Zerfall von Lebergewebe im Rahmen schwerer Erkrankungen kann das darin gespeicherte Eisen frei werden. Es ruft erhöhte Serumwerte hervor.

Seit der Einführung der hochempfindlichen Messung des Ferritins ist die Bestimmung des Serumeisens bereits überholt ist.

- Eisenwerte schwanken sehr stark (100%) binnen 24 h
- Eisenwerte sind stark abhängig von der Nahrungszufuhr
- Zu viele Einflüsse vermindern die Werte (Entzündungen, Tumore)
- Schon ein geringgradiger Zerfall der Erythrozyten lässt die Eisenspiegel zu hoch erscheinen

Hämochromatose (Eisenspeicherkrankheit)

Die sehr häufige Erkrankung ist durch einen Erbdefekt bedingt. Er bewirkt eine Eisenüberladung im Organismus. 5%-10% der Bevölkerung sind Genträger. Damit die Erkrankung ausbricht, muss das Hämochromatosegen an beiden Chromosomen vorhanden sein. Es bildet also theoretisch einer von 200-400 Menschen diese Krankheit aus. In der Tat erkrankt allerdings nur einer von 4000–5000.

Die Hämochromatose (Eisenspeicherkrankheit) führt unbehandelt zu Leberschäden, Zuckerkrankheit (Diabetes Mellitus) und Verdauungsstörungen. Kennzeichnend ist eine spezielle Braunfärbung der Haut, die sich vom Arzt leicht deuten lässt. Mit regelmäßigen Aderlässen kann er die Hämochromatose gut behandeln.

Symptome (Auffälligkeiten) bei Hämochromatose, geordnet nach Häufigkeit

Symptome	Status
1. Schwäche	1. vergrößerte Leber
2. Schmerzen im Bauch	2. Pigmentierungen
3. Diabetes Mellitus	3. Behaarungsverlust
4. Gelenkschmerzen	4. Periphere Ödeme
5. Libidoverlust oder Impotenz	5. Gelbsucht
6. Ausfall der Regelblutungen	6. Vergrößerung der Brustdrüsen
7. Neigung zur Kurzatmigkeit	beim Mann
8. Neurologische Symptome	7. Wasser im Bauch (Aszites)

Quelle: C. Arnold et al., Dtsch. med. Wschr. 123 (1998), 397-398

Die Früherkennung dieser Krankheit ist sehr wichtig, da durch die einfache Behandlung alle Organschäden verhindert werden können. Es dauert nämlich Jahre, bis es zu Schäden an verschiedenen Organen kommt. Bei rechtzeitig erkannter und behandelter Erkrankung überlebt der Patient meistens.

Ein Screening mittels Bestimmung von Serumferritin ist kostengünstig und wichtig. Nach molekulargenetischer Testung (siehe nachfolgendes Hämochromatose-Gen) sollte im positiven Fall eine Familienuntersuchung durchgeführt werden. Eine massive Eisenüberlastung kann auch im Computertomogramm und speziell in der Kernspintomographie der Leber erkannt werden. Diese Untersuchungen sind allerdings kaum empfindlich genug und zu teuer.

Hämochromatose-Gen (CYS 282Tyr)

Die häufige Erbkrankheit Hämochromatose kann heute bereits gentechnologisch nachgewiesen werden.

Im Sommer 1996 wurde von einer amerikanischen Forschergruppe ein Gen entdeckt, dessen Veränderung zu einer Störung des Eisenstoffwechsels und damit zur Hämochromatose führt. Dieses Gen wird als HFE bezeichnet. Die entsprechende Genanalyse (HFE-Genotypisierung) kann an menschlichem Blut durchgeführt werden. Sie erfordert daher keinerlei größere Eingriffe. An einer Hämochromatose erkrankte Personen werden nunmehr frühzeitig erkannt. Etwa 60% bis 85% aller Menschen mit der vererblichen Eisenspeicherkrankheit sind Träger dieser Mutation in beiden entsprechenden Chromosomen (homozygot). Während früher zur Diagnose der Erkrankung eine Leberbiopsie notwendig war, kann der Erbdefekt heute mit dieser relativ preiswerten Untersuchung zweifelsfrei erkannt werden.

Zwei seltenere familiäre Erkrankungen (in der Praxis weniger wichtig):

Die erste ist charakterisiert durch Ferriteinanstieg mit mäßig erhöhten Gewebespeichern. Sie kommt gemeinsam mit Adipositas, Hyperlipidämie, Diabetes Mellitus II und arterieller Hypertonie vor. Die Art der Vererbung ist noch unbekannt.

Beim zweiten Syndrom besteht eine Ferriteinerhöhung mit Katarakten (grauer Star) ohne histologische Eisenüberlastung. Die Ursache ist eine Punktmutation des Ferritin-Gens.

Transferrinsättigung

Der Quotient (Ergebnis der Division) Fe/Transferrin wird in Prozent angegeben. Dieser Wert ist wichtig bei Verdacht auf Eisenmangel oder Eisenüberladung.

Normalwerte:

Männer und Frauen 16-45%
Die Bestimmung erfolgt aus dem Serum

Was ist Transferrinsättigung?

Transferrin ist das Transporteiweiß (Protein) für Eisen im Blut. Es kann pro Molekül zwei Eisenatome befördern.

Bei Eisenmangel steigt die Konzentration von Transferrin an. Die Aufnahmefähigkeit von Eisen ist damit erhöht. Auf der anderen Seite sinkt bei Eisenüberladung Transferrin und damit die Bindungskapazität (EBK) ab.

Aussagekräftiger als die Transferrinbestimmung allein ist die sogenannte Transferrinsättigung. Sie wird in Prozenten angegeben. Liegt sie unter 16 Prozent, besteht Eisenmangel. Steigt sie über 45 Prozent, liegt eine Überladung mit Eisen vor.

Was bedeutet erhöhte Transferrinsättigung?

Hämochromatose

Hohes Serumeisen und Ferritin kennzeichnen diese Erkrankung. Sie kann im Gefolge wiederholter Bluttransfusionen auftreten. Die starke Eisenüberladung bedroht Leber und Bauchspeicheldrüse, führt zu Verdauungsstörungen und zur Braunverfärbung der Haut (im Fachjargon heißt diese Erkrankung "Bronzediabetes").

Infektionen, Krebs

Bei schweren Infektionen und bei Tumorerkrankungen, aber auch bei chronischen Entzündungen werden Eisen und Transferrin aus dem Blut entfernt. Um diese Reaktion von einem echten Eisenmangel unterscheiden zu können, wird Ferritin bestimmt. Es ist dann, im Gegensatz zu den wirklichen Mangelzuständen, nicht erniedrigt.

Was bedeutet erniedrigte Transferrinsättigung?

Eisenmangel

Bei Eisenmangel ist die Transferrinsättigung schon zu einem Zeitpunkt erniedrigt, bevor noch ein Absinken des Eisens im Serum festgestellt werden kann. Damit stellt dieser Laborparameter einen empfindlichen Gradmesser für die Frühdiagnose von Eisenmangel dar.

Östrogene

Weibliche Sexualhormone (Östrogene) können einen Anstieg des Transferrin und damit einen Abfall der Transferrinsättigung bewirken. Das und der vermehrte Eisenbedarf in der Schwangerschaft erklären auch die erniedrigten Werte.

Tabellarische Übersicht zur Diagnostik von Eisenstoffwechselerkrankungen:

	Ferritin	**Transferrinsättigung** Eisenspeicher mit Eisen gesättigter Anteil des Transferrins	**Transferrin** Eisentransporter totale Eisenbindungskapazität
Eisenmangel	⇑	⇓	N–⇑
Eisenüberladung	⇓–N	⇑	N–⇑
Infekte, Entzündungen Tumore	⇓–N	N–⇑	N–⇑

Ferritin

Zur Diagnose von Eisenstoffwechselstörungen eignet sich am besten Ferritin. Der Wert gibt Aufschluss über die Körperreserven an Eisen.

Normalwerte:

Kinder bis 15 Jahre:	**7-142 µg/dl (Mikrogramm)**
Erwachsene:	**20–250 µg/dl**
Sehr alte Menschen:	**5–650 µg/dl**
Die Bestimmung erfolgt aus dem Serum	

Was ist Ferritin?

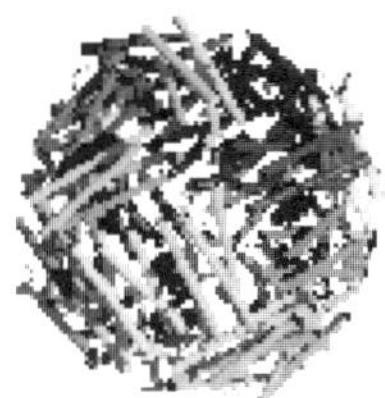

Ferritin ist ein Eiweißkörper, der nicht nur in der Tier-, sondern auch in der Pflanzenwelt vorkommt. Ferritin stellt das Speichermolekül für Eisen in der Zelle dar. Zugleich schützt Ferritin den Körper vor den in reiner Form vorkommenden Eisenatomen. Diese wären nämlich giftig!

Ferritin sieht wie eine Hohlkugel aus. Bis zu 4000 Eisenmoleküle sind von einer Eiweißhülle umgeben, die man Apoferritin nennt. Im Gegensatz zum zweiten Eisenspeichermolekül (Hämosiderin, das aus mehreren Molekülen Ferritin besteht) zeigt sich Ferritin im Bedarfsfall rasch einsatzbereit.

Zwischen dem im Serum vorkommenden Ferritin und der Gesamtmenge an Eisen im Körper herrscht ein bestimmtes Gleichgewicht. Ferritin ist im Serum wenig mit Eisen beladen und verweilt dort auch nur kurz. In geringen Mengen findet sich Ferritin ebenso in den roten Blutkörperchen (Erythrozyten). Es ist dort ein Maß für die Eisenversorgung des Systems zur Bildung der Erythrozyten. In den weißen Blutkörperchen (Leukozyten) findet sich Ferritin 1000fach höher konzentriert.

In einer ganzen Reihe von Krebszellen ist Ferritin in hoher Konzentration enthalten. Beim Wachstum von Tumoren setzen diese es in gewisser Menge frei. Es kann entsprechend gemessen und bewertet werden.

Was bedeutet niedriges Ferritin?

Eine Verminderung des Ferritins bedeutet immer, dass zu wenig Eisen vorliegt. Schon lange bevor sich andere Laborwerte ändern oder Krankheitszeichen auftreten, kann anhand eines zu niedrigen Ferritinspiegels die Diagnose "Eisenmangel" frühzeitig gestellt werden. Der Zusammenhang mit dem Gesamteisen: Ein Mikrogramm Ferritin bedeutet etwa 8 Milligramm Speichereisen.

> ***Niedriges Ferritin beweist einen Eisenmangel.***

Im Verlauf einer Behandlung mit Eisenpräparaten kann die Bestimmung des Ferritins helfen. Es zeigt nämlich an, wann mit dem "Nachfüllen" von Eisen aufgehört werden muss, um keine Überladung zu riskieren.

Was bedeutet erhöhtes Ferritin?

In Frage kommen:

Leberleiden, Tumore

Wenn Leberzellen geschädigt sind oder Gewebe im Organismus zugrunde geht bzw. bei schweren Infektionen das Gleichgewicht der Eisenverteilung gestört ist, finden sich erhöhte Ferritinwerte.
Ein Anstieg des Ferritins erfolgt oft auch bei Krebserkrankungen. Dann aber meist erst in der Spätphase der Erkrankung. Daher eignet sich Ferritin als Suchtest für Krebs bestimmt nicht.

Eisenüberladung

Werte über 400 µg/dl können als Hinweise auf Eisenüberschuss dienen, liegt keine andere Erkrankung vor. Daher ist es dem Arzt nur möglich, den Wert allein im Zusammenhang mit einer Gesamtuntersuchung des Patienten zu beurteilen. Hat der Kranke viele Blutkonserven erhalten, ist eine Überladung wahrscheinlich.

Kupfer (Cu) und Coeruloplasmin

Bei unklaren Lebererkrankungen oder Veränderungen im Nervensystem kann die Bestimmung dieser beiden Werte eine Krankheit entlarven, die man Morbus Wilson nennt. Das ist eine seltene Störung des Kupferstoffwechsels.

Normalwerte:

Kupfer 70 bis 140 µg/dl im Serum
0,01 bis 0,06 mg im 24-Stunden-Harn

Coeruloplasmin 15 bis 60 mg/dl

Die Bestimmung erfolgt aus dem Serum
Bei Kupfer wird auch noch die 24-Stunden-Ausscheidung im Harn gemessen

Was sind Kupfer und Coeruloplasmin?

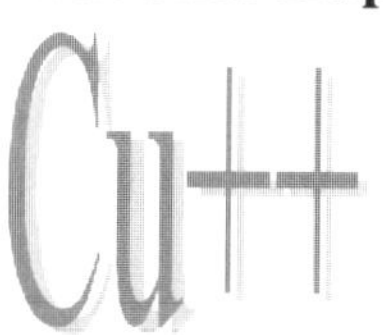

Kupfer ist ein lebenswichtiges Spurenelement. Zahlreiche Enzyme (Stoffe, die im Organismus chemische Vorgänge bewirken) würden ohne es nicht funktionieren. Der Kupfergehalt eines Erwachsenen beläuft sich auf etwa 80 (50-120) mg.

Kupfer wird aus dem Dünndarm in den Körper aufgenommen (resorbiert). Anschließend erfolgt Bindung an einen Bluteiweißkörper (Albumin) und Weitertransport in die Leber. Aus der Leber wird Kupfer wieder mit Hilfe eines anderen Eiweißkörpers zu den jeweiligen Wirkungsstätten befördert.

Diese Verbindung zwischen Kupfer und dem Transporteiweiß hat eine charakteristisch blaue Farbe. Er wird deshalb Coeruloplasmin genannt. Es handelt sich dabei um ein sogenanntes Akute-Phase-Protein, das auch bei Entzündungsprozessen eine Rolle spielt.

Was bedeuten erniedrigtes Kupfer und Coeruloplasmin?

Morbus Wilson

Diese erbliche Krankheit ist gekennzeichnet durch krankhafte Kupferspeicherung in der Leber, im Gehirn und in geringerem Maße auch in anderen Organen. Das führt nach einiger Zeit zu Funktionsstörungen in den betroffenen Bereichen. Meist wird das Leiden vor dem 40. Lebensjahr erkennbar.

Bei vielen Patienten mit Morbus Wilson findet sich auch eine typische Veränderung an den Augen, und zwar ein rotbrauner Ring um die Regenbogenhaut (Kayser-Fleischer-Kornealring).

Ursache von Morbus Wilson ist wahrscheinlich ein genetisch programmiertes Unvermögen der Leberzellen, Kupfer in Form von Coeruloplasmin abzugeben. Das Spurenelement kann dadurch auch nicht über die Galle ausgeschieden werden. Daher reichert es sich in der Leber usw. an und verursacht Störungen: Durch Ablagerungen im Gehirn treten Zittern, Bewegungsstörungen und auch psychische Veränderungen auf.

Das überschüssige Kupfer wird in stärkerem Maße als üblich durch den Harn ausgeschieden. Im Labor findet sich meist eine Erniedrigung des Kupferspiegels (unter 70 µg/l). Im Harn werden dafür innerhalb von 24 Stunden mehr als 0,1 mg ausgeschieden. Das Coeruloplasmin zeigt sich erniedrigt (unter 15 mg/dl). Bei genauer Untersuchung des Lebergewebes (Biopsie, dann mikroskopische Überprüfung) finden sich große Kupfermengen.

Menkes Syndrom

Bei dieser seltenen Erkrankung kann Kupfer nicht aus dem Darm in den Blutkreislauf aufgenommen werden. Daher sind Serumkupfer und auch Coeruloplasmin vermindert.

Neugeborene mit diesem Leiden (nur Knaben sind betroffen!) haben schwere Gehirnschäden. Sofort fällt die stahlwollartige Behaarung der Säuglinge auf.

Sonstiges

Verminderte Coeruloplasminspiegel treten außerdem noch bei Eiweißmangel (Nierenschäden, Mangelernährung) auf.

Was bedeuten erhöhtes Kupfer und Coeruloplasmin?

Schwangerschaft

Im letzten Drittel einer Schwangerschaft und bei Einnahme von weiblichen Sexualhormonen (Die Östrogene in der "Pille") werden erhöhte Werte beobachtet.

Begleiterscheinung anderer Krankheiten

Vor allem bei Entzündungen kann Kupfer im Gegensatz zu Eisen erhöht sein. Weiters:

- Mehr als die Hälfte der Patienten mit akuten oder chronischen Infektionskrankheiten zeigen erhöhte Kupfer- und Coeruloplasminspiegel. Der Anstieg des Kupfers ist aber selten besonders stark: Werte von 300 µg/l werden kaum je überschritten.
- Auch Erkrankungen des rheumatischen Formenkreises lassen den Kupferspiegel mitunter auf über 250 µg/l ansteigen
- Zwei Wochen nach einem Herzinfarkt
- In den ersten Tagen nach Operationen
- Bei verschiedenen bösartigen Tumoren
- Bei verschiedenen Formen der Blutarmut (Anämie)
- Zu rund 50 Prozent bei Patienten mit Unterfunktion der Schilddrüse (Hypothyreose)
- Bei verschiedenen Leberleiden.

Cholestase

Cholestase nennt man die gestörte Ausscheidung von Gallenflüssigkeit durch Leberleiden, Gallensteine, Tumoren usw. Gleichzeitig ist dabei immer auch die Kupferausscheidung behindert. Das wiederum erhöht sowohl Kupfer- als auch Coeruloplasminspiegel.

Kupfervergiftung

Akute Kupfervergiftungen äußern sich meist in Symptomen wie Übelkeit und Erbrechen. Bei Säuglingen und Kleinkindern mit chronischer Kupferüberbelastung beobachtet man Müdigkeit und Blässe, später eine Hepatomegalie (Vergrößerung der Leber) mit erhöhten GOT, GPT und Gamma-GT-Werten (Indian Childhood Cirrhosis). Im Urin ist eine erhöhte Kupferbelastung erst spät zu erkennen. Die Prognose (Heilungsaussicht) hängt vom Alter und der Kupfermenge ab.

Selen (Se)

Möglicherweise können manche unklare Beschwerden auf einen Selenmangel zurückgeführt werden. Sicher zuwenig Selen haben Menschen mit langdauernder Ernährung durch Infusionen. Eine Überdosierung kann zu Hautveränderungen und Störungen des Nagel- und Haarwachstums führen.

Normalwerte:

0,95 bis 1,77 µmol/l im Serum
0,06-0,38 µmol/24 h im 24-Stunden-Harn

Was ist Selen?

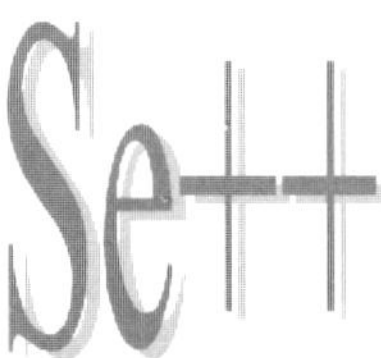

Selen ist ein für den Menschen notwendiges Spurenelement. Über seinen Stoffwechsel weiß man relativ wenig. Wahrscheinlich ist das einzige bisher bekannte Enzym, das Selen enthält (die Glutathionperoxidase), für den Schutz und die Instandhaltung von Zellmembranen zuständig.

Wann ist Selen vermindert?

Ernährungsbedingter Selenmangel

Nur nach sehr langer Ernährung durch Infusionen und bei speziellen Diäten kann ein Selenmangel auftreten. Die Patienten leiden unter Muskelschwächen (vorzugsweise in den Beinen). Auch eine Schädigung des Herzmuskels (Kardiomyopathie) wurde beobachtet. Wahrscheinlich treten die Symptome nur auf, wenn gleichzeitig ein Vitamin-E-Mangel besteht.

Niedrige Selenspiegel können auch bei Patienten mit Tumoren im Magen-Darm-Trakt und bei schweren Lebererkrankungen beobachtet werden.

Als Begleitphänomen bei manchen Erkrankungen

- Bei schweren Muskelerkrankungen (Muskeldystrophien)
- Bei manchen Herzmuskelerkrankungen
- Bei Leberzirrhose
- Bei rheumatoider Arthritis
- Bei Karzinomen

werden bisweilen ebenfalls erniedrigte Selenwerte gefunden.

Wahrscheinlich ist bei diesen Erkrankungen der Selenmangel die Folge und nicht die Ursache. Es kann aber nicht ausgeschlossen werden, dass ein Mangel an Selen die Schwere der Grunderkrankung vielleicht doch verstärkt.

Was bedeutet erhöhtes Selen?

In gewissen Industriezweigen (Glas-, Porzellan- und Elektroindustrie) kommen (allerdings selten) auch Vergiftungen mit Selen vor. Die Patienten zeigen dann Symptome wie Hautentzündung, brüchige Nägel und Haarausfall. Bei schweren Vergiftungen tritt Übelkeit und Erbrechen auf. Der Tod kann als Folge von Kreislaufversagen oder eines Lungenödems eintreten. Auffallend ist der Knoblauchgeruch des Atems und des Urins bei Patienten mit Vergiftung.

Zufuhr von Selen durch gängige Präparate kann nicht zu Vergiftungen führen, da Selen darin sehr niedrig dosiert wird.

Weitere Spurenelemente

Alle anderen Spurenelemente wollen wir hier nur sehr kurz besprechen, da die Forschung hier noch in den Kinderschuhen steckt. Berichte haben hier vornehmlich noch Vermutungscharakter:

Zink (Zn)

Zinkmangel könnte bei manchen chronischen Hauterkrankungen und Wundheilungsstörungen eine Rolle spielen.

Normalwerte:

4,5–7,5 mg/l im Vollblut
0,6–1,2 mg/l im Serum

Was ist Zink? Was bewirkt ein Mangel?

Zn

Rund 160 Enzyme und Hormone benötigen für ihre Aktivität das Metall Zink. Entsprechend schwer ist es, Mangel oder Überschuss zu bewerten. Möglicherweise kann Zink bei der Behandlung mancher Haut- und Haarerkrankungen nützlich sein.

Zink ist das Zentralatom des Insulins. Ein Mangel kann daher in manchen Fällen für ungenügende Freisetzung von Insulin aus bestimmten Zellen der Bauchspeicheldrüse (Langerhans'sche Inselzellen) mitverantwortlich gemacht werden.

Neben Störungen der Hautfunktion wird Zinkmangel ebenso mit manchen Formen der männlichen Impotenz in Verbindung gebracht. Auch die Bildung von Immunglobulinen könnte bei einem Zinkdefizit herabgesetzt sein. Der Arzt wird im Einzelfall entscheiden, ob er ein Krankheitszeichen mit Zinkmangel in Verbindung bringen und eine entsprechende Laboruntersuchung anordnen soll.

Chrom (Cr)

Für manche Fällen eines schlecht einstellbaren Diabetes Mellitus könnte Chrommangel verantwortlich sein.

Normalwerte:

< 0,5 µg/l im Serum

Was ist Chrom? Was bewirkt ein Mangel?

Das Metall Chrom wird eher mit Autozubehör und Badezimmerarmaturen in Verbindung gebracht als mit einem Spurenelement, das der Körper dringend braucht.

Chrom dürfte Einfluss auf die Zuckerverwertung und den Cholesterinstoffwechsel haben. Ob der geringe Bedarf immer durch die Nahrung gedeckt wird, lässt sich schwer abschätzen.

Die wichtigste zur Zeit bekannte Funktion des Chroms ist die als Bestandteil eines "Glucose-Toleranz-Faktors". Das bedeutet, Chrom verbessert die Verwertung von Kohlenhydraten. Zu Störungen kann es durch eine mangelnde Versorgung aufgrund überhöhtem Verzehr raffinierter Kohlenhydrate kommen. Bei starkem Chrommangel zeigt der Körper eine verminderte Glucosetoleranz mit einem entsprechend erhöhten Blutzucker- und Insulinspiegel. Dieser Prozess endet in einem Krankheitsbild, das dem eines Diabetes mit Spätfolgen entspricht. Empfohlen wird, je nach Kohlenhydratkonsum, eine Aufnahme von 50-200 µg/Tag.

Besonders chromhaltige Nahrungsmittel sind Fleischprodukte, Bierhefe, Käse und Vollkornprodukte.

Molybdän (Mo)

Mo

Dieses Spurenelement wird als Geheimtipp bei Impotenz gehandelt. Jedoch sind solche Empfehlungen immer mit gebührender Vorsicht zu genießen. Molybdän ist noch kaum erforscht. Bewiesen ist nur seine absolute Notwendigkeit. Der Tagesbedarf wird auf 500 Mikrogramm geschätzt. Molybdänzufuhr aktiviert den Harnstoffwechsel. Manche Sexualfunktionen bei Männern sollen mitunter auf Gabe von Zink und Molybdän günstig reagieren. Wissenschaftlich ist die Erfahrung aber nicht abgesichert.

Mangan (Mn)

Mn

Auch hier sind die wissenschaftlichen Erkenntnisse leider noch sehr lückenhaft. Mangan ist sicher Bestandteil einiger Enzyme. Sportler, aber auch Rheumatiker weisen häufig Manganmangel auf. Mangan-Gaben wird eine Anregung des Muskelstoffwechsels nachgesagt. Vergiftungen treten bei 50facher Überschreitung der Tagesdosis (10 bis 30 mg) auf. Zittern und Parkinsonähnliche Erscheinungen werden dabei beobachtet. Experten sehen die ernährungsmäßige Versorgung in den deutschsprachigen Ländern aufgrund manganarmer Böden als nicht ausreichend an.

Auf die Besprechung von Kobalt, Nickel und Vanadium wollen wir in diesem Buch verzichten, weil die medizinisch-wissenschaftlichen Unterlagen dazu noch zu dürftig sind. Allerdings sind schon in naher Zukunft interessante Aufschlüsse über die Spurenelemente zu erwarten. Bestimmt ergeben sich neue Erkenntnisse über den Zusammenhang von Mängeln und einer Reihe von Erkrankungen.

Krebs

Ein heikles Kapitel!

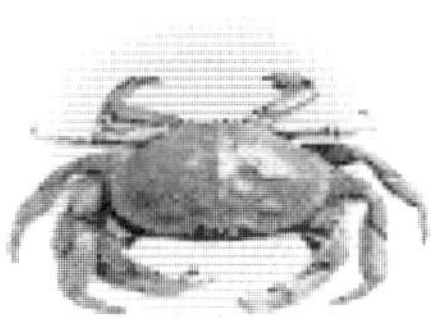

Leider gibt es keine Laboruntersuchungen, die eindeutig eine Frühdiagnose für diese gefürchtete Krankheiten (Es gibt ja nicht nur einen "Krebs") erlaubt. Allerdings können Ärzte aus einer Reihe von Tests wichtige Informationen über manche Tumorerkrankungen erhalten.

Die Schwierigkeit, darüber zu schreiben, besteht darin, dass alle in dieser Absicht verwendeten Laborwerte auch bei anderen (mitunter sogar harmlosen) Erkrankungen verändert sein können.

Das bedeutet für Sie, werte Leser, sich nicht nur auf den Laborzettel zu verlassen, sondern sich in erster Linie Ihrem Arzt anzuvertrauen!

Was ist ein Krebs (Karzinom)?

Stellen Sie sich eine Wunde vor. Bald nach einer Verletzung beginnen die Wundränder zu wuchern. Die Fläche verkleinert sich in kurzer Zeit. Nach wenigen Tagen ist sie, wenn keine Infektion eingetreten ist, wieder verschlossen.

Die Zellen reagieren auf ein Signal, das ihnen sagt, das Wachstum einstellen. Wenn die Zellen nun nicht aufhören zu wachsen und weiter wuchern, liegt bereits ein Tumor vor. Sie sind keiner Kontrolle mehr unterworfen. Irgend ein Mechanismus hat für den Wachstumsstopp versagt. Meist spielt sich dieser Prozess auf der Ebene der Zellkerne und Erbsubstanz ab.

Wächst der Tumor nur extrem langsam, zum Stillstand kommt und keine Tochtergeschwüre (Metastasen) im Körper verteilt, nennen wir ihn gutartig, andernfalls bösartig. Das Anderssein der Tumorzelle, der veränderte Stoffwechsel und das unterschiedliche Verhalten erlauben es bei bestimmten Tumoren Substanzen zu bestimmen, die bei Gesunden nur in kleinsten Mengen nachweisbar sind. Dieses "Anderssein" ist auch die große Chance für die Chemotherapie. Man entwickelt Giftstoffe, die speziell die bösartigen Zellen umbringen und – wenn möglich – alle gesunden Zellen verschonen. In dieser Hinsicht gab es in den letzten Jahren große Fortschritte.

Die häufigsten Tumore

Bösartige Tumore sind nach den Erkrankungen des Herz-Kreislauf-Systems die zweithäufigste Todesursache. Und ihre Anzahl wird in den nächsten Jahren sicherlich noch zunehmen, da die Menschen älter werden. Tumore treten nämlich zu einem großen Anteil bei reiferen Personen auf. Heute können dank der modernen Diagnostik viele Tumore früher und auch rechtzeitig entdeckt werden. Die Hygiene wurde verbessert, die Umweltbelastung durch krebserzeugende Schadstoffe reduziert und begünstigende Infektionen können besser beherrscht werden. Diese Tatsachen sollten weniger Tumore entstehen lassen. Auch der Griff zur Zigarette ist seltener geworden.

Zigarettenrauchen zeichnet für über 90% aller Lungenkarzinome und Karzinome im Mund- und Kehlkopfbereich sowie der Blase verantwortlich.

Häufigkeit der Tumore in der BRD in Prozent

Männer		Frauen	
Lunge	19,5	Brust	20,5
Haut	19,2	Haut	17,1
Dickdarm	9,5	Dickdarm	13,4
Prostata	8,1	Uterus	7,2
Magen	5,9	Magen	5,0
Blase	4,9	Lunge	4,0
Pankreas	2,1	Gallenblase	3,0

Nach: Statistisches Landesamt Saarbrücken 1966

In diesem Kapitel werden einige wichtige Tumorerkrankungen besprochen. Dabei wollen wir über die wesentlichen Laborveränderungen und andere diagnostische Maßnahmen informieren. Speziell wird auch auf die neuen Empfehlungen für Vorsorgeuntersuchungen eingegangen.

Im Anschluss daran werden die gängigsten Tumormarker, ihre Bedeutung und Anwendung besprochen.

Krebs ist in den Industrienationen die zweithäufigste Todesursache.

Regeln gegen den Krebs

Rauchen Sie nicht!	90% aller Lungenkrebskranken waren Raucher
Trinken Sie nur mäßig!	Trinker haben häufiger Tumore, speziell im Mund-, Rachen- und Speiseröhrenbereich
"Braten" Sie sich nicht übermäßig in der Sonne!	Das Melanomrisiko steigt mit der Anzahl der Sonnenbrände
Folgen Sie den Gesundheits- und Sicherheitsvorschriften!	Handhabung mit krebsgefährdenden Substanzen muss vorsichtig ablaufen
Essen Sie viel Obst, Gemüse und faserreiche Getreideprodukte!	Das reduziert die Krebshäufigkeit allgemein (speziell Magen-Darm-Trakt)
Vermeiden Sie Übergewicht!	Dicke sind gefährdeter
Achten Sie auf Signalsymptome des Körpers, speziell wenn diese bereits längere Zeit andauern!	Oft werden Tumore dadurch noch rechtzeitig erkannt
Gehen Sie einmal im Jahr zur Vorsorgeuntersuchung!	
Untersuchen Sie regelmäßig Ihre Brust!	Neben Mammographie eine Art der Brustkrebsvorsorge
Machen Sie einmal jährlich einen Hämoccult-Test!	Damit können Dickdarmtumore erkannt werden
Lassen sie einmal im Leben (nach dem 50 Lj.) eine Coloskopie machen!	Polypen wachsen sehr langsam, oft über Jahrzehnte
Gehen Sie jährlich zu Ihrem Gynäkologen!	
Lassen Sie die Prostata regelmäßig untersuchen!	

Nach den Empfehlungen der deutschen Krebshilfe (www.krebsinfo.de) - ergänzt

Lungenkrebs (Bronchuskarzinom)

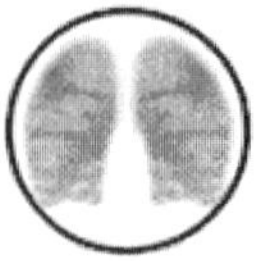

Ein Viertel aller Krebskranken leidet an Bronchuskarzinomen. Zur Zeit erkranken etwa dreimal soviel Männer wie Frauen daran, meistens zwischen dem 55. und 60. Lebensjahr. Damit ist der Lungenkrebs bei uns der häufigste Tumor des Mannes.

- Blutspucken, pfeifende Geräusche beim Atmen, Atemnot und Lungenentzündungen sind die Symptome, die einen Menschen oft mit Lungenkrebs zum Arzt führen. Leider bestehen bereits bei mehr als der Hälfte aller Patienten zum Zeitpunkt der Diagnosestellung Metastasen.
- Die meisten Lungenkrebsarten erkennt der Arzt durch das Lungenröntgen. Diese Methode eignet sich leider nicht für die Frühdiagnose. Sind Veränderungen sichtbar, hat der Krebs in vielen Fällen bereits ein fortgeschrittenes Stadium erreicht. Besteht auch nur ein geringer Verdacht, kann mit einer Spiral-Computertomographie weiter untersucht werden. Dieses Verfahren erlaubt auch das Erkennen wenige Millimeter großer Veränderungen.
- Bei starken Rauchern, die unter chronischem Husten mit Auswurf leiden, ist eventuell eine Zelluntersuchung des Sputums dem Röntgen überlegen. Das ermöglicht vielleicht eine Frühdiagnose. Dabei wird der morgendliche Auswurf an drei hintereinander folgenden Tagen untersucht.
- Mit der Bronchoskopie (Lungenspiegelung) können etwa 80 Prozent aller Lungentumoren festgestellt werden. Es ist jedoch eine aufwendige, den Patienten sehr belastende Untersuchungsmethode. Sie wird nur bei konkretem Verdacht angewandt.

Ein regelmäßiges Screening (Lungenröntgen) in bestimmten Abständen wird nicht empfohlen!

Tumormarker bei Lungenkrebs:

➜ CYFRA 21-1
➜ NSE (Neuronen-spezifische Enolase)
➜ CEA

Diese Marker sind nicht zum Screening auf Lungenkrebs geeignet.

Früherkennung

Bevor ein Karzinom im Röntgen sichtbar wird, besteht es wahrscheinlich schon über mehrere Jahre. Auch bei einer prophylaktischen Bronchoskopie findet man weniger als 30% der Frühtumore. Fluoreszenzmethoden (spezielle Anfärbung verdächtiger Bereiche) werden in Zukunft eingesetzt.

Auch erwarten sich Wissenschafter von gentechnologischen Untersuchungen des Sputums in wenigen Jahren einen wesentlichen Fortschritt.

Rauchen ist und bleibt das größte Risiko für Lungenkrebs! Zigarettenrauchen ist für über 85% aller Erkrankungen verantwortlich. Raucher sind 30mal stärker gefährdet als Nichtraucher!

Brustkrebs (Mammakarzinom)

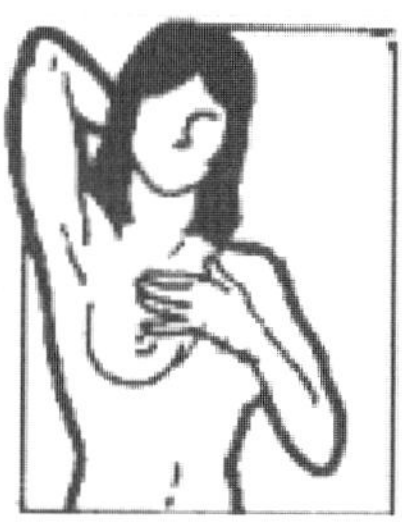

Im Alter von 35 bis 45 ist Brustkrebs die häufigste Todesursache bei Frauen überhaupt. Das Haupterkrankungsalter liegt bei 65 Jahren.

Früher konnte Brustkrebs ausschließlich durch Abtastung der Brust erkannt werden. Damit erfasste man aber nur Knoten, die im Durchmesser deutlich größer als 1 cm waren. Seit 1960 können die Brüste auch mittels Röntgen untersucht werden (Mammographie). Dadurch ist es möglich, ein Drittel aller Geschwülste festzustellen. 10 bis 40 Prozent davon sind dann tatsächlich bösartig.

Die Untersuchungstechnik des Abtastens sollte von jeder Frau beherrscht werden. Allerdings ist es trotzdem unerlässlich, die Brüste auch vom Arzt regelmäßig untersuchen zu lassen. Um die Beurteilung von Mammographien zu beherrschen, ist für den Arzt viel Übung erforderlich. Immerhin können geübte Ärzte 90 Prozent aller Mammakarzinome finden.

☞ Mammographie

Die Röntgen-Mammographie ist die älteste und bewährteste Methode zur bildgebenden Untersuchung der Brust. In den letzten Jahren konnte die Qualität nicht zuletzt dank neuer Techniken deutlich verbessert werden. Nun gibt es die ersten digitalen Mammographie-Systeme. Durch diese Methode kann eine wesentlich bessere Kontrastauflösung erreicht werden. Mit der Mammographie ist es möglich, etwa 80 bis 90 Prozent aller invasiven (in die Umgebung wachsenden) Karzinome zu entdecken.

Screening-Richtlinien

Im November 1999 wurden in der EU Richtlinien für das Tumorscreening erstellt. Alle Frauen zwischen dem 50. und 69. Lebensjahr sollen in zwei- bis dreijähigen Intervallen eine Mammographie durchführen lassen.

Trotz der hohen diagnostischen Qualität ist die Aussagekraft der Mammographie begrenzt. Verdächtige Veränderungen sind lediglich zu etwa 30 Prozent wirklich bösartig. Damit nicht unnötig viele Biopsien durchgeführt werden, setzt man zahlreiche andere Verfahren zur

Ergänzung der Mammographie ein. Bisher haben aber lediglich die Sonografie (Ultraschall) und die MRT (Magnetresonanz-Tomographie) Eingang in die klinische Routine gefunden. Noch in Erprobung befinden sich Szintigraphie, PET oder Laser-Transillumination.

☞ Sonographie

Die Mammasonographie hat in den letzten Jahren durch die Entwicklung neuer hochauflösender Schallköpfe und verbesserter Bildberechnungs-Programme zunehmende Bedeutung erlangt.
Die Ultraschalluntersuchung wird stets als Ergänzung zur Mammographie durchgeführt. Ausnahmen sind junge Frauen unter 30 Jahren. Bei ihnen ist die Sonographie aufgrund der hohen Strahlenempfindlichkeit des jugendlichen Brustgewebes zu bevorzugen.

Wichtige Gründe, den Ultraschall einzusetzen, sind tastbare Knoten, unklare Veränderungen in der Mammographie und Brustimplantate.

☞ Magnetresonanztomographie

Es hat sich gezeigt, dass die MRT manche mit dem Röntgen nicht fassbare Karzinome nachweisen kann. Sie wird ebenso bei fraglichem Mammographiebefunden eingesetzt.

☞ Minimal invasive Diagnostik

Die kostengünstigen minimal invasiven (minimal in den Körper eindringenden) Verfahren ersetzen zunehmend die chirurgische Biopsie (Punktion). Der Eingriff wird, wenn möglich, ultraschallgezielt vorgenommen. Für die Punktion wurden spezielle Leitsysteme sowohl für den Ultraschall als auch für die MRT entwickelt.

Hat sich der Verdacht auf Brustkrebs leider bewahrheitet, werden heute die Tumorzellen auf das Vorhandensein von "Anlaufstationen" (Rezeptoren) für Östrogen getestet. Ist das der Fall, stellt das eine wichtige Entscheidungshilfe für die Behandlung dar. Dann nämlich sprechen rund zwei Drittel aller Patientinnen auf eine Hormontherapie gut an. Sind die Rezeptoren negativ, muss eine Chemotherapie (Behandlung mit Substanzen, die in der Lage sind, Krebszellen zu zerstören) erfolgen.

Werden neben Östrogenrezeptoren auch Progesteronrezeptoren an den Krebszellen gefunden, so erhöht sich die Chance, mit Hormonen erfolgreich behandeln zu können, auf fast 80 Prozent!

Blutuntersuchungen, die einen Brustkrebs frühzeitig anzeigen, gibt es nicht. Ist der Tumor ausgedehnter, sind häufig einige Tumormarker erhöht:

- CEA
- CA 15-3
- TPA
- CA 549
- MCA

Dickdarmkrebs (Colonkarzinom, Rektumkarzinom)

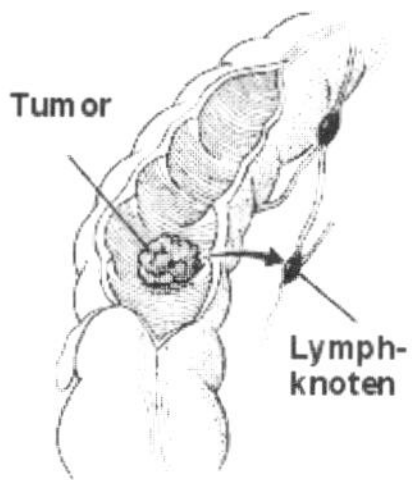

Wichtigstes Anzeichen für Krebs im Dickdarm sind Blutabgänge im Stuhl. Diese sind bisweilen nicht mit freiem Auge erkennbar. Daher sollte im Rahmen der Vorsorgeuntersuchung immer ein Test auf okkultes ("heimliches") Blut vorgenommen werden. Jeder Blutabgang in fortgeschrittenem Alter ist verdächtig auf einen Dickdarmtumor. Bestehen die Blutungen schon längere Zeit, leiden die Betroffenen auch an Blutarmut (Anämie).

Auch jede Veränderung in den Stuhlgewohnheiten sollte als Alarmzeichen gewertet und entsprechend verfolgt werden. Genaue Untersuchung des Dickdarmes kann durch eine Irrigoskopie oder eine Colonoskopie erfolgen.

Bei der Irrigoskopie bekommt der Patient einen Einlauf mit Kontrastmittel. Anschließend wird eine Röntgenaufnahme gemacht. Bei der Colonoskopie (Dickdarmspiegelung) betrachtet der Arzt den ganzen Dickdarm durch ein biegsames, schlauchartiges Gerät, das er in den After einführt.

Viele Spezialisten empfehlen jedem Menschen über 50 wenigstens einmal im Leben eine Colonoskopie. Fällt diese negativ aus, sind keine weiteren Untersuchungen mehr erforderlich. Werden jedoch Polypen (selbst kleine) gefunden, sollte die Untersuchung in größeren Abständen wiederholt werden.

Ein Dickdarmkrebs tritt nicht von heute auf morgen auf. Wie aus der folgenden Skizze ersichtlich, wächst im Darm zuerst eine kleine Vorwölbung. Daraus entsteht eine Polypenknospe, die allmählich größer wird und sich in eine "schwammerlförmige" Wölbung umwandelt. An irgend einer Stelle dieser Vorwölbung können Zellen entarten und damit zu einem ungezügelten Wachstum übergehen. Damit ist die Grenze von gutartiger zu bösartiger Geschwulst überschritten. Der Tumor dehnt sich im Anschluss immer mehr und schneller aus. Er kann damit die verheerenden Folgen der Krebserkrankung bewirken.

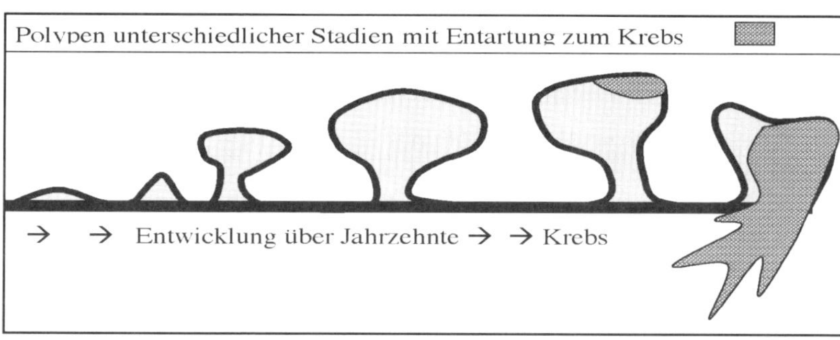

Den bei Tumoren in allen Dickdarmabschnitten bewährten Tumormarker stellt das Carcinoembryonale Antigen (CEA) dar. Dieser Stoff ist bei der Mehrheit aller Patienten mit Dickdarmkrebs erhöht. Leider aber reagiert dieser Laborparameter zu unempfindlich, um Karzinome auch im frühen Stadium zu erfassen. Die Bestimmung des CEA ist daher in erster Linie bei der Nachbehandlung von Tumorpatienten wertvoll.

Prostatakrebs (Prostatakarzinom)

Die Häufigkeit des Prostatakarzinoms nahm in den letzten Jahren kontinuierlich zu. Es ist der zweithäufigste bösartige Tumor bei Männern. Meistens tritt er erst bei Älteren auf. Bei über 60-Jährigen ist er bereits die häufigste bösartige Neubildung.

Der Tumor bereitet Probleme beim Urinieren, da es zu einer Vergrößerung des Organs kommt. Die Mehrzahl der Patienten sucht den Arzt daher mit denselben Beschwerden wie bei der gutartigen Prostatahypertrophie (altersbedingte Vergrößerung, die häufig auch zur Verengung der Harnröhre führt und mittels Operation behoben wird) auf.

Leider wird das Prostatakarzinom in rund 40 Prozent aller Fälle erst dann entdeckt, wenn bereits Krebszellen im Körper verstreut sind. Im Knochen abgesiedelte Zellen (Knochenmetastasen) verursachen bei den Betroffenen manchmal Rückenschmerzen oder Beschwerden im Beckenbereich.

Durch regelmäßige Abtastung der Prostata (Vorsorgeuntersuchung!) kann eine Entartung bereits im Frühstadium erkannt werden. Heute wird auch meist zugleich eine Ultraschalluntersuchung angeschlossen.

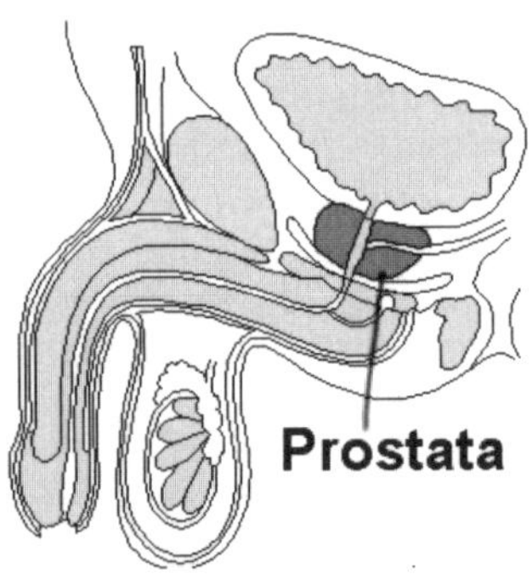

Ein wichtiger Befund ist die Erhöhung der sauren Phosphatase (sP). Fällt dieser Wert zu hoch aus, muss damit gerechnet werden, dass der Tumor schon fortgeschritten ist. Bei rund 20 Prozent aller Patienten mit fortgeschrittenem Prostatakarzinom kann jedoch keine Erhöhung der Sauren Phosphatase nachgewiesen werden. Ein normaler Wert erlaubt also noch keinen absoluten Ausschluss dieser Krebsart.

Wie erwähnt, haben Prostatakarzinome eine hohe Bereitschaft zur Metastasenbildung in Knochen. Im Bereich dieser Absiedelungen von Krebszellen findet überschießende Neubildung von Knochensubstanz statt. Der Organismus versucht verzweifelt, den Schaden auszugleichen. Daher sind beim Prostatakrebs mit Knochenbefall die Werte der alkalischen Phosphatase in rund 90 Prozent aller Fälle erhöht.

An Tumormarkern ist das Prostata-spezifische Antigen (PSA) ein sehr wertvoller Laborwert. ➔ Kapitel PSA

PSA lässt sich bei den meisten Patienten nachweisen. Allerdings findet man es auch bei der Hälfte aller Männer mit gutartiger Vergrößerung der Drüse (Prostatahypertrophie). Deshalb kann der Wert allein nicht als Untersuchungsmethode zur Früherkennung von Krebs herangezogen werden. Sind allerdings sowohl saure Phosphatase als auch PSA erhöht, ist die Diagnose Prostatakrebs wahrscheinlich.

Weniger aussagekräftige Veränderungen sind Anämie (Blutarmut) und Hämaturie (Blut im Harn). Nicht selten tritt im Rahmen eines Karzinoms der Vorsteherdrüse ein Harnweginfekt auf. Dann sind im Harn auch Leukozyten, Eiweiß und Bakterien vermehrt zu finden.
Die Diagnosesicherung erfolgt immer durch eine Biopsie.

Nierenzellkrebs (Hypernephrom)

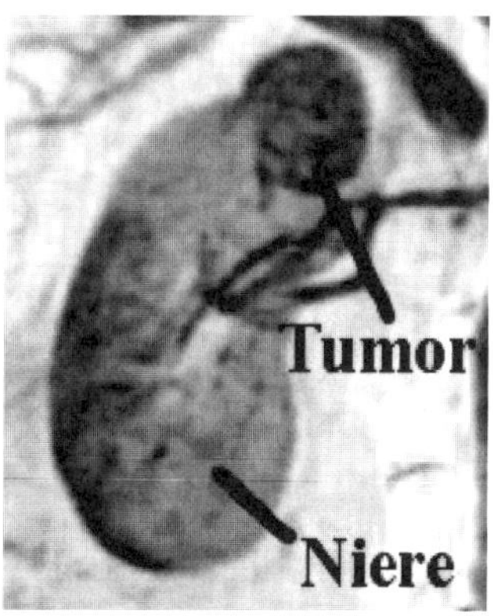

Das Hypernephrom tritt meist erst nach dem 40. Lebensjahr auf. Männer sind von dieser Krankheit etwa doppelt so häufig betroffen wie Frauen.
Als erstes merkbares Anzeichen tritt bei mehr als der Hälfte aller Patienten eine **Blutbeimengung im Harn auf.** Schmerzen im Lendenbereich und Gewichtsverlust führen jeden dritten Patienten zum Arzt. Bei manchen Kranken kann Fieber, Blutarmut (selten aber auch erhöhte Zahl von roten Blutkörperchen) oder erhöhte Blutsenkungsreaktion zur Diagnose führen. Manchmal ist eine ansonsten unerklärliche Erhöhung des Kalziums im Serum Folge eines Hypernephroms.

Die Blutbeimengung im Harn (Hämaturie), die sich bei etwa 60 Prozent der Betroffenen findet, kann unterschiedlich stark ausgeprägt sein. Während in manchen Fällen größere Blutmengen deutlich sichtbar durch den Harn verloren gehen, sind bei vielen anderen Patienten Blutspuren nur mikroskopisch oder mittels Teststreifen erkennbar. Mitunter ist Eiweiß im Harn nachweisbar. Untersuchungen von Blut und Eiweiß im Harn sind Bestandteil der routinemäßigen Vorsorgeuntersuchung. Diese Überprüfung liefert dem Arzt wichtige Anhaltspunkte für weitere Maßnahmen. Sie führt in vielen Fällen zur Erkennung von Krebskrankheiten in einem Stadium, in dem noch völlige Heilung möglich ist ...

Jede Mikro- oder Makrohämaturie (also nur mikroskopisch oder mit freiem Auge sichtbare Blutbeimengung im Harn) sollte ernst genommen werden. Sie gibt Anlass für weitere Untersuchungen der Nieren. Mit Sonographie (Ultraschall), Computertomographie und Kernspintomographie stehen heute schmerzfreie und aussagekräftige Methoden bei der Diagnostik zur Verfügung.

Krebs der Bauchspeicheldrüse (Pankreaskarzinom)

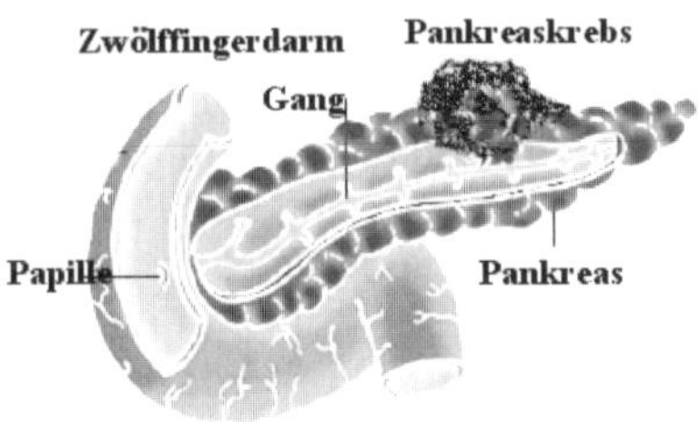

Die bösartige Geschwulst ist der vierthäufigste Tumor in den westlichen Industrienationen. Die meisten Erkrankten sind 50-70 Jahre alt. Die Heilungsaussichten sind schlecht, da der Tumor meist zu spät erkannt wird.

Gewichtsverlust (90%) und Appetitlosigkeit sind die häufigsten Symptome. Bei den meisten Patienten (80%) tritt infolge des Verschlusses eines Gallenganges Gelbsucht auf. Unter Schmerzen leiden 70% der Patienten. Nicht selten ist ein Diabetes Mellitus das erste Symptom dieses Tumors.

Folgende Untersuchungen helfen bei der Diagnose:

- Ultraschall (Sonographie): Er wird bei Verdachtsdiagnose durchgeführt.
- Computertomographie scheint genauer zu sein
- Kernspintomographie erlaubt manchmal zusätzliche Aussagen
- ERCP (Endoskopisch retrograde Cholangio-Pankreatikographie): Die Untersuchung verläuft wie eine Gastroskopie (Magenspiegelung). Die Papille wird sondiert und mit Kontrastmittel aufgefüllt.

Laboruntersuchungen

Es gibt noch keinen Bluttest, mit dessen Hilfe ein Pankreaskarzinom frühzeitig diagnostiziert werden kann. Oft entdeckt der Arzt weit fortgeschrittene Tumore, ohne dass nur ein Laborwert abnorm wäre.

Am ehesten weichen folgende Parameter ab:

- Amylase und Lipase sind bei 10-15% der Erkrankten leicht erhöht
- γGT und aP sind bei Stauung der Gallenwege messbar
- Tumormarker: CA 19-9, CEA, CA 50 und CA 72-4 (siehe unten)

Gebärmutterkrebs (Uterus-, Endometrium-, Cervixkarzinom)

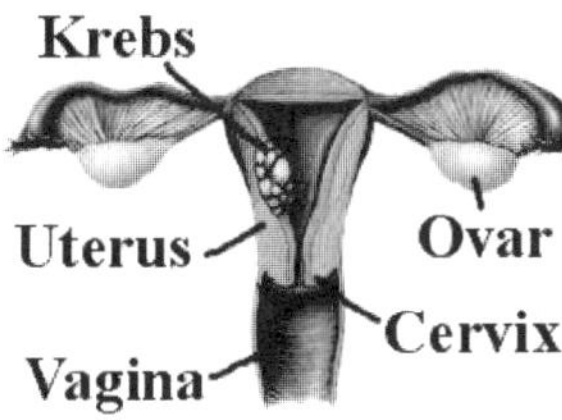

Das **Corpuskarzinom** ist nach den bösartigen Tumoren der Brust und den Tumoren des Darms der dritthäufigste, das Cervixkarzinom der vierthäufigste Tumor der Frau.

Die Gebärmutter ist ein Muskel, der einen Hohlraum umschließt. Dieser ist von einer Schleimhaut ausgekleidet (Endometrium). Bis zu den Wechseljahren erneuert sich die Schleimhaut jeden Monat und wird bei der Regelblutung abgestoßen. Treten in dieser Schleimhaut Zellentartungen auf, kann sich Krebs in der Gebärmutter entwickeln. Er kommt selten vor dem 40. Lebensjahr vor. Die meisten Fälle treten bei über 60-jährigen Patientinnen auf.

Der Gebärmutterhals (Cervix) ist der untere Teil der Gebärmutter und verbindet die Scheide mit der Gebärmutterhöhle. Der Gebärmuttermund ist von einer Schleimhaut bedeckt, die sich von der Schleimhaut im Gebärmutterhals unterscheidet. Im Übergangsfeld der beiden Schleimhautarten können bösartige Zellveränderungen auftreten. Diese können sich schon vor dem 20., häufiger jedoch nach dem 50. Lebensjahr entwickeln.

Es ist inzwischen bekannt, dass der Gebärmutterhalskrebs durch eine Infektion mit bestimmten Viren (Papillomaviren) begünstigt wird.

Welche Symptome treten auf?

Als erste Symptome von bösartigen Neubildungen der Gebärmutter zeigen sich Blutungen aus der Scheide. Auch Schmierblutungen beim Geschlechtsverkehr sind ein Warnsignal.

Jede Frau, die die Wechseljahre bereits hinter sich hat, sollte Blutungen in diesem Bereich als Warnsymptome auffassen!

Da sich der Gebärmutterkrebs in der Regel sehr langsam entwickelt, liegen die Heilungschancen nach einer Früherkennung recht gut.

Um den Tumor zu entdecken, sind Laboruntersuchungen zweitrangig. Bei der Therapieüberwachung können, falls erhöht, folgende Tumormarker nützlich sein: CEA, CA 125, MCA, CA 549

Regelmäßige Vorsorgeuntersuchungen beim Frauenarzt, insbesondere während der Menopause und besonders bei vaginalen Blutungen in der Menopause können zu einer frühen Diagnose führen. Damit ergibt sich eine effektive Therapie mit guten Heilungschancen.

Magenkrebs (Magenkarzinom)

Von diesem Tumor sind Männer 1,5 bis 2 mal so häufig betroffen wie Frauen. Die meisten Patienten sind über 50, doch treten immerhin ca. 10 % der Magenkrebserkrankungen bei Patienten zwischen dem 30. und 40. Lebensjahr auf. Bis zum letzten Weltkrieg war der Magenkrebs der häufigste bösartige Tumor überhaupt. Glücklicherweise nahm die Häufigkeit in den letzten Jahren deutlich ab.

Dank der besseren Hygiene und der Änderung der Essgewohnheiten ist dies möglich. In Zukunft wird sich wahrscheinlich die Behandlung des Magenkeimes Helicobacter pylori auch günstig auswirken.

Symptome

Meist sind Beschwerden in der Magenregion lange Zeit nur schwach oder gar nicht vorhanden bzw. werden wegen ihrer Geringgradigkeit ignoriert. Häufig machen die Patienten Ernährungsfehler für eventuelle Magenbeschwerden mit Druckgefühl im Oberbauch verantwortlich. Eine neu aufgetretene Unverträglichkeit von Kaffee, Obst, Alkohol, insbesondere von Wein und Sekt, sowie eine Abneigung gegen Fleisch und zunehmend Appetitlosigkeit sind typische Beschwerden. Außerdem kann ungewollte Gewichtsabnahme, Blutarmut (Anämie) und ein Leistungsknick auftreten.

Obgleich diese Beschwerden meist harmlose Ursachen haben, sollte bei einer Fortdauer über 8 Wochen trotz eventueller Therapie und geregelter Lebensführung an ein Magenkarzinom gedacht werden. Eine entsprechende Diagnose (Gastroskopie) ist dann notwendig. Das ist beonders wichtig, wenn Risikofaktoren vorliegen.

Laboruntersuchungen

Wenn der Tumor im Magen blutet, kann dieses Blut mit einem Test (z.B. Hämoccult-Test) im Stuhl nachgewiesen werden. Eventuell ist mit einer Blutabnahme eine Eisenmangelanämie nachweisbar.

Tumormarker stellen keinen Suchtest dar, sondern treten erst zur Nachweisbarkeit von Krebs in Erscheinung. Sie stellen einen Verlaufsparameter zur Erfolgskontrolle der Behandlung bzw. in der Tumornachsorge dar. Bei Magenkrebs werden die Tumormarker CA 72-4 und (weniger empfindlich) CA 19-9 und CEA untersucht.

> ***Bei allen länger andauernden "Magenschmerzen" und auch bei unerklärter Blutarmut infolge Eisenmangel sollte eine Gastroskopie durchgeführt werden. Notfalls ist auch eine Röntgenuntersuchung möglich.***

Eierstockkrebs (Ovarialkarzinom)

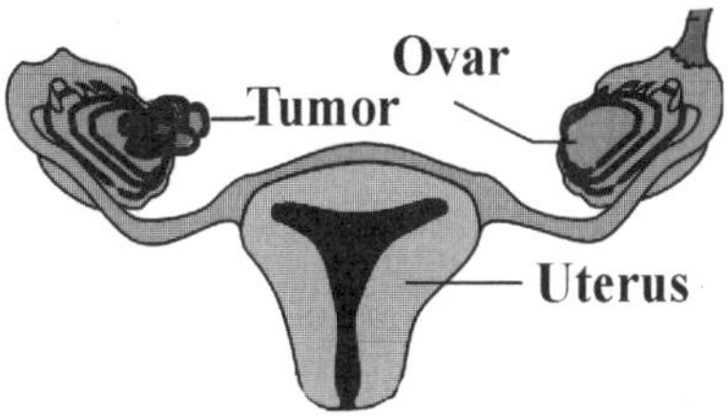

Das Ovarialkarzinom ist ein Krebs der weiblichen Ovarien (Eierstöcke). Der Eierstock ist ein paariges, im kleinen Becken gelegenes Organ, das weibliche Hormone produziert. Es beherbergt die weiblichen Eizellen, aus denen sich nach einer Befruchtung ein Kind entwickelt.

Wie die meisten Krebserkrankungen ist auch Eierstockkrebs am besten behandelbar, wenn er frühzeitig erkannt wird. Leider werden Ovarialkarzinome in der Mehrzahl der Fälle aber erst in einem fortgeschrittenen Stadium diagnostiziert.

Manchmal treten im Frühstadium Symptome wie ein vages Unwohlsein im Verdauungstrakt, Druck oder Schmerzen im Beckenbereich auf, doch meist zeigen sich anfangs keine oder nur geringfügige und uncharakteristische Symptome. Wenn sich Beschwerden bemerkbar machen, ist die Erkrankung häufig bereits im fortgeschrittenen Stadium.

Das Auftreten von Ovarialkarzinomen bei zwei oder mehr nahen Verwandten deutet auf eine erbliche Vorbelastung hin. Betroffene Frauen sollten sich daher von einem Spezialisten beraten lassen. Bei einer Frau mit einer erkrankten Verwandten 1. Grades (Mutter, Schwester oder Tochter) liegt das Erkrankungsrisiko bei 5,0%. Im Vergleich dazu liegt das Risiko bei Frauen, die keinen Fall von Eierstockkrebs in der nahen Verwandtschaft aufweisen, bei 1,5%. Beim derzeitigen Wissensstand und den heutigen technologischen Möglichkeiten können routinemäßige Screening-Untersuchungen für Frauen, bei denen nur eine oder keine nahe Verwandte an einem Ovarialkarzinom erkrankt ist, nicht empfohlen werden.

Die Heilungsaussichten (Prognose) und die Wahl der Behandlung hängen von Tumorgröße und -stadium, von der Art des Tumors sowie vom Alter und Allgemeinbefinden der Patientin ab.

Okkultes Blut im Stuhl (Hämoccult, Hemo-Fec)

Mit dieser Vorsorgeuntersuchung können auch kleine Mengen Blut im Stuhl nachgewiesen werden. Damit ist in vielen Fällen eine rechtzeitige Diagnose bei Dick- und Enddarmtumoren möglich.

Normalwert:

Negativ
Die Untersuchung erfolgt aus kleinen Stuhlproben

Was ist der Hämoccult-Test oder der Hemo-Fec-Test?

Kaum ein Thema lässt die Wellen der Emotion in medizinischen Diskussionen so hoch schlagen wie das des Screening auf kolorektale Karzinome (Krebs im Dickdarm und Mastdarm) mit dem Test auf okkultes Blut im Stuhl. Die einen sehen darin das einzige Mittel zur Früherkennung dieser Tumoren und damit zur Senkung der Krebssterblichkeit. Andere hingegen halten den möglichen Nutzen des Tests für geringer als den Schaden, der durch die Folgeuntersuchungen angerichtet werden könnte.

Auch die Frage der Finanzierbarkeit aller daraus folgenden Untersuchungen ist immer noch ungeklärt.

Studien zeigten, dass die Sterblichkeit an Dickdarmkrebs durch die Anwendung des Hämoccult-Test um 16% reduziert werden konnte. In Absolutzahlen ausgedrückt, ließe sich der Nutzen des Tests so formulieren: Ein Vorsorgeprogramm, das zweimal jährlich 10.000 Menschen angeboten würde, bei dem mindestens zwei Drittel wenigstens an einem Test teilnähmen, würde in 10 Jahren 8,5 Todesfälle an Dickdarmkrebs verhindern.

(Siehe auch Kapitel Stuhluntersuchungen)

Magenkrebs

Die Beschwerden der Patienten mit Magenkarzinomen sind meist nicht typisch. Die Hälfte der Erkrankten klagt über unklare Schmerzen im Oberbauch. Oft besteht Appetitlosigkeit. Daraus ergibt sich Gewichtsverlust. Im Gegensatz zu den Beschwerden bei gutartigen Geschwüren im Magen- oder Zwölffingerdarmbereich sprechen diese Schmerzen auf säureneutralisierende Mittel (Antazida) nicht oder nur wenig an. Besteht der Verdacht auf eine Erkrankung im Magen oder im Zwölffingerdarm, sollte unbedingt eine Magenspiegelung (Gastroskopie) durchgeführt werden. Diese Untersuchungsmethode belastet kaum, ist aber sehr aussagekräftig, weil der Arzt die Schleimhaut unmittelbar betrachten und beurteilen kann. Sie hat gegenüber den Röntgenuntersuchungen den weiteren großen Vorteil, dass während der Untersuchung Gewebeproben für eine histologische Kontrolle (Gewebstest) entnommen werden können.

Laborbefunde, die auf einen Magentumor hinweisen, gibt es nicht. Häufig ist aber bei Magenkrebs die Blutsenkungsreaktion beschleunigt, die Zahl der roten Blutkörperchen (Erythrozyten) vermindert. Das aber sind Veränderungen, die wir bei vielen anderen, meist harmlosen Erkrankungen auch beobachten.

Karzinoid

Ein eher selten auftretender Tumor ist das Karzinoid. Wir besprechen diese Krankheit aufgrund der interessanten Symptomatik. Der Krebs kann sich praktisch an jeder Stelle des Darmes (ganz selten auch in der Lunge) bilden. Bevorzugte Stellen sind der Wurmfortsatz (Appendix, im Volksmund "Blinddarm", obwohl er nur ein Fortsatz des wirklichen Blinddarmes ist) und der letzte Teil des Dünndarmes.

Bemerkenswert sind die Karzinoide wegen ihrer Fähigkeit, ein Hormon, das Serotonin, zu erzeugen. Solange sie keine Metastasen produzieren, verursachen sie keine Beschwerden. Serotonin wird nämlich sofort nach Verlassen des Darmes in der Leber außer Gefecht gesetzt (inaktiviert).

Erst beim Auftreten von Lebermetastasen werden Karzinoide für den Patienten unangenehm. Dann nämlich gelangt Serotonin in den Kreislauf und verursacht typische Symptome: Anfallsweise auftretendes Hitzegefühl (Flush) mit knallrotem Gesicht, häufig Durchfälle, Atemnot, Kopfweh und Blutdruckschwankungen.

Der Nachweis des Karzinoids erfolgt durch die Bestimmung der 5-Hydroxy-Indolessigsäure (SHIES) im Harn. Das ist ein Abbauprodukt des Serotonins. Scheidet ein Mensch mehr als 10 mg in 24 Stunden durch den Harn aus, so besteht dringender Verdacht auf ein Karzinoid. Allerdings können bei manchen anderen Erkrankungen (Sprue bzw. Zöliakie, Morbus Whippie) sowie nach reichlichem Genuss von Bananen, Tomaten, Feigen und Avocados ebenfalls erhöhte Spiegel gemessen werden. Die genannten Nahrungsmittel enthalten nämlich Serotonin.

Gebärmutterkrebs

Die Untersuchungsmethode auf das Vorliegen eines Karzinoms am Gebärmutterhals ist der Papanicolaou-Test (PAP). Dabei werden Zellen von der Schleimhaut des Gebärmutterhalses abgekratzt ("Abstrich"), gefärbt und mikroskopisch untersucht. Das Resultat wird als PAP (I bis V) angegeben. Mit Hilfe des PAP kann aber auch das Ansprechen einer Östrogenbehandlung an der Schleimhaut kontrolliert werden.

Ein Abstrich nach PAP sollte im Alter von 20 bis 40 Jahren alle drei Jahre und darüber jährlich abgenommen werden. Ist der Befund nicht eindeutig, wird eine Biopsie (Gewebsprobe) vom Gebärmutterhals entnommen. Und so lassen sich die PAP-Ergebnisse erklären:

PAP I ist ein normaler Befund.

PAP II besagt, dass veränderte Zellen gefunden wurden, aber kein Hinweis auf eine bösartige Erkrankung vorliegt.

PAP III bedeutet schon deutlicheren Verdacht auf Krebs. Kontrolluntersuchungen sind unbedingt erforderlich.

PAP IV heißt, dass mit großer Wahrscheinlichkeit Krebszellen entdeckt wurden.

PAP V bedeutet die sichere Diagnose Krebs.

Auch für die Untersuchung des Gebärmutterkörpers stehen spezielle Methoden zur Verfügung. Zellen können von der Schleimhaut im Inneren der Gebärmutter entnommen und begutachtet werden.

Entlarvung von Gebärmutterkrebs im Frühstadium ist durch eine Blutuntersuchung nicht möglich. Bisweilen findet man im fortgeschrittenen Stadium die Tumormarker CA 125 sowie CEA im Serum erhöht.

Eierstockkrebs (Ovarialkarzinom)

Die Eierstöcke sind einer direkten Zelluntersuchung nicht zugänglich. Eine Vergrößerung wird am einfachsten im Rahmen einer gynäkologischen Untersuchung ertastet oder mittels Ultraschall festgestellt.

Für den Krebs der Eierstöcke (Ovarialkarzinom) existiert ein Tumormarker: CA 125. Bei rund 80 Prozent aller Frauen mit diesem Krebs ist er erhöht. Dieser Test darf aber nicht anstelle einer routinemäßigen frauenärztlichen Untersuchung eingesetzt werden. Der Wert ist nämlich auch bei anderen Krebsarten, Leberzirrhose und schweren Entzündungen des Magen- und Darmtraktes oft erhöht. Weiters findet man selbst in der Schwangerschaft erhöhte Spiegel.

Tumormarker

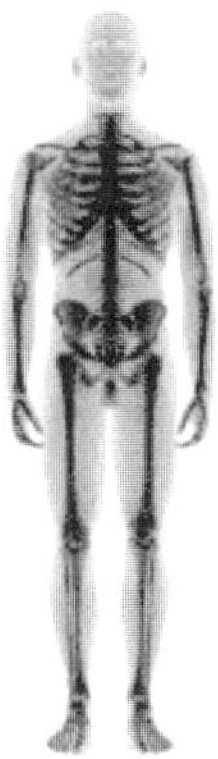

Krebskranke haben um so bessere Heilungsaussichten, je früher die bösartige Geschwulst entdeckt wurde. Deshalb wurde in zahllosen Forschungsstätten viel Mühe aufgewendet, um Stoffe zu finden, die auf das Vorhandensein von Krebs hinweisen. Das ist bisher nur bedingt gelungen, weil die meisten der tatsächlich entdeckten Substanzen nicht nur bei Krebs, sondern auch anderen Krankheiten erhöht sein können.

Aber immerhin lässt sich mit Hilfe dieser sogenannten Tumormarker wenigstens bei einigen Erkrankungen ein Verdacht feststellen, der zu weiteren Untersuchungen Anlass gibt.

Was sind Tumormarker?

Bei den meisten Tumormarkern handelt es sich um Substanzen, die von den Tumoren selbst produziert werden. Es sind hauptsächlich Eiweißkörper, die dann in höherer Konzentration im Serum gemessen werden können. Manche Tumormarker werden nicht vom Tumor selbst erzeugt. Sie sind gleichsam eine Antwort des umgebenden Gewebes auf die Krebszellen.

Leider beweist, wie bereits angedeutet, keine der Substanzen nur eine einzige Tumorart. Das heißt, dass die meisten Tumormarker auch bei gesunden Menschen in niederer Konzentration gefunden werden. Ebenso sind Marker, die bei höherer Konzentration auf ein bestimmtes Organ hinweisen, eher eine Ausnahme.

Was können Tumormarker?

Damit sie nachgewiesen werden können, müssen auch heute, trotz modernster Meßmethoden, viele Tumoren mindestens eine Größe von einem Zentimeter erreicht haben.

Bis aber eine bösartige Geschwulst so groß geworden ist, vergehen Monate bis Jahre. Zum Zeitpunkt der Diagnose ist also bereits viel wertvolle Zeit verstrichen. Ist die Geschwulst größer, kann es bereits im Körper Absiedelungen (Metastasen) geben.

Für Arzt und Patient sind nach einer Operation folgende Fragen entscheidend: Konnte bei dem Eingriff der ganze Krebs entfernt werden? Ist der Patient damit als geheilt zu betrachten?

Ein Beispiel:

Bei einem Patienten wird Dickdarmkrebs festgestellt. Vor der Operation findet sich im Serum ein hoher CEA-Wert von etwa 200. Es kommt zum geplanten Eingriff. Die Chirurgen entfernen die kranken Darmteile. Drei Wochen später wird das Serum nochmals überprüft. Plötzlich ist der CEA-Wert in den Normalbereich von 3 abgefallen. Patient und Arzt können nun aufatmen. Die Wahrscheinlichkeit, dass der Tumor vollständig entfernt wurde, dass der Krebs besiegt ist, besteht.

Wir müssen uns allerdings darüber im Klaren sein, dass Tumormarker nur Indizien, aber keine Beweise sind.

Auf Kontrollen mittels Ultraschall, Röntgen, Computertomographie usw. darf bei Krebsverdacht nie verzichtet werden!

Spielen wir den vorigen Fall weiter durch: Der Patient wird auch nach der Operation weiter kontrolliert. Nach einem halben Jahr geschieht das immer zu Befürchtende: Der CEA-Wert ist wieder stark angestiegen. Der behandelnde Arzt veranlasst eine Reihe von Untersuchungen. Eine weitere Operation bleibt danach unerlässlich. Dabei findet sich tatsächlich neues Krebsgewebe im alten Operationsbereich (Rezidiv). Es wird entfernt. Von diesem Zeitpunkt an normalisieren sich die Laborwerte rasch und bleiben auch tief. Der Patient ist nun endgültig geheilt.

Wäre die Kontrolle mittels CEA nicht erfolgt, hätte der Arzt einen neuerlicher Eingriff zu spät vorgenommen. So wurde kaum Zeit versäumt.

Die meisten Tumormarker können bei der Verlaufskontrolle sinnvoll eingesetzt werden. Zur Frühdiagnostik eignen sich nur wenige – wie zum Beispiel PSA!

Alle heute zur Verfügung stehenden Tumormarker sind zuwenig empfindlich, um Krebs speziell entlarven zu können. Sie dienen aber der Ortung eines Verdachtes (wonach weitere Untersuchungen angesetzt werden) bzw. der Verlaufskontrolle sowie der Kontrolle einer Behandlung von Krebs.

Tumormarker erlauben uns allerdings auch die Beantwortung der Frage, ob ein Mensch für einen bestimmten Krebs zumindest theoretisch gefährdet ist. So kann zum Beispiel bei Patienten mit Leberzirrhose durch Bestimmung des AFP herausgefunden werden, ob sie zusätzlich von Leberkrebs bedroht sind.

Bei Verwandten von Patienten mit einem bestimmten Krebs der Schilddrüse kann Calcitonin bestimmt werden. Das ist ein Schilddrüsenhormon, das den Kalziumspiegel im Blut senkt. Es wirkt dem Parathormon entgegen und reguliert mit ihm gemeinsam den Kalziumhaushalt. Erhöhte Werte deuten auf eine gewisse Gefährdung hin, an diesem Krebs zu erkranken.

Sinnvoller Einsatz von Tumormarkern zur Verlaufskontrolle

Tumor	Tumormarker 1. Wahl	Tumormarker 2. Wahl
Leberzellkarzinom	AFP	TPA, CA 19-9, CA 125
Lebermetastasen	CEA	---
Gallenwegskarzinom	CA 19-9	CEA, AFP, CA 125
Pankreaskarzinom	CA 19-9	TPA, CEA, AFP, CA 125
Kolon-, Rektumkarzinom	CEA	CA 19-9, TPA, AFP
Magenkarzinom	CA 72-4	CA 19-9, CEA, AFP
Ösophaguskarzinom	---	CEA, SCC
Mammakarzinom	CA 15-3, CA 549, MCA	TPA, CEA
Ovarialkarzinom	CA 125	TPA, CEA, CA 15-3, CA 549, CA 72-4, MCA
Cervixkarzinom	SCC	CEA, MCA, TPA
Endometriumskarzinom	CEA	CA 125, MCA, CA 549
Bronchialkarzinom, kleinzellig	NSE	TPA, CA 125, CEA, HCT
Bronchialkarzinom, nicht kleinzellig	CYFRA	TPA, CA 125, CEA, SCC
Harnblasenkarzinom	---	TPA, CYFRA 21-1
Prostatakarzinom	PSA	TPA, CA 549
Keimzelltumor	HCG	TPA, SP-1, AFP, NSE
Hodentumor	HCG, PLAP, AFP	LDH
Schilddrüsenkarzinom, medullär	HCT	NSE, CEA
Schilddrüsenkarzinom	TG	TPA

modifiziert nach: H. Liebich, Tumormarker, in: Klinikleitfaden Labordiagnostik, Hrsg. B. Neumeister, I. Besenthal und H. Liebich, Gustav Fischer Verlag, Stuttgart 1998

AFP

AFP ist der wichtigste Tumormarker bei Leberzell- und Keimzelltumoren (Hoden, Eierstöcke). Seine Bestimmung ist vor allem bei Leberzirrhose sinnvoll. Für Routineuntersuchungen eignet er sich aber nicht. Erhöhte Werte in der Schwangerschaft deuten auf das Risiko einer kindlichen Missbildung hin!

Normalwert:

Kinder ab 10. Monat und Nicht-Schwangere unter 10 µg/l
Die Bestimmung erfolgt im Serum, Pleuraergüssen und Aszites (Flüssigkeit bei Bauchhöhlenwassersucht, die besonders häufig bei Leberzirrhose in fortgeschrittenem Stadium auftritt).

Was ist AFP?

Wie CEA ist AFP ebenfalls ein Eiweißkörper, der im Embryo produziert wird. Auch hier verlieren die Zellen im Laufe ihrer Reifung die Fähigkeit, diesen Stoff zu bilden. Erst dann, wenn eine Entartung der Zellen eintritt oder neue Zellen überstürzt gebildet werden, tritt dieses Protein wieder verstärkt auf. AFP wird vom Embryo im Magen-Darm-Trakt hergestellt und soll die Frucht möglicherweise vor den Östrogenen (weiblichen Sexualhormonen) der Mutter schützen.

Wann ist AFP erhöht?

Lebererkrankungen

Bei allen Lebererkrankungen, bei denen sich Leberzellen vermehren oder erholen (regenerieren, erneuern), steigen die AFP-Werte an. Also zum Beispiel bei Leberzirrhose. Ein Anstieg über 500 µg/l kommt jedoch selten vor. Patienten mit Leberzirrhose und hohen AFP-Werten sind stark gefährdet, zusätzlich Leberkrebs zu erleiden.
Bei jedem dritten Patienten mit Hepatitis (Leberentzündung) ist AFP erhöht. Die Anstiege werden sowohl bei akuten als auch bei chronischen Formen beobachtet. Bei schwerer Hepatitis kann ein Anstieg als günstiges Zeichen gewertet werden. In diesem Fall wird das Einsetzen einer Erholung der Leberzellen angezeigt.

Leberzellkarzinom (Hepatozelluläres Karzinom)

Der Leberzellkrebs zählt in unseren Breiten nicht zu den häufigsten Tumoren. Er entwickelt sich bevorzugt bei Menschen, die eine Hepatitis B oder Hepatitis C überstanden haben oder bei denen eine Leberzirrhose besteht.

Bei 95 Prozent aller Leberkrebspatienten ist AFP erhöht. Anstiege auf über 1000 µg/l treten bei rund 50 Prozent der Kranken auf. Aber auch Werte bis 10.000.000 µg/l sind möglich! Allerdings sagt ein sehr hoher Anstieg noch nichts über Größe oder Gefährlichkeit des Tumors aus.

Die Bestimmung des AFP ist zwar nicht als Suchtest geeignet, kann jedoch bei der Überwachung von Risikogruppen (Leberzirrhose, chronische Hepatitis) sehr viel bringen. Gut geeignet ist AFP auch zur Therapiekontrolle. Ein Abfall ist ein für die Heilungsaussichten günstiges Zeichen.

Keimzelltumoren

Bei einigen bösartigen Geschwülsten der Hoden und der Eierstöcke steigt AFP ebenfalls oft stark an. Bei diesen Tumoren ist gleichzeitige Bestimmung von hCG (Humanes Choriongonadotropin) sinnvoll.

Andere Tumore

Krebserkrankungen des Magen-Darm-Trakts, Bauchspeicheldrüse und der Lunge können ebenfalls einen AFP-Anstieg aufweisen. Die Werte übersteigen jedoch kaum 500 µg/l.

Schwangerschaft

Bei ein bis zwei von tausend Neugeborenen bestehen Missbildungen des zentralen Nervensystems, die von Spaltwirbelbildung bis zum Fehlen des gesamten Kopfes reichen können. Ein großer Teil der Kinder ist nicht lebensfähig. Bei solchen Missbildungen sind meistens die AFP-Werte erhöht. In der 6. bis 18. Schwangerschaftswoche weisen erhöhte AFP-Werte auf das Risiko eines derartigen Defektes hin. Der Maximalwert soll 400-500 µg/l nicht überschreiten.

CA 15-3

CA 15-3 ist ein weiterer Marker, der bei der Therapie- und Verlaufskontrolle des Mammakarzinoms eingesetzt werden kann.

Normalwert:

<40 U/ml, manche Autoren geben als Grenzwert <28 U/ml an
Die Bestimmung erfolgt aus dem Blut
Die Untersuchung in Ergussflüssigkeiten ist möglich

Was ist CA 15-3?

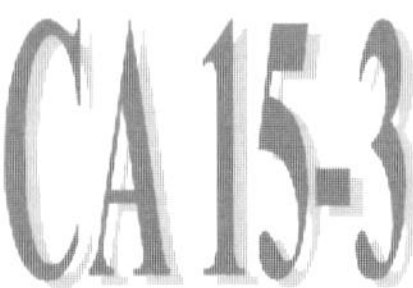

Beim CA 15-3 handelt es sich um einen Eiweißkörper mit einem hohen Kohlenhydratanteil. Dieses normalerweise bei der Milchproduktion notwendige Molekül wird von Tumorzellen in größerer Menge ins Blut ausgeschüttet.

Wann ist CA 15-3 erhöht?

Gutartige Erkrankungen

- Leberzirrhose
- Hepatitis
- Tuberkulose
- Lupus Erythematosus
- Niereninsuffizienz
- AIDS
- Mastopathie
- Pankreaserkrankungen

Bösartige Erkrankungen

Zwei Drittel der Patienten (auch Männer!) mit ausgedehnterem Brustkrebs haben erhöhte CA-15-3-Spiegel. Das wird zwar auch bei anderen Tumorerkrankungen beobachtet, doch nur selten.

Die Aussagekraft von CA 15-3 ist der des CEA bei Brustkrebs überlegen. Abfallende Spiegel sind ein guter Hinweis auf das Ansprechen einer Chemotherapie.

CA 19-9
Carbohydrate Antigen 19-9

CA 19-9 ist ein Tumormarker, der bei der Diagnose und Nachsorge von Krebserkrankungen der Bauchspeicheldrüse, aber auch anderer Tumore im Magen-Darm-Bereich seine Anwendung findet.

Normalwert:

0 bis 30 U/ml
Die Bestimmung erfolgt aus dem Serum, aber auch aus Ergüssen im Bauchraum (Aszites) und Brustkorb

Was ist CA 19-9?

Dieser Stoff ist Bestandteil der menschlichen Blutgruppenmerkmale. Er kommt damit auch auf den Oberflächen vieler Schleimhautzellen vor und wird von diesen abgesondert. In der Muttermilch, der Samenflüssigkeit, in Speichel, Harn und im Darminhalt sind daher oft beim Gesunden die CA-19-9-Spiegel stark erhöht.

Wann ist CA 19-9 erhöht?

Bei gutartigen Erkrankungen

Im Falle akuter Krankheiten (Entzündungen usw.) im Bereich von Leber, Gallenblase und Bauchspeicheldrüse zeigt jeder vierte Patient einen Anstieg des CA 19-9. Er steigt allerdings nur selten über 100 U/ml und fast nie über 500 U/ml. Der Arzt wird hier nur Verlaufskontrollen mit CA 19-9 in etwa dreiwöchigen Abständen anordnen.

Bei bösartigen Erkrankungen

Am häufigsten ist CA 19-9 bei Krebs der Bauchspeicheldrüse erhöht (70 bis 90 Prozent). Aber auch bei bösartigen Tumoren im Leber-Magen-Darm-Bereich steigen die CA-19-9-Werte in mehr als der Hälfte aller Fälle an. Wobei Spiegel über 1000 keine Seltenheit sind, aber auch schon Werte von mehr als 100.000 beobachtet wurden! Nach vollständiger Tumorentfernung normalisieren sich die Werte innerhalb von zwei bis drei Wochen. Ein Wiederanstieg zu einem späteren Zeitpunkt deutet auf neuerliches Aufflammen der Krankheit bzw. auf Metastasen hin.

CA 50
Carbohydrat-Antigen 50

CA 50 ist ein Tumormarker, dessen Bestimmung bei Verdacht und bei der Verlaufskontrolle bösartiger Tumore des Magen-Darm-Traktes nützlich sein kann.

Normalwert:

bis 23 U/ml
Die Bestimmung erfolgt aus dem Serum

Was ist CA 50?

CA 50

Diese Substanz ist Bestandteil von Zellwänden. Für den Arzt sagt CA 50 etwa ebensoviel wie CA 19-9 aus. Allerdings treten diese Tumormarker nicht immer zugleich erhöht auf.

Wann ist CA 50 erhöht?

Bei gutartigen Erkrankungen

Bei Leberzirrhose und Entzündungen der Bauchspeicheldrüse (Alkoholiker) werden in knapp 20 Prozent der Fälle CA-50-Werte über 100 U/ml gefunden. Auch bei Entzündungen des Dickdarms, der Gallenblase und bei Lungenentzündung ist der Wert bisweilen erhöht.

Bei bösartigen Erkrankungen

Es liegen meistens Werte über 100 U/ml vor. Tumore des Dickdarms, der Bauchspeicheldrüse, der Gallenwege und der Gebärmutter zeigen am häufigsten Anstiege von CA 50.

Ein Wert über 70 deutet extrem auf eine Tumorerkrankung hin.

CA 549

CA 549 ist ein brauchbarer Tumormarker, der bei der Therapie- und Verlaufskontrolle des ausgedehnten Mammakarzinoms eingesetzt werden kann.

Normalwert:

Unter 12 U/ml
Die Bestimmung erfolgt aus dem Blut
Die Untersuchung in Ergussflüssigkeiten ist möglich

Was ist CA 549?

CA 549

Dieser Tumormarker ist ein komplexes Kohlenhydrat Antigen, das bei der Milchbildung der Brust eine Bedeutung hat.

Wann ist CA 549 erhöht?

Gutartige Erkrankungen

- Brusterkrankungen
- Lebererkrankungen
- Lungenerkrankungen
- Prostataerkrankungen

Bösartige Erkrankungen

CA 549 kann bei einer Vielzahl von Tumoren erhöht sein. Beinahe immer ist er jedoch bei dem ausgedehnten Mammakarzinom erhöht. Es besteht eine Abhängigkeit zwischen der Tumorgröße und der Höhe des gemessenen Wertes. Dadurch kann das Ansprechen auf eine Therapie bzw. der Verlauf der Erkrankung beurteilt werden.

CA 72-4 (TAG-72)

Dieser Tumormarker kann zur Therapie- und zur Verlaufskontrolle bei Krebserkrankungen des Magens, der Eierstöcke und anderer Karzinome des Magen- Darm-Raumes herangezogen werden.

Normalwert:

< 6 U/ml
Die Bestimmung erfolgt aus dem Serum, aber auch aus Ergüssen im Bauchraum (Aszites) und Brustkorb

Was ist CA 72-4?

CA 72-4

CA 72-4 (TAG-72) ist ein Eiweißkörper (Glykoprotein), dessen Funktion bis jetzt noch nicht klar ist. Er kann bei einer Reihe von Tumoren nachgewiesen werden.

Wann ist CA 72-4 erhöht?

CA 72-4 wird bei Karzinomen des Magens, der Ovarien, der Brust, der Lunge und des Dickdarms gefunden. Er sollte - wie alle Tumormarker - nicht als Screening-Test oder für die Primärdiagnose maligner (bösartiger) Erkrankungen verwendet werden. Die Beurteilung der Werte muss vom Arzt stets im Zusammenhang mit dem Verlauf und der Bewertung anderer klinischer und labordiagnostischer Verfahren erfolgen.

In der Therapieüberwachung deuten beständig erhöhte oder ansteigende Konzentrationen auf ein Ausbleiben des Therapieerfolges hin. Sinkende Werte zeigen einen Erfolg der Behandlung an. Ein Wiederanstieg nach zwischenzeitlichem Absinken begründet den Verdacht auf ein Rezidiv (Rückfall) bzw. Metastasierung.

Selten sind die CA-72-4-Werte auch bei gutartigen Erkrankungen im Bauchraum erhöht.

CEA
Carcinoembryonales Antigen

Dabei handelt es sich um den am meisten bestimmten Tumormarker. Er dient zur Behandlungskontrolle einiger bösartiger Tumoren, besonders von Dickdarm, Magen, Bauchspeicheldrüse, Eierstöcke, Lungen und Brüsten.

Normalwert:

unter 5 µg/l (Mikrogramm/l)
Die Bestimmung erfolgt aus dem Blut

Was ist das CEA?

Das Carcinoembryonale Antigen ist ein Protein, das im frühen Embryonalgewebe gebildet wird, also zu einem Zeitpunkt weit vor unserer Geburt. Mit zunehmender Reifung der Gewebe wurde diese Eiweißbildung eingestellt.

Beim gesunden Erwachsenen wird CEA nur noch in ganz geringen Mengen von den Zellen des Verdauungstraktes, der Bauchspeicheldrüse und der Leber hergestellt.

Bei der Entartung, also der Umwandlung in Krebszellen, machen die betroffenen Körperzellen wieder eine Veränderung durch. Sie werden wieder gleichsam primitiver, so wie sie es im Embryonalzustand waren. Damit können sie aber auch wieder jene Stoffe bilden, die sie damals erzeugen konnten. Dazu gehört CEA.

Es hat sich jedoch gezeigt, dass der Rückschritt nicht zu weit erfolgen darf. Denn dann können die Tumorzellen ihre Fähigkeit, CEA zu bilden, wieder verlieren. Je stärker also eine Zelle im Rahmen der Krebserkrankung entartet, also primitiver wird, desto weniger CEA kann sie produzieren.

Was bedeuten erhöhte CEA-Werte?

Bei gutartigen Erkrankungen

Bei starken Rauchern können die Werte bis etwa 8 µg/l ansteigen. Ergebnisse über 5 werden übrigens auch bei Alkoholikern beobachtet.

Eventuell deutet das auf die tatsächlich bewiesene, höhere Neigung zu Krebs bei beiden Risikogruppen hin. Bei Leberzirrhose und Mukoviszidose (zystische Fibrose) können die Werte knapp über 10mg/l ansteigen. Allerdings erreicht der CEA-Gehalt im Blut bei nicht bösartigen Krankheiten kaum mehr als 25 µm/l.

Außerdem ist CEA bei entzündlichen Erkrankungen der Bauchspeicheldrüse, des Dickdarmes und der Lunge bisweilen erhöht. Auch hier werden 20 µg/l kaum überschritten.

Bei bösartigen Erkrankungen

Ein Anstieg des CEA-Wertes auf über 20 µg/l legt bereits den Verdacht auf Krebs nahe.

Bei Werten über 40 µg/l besteht kein Zweifel mehr. In sehr seltenen Fällen wurden schon CEA-Werte über 10.000 µg/l festgestellt.

Bei Dickdarmkrebs und bestimmten Schilddrüsenkarzinomen kann Ergebnis auch ohne Vorliegen von Metastasen auf über 50 µg/l erhöht sein. Bei allen anderen Krebsarten sind so hohe Spiegel meist ein Hinweis auf Fernmetastasen.

CEA wird im Körper rasch abgebaut. Wenn nach der Operation eines Tumors binnen sechs bis acht Wochen noch keine Normalisierung des Wertes erfolgt ist, wurde der Tumor entweder nicht vollständig entfernt oder es liegen bereits Metastasen vor.

Krebsarten und CEA

Dickdarm

Für das Dickdarmkarzinom ist CEA nach wie vor der Marker erster Wahl. Bei rund der Hälfte aller bösartigen Erkrankungen im Dickdarmbereich ist CEA erhöht. Das passiert umso häufiger, je ausgedehnter der Befall ist.

Bei Fernmetastasen zeigen mehr als 80 Prozent der Patienten erhöhte CEA-Werte. Befindet sich der Tumor jedoch im Frühstadium, ist also noch auf die Schleimhäute beschränkt, findet man erhöhte CEA-Werte nur bei etwa 20 Prozent der Kranken.

Das bedeutet, dass sich die CEA-Messung nicht zur Früherkennung von Dickdarmkrebs eignet!

Brustkrebs (Mammakarzinom)

Bei Brustkrebs finden sich, liegen kein Metastasen vor, nur in 10 Prozent aller Fälle erhöhte CEA-Werte. Steigt der Spiegel über 25 µg/l, bestehen eigentlich immer bereits Metastasen.

Die CEA-Bestimmung dient hier hauptsächlich der Verlaufskontrolle, dem Abschätzen der Heilungschancen bei bereits bekanntem Tumor.

Bauchspeicheldrüse

Mehr als die Hälfte aller Patienten mit Pankreaskarzinom zeigen erhöhte CEA-Werte. Bei diesem Tumor ist aber das CA 19-9 der verlässlichere Marker.

Magen

Jeder vierte Patient mit Magenkrebs hat einen CEA-Wert über 10 µg/l. In fortgeschrittenem Stadium steigt der Spiegel bei etwa der Hälfte aller Kranken an.

Schilddrüse

Neben dem Dickdarmkarzinom können bei dem medullären Schilddrüsenkarzinom die stärksten Anstiege von CEA beobachtet werden.

Leber

Bei Erhöhung des CEA-Wertes über 50 µg/l bestehen entweder Lebermetastasen (Krebszellen anderer Tumore siedeln sich in der Leber ab) oder ein primäres Leberzellkarzinom.

Lunge

40 Prozent aller Patienten mit einem kleinzelligen Bronchuskarzinom weisen erhöhte CEA-Werte auf.

Gynäkologie

Bei gynäkologischen Tumoren liegt der CEA-Wert relativ unterschiedlich über der Norm. Am relativ stärksten erhöht ist er bei bösartigen Geschwülsten der Gebärmutter (bei etwa einem Drittel der Patientinnen).

CYFRA 21-1
Cytokeratin-19-Fragmente

Bei der Diagnose und der Therapiekontrolle des nicht kleinzelligen Bronchialkarzinoms und bei Blasenkrebs kann die Bestimmung von CYFRA 21-1 hilfreich sein.

Normalwert:

Gesunde	**< 1,7 ng/ml**
Lungenkranke	**< 3,3 ng/ml**
Leberkranke und Patienten mit Erkrankungen im Magen-Darm-Trakt	**<6,9 ng/ml**
Niereninsuffizienz	**<5,2 ng/ml**

Die Bestimmung erfolgt aus dem Blut

Was ist CYFRA 21-1?

Cytokeratine sind Gerüstbausteine diverser Zellen. Veranlasst der Körper einen Umbau dieser Zellen, werden von dem an sich unlöslichen Molekül lösliche Bestandteile abgespalten. Sie sind dann nachweisbar. Da CYFRA 21-1 in den meisten Zellen des Körpers vorkommt, ist es kein reiner Tumormarker. Dennoch macht die Bestimmung bei manchen Tumoren Sinn.

Wann ist CYFRA 21-1 erhöht?

Gutartige Erkrankungen

- Lungenentzündung
- Tuberkulose
- Asthma
- Lungenemphysem
- Leberzirrhose
- Hepatitis
- Pankreatitis
- Gastritis
- Nierenstein
- Morbus Crohn
- Colitis ulcerosa
- Dickdarmpolypen
- Endometriose
- Eierstockzysten
- Eierstockentzündung
- Harnwegsinfekt
- Niernzyste

Bei allen oben genannten Erkrankungen kann CYFRA 21-1 erhöht sein. Ein Anstieg über 3,3 ist aber auch hier die Ausnahme.

Ein Wert über 10 ng/ml tritt nur sehr selten mit einer gutartigen Grunderkrankung auf. Vielmehr weist er auf das Bestehen eines bösartigen Tumors hin.

Niereninsuffizienz

Da CYFRA 21-1 durch die Nieren ausgeschieden wird, findet der Arzt bei Nierenschwäche (erhöhtes Kreatinin) erhöhte Werte im Serum.

Bösartige Tumore

Der Wert kann bei fast allen Tumorerkrankungen ansteigen. Diese Erhöhung ist aber sehr unzuverlässig und daher für die Routine kaum brauchbar. Lediglich beim Lungenkrebs und Harnblasenkrebs zeigt die Bestimmung gewissen Nutzen.

Bronchialkarzinom

Bei etwa 40-60% aller Bronchialkarzinome ist CYFRA 21-1 erhöht. Deswegen ist auch dieser Wert bei der Frühdiagnose wertlos. Auch wird sich bei einem im Röntgen feststellbaren Tumor kein Arzt auf einen Tumormarker verlassen. Er ist vielmehr bestrebt, bei Verdacht auf Krebs, Gewebe aus dem Tumor zu entnehmen.

Es kann allerdings vorkommen, dass Punktionen nicht möglich sind oder vom Patienten nicht gewünscht werden. Der Arzt sucht sich weitere Indizien, die Aufschluss bringen, zum Beispiel CYFRA 21-1.

Liegt es nämlich über 10 ng/ml, spricht das für einen bösartigen Tumor. Bei über 30 ng/dl kann man dabei ziemlich sicher sein. Ist der NSE-Wert ebenfalls sehr hoch (>70 ng/ml), besteht wahrscheinlich ein kleinzelliges Bronchuskarzinom.

Steigt der Wert bei einem Patienten vor einer Lungenkrebsoperation sehr hoch an und fällt nach der Operation rasant ab und bleibt tief, kann man von einer Heilung ausgehen. CYFRA 21-1 erlaubt damit auch gewisse Aussagen in Bezug auf die Genesungsaussichten.

Harnblasenkrebs

Sind die CYFRA-21-1-Werte bei Harnblasenkrebs erhöht und steigen sie nach einer Operation wieder an, spricht das dafür, dass bei der Operation nicht der gesamte Tumor entfernt werden konnte.

MCA
Mucin-like cancer associated antigen

Tumormarker, der zur Therapie und Verlaufskontrolle bei Mammakarzinom geeignet ist.

Normalwert:

Unter 15 U/ml
Die Bestimmung erfolgt aus dem Serum und aus Punktionsflüssigkeiten

Wann ist MCA erhöht?

MCA ist ein im Serum zirkulierendes Muzinglykoprotein. Nicht tumorspezifische MCA-Erhöhungen werden bei Schwangerschaft, gutartigen Lebererkrankungen und Mastopathien in bis zu 20 % der Fälle beobachtet. Am häufigsten wird der Wert zur Verlaufskontrolle des Mammakarzinoms (Brustkrebs) herangezogen.

Häufigkeit erhöhter MCA-Konzentrationen über 25 U/ml bei verschiedenen Tumoren:

- Mammakarzinom bis 80 %
- Gebärmutterkarzinom 50 %
- Ovarialkarzinom 50 %
- Dickdarmkarzinom 40 %
- Pankreaskarzinom 30 %
- Gallenwegskarzinom 30 %

Vorwiegend ist der Wert bei Brustkrebs erhöht. Er spiegelt den Verlauf der Erkrankung wider. Sowohl ein Ansprechen auf die Therapie als auch eine weitere Tumorausbreitung können ganz gut verfolgt werden.

Mit einer Aussagekraft von etwa 80% ist es möglich, Metastasen zu erkennen, und zwar vor dem Zeitpunkt, zu dem diese mit bildgebenden Methoden fassbar werden. Das ist z.B. nach der Operation des Tumors nicht uninteressant.

Eine ähnliche Aussage und meist parallelen Verlauf zeigen auch die Tumormarker CA 15-3 und CA 549.

NSE
Neuronen-spezifische Enolase

Für die Verlaufskontrolle des kleinzelligen Bronchialkarzinoms und dem Neuroblastom, einem vom Nervengewebe ausgehenden Tumor, ist die NSE nützlich.

Normalwert:

Erwachsene < 12,5 ng/ml
Die Bestimmung erfolgt aus dem Serum

Was ist die NSE?

Die NSE ist ein Enzym des Kohlenhydratstoffwechsels. Sie kommt in Gehirn und Nervenbahnen vor. Auch manche Tumore produzieren dieses Protein.

Bei der Blutabnahme sollte keine Hämolyse (Blutzerfall) stattfinden, da das zu falsch hohen Werten führt.

Was bedeuten erhöhte Werte?

Gutartige Erkrankungen

Leicht erhöht sind die Werte bei:

- Lungenerkrankungen
- Gehirnerkrankungen
- Kopfverletzungen
- Urämie
- Schwangeren von Kindern mit Missbildungen
- Hämolyse

Bösartige Tumore

Bronchialkarzinom

In den meisten Fällen dieser Erkrankung, bei der mikroskopisch kleine Zellen typisch sind, ist dieser Marker erhöht. Beim kleinzelligen Bronchialkarzinom tritt die NSE mit einer hohen Empfindlichkeit von 94% auf. Nur 5% falsch positive Ergebnisse sind zu erwarten.

Werte über 25 ng/ml finden sich nur bei kleinzelligen, Werte zwischen 12,5 und 20 ng/ml auch bei anderen Bronchialkarzinomen.

Die NSE wird zur Verlaufskontrolle vor und nach einer Chemotherapie dieser Tumore eingesetzt.

Neuroblastom

Bei einem Neuroblastom handelt es sich um einen Tumor, der vom Nervengewebe ausgeht. Er entsteht entlang der Wirbelsäule am Hals, im Brust- oder Bauchraum und im Beckenbereich sowie im Nebennierenbereich.

Meist entwickeln sich Neuroblastome im Bauchbereich, ausgehend vom Nebennierenmark. Die Nebennieren liegen über den beiden Nieren im hinteren Oberbauch.

Zum Zeitpunkt der Diagnose hat der Tumor häufig schon gestreut (Metastasen gebildet). Meist geschieht das in Lymphknoten, Leber, Lunge; Knochen oder Knochenmark.

Das Neuroblastom kommt vorwiegend im frühen Kindesalter vor. Zwei Drittel der Patienten sind jünger als fünf Jahre.

Neuroblastome können auch auf das Rückenmark drücken und so Lähmungen verursachen. Fieber, Anämie (Blutarmut) und hoher Blutdruck kommen gelegentlich vor.

Bei dieser Erkrankung kann die NSE sogar weit über 100 ng/ml ansteigen.

Andere Tumore

- APUDome (Hormonproduzierende Tumore meist des Bauches)
- Seminom (Hodentumor)
- Nierenkarzinome

p53 Antikörper

Die Bestimmung von p53 Antikörpern kann bei der Frühdiagnostik von Tumoren, die sonst nicht leicht erkannt werden können (Leber, Lunge, Pankreas), eine sinnvolle Zusatzuntersuchung sein.

Normalwert:

Negativ
Die Bestimmung erfolgt aus Serum oder Plasma

Was ist p53?

Eine Krebsgeschwulst bedeutet, dass an sich normale Zellen ungestüm zu wachsen beginnen.

Die Differenziertheit (Konturerhaltung) einer Zelle hängt davon ab, ob bei der Zellteilung die DNS, also die Erbsubstanz, auch immer exakt vervielfältigt wurde. Hin und wieder kommt es allerdings zu "Kopierfehlern". Die neu entstandene Zelle weist andere, meist ungünstigere Eigenschaften auf.

Da das für den Organismus schädlich sein kann, passt in der Zelle ein Kontrollsystem auf. Das Protein p53 ist ein Schlüsselmolekül in dieser Überwachungs- und Reparaturmaschinerie.

Es befiehlt einer Zelle mit fehlerhafter Erbsubstanz Selbstmord zu begehen. Dieser Vorgang des programmierten Zelltods nennt man Apoptose. In unserem Körper gibt es jederzeit tausende Zellen, die abartig, also potentiell bösartig geworden sind. Solange das System um das Protein p53 funktioniert, stellt das kein Problem dar.

p53 verhindert somit, dass gesunde Zellen sich in Tumorzellen umwandeln. Es wird daher als Wächter des Erbguts bezeichnet.

Menschen mit verändertem p53 sind extrem tumorgefährdet. Krebspatienten, bei denen es gestört ist, haben eine sehr ungünstige Prognose (Heilungsaussichten). Zur Bestimmung von Schäden ist eine Untersuchung aus Tumorgewebe notwendig. Diese ist sehr aufwendig und daher für die Routinediagnostik kaum geeignet.

Was sind p53 Autoantikörper?

Vor bald 20 Jahren wurden bei Tumorpatienten erstmals Antikörper gegen den Eiweißkörper p53 nachgewiesen.

Antikörper entfernen körperfremde Substanzen aus dem Organismus. Hier aber irrt das Immunsystem. In der Folge wird ein wichtiger Schutz des Körpers bekämpft. Bei Gesunden sind p53 Antikörper fast nie (<0,5%) nachweisbar. Bei Tumorerkrankten findet man sie relativ häufig.

Häufigkeit von p53 Antikörpern bei verschiedenen Tumoren			
Bronchus-Karzinome	7-40%	Dickdarm-Karzinom	16-68%
Pankreas-Karzinom	6-27%	Leberzellkrebs	12-43%
Krebs im Hals-Kopf-Bereich	19-44%	Leukämie	2-21%
Mamma-Karzinom	9-26%	Ovarial-Karzinom	10-41%
Speiseröhren-Karzinom	25-33%	Gebärmutter-Karzinom	7%
Blasen-Karzinom	10-23%	Prostata-Karzinom	3%

Montenarh M.: p53 Autoantikörper in der klinischen Diagnostik. DMW 2000, Nr. 31/32, S. 941-943

Ein nachweisbarer p53 Antikörper legt den Verdacht nahe, dass der untersuchte Patient an einem Tumor leidet. Oft ist der Antikörper bereits nachweisbar, bevor die Geschwulst mit der konventionellen Diagnostik überhaupt erkennbar ist. Es könnte daher bei stark tumorgefährdeten Patienten, wie starken Rauchern, sinnvoll sein, mit diesem Wert eine Frühdiagnose anzustreben.

Bei manchen Patienten mit chronischen Lebererkrankungen (4%), chronischer Bauchspeicheldrüsenentzündung (2,4%) und bei manchen Autoimmunerkrankungen (z.B. systemischer Lupus Erythematodes – 32%) lässt sich ebenfalls Anti-p53 bestimmen.

Ob sich dieser Test in der breiten Diagnostik durchsetzen wird, kann noch nicht abgeschätzt werden. Die Einführung neuer Bestimmungsmethoden, bei denen auch die Menge der Antikörper gemessen wird, kann der Tumordiagnostik in Zukunft neue Möglichkeiten eröffnen.

Prostata-spezifisches Antigen (PSA)

Bei Vorsorgeuntersuchungen auf Prostatakrebs und bei der Therapieüberwachung bei erkrankten Männern leistet dieser Laborwert große Hilfe.

Normalwert:

Altersabhängig bei Männern

40-49 Jahre	**0-2,5 ng/ml**
50-59 Jahre	**0-3,5 ng/ml**
60-69 Jahre	**0-4,5 ng/ml**
70-79 Jahre	**0-8,6 ng/ml**

Die Bestimmung erfolgt aus dem Blut

Weitere Kenngrößen:

PSA v = Anstieg innerhalb eines Jahres:	**max. 0,75 ng/ml**
PSA d = PSA/Prostatagröße in ml:	**max. 0,15**
f-PSA/t-PSA = freies PSA/gesamt PSA	**min. 0,15**

Was ist die PSA?

Diese Eiweiß-Kohlenhydrat-Verbindung (Glykoprotein) wird nur in der Prostata gebildet. Das PSA ist ein prostataspezifischer Marker, der anzeigt, dass etwas in der Prostata nicht in Ordnung ist.

Je nach Lebensalter steigt der PSA an, die Grenzen werden fließend. Wenn ein 70-Jähriger einen PSA von 5 hat, kann er zuwarten. Liegt ein PSA von 5 bei einem 40-Jährigen vor, muss sofort eine Untersuchung folgen. Die oben genannten Grenzwerte lassen erkennen, ab wann ein Krebsverdacht vorliegt.

Meist wird im Zusammenhang mit dem PSA-Wert von einem Tumormarker gesprochen. Erhöhte PSA-Werte bedeuten allerdings nicht in jedem Fall Prostatakrebs. Der Verdacht muss im Einzelfall überprüft werden (etwa durch Ultraschall und Biopsie). Bei erhöhten Werten steigt aber die statistische Wahrscheinlichkeit für eine krankhafte Veränderung.

Wann ist PSA erhöht?

Prostatahypertrophie

Bei gutartiger Vergrößerung der Prostata (bei Männern jenseits der 50 bis zu einem gewissen Grad normal) kann es in manchen Fällen auch zur mäßigen Erhöhung der PSA-Werte kommen.

Prostatakarzinom

Siehe auch untenstehende Ausführungen.

> ***Für die endgültige Diagnose eines Prostatakrebses ist eine Punktion mit histologischer Untersuchung (Gewebeuntersuchung) immer erforderlich.***

Nach Prostataoperationen

Die PSA wird im Körper rasch abgebaut. Nach Eingriffen an der Prostata sollte zwei Wochen gewartet werden, bis ein verlässlicher Wert bestimmt werden kann. Liegt er dann im Normalbereich, konnte das Übel beseitigt werden.

Prostataentzündung (Prostatitis)

Bei Prostatitis-Patienten kann der PSA-Wert einen bösartigen Tumor ausschließen.

Nach Biopsie der Prostata und Blasenspiegelung

Die normale Untersuchung mit dem Finger erhöht die PSA noch nicht.

Nach dem Radfahren

Ob nach sexueller Aktivität (Reizung) die PSA ansteigt, ist nicht ganz klar. Manche Autoren empfehlen, dass nach einer Ejakulation (Samenerguss) mit der Untersuchung zwei Tage gewartet werden sollen.

Wann ist PSA erniedrigt?

Einnahme bestimmter Medikamente

- Finasteride (Propecia®, Proscar®)
- Östrogene
- Antiandrogene

Wer sollte PSA-Bestimmung vornehmen lassen?

Männer unter 50 Jahren:

Bei entsprechender familiärer Vorgeschichte

Männer zwischen 50 und 75:

Alle Männer mindestens einmal pro Jahr.

Männer über 75 Jahren:

Nicht angezeigt.

Ein PSA unter 10 ng/ml ist nur gering, ab 25 ng/ml ist der PSA-Wert stark erhöht.

Was ist die PSA v (velocity = Geschwindigkeit)?

Studien haben gezeigt, dass die PSA, wenn sie über längere Zeitabschnitte kontrolliert wird, langsam ansteigt. Es wurde beobachtet, dass die Anstiegsrate bei Männern mit Prostatakrebs größer ist als bei Männern mit Prostatahypertrophie (oder Prostatitis).

Steigt bei der jährlichen PSA-Untersuchung der Wert um über 0,75 ng/ml an, ist Vorsicht geboten.

Was ist die PSA d (density = Dichte)?

Dieser Wert wird ermittelt, indem der Arzt die durch Ultraschall ermittelte Größe der Prostata durch den PSA-Wert des Serums teilt. Man erwartet, dass dieses Ergebnis bessere Informationen liefert als der Serum-PSA-Wert allein. Liegt der Wert über 0,15, besteht mit 80% Wahrscheinlichkeit ein Prostatakrebs. Weitere Untersuchungen sind dann notwendig, um die Bedeutung des PSA d zu bestätigen.

Was ist freies PSA (f-PSA)?

Ein weiterer Versuch, die Aussagekraft des PSA-Wertes zu verbessern, besteht in der Unterscheidung verschiedener PSA-Serum-Bestandteile. PSA kommt im Serum in zwei Formen vor:

- Als "freies PSA" [f-PSA, ungefähr 10-40%]
- Als komplexes (also an Eiweiß gebundenes) PSA (PSA-ACT, ungefähr 60-90%)

Bei Männern, die an Prostatakrebs leiden, ist der freie PSA-Wert niedriger als bei Männern mit Prostatahypertrophie. Liegt nämlich bei einem Patienten nur ein leicht erhöhter PSA-Wert von etwa 3–10 ng/ml vor, ist ein freier Anteil von unter 25% ein geringer Hinweis auf Bösartigkeit. Ein Anteil von unter 15% weist stattdessen extrem darauf hin. Auch hier müssen weitere Studien diese Vermutung bestätigen.

Quotient aus freiem PSA und Gesamt-PSA-Wert

Man hat entdeckt, dass ein Zusammenhang zwischen der Bösartigkeit des Prostatatumors und dem rechnerischen Verhältnis der beiden PSA-Werte (d.h. aus freiem PSA [f-PSA] und Gesamt-PSA-Wert [t-PSA]) besteht.

Je größer der Quotient, um so bösartiger der Tumor. Bestätigt sich dieser Zusammenhang durch weitere Studien, verspricht man sich davon ein zusätzliches Instrument zur Kontrolle der laufenden Therapienangebote.

sP (saure Phosphatase)

Vor der Einführung des PSA hatte sie für Diagnose und Verlaufskontrolle des Prostatakarzinoms eine große Bedeutung.

Normalwert:

5 bis 13 U/I
Die Bestimmung erfolgt aus dem Blut

Was bedeutet erhöhte sP?

Die sP ist ein Enzymgemisch, das aus Zellen freigesetzt wird, die Knochen abbauen (Osteoklasten). Die saure Phosphatase kommt in der Prostata, in Thrombozyten, Erythrozyten und eben Osteoklasten vor. Seit das Prostata-spezifische Antigen (PSA) in der Diagnostik eingeführt wurde, hat die sP deutlich an Bedeutung verloren und wird nur noch selten bestimmt.

Prostatakarzinom

Bei fortgeschrittenem Prostatakarzinom sind bei rund zwei Drittel aller Patienten die Werte der sP erhöht. In einem früheren Stadium allerdings nur bei 10 bis 20 Prozent. Eine Steigung bedeutet daher meist, dass der Tumor bereits die Organgrenzen überschritten und schon Metastasen gebildet hat.

Knochenerkrankungen

Bei der Mehrzahl der Patienten mit Knochenmetastasen aufgrund verschiedener Krebserkrankungen ist die sP erhöht.

Thrombosen

Bei Thrombosen und Embolien (Blutgerinnsel, die wandern) sind die sP-Werte erhöht, weil bei diesem Krankheitsgeschehen rote Blutkörperchen (Erythrozyten) und Blutplättchen (Thrombozyten) zerstört werden. Die darin befindliche sP wird freigesetzt.

Bluterkrankungen

Alle Blutkrankheiten, die mit beschleunigtem Auf- und Abbau von Blutzellen einhergehen, können eine Erhöhung der sP-Werte verursachen.

hCG (humanes Choriongonadotropin)

hCG dient sowohl der Frühdiagnose als auch Verlaufsbeurteilung der Schwangerschaft (Schwangerschaftstest), aber auch als Tumormarker. Häufig erhöht ist der Wert bei Keimzelltumoren (Eierstöcke, Hoden).

Normalwert:

bis 10 IU
Die Bestimmung erfolgt aus dem Serum

Was ist hCG?

hCG ist die Verbindung eines Eiweißkörpers (Protein) mit einem Kohlenhydrat. Solche Kombinationen heißen in der Fachsprache Glykoproteine. hCG wird während der Schwangerschaft in der Plazenta (Mutterkuchen) gebildet. An deren Beginn soll es die Funktion der Gelbkörper anregen. Gleichzeitig ist es seine Aufgabe, die Bildung sowie Abgabe einiger Hormone aus der Plazenta zu steuern.

Wann ist hCG erhöht?

Im Normalfall liegt die Serumkonzentration von hCG unter der Nachweisgrenze.

hCG in der Schwangerschaft

hCG ist in Blut und Harn etwa zwei Wochen nach der Befruchtung bzw. bereits etwa 8 Tagen nach dem Ausbleiben der Menstruation nachweisbar. In der Schwangerschaft steigen die Werte im ersten Drittel sehr stark an (bis 23.000 IU), fallen dann nach und nach wieder ab.

Das Prinzip fast aller Schwangerschaftstests beruht auf dem Nachweis von hCG im Harn oder Blut.

Ist der Wert bei einer gebärfähigen Frau über 10 IU erhöht, liegt der Verdacht auf eine Schwangerschaft im Frühstadium vor. hCG muss dann engmaschig, das heißt in sehr kurzen Abständen, überprüft werden. Bei einer Eileiterschwangerschaft weisen 80 Prozent der Frauen zu niedrige Werte auf.

Bei drohender Fehlgeburt (Abort) liegt hCG ebenfalls zu niedrig. In solchen Fällen sollte der Wert täglich überprüft werden. Sind die Ergebnisse vier Wochen nach einer Fehlgeburt noch immer erhöht, könnte es sich um einen inkompletten Abort handeln. Das heißt, dass die Frucht nicht vollständig ausgestoßen wurde.

Bei Zwillingsschwangerschaften zeigen sich die hCG-Werte höher. Ob Zwillinge zu erwarten sind, kann der Arzt mit der hCG-Bestimmung allerdings nicht feststellen.

Humanes Choriongonadotropin in der Schwangerschaft

IU/l	Schwangerschaftswoche
5-50	1.
40-300	2.
100-1000	3.
500-6000	4.
5000-200.000	5.-8.
10.000-100.000	9.-12.
3000-50.000	13.-24.
1000-50.000	25.-40.

hCG als Tumormarker

Bei normaler Nierenfunktion und nicht Vorliegen einer Schwangerschaft deutet der Anstieg des hCG auf eine bösartige Erkrankung hin. In der Mehrzahl handelt es sich um Tumoren der Hoden, der Eierstöcke oder der Plazenta. Vereinzelt finden sich erhöhte Werte auch bei Krebs im Magen-Darm-Bereich, der Leber, der Lunge, der Brüste und der Nieren.

So wie AFP ist auch das hCG nicht für eine Routineuntersuchung geeignet. Wohl aber kann die Bestimmung bei Menschen mit erhöhtem Krebsrisiko sinnvoll sein. Dazu zählen Männer, deren Hoden nicht in den Hodensack gewandert sind.

5-HIES (5-Hydroxy-Indolessigsäure)

Bei Karzinoid, einer Tumorerkrankung, die mit anfallsartig auftretenden Beschwerden im Darmbereich und Gesichtsrötung einhergeht, findet sich die 5-HIES im Harn erhöht.

Normalwert:

2 bis 9 mg im 24-Stunden-Harn
Untersuchung erfolgt in angesäuertem 24-Stunden-Harn

Was ist 5-HIES?

5-HIES ist ein Abbauprodukt des Serotonins, einer Substanz, die in bestimmten Zellen der Darmschleimhaut, in den Blutplättchen und in den Basophilen Granulozyten gebildet wird. Serotonin beeinflusst die glatte Muskulatur des Magen-Darm-Trakts, der Bronchien und der Gefäße.

Karzinoide sind Tumoren des Magen-Darm-Trakts, die eine Reihe von hormonartig wirkenden Stoffen ausscheiden können.

Diese Stoffe werden in aller Regel durch die Leber sofort wieder abgebaut. Erst wenn dieses Organ bei einer Metastasierung befallen ist, gelangen die verschiedenen Wirkstoffe, darunter auch das Serotonin, meist stoßweise in den großen Kreislauf. Karzinoide dringen sehr selten auch in die Lunge, die Eierstöcken und die Hoden vor. Dann können auch ohne Metastasierung Symptome auftreten.

Die Patienten leiden unter Durchfällen, durch Alkohol auslösbare Gesichtsrötungen (Flush), krampfartige Leibschmerzen und bisweilen auch unter Asthma-bronchiale, Beschwerden und Klappenveränderungen des rechten Herzens.

Was bedeutet erhöhtes 5-HIES im Harn?

Erhöhung der Ausscheidung ist ein dringendes Alarmsignal für das Vorliegen eines Karzinoids. Sind die Werte normal, legen aber Symptome den Verdacht auf ein Karzinoid nahe, wird ein Provokationstest vorgenommen. Dabei injiziert der Arzt dem Patienten Adrenalin oder Reserpin in die Vene. Ein Anstieg der 5-HIES auf über 10 mg oder im 24-Stunden-Harn gar darüber weist auf ein Karzinoid hin.

CA-125

Die Bestimmung des CA-125 ist bei Verdacht auf Krebs der Eierstöcke (eventuell auch der Bauchspeicheldrüse) und bei der Verlaufskontrolle der Therapie dieser Tumore sinnvoll.

Normalwert:

Unter 35 U/ml
Hochsuspekt über 65 U/ml
Die Bestimmung erfolgt aus dem Blut

Was ist CA-125?

CA-125 ist ein Eiweißkörper, der normalerweise von embryonalem Gewebe gebildet wird. Der bei der Untersuchung eingesetzte Antikörper richtet sich gegen CA-125, das von Tumorzellen eines Ovarialkarzinoms gebildet wurde.

Wann ist CA-125 erhöht?

Gutartige Erkrankungen:

- Hepatitiden
- Leberzirrhosen
- Pankreatitiden
- Autoimmunerkrankungen
- geringfügige Anstiege auch im ersten Schwangerschaftsdrittel

Bösartige gynäkologische Erkrankungen:

- Alle Arten von Eierstockkrebs

Bei etwa 80% aller Frauen mit diesem Tumor sind die Werte erhöht.

- Gebärmutterkrebs
- Gebärmutterhalskrebs

Bösartige nicht gynäkologische Erkrankungen:

- Pankreaskarzinom bei 60-80 %
- Leberzellkarzinom bei 75-80 %
- Tumore des Magen-Darm-Trakts bis 40%
- Lungenkrebs 30-57 %
- Brustkrebs 8-15 %

hCT – Calcitonin

Bei der Diagnose und Verlaufsbeobachtung einer bestimmten Art eines Schilddrüsenkarzinoms kann die hCT-Bestimmung nützlich sein.

Normalwert:

Unter 42 pg/ml
Die Bestimmung erfolgt aus dem Blut

Was ist Calcitonin?

hCT ist ein Protein, bestimmte Zellen der Schilddrüse produzieren es. Calcitonin wird durch Calcium stimuliert (angeregt) und senkt den Calciumspiegel. Es scheint auch bei der Regulation anderer Elektrolyte im Blut eine Rolle zu spielen. Als Medikament findet es seine Anwendung bei der Osteoporose.

Was bedeutet ein stark erhöhter hCT-Spiegel?

Medulläres Schilddrüsenkarzinom

Diese Art des Schilddrüsenkrebs (C-Zellkarzinom) ist mit 3% bis 10% aller Schilddrüsenkarzinome eine seltene Geschwulst. Der Tumor tritt zu einem Viertel vererbt auf. Er geht oft mit anderen hormonproduzierenden Tumoren einher. Die vererbte Form (MEN2) kann heute bereits gentechnologisch nachgewiesen werden (Punktmutation im RET Proto-Onkogen).

Patienten mit Medullärem Schilddrüsenkarzinom zeigen eindeutig erhöhtes Calcitonin. Der Wert kann auf das 10- bis 10.000fache steigen. Auch CEA ist oft stark erhöht. Wenn nach einer Operation Heilung eingetreten ist, fällt der Calcitoninspiegel rasch ab.

SCC
(Sqamous cell carcinoma antigen)

SCC ist ein guter Verlaufsparameter bei Plattenepithelkarzinomen.

Normalwerte:

Unter 2-2,5 ng/ml

Was ist SCC?

Das Plattenepithelkarzinomantigen ist Bestandteil der Zellmembran von Plattenepithelien. Das ist eine Zellschicht, die im Körper innere und äußere Oberflächen überzieht. So besteht die äußerste Schicht der Haut aus verhornendem Plattenepithel. Die Schleimhäute des oberen Verdauungstrakts, der Atemwege und des Genitaltrakts werden aus nichtverhornendem Plattenepithel gebildet. Andere Oberflächen kleidet Drüsenepithel aus.

Wann ist SCC erhöht?

Plattenepithelkarzinome

SCC gilt als Tumormarker bei Plattenepithelkarzinomen. Falsch erhöhte Werte finden sich, wenn die Untersuchungsprobe mit Speichel oder Haut in Kontakt gekommen ist.

Bei folgenden Tumoren werden erhöhte Werte beobachtet:

- Cervixkarzinom (Gebärmutterhalskrebs)
- Bronchuskarzinom (Lungenkrebs)
- Kopf-Nacken-Karzinome
- Speiseröhrenkarzinom
- Seltener Dickdarm- und Bauchspeicheldrüsentumore

Der Tumormarker SCC-Antigen kann frühzeitige Hinweise auf ein Rezidiv (Rückfall) einer Krebsgeschwulst der Kopf-Hals-Region geben. Er wird als diagnostisches Instrument in der HNO-Tumornachsorge verwendet.

Gutartige Erkrankungen

Bei Niereninsuffizienz, Lungenerkrankungen, gynäkologischen Erkrankungen, Schuppenflechte und Ekzemen können die SCC-Werte ebenfalls erhöht sein.

Medikamentenbestimmung (Drug monitoring)

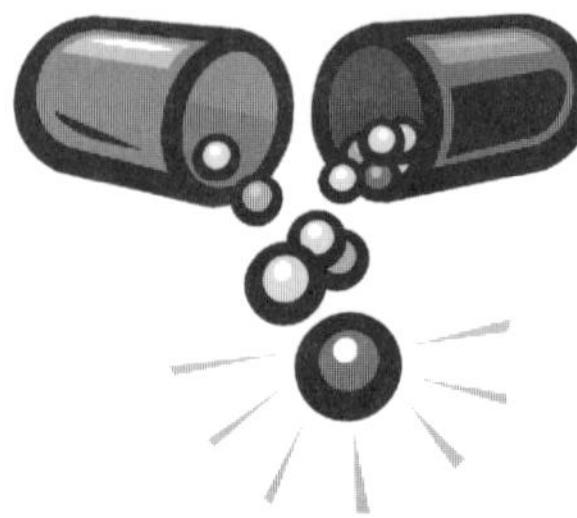

Manche medikamentöse Therapien können durch die Überwachung der Konzentration der Wirksubstanz im Blut verbessert werden.

Es gibt eine ganze Reihe von Medikamenten, deren Konzentration im Serum regelmäßig kontrolliert werden muss. Und zwar aus mehreren Gründen:

- Es kann für die Wirkung eines Medikamentes sehr wichtig sein, dass rasch ein ausreichender Blutspiegel erreicht wird. Mit der Bestimmung der Serumkonzentration nach höher dosierter Anfangstherapie ist es möglich, eine schnellere Wirkung einer Behandlung zu erzielen.
- Bei manchen Medikamenten ist der Spielraum zwischen Behandlungswirkung und Giftigkeit (Toxizität) sehr eng. Daher müssen solche Arzneien besonders genau dosiert werden. Das wird durch die Messung der Serumkonzentration deutlich erleichtert.
- Bei manchen Patienten treten Beschwerden auf, die auch Folge einer Überdosierung eines Medikamentes sein könnten. Auch verlangsamen oder beschleunigen Medikamente den Abbau eines anderen manchmal (Medikamenteninteraktionen). Derartige Phänomene werden durch das "Drug monitoring" besser erfasst.
- Es bestehen mitunter zwischen Aufnahme und Ausscheidung eines Medikamentes beträchtliche Unterschiede. Auch ist die Compliance (Medikamententreue) der Patienten oft unterschiedlich. Daher kann es bisweilen erforderlich sein nachzuprüfen, ob dieses Mittel auch ausreichend im Serum enthalten ist.

Bei den Untersuchungen ist die minimale und die maximale Serumkonzentration von Interesse: Daher erfolgt im ersten Fall die Blutabnahme unmittelbar vor der nächsten Dosis.

Die maximale Serumkonzentration kann bei intravenöser Gabe unmittelbar nach der Injektion (Infusion), bei oralen Medikamenten nach 1-2 Stunden bestimmt werden.

Bei welchen Medikamenten ist Serumkontrolle sinnvoll?

Wir wollen im Folgenden die wichtigsten der zahllosen Medikamente beschreiben, die mittels sogenanntem "Drug monitoring" überwacht werden können.

Antiepileptika

Die Behandlung einer Epilepsie ist in der Regel eine Langzeitangelegenheit. Manchmal müssen gleichzeitig mehrere Medikamente verabreicht werden, um einen Patienten anfallfrei zu halten. Mit der Kontrolle der Serumspiegel kann man knapp unter dem giftigen Bereich dosieren. Der Arzt hat damit bestmöglichen Nutzen, aber noch keine Nebenwirkungen, die gefährlich sein können.

An Medikamentenspiegeln werden zum Beispiel kontrolliert:

➜ Phenytoin (in Epilan-D, Epanutin, Phenhydan)
Der Behandlungsbereich liegt zwischen 10 und 20 mg/l. Wird zuviel Phenytoin verabreicht, kann die Anfallshäufigkeit sogar zunehmen. Bei Lebererkrankungen steigt die Phenytoin-Konzentration leicht an.

➜ Phenobarbital (wird nur noch selten verwendet)
Der Behandlungsbereich liegt zwischen 10 und 40 mg/l. Barbiturate (in älteren Schlafmitteln enthalten) sind in der Lage, in der Leber die Bildung von Enzymen zu fördern. Diese können Medikamente abbauen. Daher ist es möglich, dass die Wirksamkeit eines Mittels gegen Epilepsie, das auch Barbiturate enthält, bei gleichbleibender Dosierung mit der Zeit nachlässt.

➜ Carbamazepin (in Tegretol, Neurotop)
Der Behandlungsbereich liegt zwischen 4 und 10 mg/l. Dieses Medikament wird auch gegen die Schmerzen bei Trigeminusneuralgie eingesetzt. Auch hier können zu hohe Dosen das Auftreten von Anfällen begünstigen.

➜ Primidon (in Cyral, Mysoline)
Der Behandlungsbereich liegt zwischen 5 und 15 mg/l. Ein Teil dieser Substanz wird in Phenobarbital umgewandelt. Daher ist auch die Bestimmung von Phenobarbital sinnvoll.

Herzglykoside

Herzglykoside sind klassische herzstärkende Medikamente. Sie leiten sich von Pflanzen (Fingerhutarten) ab und weisen einen schmalen Wirkungsbereich auf. Das heißt, in geringer Dosierung sind sie unwirksam. Doch dann folgt ein enger Wirkungsspielraum, in dem die Grenze zur Giftigkeit rasch überschritten werden kann.

Digitoxin hat eine sehr lange Wirkungsdauer. Auch wenn das Medikament nicht mehr eingenommen wird, sinkt der Blutspiegel pro Tag nicht mehr als 10 Prozent ab. Bei Überdosierung treten Herzrhythmusstörungen, Übelkeit und Sehstörungen auf.

- ➜ Digitoxin (in Digimerck und Digitoxin "HMW"). Der Behandlungsbereich liegt zwischen 10 und 25 µg/l.
- ➜ Digoxin (unter anderem in Lanitop, Lanicor, Novodigal). Der Behandlungsbereich liegt zwischen 0,8 und 2,0 µg/l.

Theophyllin

Theophyllin ist ein wirksames Medikament, das bei Asthma bronchiale eingesetzt wird. Es erweitert die Bronchien und erlaubt dem Kranken wieder frei zu atmen. Für seine Wirksamkeit müssen die Serumspiegel allerdings eine gewisse Mindesthöhe erreichen. Bei Überdosierung tritt vorwiegend Übelkeit auf.

- ➜ Theophyllin (in Theospirex, Pulmidur, Euphyllin, Mundiphyllin, Respicur und manchen Mischpräparaten). Der Behandlungsbereich liegt zwischen 8 und 20 mg/l.

Lithium

Auch Lithium hat eine geringe therapeutische Breite. Anstiege der Serumkonzentration über 4,0 mmol/l können bereits tödlich sein! Lithium ist ein Metall, das bei der Behandlung von MDK (manisch-depressiver Erkrankung) verwendet wird. Es heilt das Leiden zwar nicht, verlängert aber den beschwerdefreien Zeitraum zwischen zwei Phasen der Krankheit.

Steigt der Lithiumspiegel über 1,5 mmol/l an, beginnt der Patient zu zittern. Es treten weiters Muskelzucken, Unsicherheit beim Gehen, Kreislaufstörungen und psychische Veränderungen auf. Bei Werten über 3,0 mmol/1 kommt es zu Harnflut und zum Auftreten von schweren Krämpfen.

- ➜ Lithium (in Quilonorm, Neurolepsin). Der Behandlungsbereich liegt zwischen 0,3 und 1,3 mmol/.

Aminoglykoside

Das sind Antibiotika, die praktisch nur über die Venen verabreicht werden. Der Arzt setzt sie bei schweren Infektionen mit gramnegativen Bakterien ein. Diese Antibiotika sind zwar sehr wirksam, haben jedoch nur einen sehr kleinen Dosierungsspielraum.

Bei zu hoher Dosierung schädigen die Aminoglykoside Nieren und Gehör. Heute werden diese Medikamente hauptsächlich nur 1x täglich verabreicht, um bei der Therapie gute Maximalkonzentrationen zu erhalten. Bei verminderter Nierenleistung ist eine Dosisreduktion erforderlich.

Werden Aminoglykoside zu langsam ausgeschieden, erkennt der Mediziner das an den verminderten Blutwerten vor der nächsten Medikamentengabe.

- ➜ Amokacin – Minimalwert < 5 (8) mg/l
- ➜ Gentamicin – Minimalwert < 2 mg/l
- ➜ Netilmicin – Minimalwert < 3 mg/l
- ➜ Tobramicin – Minimalwert < 2 mg/l

Cyclosporin A

Ohne Cyclosporin wären die großen Erfolge der Organverpflanzungen nicht denkbar. Das Medikament verhindert, dass das neue Organ vom Körper abgestoßen wird. Die Therapie mit Cyclosporin muss sehr gewissenhaft kontrolliert werden. Bei Unterdosierung kann es zur Abstoßungsreaktion kommen.

Bei Überdosierung sind die Patienten extrem infektionsanfällig und schwerst durch Lungenentzündung usw. gefährdet. Außerdem kann dann das Medikament Leber-, Nieren- und Nervenschäden hervorrufen.

Bestimmt wird Cyclosporin unmittelbar vor Verabreichung der nächsten Dosis. Vergiftungserscheinungen können auftreten, wenn der Serumspiegel über 400 µg/l ansteigt.

- ➜ Cyclosporin A (in Sandimmun). Der Behandlungsbereich liegt zwischen 100 und 300 µg/l.

Stuhluntersuchungen

Stuhluntersuchungen, wiewohl unbeliebt, sind für die Diagnose mancher Erkrankungen unentbehrlich.

Durch die Untersuchung des Stuhles können viele wichtige diagnostische Hinweise erhalten werden. Merkwürdigerweise aber werden Untersuchungen des Darminhaltes, trotz der großen Aussagekraft, im Vergleich zu Untersuchungen anderer Körperprodukte wie Blut, Harn usw. selten durchgeführt. Der Grund mag für viele naheliegend sein: Der Umgang mit Stuhl wird von Patienten als auch Arzt und anderem medizinischen Personal als ekelerregend eingeschätzt. Es erfordert eine gewisse Überwindung, solche Untersuchungen durchzuführen. Auch kann Stuhl nicht, wie zum Beispiel Blut oder Harn, zu fast jeder beliebigen Zeit gewonnen werden.

Zusammensetzung und Eigenschaften des Stuhles

Der Stuhl besteht aus Zellulose, unverdaulichen Nahrungsbestandteilen, abgestoßenen Darmwandzellen, Bestandteilen der Gallenflüssigkeit, dem Saft der Bauchspeicheldrüse, Darmsekreten und aus Salzen und Bakterien.

Etwa zwei Drittel des Stuhlgewichtes werden von Wasser bestimmt. Täglich bilden wir rund 10 Liter eines breiig-flüssigen Stuhles. Im Verlauf des Transportes durch den Dickdarm wird diesem Brei Flüssigkeit entzogen. Er dickt sich ein. Das tägliche Stuhlgewicht schwankt letztlich zwischen 100 und 300 Gramm.

Der Stuhl eines gesunden Menschen ist braun, hat einen charakteristischen Geruch und ist geformt. Änderungen dieser Eigenschaften können auf Krankheiten oder auch nur geänderte Ernährungsgewohnheiten hinweisen.

Der krankhafte Stuhl

- **Übelriechender, großvolumiger und breiiger Stuhl** kann Hinweis auf ein so genanntes Malabsorptionssyndrom sein. Sie kommt bei allen Leiden vor, bei denen die Aufnahme von Nahrungsbestandteilen aus dem Darm gestört ist. Dieser Umstand führt zur Unterversorgung des Organismus mit wichtigen Aufbausubstanzen, wie Vitaminen, Mineralstoffen, Spurenelementen, um nur einige Beispiele zu nennen.
- **Stechend scharfer Geruch** des Stuhles wird bisweilen bei Patienten mit Pankreatitis (Entzündung der Bauchspeicheldrüse), bei Gallenwegverschlüssen (Steine, Tumor) und nach kompletter Entfernung des Magens festgestellt.

- **Schwarzer, klebriger Stuhl** findet sich bei Blutungen im oberen Verdauungstrakt (Speiseröhre, Magen, Zwölffingerdarm). Aber auch nach Einnahme von Eisenpräparaten oder nach dem Genuss von roten Rüben (roter Bete) bzw. Spinat kann sich der Stuhl schwärzlich verfärben.
- **Ist der Stuhl weinrot oder hellrot,** dann gilt das als Hinweis auf eine Blutung im Dickdarm. Je dunkler das Blut, desto höher die Blutungsquelle. Bei Blutungen im Enddarm ist das Blut also eher hellrot. Wichtig ist die Beobachtung, ob der Stuhl mit dem Blut vermischt ist oder ob das Blut rundherum schwimmt bzw. aufgelagert erscheint.
- **Besteht Vermischung,** muss die Blutungsquelle oberhalb des Enddarms angenommen werden.
- Ist das **Blut lediglich aufgelagert** und bildet sich rund um den Stuhl rote Flüssigkeit, liegt Verdacht auf eine Blutung aus Hämorrhoiden vor. Eine genauere Untersuchung des Darmes erübrigt sich damit aber nicht!
- Nach dem Genuss von reichlich Milch kann sich der Stuhl **hellgrau verfärben.** Ebenso nach Röntgenuntersuchungen, bei denen vorher Barium geschluckt werden musste.
- Bei der sogenannten **Steatorrhoe (Fettstuhl)** mangelt es dem Patienten an der Fähigkeit, Fett aus dem Stuhl wieder aufzunehmen. Dieser erscheint dann **fettig glänzend, gräulich.**
- **Schleimig-flüssiger bis wässriger Stuhl** wird bei Darmentzündungen, Infektionen und bestimmten Polypen (Schleimhautwucherungen) beobachtet. Ist der Stuhl zusätzlich noch blutig, weist dies auf einen Tumor oder eine schwere Darminfektion (Shigellen, Typhus, Amöben) hin.
- **Eitrig-jauchiger** Stuhl kann bei Abszessbildungen im Rahmen einer Divertikulitis (Darmausstülpungen, sogenannte Divertikel, sind in diesem Fall entzündet), bei fortgeschrittenen Tumoren und auch bei Befall mit Parasiten vorkommen.

Die mikroskopische Stuhluntersuchung

- Weiße Blutkörperchen (Leukozyten) scheinen im Stuhl im Allgemeinen nicht auf. Bei Durchfällen aber kann ihr Nachweis schneller einen Hinweis auf die Ursache liefern als eine Stuhlkultur. Krankheitsprozesse, welche die Darmwand betreffen (Colitis ulcerosa, Infektionen mit Shigellen, Salmonellen, Yersinien und bestimmte Kolibakterien), gehen mit einer Vermehrung der Leukozyten im Stuhl einher.

Bei Infektionen mit giftbildenden Bakterien (zum Beispiel Staphylokokken, manche Kolibakterien und Choleraerreger) sowie bei virusbedingten Durchfallerkrankungen sind keine Leukozyten im Stuhl vorhanden.

- Fettnachweis im Stuhl kann ebenfalls mikroskopisch erfolgen. Ist Fett im Stuhl vermehrt, spricht man von Steatorrhoe oder Fettstuhl. Diese Erscheinung kennzeichnet gestörte Verdauungsfunktion (Malabsorption) oder mangelhafte Funktion der Bauchspeicheldrüse (die dann nicht genügend Verdauungsenzyme liefert).
- Sind Fleischfasern im Stuhl erkennbar, kann auf ungenügende Eiweißverarbeitung geschlossen werden. Im Allgemeinen haben solche Patienten zusätzlich einen Fettstuhl.
- Parasiten im Stuhl erkennt der Fachmann sofort am Aussehen. Eine Untersuchung auf Parasiten sollte immer dann erfolgen, wenn eine länger dauernde Störung der Darmfunktion vorliegt und zugleich eine Vermehrung der eosinophilen Granulozyten im Blut feststellbar ist. Wichtig bei der Suche nach Parasiten ist, dass der Stuhl frisch im Labor untersucht werden muss.

Chymotrypsin

Zur Abschätzung der Funktion der Bauchspeicheldrüse wird der Stuhl auf Chymotrypsin untersucht. Das ist ein Enzym, das von der Bauchspeicheldrüse in den Zwölffingerdarm abgegeben wird. Verminderung des Chymotrypsinwertes bedeutet eine ungenügende Funktion der Bauchspeicheldrüse (Pankreas).

Stuhlkulturen

Der Mensch lebt friedlich (in Symbiose) mit einer Vielzahl von Keimen im Darm. Sie helfen bei der Verdauung und bieten außerdem einen gewissen Schutz vor krankhaften Bakterien. Treten bösartige (pathogene) Keime im Darm auf, hat dies meist Durchfall und Beschwerden im Magen-Darm-Bereich zur Folge.

Daher ist es oft notwendig, bei stärkerem, länger dauerndem Durchfall eine Stuhlkultur zur Züchtung dieser krankhaften Keime durchzuführen. Folgende Erreger können unter anderem Ursache schwerer Darminfektionen sein:

➜ Salmonellen, Erreger von Typhus

Anzeichen sind Fieber, Erbrechen, wässrige Durchfälle, Kopfweh, Störungen des Bewusstseins und rötliche Tupfen auf der Haut.

Aber auch harmlosere Durchfallerkrankungen können durch Salmonellen verursacht werden. Dagegen helfen heutzutage bereits Medikamente.

→ Shigellen, Erreger der Ruhr
Symptome: Blutig-schleimige Durchfälle und Geschwüre im Darm.

→ Campylobacter
Symptome: Blutig-schleimige Durchfälle, oft Fieber, krampfartige Schmerzen, Übelkeit und Erbrechen.

→ Vibrio cholerae, Erreger der Cholera
Symptome: Massive wässrige (reiswasserartige) Durchfälle, Erbrechen, große Gefahr der Austrocknung mit akutem Kreislaufversagen.

→ Clostridium difficile, Erreger einer oft sehr schwer verlaufenden Dickdarmentzündung, die durch Antibiotika verursacht wird. **Antibiotikacolitis.** Fieber und manchmal auch blutige Durchfälle sind die Anzeichen dieser Therapiekomplikation.

Stuhltest auf okkultes Blut

Okkult bedeutet heimlich. Das heißt, bei dieser Untersuchungsmethode wird nach Blutspuren im Stuhl gefahndet, die man mit freiem Auge nicht erkennen kann.

Dazu dient ein einfacher Test, der Bestandteil jeder Vorsorgeuntersuchung sein sollte. Der Zweck ist, die Früherkennungsrate von Dickdarmkrebs zu erhöhen. Tatsächlich schließt ein negativer Befund bösartige Tumoren nicht aus. Aber ein positives Ergebnis wird für den Arzt in jedem Fall Anlass sein, weitere Untersuchungen vornehmen zu lassen (vor allem eine Spiegelung des Dickdarmes, um die Schleimhaut wirklich genau beurteilen zu können). Beim Gesunden ist der Befund negativ.

Wie wird der Test durchgeführt?

Der Patient (der ja eigentlich noch keiner ist, weil er sich einer Gesundenuntersuchung unterzieht) bekommt drei Briefchen, denen jeweils drei kleine Spateln aus Karton beigefügt sind.

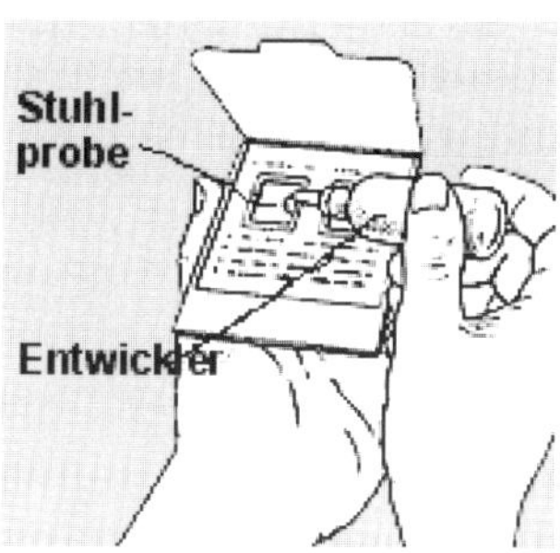

Hämoccult-Test dient zum Nachweis von Blutspuren im Stuhl

Auf der Vorderseite eines Briefchens lässt sich ein Fenster öffnen, das meistens drei (manchmal auch nur zwei, je nach Herstellerfirma) Felder freilegt. Auf diese Felder werden reiskorngroße Stuhlproben, die von unterschiedlichen Stellen des Stuhles entnommen werden sollten, aufgetragen.

Insgesamt sollen an drei aufeinanderfolgenden Tagen auf allen drei Briefchen Stuhlproben angefertigt werden. Es hat sich als günstig erwiesen, dass der Patient in den letzten zwei Tagen vor der Untersuchung kein rohes Fleisch isst (Beef Tatar). Es kann dadurch zu falsch positiven Ergebnissen kommen.

Der Arzt wertet die Tests aus, indem er auf der gegenüberliegenden Seite der Briefchen ein speziell für ihn bestimmtes Fenster öffnet und auf die Testfelder eine Entwicklerlösung tropft.

Fällt der Test negativ aus, passiert gar nichts. Ist er aber positiv, verfärbt sich das Testfeld charakteristisch blau.

Was besagt ein positiver Test?

Blaufärbung des Testfeldes beweist das Vorhandensein selbst geringer Mengen an Blut. Es sind dann, wie erwähnt, weitere Untersuchungen nötig, um die Ursache der Blutung herauszufinden.

Als Blutungsquellen kommen in Frage:

- Hämorrhoiden
- Dickdarmpolypen (Schleimhautwucherungen, meistens gutartig)
- Bösartige Geschwülste im Dickdarm
- Divertikel (Darmausstülpungen, in denen sich Kot sammeln kann, was auch meist zu schmerzhaften Entzündungen führt)
- Fissuren im Analbereich (Fissuren werden Einrisse in der Schleimhaut genannt, tatsächlich handelt es sich aber um Geschwüre, die bis zur Muskelschicht reichen können)
- Entzündliche Erkrankungen des Dickdarmes (Colitis ulcerosa, Morbus Crohn usw.)
- Stärkere Blutungen aus Magen bzw. Zwölffingerdarm

Wie wichtig dieser Test im Hinblick auf Krebs ist, geht aus der Statistik hervor: Immerhin können bei jedem dreihundertsten Patienten Dickdarmkarzinome gefunden werden. Sehr häufig in einem noch völlig ausheilbaren Stadium!

Allerdings schließt, darauf haben wir schon hingewiesen, ein negativer Test eine bösartige Geschwulst leider nicht ganz aus. Ein Drittel der Patienten mit Darmkrebs hatte beim Test ein negatives Ergebnis, weil die Krebsgeschwulst nicht unbedingt bluten muss. Das macht diese Untersuchung aber keineswegs sinnlos!

A

H

I

M

N

O

P

T